Therapie der Krankheiten im Kindes- und Jugendalter

Reihenherausgeber
Dietrich Reinhardt, München
Klaus-Peter Zimmer, Gießen
Ursula Felderhoff-Müser, Essen
Ingeborg Krägeloh-Mann, Tübingen
Michael Weiß, Köln

In der Nachfolge des bewährten „Reinhardt" – Therapie der Krankheiten im Kindes- und Jugendalter – bietet diese Reihe dem Kinder- und Jugendarzt eine gezielte Auswahl von einzelnen Bänden zu den spezifischen Therapieprinzipien und -zielen, den einzelnen Schritten sowie zu Verlauf und Qualitätssicherung der Behandlung. Übersichtlich, kompakt und auf dem aktuellen Stand finden sich Therapie-Empfehlungen orientiert an Leitlinien und der Best-practice-Methode für alle Bereiche der Kinder- und Jugendmedizin.

Brigitte Stiller · Antje Schuster · Thomas Deitmer ·
Klaus-Peter Zimmer · Dietrich Reinhardt
Hrsg.

Kardiologie – Pneumologie – Allergologie – HNO

Reihe: Therapie der Krankheiten im Kindes- und Jugendalter

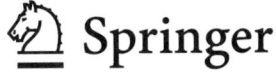

Hrsg.
Brigitte Stiller
Universitäts Herzzentrum, Freiburg,
Klinik für Angeborene Herzfehler und
Pädiatrische Kardiologie
Universitätsklinik Freiburg
Freiburg, Deutschland

Antje Schuster
Düsseldorf, Deutschland

Thomas Deitmer
Deutsche Gesellschaft für
Hals-Nasen-Ohren-Heilkunde, Kopf-
und Hals-Chirurgie e.V.
Bonn, Deutschland

Klaus-Peter Zimmer
Zentrum für Kinderheilkunde und
Jugendmedizin, Abt. Allgemeine
Pädiatrie & Neonatologie
Justus-Liebig-Universität
Gießen, Deutschland

Dietrich Reinhardt
Dr. von Haunersches Kinderspital
München, Deutschland

ISSN 2662-5385　　　　　　　　ISSN 2662-5393 (electronic)
Therapie der Krankheiten im Kindes- und Jugendalter
ISBN 978-3-662-65541-2　　　　ISBN 978-3-662-65542-9 (eBook)
https://doi.org/10.1007/978-3-662-65542-9

Die Deutsche Nationalbibliothek verzeichnet diese Publikation in der Deutschen Nationalbibliografie; detaillierte bibliografische Daten sind im Internet über http://dnb.d-nb.de abrufbar.

© Springer-Verlag GmbH Deutschland, ein Teil von Springer Nature 2024

Das Werk einschließlich aller seiner Teile ist urheberrechtlich geschützt. Jede Verwertung, die nicht ausdrücklich vom Urheberrechtsgesetz zugelassen ist, bedarf der vorherigen Zustimmung des Verlags. Das gilt insbesondere für Vervielfältigungen, Bearbeitungen, Übersetzungen, Mikroverfilmungen und die Einspeicherung und Verarbeitung in elektronischen Systemen.
Die Wiedergabe von allgemein beschreibenden Bezeichnungen, Marken, Unternehmensnamen etc. in diesem Werk bedeutet nicht, dass diese frei durch jede Person benutzt werden dürfen. Die Berechtigung zur Benutzung unterliegt, auch ohne gesonderten Hinweis hierzu, den Regeln des Markenrechts. Die Rechte des/der jeweiligen Zeicheninhaber*in sind zu beachten.
Der Verlag, die Autor*innen und die Herausgeber*innen gehen davon aus, dass die Angaben und Informationen in diesem Werk zum Zeitpunkt der Veröffentlichung vollständig und korrekt sind. Weder der Verlag noch die Autor*innen oder die Herausgeber*innen übernehmen, ausdrücklich oder implizit, Gewähr für den Inhalt des Werkes, etwaige Fehler oder Äußerungen. Der Verlag bleibt im Hinblick auf geografische Zuordnungen und Gebietsbezeichnungen in veröffentlichten Karten und Institutionsadressen neutral.

Springer ist ein Imprint der eingetragenen Gesellschaft Springer-Verlag GmbH, DE und ist ein Teil von Springer Nature.
Die Anschrift der Gesellschaft ist: Heidelberger Platz 3, 14197 Berlin, Germany

Wenn Sie dieses Produkt entsorgen, geben Sie das Papier bitte zum Recycling.

Vorwort

Vor 10 Jahren erschien die 9., bisher letzte Auflage des Handbuches „Therapie der Krankheiten im Kindesalter". Um den Anforderungen von modernen Publikationskonzepten nachzukommen, erschien es uns unabdingbar notwendig, neue Lehr- und Lernkonzepte zu adaptieren und den neuen wissenschaftlichen Erkenntnissen Rechnung zu tragen. Unter Einbeziehung digitaler Online-Zusatzelemente wie zum Beispiel der Verwendung von Algorithmen, Workflows, Fallberichten und Merksätzen, aber auch grundlegender Bestandteile der Qualitätssicherung sowie Fragen zur Selbstüberprüfung direkt am Kapitelende, sollen Lerninhalte durch ständige Interaktion mit dem Leser vermittelt und einer leitlinienbasierten Therapie entsprechend qualitätsgesicherten Behandlungsstandards zugeführt werden.

Die neue Therapiebuchreihe propagiert nicht nur ganzheitliche Therapiekonzepte, sondern auch interdisziplinär angelegte, die im Sinne der Patienten- bzw. Kinderorientierung fachlich bedingte Sektorengrenzen überwindet. In dem vorliegenden Einzelband „Kardiologie – Pneumologie – Allergologie – HNO", dem in der Reihe weitere Bände folgen sollen, sind drei Teilgebiete und die pädiatrische Hals-Nasen-Ohrenheilkunde zusammengefasst, die sich häufig thematisch überschneiden und dadurch die Lerneffizienz steigern. Gerade im Kontext des neuen Therapiebuch-Konzeptes sind sie interdisziplinär besonders sinnvoll zusammen zu gruppieren. Um keine doppelten oder widersprüchlichen Informationen zu vermitteln, sind manche der stärker interdisziplinären Beiträge in nur jeweils einem Kapitel verortet worden und es werden Querverweise gegeben, so etwa von der HNO zur Allergologie.

Wir hoffen, dass das Buch den Leserinnen und Lesern aus der Kinder- und Jugendheilkunde den Zugang zu einer ganzheitlichen, detaillierten, aber, wenn auch nötig, individualisierten Therapie bei Kindern und Jugendlichen ermöglicht.

Hinweis Die Autorinnen und Autoren haben sich um geschlechtergerechte und diskriminierungsfreie Formulierungen und Tätigkeitsbezeichnungen bemüht. Im Falle, dass aus pragmatischen Gründen die männliche Form verwendet wurde, sind selbstverständlich Personen mit allen Geschlechtsidentitäten angesprochen.

Brigitte Stiller
Antje Schuster
Thomas Deitmer
Klaus-Peter Zimmer
Dietrich Reinhardt
Im Mai 2024

Inhaltsverzeichnis

I   Allergologie

1 Allergologie 3
Christian Vogelberg
1.1   Grundlagen 4
1.2   Therapie 6
       Literatur 9

2 Neurodermitis 11
Regina Fölster-Holst
2.1   Grundlagen 12
2.2   Therapie 12
       Literatur 19

3 Urtikaria 21
Regina Fölster-Holst
3.1   Grundlagen 22
3.2   Therapie 22
       Literatur 24

4 Nahrungsmittelallergie 25
Lars Lange und Katharina Blümchen
4.1   Grundlagen 26
4.2   Therapie 27
       Literatur 33

5 Allergische Rhinokonjunktivitis 35
Matthias Kopp
5.1   Grundlagen 36
5.2   Therapie 36
       Literatur 42

6 Anaphylaxie 43
Sunhild Gernert und Lars Lange
6.1   Grundlagen 44
6.2   Therapie 44
       Literatur 48

7 Insektengiftallergie 51
Matthias Kopp
7.1   Grundlagen 52
7.2   Therapie 52
       Literatur 56

8	**Arzneimittelallergie/-intoleranz**	59
	Lars Lange	
8.1	**Grundlagen**	60
8.2	**Therapie**	61
	Literatur	63

II Hals-Nasen-Ohrenerkrankungen

9	**Erkrankungen der Nase und der Nasennebenhöhlen**	67
	Friedrich Bootz	
9.1	**Fehlbildungen der Nase**	69
9.1.1	Spaltbildung	69
9.1.2	Hämangiome...	69
9.1.3	Dermoide und Nasenfisteln	70
9.1.4	Meningo-/-enzephalozele..	70
9.1.5	Choanalatresie	71
9.2	**Verletzung von Nase und Gesichtsschädel**	72
9.2.1	Verletzungen der Nase...	72
9.2.2	Verletzungen des Gesichtsschädels	72
9.3	**Epistaxis und Fremdkörper**	74
9.3.1	Epistaxis	74
9.3.2	Nasenfremdkörper	75
9.4	**Formfehler und Erkrankungen der äußeren Nase**	75
9.4.1	Formfehler der Nase	75
9.4.2	Erkrankungen der äußeren Nase................................	76
9.5	**Rhinitis und Rhinosinusitis**	77
9.5.1	Akute Rhinitis und Sinusitis	77
9.5.2	Chronische Rhinitis und Sinusitis	79
9.5.3	Komplikationen der akuten und chronischen Rhinosinusitis..........	80
9.6	**Erkrankungen des Nasenseptums und der Nasenmuscheln**	83
9.6.1	Erkrankungen des Nasenseptums	83
9.6.2	Erkrankungen der Nasenmuscheln	84
9.7	**Tumoren der Nase und der Nasennebenhöhlen**	85
9.7.1	Benigne Tumore der Nase und der Nasennebenhöhlen	85
9.7.2	Maligne Tumore der Nase und der Nasennebenhöhlen	87
	Literatur	88
10	**Erkrankungen von Mundhöhle und Rachen**	91
	Jochen Windfuhr	
10.1	**In Kürze**...	92
10.2	**Erkrankungen der Rachenmandel**	93
10.2.1	Grundlagen	93
10.2.2	Therapie	94
10.3	**Erkrankungen der Gaumenmandeln**.............................	95
10.3.1	Grundlagen	95
10.3.2	Therapie	96

Inhaltsverzeichnis

10.4	**Infektiöse Mononukleose**	101
10.4.1	Grundlagen	101
10.4.2	Therapie	101
10.5	**Videos**	102
	Literatur	103

11	**Erkrankungen des Kehlkopfes und der Trachea**	**105**
	Christian Sittel, Diana DiDio, Barbara Schneider und Assen Koitschev	
11.1	**Fehlbildungen von Larynx und Trachea**	107
11.1.1	Laryngomalazie	107
11.1.2	Glottisches Web	108
11.1.3	Konnataler Stimmlippenstillstand	109
11.1.4	Konnatale subglottische Stenose	109
11.1.5	Neubildungen	110
11.1.6	Dorsale Kehlkopfspalte	111
11.2	**Entzündliche Erkrankungen von Larynx und Trachea**	112
11.2.1	Akut stenosierende Laryngotracheitis	112
11.2.2	Bakterielle Tracheitis	113
11.2.3	Akute Epiglottitis	113
11.3	**Larynxpapillomatose**	114
11.3.1	Grundlagen	114
11.3.2	Therapie	114
11.4	**Erworbene Stenosen von Larynx und Trachea**	115
11.4.1	Glottische Stenosen	115
11.4.2	Subglottische Stenosen	116
11.5	**Obstruktives Schlafapnoesyndrom**	120
11.5.1	Grundlagen	120
11.5.2	Therapie	121
11.6	**Videos**	122
	Literatur	123

12	**Erkrankungen des Halses und Gesichtes**	**125**
	Susanne Wiegand	
12.1	**Halszysten und Halsfisteln**	126
12.1.1	Grundlagen	126
12.1.2	Therapie	126
12.2	**Naevi der Gesichtshaut**	128
12.2.1	Grundlagen	128
12.2.2	Therapie	128
12.3	**Infantile Hämangiome und lymphatische Malformationen**	129
12.3.1	Infantile Hämangiome	129
12.3.2	Lymphatische Malformationen	131
12.4	**Erkrankungen der Halslymphknoten**	133
12.4.1	Grundlagen	133
12.4.2	Therapie	134
	Weiterführende Literatur	134

13	**Speicheldrüsenkrankheiten**	135
	Claus Wittekindt	
13.1	Kongenitale Erkrankungen	137
13.2	**Entzündungen des Parenchyms**	137
13.2.1	Virale Sialadenitis	137
13.2.2	Bakterielle Sialadenitis	137
13.2.3	Chronisch rezidivierende Parotitis des Kindesalters	138
13.2.4	Obstruktive Sialadenitis	139
13.2.5	Immunsialadenitis bzw. juveniles Sjögren-Syndrom	139
13.3	**Lokalisierte Raumforderungen**	140
13.3.1	Hämangiome	140
13.3.2	Gefäßfehlbildungen	140
13.3.3	Akute Lymphadenitis	141
13.3.4	Granulomatöse Infektion	141
13.3.5	Benigne Tumore	142
13.3.6	Maligne Tumore	142
	Literatur	143
14	**Erkrankungen des Ohrs**	145
	Assen Koitschev und Christiane Koitschev	
14.1	**Fehlbildungen des Ohrs**	147
14.1.1	Fehlbildungen des äußeren Ohrs	147
14.1.2	Isolierte Fehlbildungen des Mittel- und Innenohrs	148
14.2	**Ohrverletzungen und Fremdkörper, Zerumen**	149
14.2.1	Fremdkörper, Zeruminalpfropf	149
14.2.2	Ohrmuschel-, Gehörgang- und Trommelfellverletzungen	149
14.2.3	Frakturen des Felsenbeins	150
14.3	**Entzündungen des Ohrs**	150
14.3.1	Entzündungen der Ohrmuschel	150
14.3.2	Entzündungen des Gehörgangs	151
14.3.3	Entzündungen des Mittelohrs	151
14.4	**Otosklerose**	157
14.5	**Erkrankungen von Innenohr, Gleichgewichtsorgan und Hörbahn**	157
14.5.1	Schallempfindungsschwerhörigkeit und Tinnitus	157
14.5.2	Sprachförderung	158
14.5.3	Otogener Schwindel	158
14.5.4	Fazialisparese	158
14.6	**Grundzüge der pädaudiologischen Diagnostik und Therapie**	158
14.6.1	Grundlagen	158
14.7	**Hörgeräte, implantierbare Hörsysteme und Cochleaimplantate**	161
14.7.1	Hörgeräte/Hörsysteme	161
14.7.2	Implantierbare Hörgeräte/Hörsysteme	162
14.7.3	Cochleaimplantate	162
	Literatur	163

Inhaltsverzeichnis

III Atemwege

15 Fehlbildungen der Atemwege 167
Tobias Ankermann und Nicolaus Schwerk
15.1 Grundlagen 168
15.2 Therapie 168
       Literatur 171

16 Asthma bronchiale 173
Antje Schuster
16.1 Grundlagen 174
16.2 Therapie 175
       Literatur 186

17 Bronchopulmonale Dysplasie (BPD) 189
Tobias Ankermann und Ann Carolin Longardt
17.1 Grundlagen 190
17.2 Therapie 190
       Literatur 196

18 Mukoviszidose 197
Matthias Kappler, Friedrich Bootz und Matthias Griese
18.1 Grundlagen 198
18.2 Therapie 199
       Literatur 217

19 Primäre ziliäre Dyskinesie (Primary Ciliary Dyskinesia, PCD) .. 221
Tobias Ankermann und Nicolaus Schwerk
19.1 Grundlagen 222
19.2 Therapie 223
       Literatur 225

20 Non-CF-Bronchiektasien 227
Tobias Ankermann und Nicolaus Schwerk
20.1 Grundlagen 228
20.2 Therapie 228
       Literatur 232

21 Atelektase 235
Tobias Ankermann und Nicolaus Schwerk
21.1 Grundlagen 236
21.2 Therapie 237
       Literatur 238

22 Bronchiolitis obliterans 239
Nicolaus Schwerk und Tobias Ankermann
22.1 Grundlagen 240
22.2 Therapie 241
       Literatur 244

23	**Interstitielle Lungenerkrankungen (Childhood Interstitial Lung Disease, ChILD)**.................................	245
	Nicolaus Schwerk und Tobias Ankermann	
23.1	Grundlagen...	246
23.2	Therapie..	247
	Literatur..	249
24	**Pneumothorax**...	251
	Nicolaus Schwerk und Tobias Ankermann	
24.1	Grundlagen...	252
24.2	Therapie..	253
	Literatur..	256
25	**Fremdkörperaspiration**...	257
	Tobias Ankermann, Nicolaus Schwerk und Christian Sittel	
25.1	Grundlagen...	258
25.2	Therapie..	259
	Literatur..	261
26	**Atemwegsinfektionen**..	263
	Michael Barker	
26.1	**Akute supraglottische Laryngitis bzw. akute Epiglottitis**............	265
26.1.1	Grundlagen...	265
26.1.2	Therapie..	265
26.2	**Akute subglottische Laryngitis bzw. Tracheitis**.....................	266
26.2.1	Grundlagen...	266
26.2.2	Therapie..	266
26.3	**Akute bzw. obstruktive Bronchitis**.................................	268
26.3.1	Grundlagen...	268
26.3.2	Therapie..	268
26.4	**Protrahierte bzw. chronische Bronchitis**...........................	271
26.4.1	Grundlagen...	271
26.4.2	Therapie..	271
26.5	**Akute Bronchiolitis**..	272
26.5.1	Grundlagen...	272
26.5.2	Therapie..	273
26.6	**Ambulant erworbene Pneumonie (pCAP)**............................	275
26.6.1	Grundlagen...	275
26.6.2	Therapie..	277
26.7	**Tuberkulose**...	282
26.7.1	Grundlagen...	283
26.7.2	Therapie..	283
26.8	**Respiratorische Infektionen bei Kindern und Jugendlichen mit Vorerkrankungen**...	288
26.8.1	Grundlagen...	288
26.8.2	Therapie..	289
	Literatur..	291

IV Herzerkrankungen

27 Therapie 295
Brigitte Stiller
27.1 Grundlagen 296
27.2 Therapie 296

28 Angeborene Herzfehler mit primärem Links-Rechts-Shunt . 299
Rouven Kubicki
28.1 Vorhofseptumdefekt (ASD) 300
28.1.1 Grundlagen 300
28.1.2 Therapie 300
28.2 Ventrikelseptumdefekt (VSD) 301
28.2.1 Grundlagen 301
28.2.2 Therapie 301
28.3 Atrioventrikulärer Septumdefekt (AVSD) 302
28.3.1 Grundlagen 302
28.3.2 Therapie 303
28.4 Persistierender Ductus arteriosus (PDA) 304
28.4.1 Grundlagen 304
28.4.2 Therapie 305
Weiterführende Literatur 306

29 Azyanotische Herzfehler mit Obstruktion 307
Rouven Kubicki
29.1 Valvuläre Aortenstenose (AS) 308
29.1.1 Grundlagen 308
29.1.2 Therapie 308
29.2 Valvuläre Pulmonalstenose (PS) 310
29.2.1 Grundlagen 310
29.2.2 Therapie 310
29.3 Aortenisthmusstenose (Coarctatio aortae, CoA) 312
29.3.1 Grundlagen 312
29.3.2 Therapie 312
Literatur 314

30 Zyanotische Herzfehler 317
Brigitte Stiller
30.1 Fallot-Tetralogie (TOF) 319
30.1.1 Grundlagen 319
30.1.2 Therapie 319
30.2 Transposition der großen Arterien (TGA) 320
30.2.1 Grundlagen 320
30.2.2 Therapie 321
30.3 Pulmonalatresie (PA) 322
30.3.1 Grundlagen 322
30.3.2 Therapie 322
30.4 Das univentrikuläre Herz 322
30.4.1 Grundlagen 322
30.4.2 Therapie 322

30.5	**Totale Lungenvenenfehlmündung (TAPVC)**	324
30.5.1	Grundlagen	324
30.5.2	Therapie	324
	Literatur	325

31 Kardiomyopathien — 327
Rouven Kubicki

31.1	**Dilatative Kardiomyopathie (DCM)**	328
31.1.1	Grundlagen	328
31.1.2	Therapie	328
31.2	**Hypertrophe Kardiomyopathie (HCM)**	329
31.2.1	Grundlagen	329
31.2.2	Therapie	329
31.3	**Non-Compaction Kardiomyopathie (NC-CMP)**	330
31.3.1	Grundlagen	330
31.3.2	Therapie	331
	Weiterführende Literatur	332

32 Herzinsuffizienz — 333
Thilo Fleck

32.1	**Grundlagen**	334
32.2	**Therapie**	336
32.2.1	Kompensierte Herzinsuffizienz	336
32.2.2	Dekompensierte Herzinsuffizienz	339
	Literatur	344

33 Myokarditis und Endokarditis — 345
Ralph Henrik Lünstedt und Brigitte Stiller

33.1	**Myokarditis**	346
33.1.1	Grundlagen	346
33.1.2	Therapie	347
33.2	**Endokarditis**	347
33.2.1	Grundlagen	347
33.2.2	Therapie	348
	Literatur	351

34 Herzrhythmusstörungen — 353
Matthias Rainer Gass

34.1	**Bradykardie**	355
34.1.1	Sinusknotendysfunktion	355
34.1.2	AV-Blockierungen	357
34.2	**Tachykardie**	361
34.2.1	Supraventrikuläre Tachykardie (SVT)	361
34.2.2	Ventrikuläre Tachykardie (VT)	365
34.2.3	Genetisch determinierte maligne Tachyarrhythmie	367
	Literatur	370

	Serviceteil	373
	Lösungen	374
	Stichwortverzeichnis	375

Herausgeber- und Autorenverzeichnis

Die Herausgeber

Prof. Dr. Brigitte Stiller Universitäts Herzzentrum, Freiburg, Klinik für Angeborene Herzfehler und Pädiatrische Kardiologie, Universitätsklinik Freiburg, Freiburg, Deutschland

Prof. Dr. med. Antje Schuster Düsseldorf, Deutschland

Prof. Dr. med. Thomas Deitmer Deutsche Gesellschaft für Hals-Nasen-Ohren-Heilkunde, Kopf- und Hals-Chirurgie e.V., Bonn, Deutschland

Prof. em. Dr. med. Klaus-Peter Zimmer Zentrum für Kinderheilkunde und Jugendmedizin, Abt. Allgemeine Pädiatrie & Neonatologie, Justus-Liebig-Universität, Gießen, Deutschland

Prof. Dr. Dr. h.c. Dietrich Reinhardt Dr. von Haunersches Kinderspital, München, Deutschland

Die Autoren

PD Dr. med. Tobias Ankermann Klinik für Kinder- und Jugendmedizin, Städtisches Krankenhaus Kiel GmbH, Kiel, Deutschland

PD Dr. med. Michael Barker Berlin, Deutschland

PD Dr. med. Katharina Blümchen Klinik für Kinder- und Jugendmedizin, Universitätsklinikum Frankfurt, Goethe Universität, Frankfurt am Main, Deutschland

Univ.-Prof. Dr. med. Dr. h.c. Friedrich Bootz Bonn, Deutschland

Dr. med. Julia Carlens Klinik für Päd. Pneumologie, Allergologie und Neonatologie, Zentrum für Kinderheilkunde und Jugendmedizin, Med. Hochschule Hannover, Hannover, Deutschland

Dr. med. Diana DiDio HNO-Klinik, Klinikum Stuttgart, Stuttgart, Deutschland

PD Dr. med. Thilo Fleck Universitäts- Herzzentrum Freiburg, Klinik für Angeborene Herzfehler und Pädiatrische Kardiologie, Universitätsklinik Freiburg, Freiburg, Deutschland

Prof. Dr. med. Regina Fölster-Holst Dermatologie, Venerologie und Allergologie, Universitätsklinikum Schleswig-Holstein, Campus Kiel, Kiel, Deutschland

Dr. med. Matthias Rainer Gass Universitätskinderspital, Zürich, Schweiz

Dr. med. Sunhild Gernert St. Marien-Hospital, Abteilung für Pädiatrie, GFO-Kliniken Bonn, Bonn, Deutschland

Prof. Dr. med. Matthias Griese Dr. von Haunersches Kinderspital, Abteilung Pädiatrische Pneumologie, Klinikum der Universität München, München, Deutschland

Prof. Dr. med. Matthias Kappler Dr. von Haunersches Kinderspital, Abteilung Pädiatrische Pneumologie, Klinikum der Universität München, München, Deutschland

PD Dr. med. Fabian Kari Klinik Herz- und Gefäßchirurgie, Universitäts-Herzzentrum Freiburg Bad Krozingen, Freiburg, Deutschland

Prof. Dr. med. Assen Koitschev HNO-Klinik, Klinikum Stuttgart, Stuttgart, Deutschland

Dr. med. Christiane Koitschev Cochlea Implantat-Zentrum, Klinikum Stuttgart – Olgahospital / Frauenklinik, Stuttgart, Deutschland

Prof. Dr. med. Matthias Kopp Inselspital Bern, Universitätsklinik für Kinderheilkunde, Bern, Schweiz

PD Dr. Rouven Kubicki Klinik für Angeborene Herzfehler und Pädiatrische Kardiologie, Universitäts-Herzzentrum Freiburg Bad Krozingen, Freiburg, Deutschland

Dr. med. Lars Lange St. Marien Bonn-Venusberg, GFO Kliniken Bonn, Bonn, Deutschland

Dr. med. Ann Carolin Longardt Klinik für Kinder- und Jugendmedizin I, Haus C, Universitätsklinikum Schleswig-Holstein, Kiel, Deutschland

Dr. med. Ralph Henrik Lünstedt Universitäts Herzzentrum, Klinik für Angeborene Herzfehler und Pädiatrische Kardiologie, Universitätsklinik Freiburg, Freiburg, Deutschland

Barbara Schneider Sozialpädiatrisches Zentrum Landshut am Kinderkrankenhaus St. Marien gGmbH, Landshut, Deutschland

PD Dr. med. habil. Nicolaus Schwerk Zentrum für Kinderheilkunde und Jugendmedizin, Medizinische Hochschule Hannover, Hannover, Deutschland

Prof. Dr. med. Christian Sittel HNO-Klinik, Klinikum Stuttgart, Stuttgart, Deutschland

Prof. Dr. med. Christian Vogelberg Klinik u. Poliklinik f. Kinder- u. Jugendmedizin, CAC Comprehensive Allergy Center, Universitätsklinikum Carl Gustav Carus an der Technischen Universität Dresden, Dresden, Deutschland

Univ.-Prof. Dr Susanne Wiegand Direktorin der Univ.-HNO-Klinik Kiel, Kiel, Deutschland

Prof. Dr. med. Jochen Windfuhr HNO-Klinik, Kliniken Maria Hilf, Mönchengladbach, Deutschland

Prof. Dr. med. Claus Wittekindt Klinik für Hals-Nasen Ohrenheilkunde, Klinikum Dortmund gGmbH, Dortmund, Deutschland

Allergologie

Inhaltsverzeichnis

Kapitel 1 **Allergologie – 3**
Christian Vogelberg

Kapitel 2 **Neurodermitis – 11**
Regina Fölster-Holst

Kapitel 3 **Urtikaria – 21**
Regina Fölster-Holst

Kapitel 4 **Nahrungsmittelallergie – 25**
Lars Lange und Katharina Blümchen

Kapitel 5 **Allergische Rhinokonjunktivitis – 35**
Matthias Kopp

Kapitel 6 **Anaphylaxie – 43**
Sunhild Gernert und Lars Lange

Kapitel 7 **Insektengiftallergie – 51**
Matthias Kopp

Kapitel 8 **Arzneimittelallergie/-intoleranz – 59**
Lars Lange

Allergologie

Christian Vogelberg

Inhaltsverzeichnis

1.1   Grundlagen – 4

1.2   Therapie – 6

       Literatur – 9

Ergänzende Information Die elektronische Version dieses Kapitels enthält Zusatzmaterial, auf das über folgenden Link zugegriffen werden kann https://doi.org/10.1007/978-3-662-65542-9_1.

© Springer-Verlag GmbH Deutschland, ein Teil von Springer Nature 2024
B. Stiller et al. (Hrsg.), *Kardiologie – Pneumologie – Allergologie – HNO*, Therapie der Krankheiten im Kindes- und Jugendalter, https://doi.org/10.1007/978-3-662-65542-9_1

1.1 Grundlagen

Die Diagnostik und Therapie allergischer Erkrankungen haben durch die rasante Zunahme in den letzten 4–5 Jahrzehnten erheblich an Bedeutung gewonnen (Thamm et al. 2018; ▶ Band: Gastroenterologie und Nephrologie. ▶ Kap. 7). Namensprägend war jedoch bereits vor über 100 Jahren der Wiener Kinderarzt Clemens von Pirquet, der 1906 damit der Besonderheit der immunologischen Reaktionsform Ausdruck verleihen wollte (von Pirquet 1906). Heute wird eine Allergie als eine spezifische immunologisch vermittelte Reaktion gegen unterschiedlichste, nichtkörpereigene Substanzen verstanden. Das bedeutet, dass die Toleranz gegenüber diesen überwiegend harmlosen Allergenen verloren geht. Dafür sind verschiedene Voraussetzungen notwendig, u. a. eine genetische Vorbelastung, Umweltfaktoren, Infektionen und Eintrittspforten über die Haut und die Schleimhäute. Der allergischen Reaktion geht die Phase der Sensibilisierung voraus, die wiederum auch ohne klinisch manifeste allergische Reaktion bestehen bleiben kann (▶ eOverview 1.1).

■ **Anamnese**

Wie grundsätzlich für alle Bereiche der Medizin gültig steht die sorgsam erhobene Anamnese zu Beginn und vor Durchführung jeglicher weiterführenden Diagnostik. Sehr häufig sind Eltern von dem Vorhandensein von Allergien ihrer Kinder überzeugt oder vermuten als Ursachen für Beschwerden irgendein verstecktes Allergen.

> Eine strukturierte Anamneseerhebung verhindert eine mögliche Beeinflussung der folgenden diagnostischen Schritte durch elterliche selektive Beschwerdebeschreibung. Berichtete Diagnosen sollten nicht blind übernommen, sondern auf einer Befundgrundlage bewertet werden.

Da eine detaillierte Anamneseerhebung auch für die Eltern eine Vorbereitung braucht, bewährt es sich, ihnen im Vorfeld einen standardisierten Fragebogen zukommen zu lassen, anhand dessen dann folgende Aspekte besprochen werden:

— Aktuelle Beschwerden, die Anlass zur Diagnostik sind?
— Zeitpunkt des Auftretens, bisheriger Verlauf, Einfluss therapeutischer Maßnahmen (welcher?), beobachtete Einflussfaktoren einschließlich jahreszeitlicher Varianz und körperlicher Aktivität?
— Weitere auch nichtallergologische Erkrankungen in der Eigenanamnese?
— Familienanamnese insbesondere hinsichtlich atopischer Erkrankungen?
— Bisherige Diagnostik und Ergebnisse (möglichst mit Befundvorlage)?
— Bisherige Therapie und involvierte Facharztgruppen, Kliniken?
— Bild- oder Filmdokumentationen?
— Wohnumfeld, (Haus)tierkontakt, Tabakrauchexposition aktiv/passiv?

■ **In-vivo-Diagnostik**

Zu den In-vivo-Testoptionen werden der Hautpricktest und der Intrakutantest für den Nachweis einer Soforttypreaktion und der Epikutantest für Spättypreaktionen gerechnet (Gell und Coombs 1963).

Bei dem am häufigsten durchgeführten **Hautpricktest** wird mit einer Lanzette die Dermis oberflächlich verletzt, und das in einem Tropfen gelöst auf die Haut aufgetragene Allergen dringt in die Haut ein. Sofern IgE-Antikörper vorhanden sind, kann das Allergen mit Mastzellen der Haut reagieren. Durch die Aktivierung der Mastzellen kommt es im positiven Fall innerhalb von 15–20 min zu einer Schwellung und Rötung an der Teststelle. Die Indikationen für die Durchführung sind der Verdacht auf allergische Erkrankungen, bei denen eine Typ-1-Reaktion eine Rolle spielt, z. B. allergisches Asthma, allergische Rhinitis, atopisches Ekzem, Nahrungsmittelallergie (▶ eOverview 1.2), Insektengiftallergie oder Arzneimittelallergie vom Soforttyp. Kontraindikationen sind lokale Hautentzündungen oder -infektionen im Testbereich, topische Steroide, systemische Antihistaminika sowie akute allergische Beschwerden einschließlich eines schweren, unkontrollierten Asthma bronchiale, da der Hautpricktest eine dermale Provokationsmethode darstellt, bei der es in seltenen Fällen zu einer schwereren allergischen Reaktion kommen kann. Zur Testung stehen standardisierte Lösungen zur Verfügung, es können aber auch native Substanzen, z. B. Lebensmittel, verwendet werden, dann als Prick-to-Pricktestung.

Der **Intrakutantest** hat in der pädiatrischen Allergologie nur noch wenige Indikationen, da er schmerzhafter als der Hautpricktest ist und aufgrund der vergleichsweise höheren intrakutanen Allergenmenge zu einer stärkeren Reaktion führen kann. Dadurch ist seine Sensitivität zwar hoch, die Spezifität jedoch niedrig. Indikationen sind die Testung bei Insektengift- sowie bei Arzneimittelallergie.

Die **Epikutantestung** wird im Vergleich zum Hautpricktest seltener durchgeführt. Wesentliche Indikationen sind die Überprüfung einer möglichen Kontaktallergie (allergisches Kontaktekzem), einer Arzneimittelallergie vom Spättyp und der Kontaktsensibilisierung bei vorbestehendem atopischem Ekzem. Kontraindikationen sind aktive Entzündungen oder Infektionen im Hauttestareal, topische Steroide, Calcineurininhibitoren oder systemische Steroide sowie Immunsuppressiva.

Zu Details der praktischen Durchführung und Auswahl der Testsubstanzen sei auf die entsprechende AWMF-Leitlinie verwiesen (Mahler et al. 2019).

- **In-vitro-Diagnostik**

Die In-vitro-Diagnostik hat gegenüber der Hautpricktestung einige Vorteile, wenngleich sie teurer und mit einer Blutentnahme verbunden ist. So steht eine Vielzahl an spezifischen IgE-Antikörpernachweisen zur Verfügung, für einige wichtige Allergene ist die Komponentendiagnostik möglich (▶ eTab. 1.1) und bei Asservierung von Restserum können zu einem späteren Zeitpunkt weitere Untersuchungen nachgeholt werden.

Die Höhe des Gesamt-IgE hat für sich genommen keinen Wert als Allergieparameter und sollte daher auch nicht im Sinne eines Screenings verwendet werden. Für die Interpretation der spezifischen IgE-Antikörper ist es aber sinnvoll, den Wert des Gesamt-IgE zu kennen, um insbesondere bei sehr hohen Gesamt-IgE-Konzentrationen die Wahrscheinlichkeit für eine unspezifische Bindung von IgE einschätzen zu können.

Die Konzentration der spezifischen IgE-Antikörper wird quantitativ in internationalen Units/ml (IU/ml) oder semiquantitativ in Reaktionsklassen bestimmt. Für verschiedene Allergengruppen gibt es Screeningkombinationen, z. B. den fx5 für Nahrungsmittel oder den sx1 für Inhalationsallergene.

- **Provokation**

> Der Nachweis von allergischen Antikörpern, in vivo oder in vitro getestet, erlaubt lediglich eine Aussage über das Vorhandensein einer allergischen Sensibilisierung, die idealerweise bei einer passenden Anamnese hinweisgebend für eine Allergie ist.

Bei unklaren Konstellationen ist ggf. eine gezielte Provokation notwendig. Je nach klinischer Manifestation werden unterschiedliche Methoden eingesetzt. Für Atemwegsallergene bieten sich die nasale oder konjunktivale Provokation an, letztere mit dem Vorteil, vergleichsweise einfach durchgeführt werden zu können. Bei der nasalen Provokation kann zusätzlich zur Beurteilung der nasalen Schleimhautveränderung unter Provokation und der einsetzenden Klinik (z. B. Niesen, Sekretfluss) eine Rhinomanometrie durchgeführt werden, mit deren Hilfe objektiv die Schwellung der Schleimhaut durch die Veränderung des nasalen Luftstroms erfasst werden kann.

Für die Beurteilung von Sensibilisierungen gegenüber Nahrungsmitteln hat sich ein standardisiertes orales Provokationsschema etabliert, bei dem unter stationären oder tagesklinischen Bedingungen doppelblind, placebokontrolliert und verblindet das verdächtigte Nahrungsmittel getestet und die klinische Reaktionsform, aber auch die auslösende Konzentration des Allergens erfasst werden kann (Lange und Beyer 2019). Auf diese Weise lassen sich die Aktualität und allergologische Relevanz einer Sensibilisierung erfassen und ggf. unnötige Diäten verhindern. Auch bei einer unklaren Sensibilisierung gegenüber einer Risikokomponente (z. B. Ara h2-spezifisches IgE bei der Erdnuss) erfolgt in der Regel eine Provokation, um Personen mit einer Toleranz von allergischen zu unterscheiden.

- **Lungenfunktionsdiagnostik**

Insbesondere für die Diagnostik und das Therapiemonitoring des Asthma bronchiale ist die Messung der Lungenfunktion von besonderer

Relevanz. Sie kann in der Form einer Spirometrie in der Regel frühestens ab einem Alter von 4 Jahren durchgeführt werden (► Kap. 17).

1.2 Therapie

- **Therapieziel**

Das Ziel der jeweiligen allergologischen Therapie ist in der Regel das Erreichen einer Symptomkontrolle, die wiederum zum Teil in den krankheitsspezifischen Leitlinien definiert ist. So umfasst beispielsweise die Asthmakontrolle als Therapieziel das Fehlen von spezifischen Symptomen tags wie nachts sowie den fehlenden Bedarf von Bedarfsmedikation (► Kap. 17).

- **Therapieprinzip**

Die Therapie baut auf: Allergenvermeidung, medikamentöse Therapie, Allergen-Immuntherapie sowie Schulungsmaßnahmen.

- - **Allergenvermeidung**

Sofern umsetzbar stellt die Allergenvermeidung das wichtigste und effektivste Prinzip zur Beeinflussung einer allergischen Reaktion dar. Am einfachsten ist dies bei Tieren, Medikamenten und bei Nahrungsmitteln möglich, sofern nicht bereits auf Spuren reagiert wird. Schwierig bis unmöglich gestaltet sie sich bei den gängigen Atemwegsallergenen, lediglich bei den Hausstaubmilben ist eine partielle Expositionsvermeidung durch milbendichte Überzüge für Bettzeug und Matratze möglich.

- - **Medikamentöse Therapie**

Zu den wichtigen Gruppen der medikamentösen Allergiebehandlung zählen die Antihistaminika, die topischen und systemischen Steroide, die Biologika und die Immunsuppressiva.

Histamin ist eine zentrale Substanz im Rahmen der allergischen Reaktion. Dementsprechend zeigen **Antihistaminika**, v. a. bei allergischen Reaktionen der oberen Atemwege wie bei der allergischen Rhinitis, eine hohe Effektivität. Die neue Generation der Antihistaminika ist rezeptorspezifischer und zeigt keine Passage der Blut-Hirn-Schranke mehr, sodass die sedierenden Nebenwirkungen der alten Antihistaminika weitgehend wegfallen. Die Wirkdauer der modernen Antihistaminika beträgt >24 h, sodass eine einmal tägliche Gabe in der Regel ausreicht. Zur Behandlung bei Anaphylaxie steht ein i.v.-Antihistaminikum (Dimetinden) zur Verfügung.

Die **topischen Steroide** werden einerseits bei der Behandlung der allergischen Rhinitis und Rhinokonjunktivitis eingesetzt, andererseits sind sie die wichtigste Substanz bei der Asthmatherapie und werden hier als Aerosole oder Pulver inhaliert. Ihre Wirkdauer liegt je nach Substanz bei über 12–24 h.

Für die Indikation des schweren Asthma und der schweren Neurodermitis sind inzwischen auch im Kindes- und Jugendalter verschiedene **Biologika** zugelassen. Die meisten Erfahrungen liegen für den Anti-IgE-Antikörper Omalizumab vor, Dupilumab als monoklonaler Anti-IL-4-/IL-13-Rezeptorantikörper ist seit kurzem für die schwere Neurodermitis und für das schwere Asthma bronchiale zugelassen. Mepolizumab als IL-5 Antikörper ist bei Kindern und Jugendlichen zwar zugelassen, es existieren aber bislang praktisch keine Daten zu der Effektivität und Sicherheit in dieser jungen Altersgruppe. Neu hinzugekommen ist für Jugendliche der monoklonale Antikörper Tezepelumab, der die Wirkung von thymischem stromalem Lymphopoietin hemmt.

- - **Allergen-Immuntherapie (AIT)**

Die Allergen-Immuntherapie ist die einzige kausale, krankheitsmodulierende Therapieform in der Allergologie und nimmt daher eine zentrale Rolle in der Behandlung v. a. allergischer Atemwegserkrankungen ein. Sie hat eine über 100 Jahre alte Geschichte, inzwischen sind zu den gängigen Aeroallergenen von einzelnen Ausnahmen für die pädiatrische Anwendung abgesehen sowohl sublinguale als auch subkutan zu applizierende Präparate verfügbar. Die Therapie ist in der Regel ab einem Alter von 5 Jahren zugelassen und muss über einen Zeitraum von 3 Jahren konsequent durchgeführt werden.

Ganz neu auf den Markt kommen Präparate zur Behandlung der Nahrungsmittelallergie. Die Prinzipien hier sind andere als bei den Atemwegsallergien: Aktuell existieren Präparate zur oralen Desensibilisierung und zur epikutanen Toleranzinduktion. Bei beiden Methoden, die vorerst für die Behandlung von Erdnussallergikern eingesetzt werden, geht es nicht um das Erreichen der völligen Toleranz, sondern, im Sinne der Induktion einer partiellen Toleranz, um die Erhöhung der Reaktionsschwelle, wenn bereits durch Spuren des Nahrungsmittels Symptome ausgelöst werden.

Schulung

Wie bei allen chronischen Erkrankungen, so ist auch bei den Erkrankungen des atopischen Formenkreises die Patienten- und Elternschulung für die Krankheitsbewältigung und das Erlernen eines sicheren Umgangs damit von großer Bedeutung.

Für das Asthma bronchiale, die Neurodermitis sowie die Anaphylaxie gibt es standardisierte, evaluierte und zertifizierte Schulungsprogramme, deren Kosten teilweise von den Krankenkassen übernommen werden. Mittels eines auf die Altersgruppen angepassten didaktischen Konzepts lernen Kinder auch schon im jungen Alter, wie Allergenvermeidung, adäquater Einsatz der therapeutischen Optionen und ein Verhalten im Alltag aussehen können.

> Weiterführende Informationen gibt es auf den Internetseiten der:
> - Arbeitsgemeinschaft Asthmaschulung im Kindes- und Jugendalter e. V. (▶ www.asthmaschulung.de),
> - Arbeitsgemeinschaft Neurodermitisschulung AGNES (▶ www.neurodermitisschulung.de) und
> - Arbeitsgemeinschaft Anaphylaxie – Training und Edukation e. V. (▶ www.anaphylaxieschulung.de).

Therapeutisches Vorgehen

Das konkrete therapeutische Vorgehen ist in den jeweiligen erkrankungsspezifischen ▶ Kap. 2 bis ▶ Kap. 8 und ▶ Kap. 17 beschrieben.

Monitoring und Verlauf

Für die Einschätzung einer erfolgreichen Therapiemaßnahme existieren im Blick auf die allergische Sensibilisierung keine praxisrelevanten Laborparameter. Zwar werden im Rahmen von Studien insbesondere bei der Allergenimmuntherapie die Zunahme von allergenspezifischem IgG 4 und der Rückgang der Konzentration des spezifischen IgE als Erfolgsparameter benutzt, im Praxisalltag sind diese Untersuchungen jedoch nicht sinnvoll. Vielmehr spielt das Erreichen einer Symptomkontrolle und ein weitgehend unbeeinträchtigtes Aufwachsen für die betroffenen allergiekranken Kinder eine entscheidende Rolle. Sofern unter einer medikamentösen Therapie über einen mehrmonatigen Zeitraum eine Symptomkontrolle erreicht wurde, kann ggf. eine Therapiereduktion versucht werden. Details zu den jeweiligen Optionen sind in den erkrankungsspezifischen ▶ Kap. 2 bis ▶ Kap. 8 und ▶ Kap. 17 beschrieben.

Prognose

Allergische Erkrankungen sind grundsätzlich chronische Erkrankungen, dennoch ist die individuelle Prognose in Abhängigkeit von der jeweiligen Erkrankung unterschiedlich. So sind frühe Formen der atopischen Dermatitis und der Nahrungsmittelallergie im Säuglingsalter häufig transient und im Kleinkindesalter rückläufig, während Atemwegsallergien oder später auftretende Nahrungsmittelallergien in der Regel in unterschiedlicher Ausprägung, jedoch interventionspflichtig persistieren. Optionen zur positiven Beeinflussung der Langzeitprognose sind begrenzt, wobei grundsätzlich eine gute medikamentöse Einstellung einen gewissen limitierenden Einfluss auf die Entwicklung höherer Schweregrade haben kann. Ferner gibt es Hinweise darauf, dass die Allergen-Immuntherapie den Schweregrad der Atemwegsallergie und die Erweiterung der Sensibilisierung beeinflussen sowie die Ausweitung der allergischen Entzündung aus den oberen Atemwegen auf die tiefen Atemwege bei frühzeitiger Therapie beeinflussen kann.

Prävention

Die Allergieprävention ist in der pädiatrischen Allergologie von zentraler Bedeutung. In den letzten Jahren hat sich der Ansatz hierfür jedoch kontinuierlich verändert und differenziert. Galt ursprünglich die bestmögliche Allergenvermeidung als Paradigma, so existieren inzwischen verschiedene Ansätze je nach Alter und Allergen, die von gezielter Exposition zur Toleranzentwicklung in einem dafür besonders geeigneten Zeitfenster, einer unspezifischen Immunstimulation bis hin zur Vermeidung reichen (Kopp et al. 2022).

> **Empfehlungen zur Allergieprävention**
> - Keine intrauterine oder postnatale Tabakrauchexposition
> - Vermeidung einer Sectioentbindung
> - Ausschließliches Stillen über 4–6 Monate, dann parallel dazu Einführung der regulären Beikost
> - Vermeidung eines schimmelpilzfördernden Klimas
> - Impfungen entsprechend der STIKO-Empfehlungen

Die Empfehlungen zur Allergieprävention beziehen sich nicht pauschal auf alle Kinder, sondern nur auf diejenigen, deren Verwandte 1. Grades (Eltern, Geschwister) von einer allergischen Erkrankung betroffen sind.

- **Qualitätssicherung**

Im Gegensatz zu den organbezogenen Facharztrichtungen wie beispielsweise die Dermatologie erfolgt die pädiatrische allergologische Versorgung organübergreifend. Zu den wichtigen allergologischen Krankheitsbildern existieren AWMF-Leitlinien, allerdings nicht pädiatriespezifisch, sondern altersübergreifend verfasst. Während die basisallergologische Diagnostik und Therapie in Deutschland Bestandteil der Facharztausbildung Kinder- und Jugendmedizin ist, wird die tiefergehende fachliche Kenntnis in Deutschland in der Zusatzweiterbildung Allergologie erworben. Diese geschieht nach der neuen deutschen Weiterbildungsordnung nicht zeitlich, sondern inhaltlich orientiert, wobei pädiatrische Aspekte insgesamt eher zu kurz kommen. Da in Deutschland die Zahl der pädiatrisch-allergologischen Ausbildungsmöglichkeiten bzw. Ausbildungsberechtigten v. a. an den Kliniken gering sind, ist trotz der hohen Anzahl allergiekranker Kinder und Jugendlicher die Gruppe der Kinderärzte mit Zusatzweiterbildung folglich klein. Kritisch ist auch der geringe Stellenwert der Allergologie im Medizinstudium zu werten.

Neben pädiatrisch-allergologischen Fachambulanzen und spezialisierten Praxen erfolgt die komplexere Versorgung inzwischen in sog. Comprehensive Allergy Centers (CAC), die an größeren Kliniken und Universitätsklinika verankert sind und interdisziplinär arbeiten.

- **Ausblick**

In den letzten Jahrzehnten haben sich die Möglichkeiten der spezifischen allergologischen Diagnostik und Therapie deutlich verbessert. Durch die komponentenbasierte Diagnostik kann inzwischen in vielen Fällen nicht nur zwischen direkter und kreuzreagierender Sensibilisierung unterschieden werden, sondern auch das mögliche Ausmaß der allergischen Reaktion abgeschätzt werden. Mit Einführung der Biologikatherapie ist es inzwischen möglich, sehr gezielt und nebenwirkungsarm insbesondere schwerere Verläufe der allergischen Erkrankung zu behandeln.

Forschungsbedarf besteht noch dringend für eine effektive Allergieprävention und für die Einführung erkrankungsmodifizierender Behandlungen. An Konzepten wie beispielsweise einem frühen Allergiescreening wird aktuell gearbeitet.

❓ Fragen zur Wiederholung

1. Voraussetzung für eine Typ-2-Reaktion nach Coombs und Gell sind
   a. … Komplexe aus IgG-Antikörpern und Antigen.
   b. … das Vorhandensein spezifischer IgE-Antikörper.
   c. … an die Proteine der Zellmembran gebundene Antigene.
   d. … Komplexe aus IgM-Antikörpern und Antigen.
   e. … sensibilisierte T-Helfer$_1$-Zellen.
2. Bei einem 2-jährigen Jungen mit einer atopischen Dermatitis wird eine In-vitro-Sensibilisierungsdiagnostik durchgeführt. Das spezifische IgE gegen Erdnuss beträgt CAP-Klasse 4. Der Junge hat nach Angaben und Erinnerung der Eltern noch nie Erdnüsse gegessen. Welches weitere Vorgehen ist richtig:
   a. Die Sensibilisierung hat bei bislang fehlendem Ereignis keine Bedeutung, das Kind kann Erdnüsse essen.
   b. Es wird zunächst eine komponentenbasierte Sensibilisierungsdiagnostik abgenommen; wenn das Ara h8-spezifische IgE alleinig positiv ist,

kann das Kind unbedenklich Erdnüsse essen.
   c. Es wird zunächst eine komponentenbasierte Sensibilisierungsdiagnostik abgenommen; das Ara h2-spezifische IgE ist u. a. positiv. Den Eltern wird empfohlen, Erdnüsse strikt zu meiden, weitere Maßnahmen sind nicht erforderlich.
   d. Es wird zunächst eine komponentenbasierte Sensibilisierungsdiagnostik abgenommen. Anschließend wird in der Regel unabhängig vom Ergebnis eine orale Provokationstestung durchgeführt.
   e. Es wird zunächst eine komponentenbasierte Sensibilisierungsdiagnostik abgenommen; wenn das Ara h2-spezifische IgE negativ ist, kann das Kind sofort Erdnüsse essen.
3. Welche Empfehlung zur Allergieprävention ist falsch?
   a. Impfungen entsprechend der STIKO Empfehlungen.
   b. Keine intrauterine oder postnatale Tabakrauchexposition.
   c. Vermeidung einer Sectioentbindung.
   d. Stillen über 7 Monate, dann Einführung der regulären Beikost.
   e. Vermeidung eines schimmelpilzfördernden Klimas.

Interessenkonflikt Es bestehen keine Interessenkonflikte im Blick auf den verfassten Inhalt.

Literatur

Gell PGH, Coombs RRA (1963) Clinical aspects of immunology. Blackwell, London

Kopp M, Muche-Borowski C, Abou-Dakn M et al (2022) S3-Leitlinie Allergieprävention. AL 45:153–194

Lange L, Beyer K für die AG Nahrungsmittelallergie der GPA (2019) Manual: orale Nahrungsmittelprovokationen bei Verdacht auf eine Nahrungsmittelallergie im Säuglings- und Kindesalter. In: Sonderheft Nahrungsmittelallergie 2019, Gesellschaft Pädiatrische Allergologie und Umweltmedizin. https://www.gpau.de/fileadmin/user_upload/GPA/dateien_indiziert/Zeitschriften/GPA-SH_Nahrungsmittelallergie_oA.pdf

Mahler V, Nast A, Bauer A et al (2019) S3-Leitlinie: Durchführung des Epikutantests mit Kontakt-Allergenen und Arzneimitteln – Kurzfassung Teil 1. J Dtsch Dermatol Ges 17:1075–1093

von Pirquet C (1906) Allergie. Munch Med Wochenschr 53:1457–1458

Thamm R, Poethko-Müller C, Hüther A, Thamm M (2018) Allergische Erkrankungen bei Kindern und Jugendlichen in Deutschland – Querschnittergebnisse aus KiGGS Welle 2 und Trends. J Health Monit. https://doi.org/10.17886/RKI-GBE-2018-075

Weiterführende Literatur

Bundesministerium für Ernährung und Landwirtschaft. https://www.bmel.de/DE/themen/ernaehrung/lebensmittel-kennzeichnung/pflichtangaben/allergenkennzeichnung.html. Zugegriffen: 23. Mai 2024

Schoemaker AA, Sprikkelman AB, Grimshaw KE et al (2015) Incidence and natural history of challenge-proven cow's milk allergy in European children – EuroPrevall birth cohort. Allergy 70(8):963–972

Striegel AK, Fischer PJ, Laub O et al (2019) Sekundäre Nahrungsmittelallergien bei Kindern und Jugendlichen in: Sonderheft Nahrungsmittelallergie 2019, Gesellschaft Pädiatrische Allergologie und Umweltmedizin. https://www.gpau.de/fileadmin/user_upload/GPA/dateien_indiziert/Zeitschriften/GPA-SH_Nahrungsmittelallergie_oA.pdf

Neurodermitis

Regina Fölster-Holst

Inhaltsverzeichnis

2.1   **Grundlagen – 12**

2.2   **Therapie – 12**

Literatur – 19

© Springer-Verlag GmbH Deutschland, ein Teil von Springer Nature 2024
B. Stiller et al. (Hrsg.), *Kardiologie – Pneumologie – Allergologie – HNO*, Therapie der Krankheiten im Kindes- und Jugendalter, https://doi.org/10.1007/978-3-662-65542-9_2

2.1 Grundlagen

Die Neurodermitis (Syn. atopische Dermatitis, atopisches Ekzem) ist die häufigste chronische Hauterkrankung im Kindesalter. Sie wird klinisch diagnostiziert. Extremer Juckreiz und stigmatisierende Hautveränderungen schränken die Lebensqualität für Patienten und deren Familien erheblich ein. Während im frühen Kindesalter besonders Gesicht, Capillitium und Streckseiten der Extremitäten betroffen sind, kristallisieren sich im weiteren Verlauf die typischen Prädilektionsstellen der Extremitätenbeugen heraus. Ätiopathogenetisch spielen Provokationsfaktoren (exogen und endogen) eine Rolle, die mit genetischen Faktoren interagieren. Beide, die Provokations- und auch genetische Faktoren, beeinflussen sowohl die epidermale Barriere als auch das Immunsystem, das durch die Prädominanz der TH2-Zellen geprägt ist. Darüber hinaus spielen das Hautmikrobiom und auch psychische Faktoren bei der Pathogenese der Neurodermitis eine Rolle. Alle diese Komponenten führen zur atopischen Hautentzündung, die sich in Form eines Ekzems verbunden mit Juckreiz äußert.

2.2 Therapie

Therapieziele

Neurodermitispatienten leiden unter hartnäckigem Juckreiz, der sowohl Schlafqualität als auch Konzentration beeinträchtigt. Eine Stigmatisierung kommt hinzu, die die Patienten mehr und mehr isolieren, was wiederum zu psychischen Belastungen und damit zu einer Verschlechterung der Erkrankung führt. Daraus leiten sich die Therapieziele ab:
- Verbesserung des Hautbildes,
- Reduzierung des Juckreizes,
- Stabilisierung der psychischen Situation (psychotherapeutische Beratung, Anwendung alternativer Verhaltensweisen in Situationen heftigen Juckreizes).

Das Erreichen der Therapieziele ist notwendig, damit die Patienten den Alltag ohne größere Probleme bewältigen können. Das betrifft im Kindesalter v. a. die Konzentration in der Schule und die Teilnahme an Aktivitäten sowie Treffen mit Freunden.

Therapieprinzip

Sowohl die Barrierestörung als auch die Immundysbalance und die reduzierte Diversität des Haut- und Darmmikrobioms stehen im Fokus der Therapie. Das impliziert auch die Beachtung der Provokationsfaktoren und das Patientenwissen zum Krankheitsbild der Neurodermitis, sodass gerade den Schulungen große Bedeutung bei dem Management der Neurodermitis zukommt (Staab et al. 2006; Salvati et al. 2021; ▶ http://www.kompetenznetz-patientenschulung.de/).

Therapeutisches Vorgehen

Das therapeutische Vorgehen ist in ◘ Abb. 2.1 dargestellt.

Stufe 1

Entsprechend der Leitlinien ist die Grundlage allen therapeutischen Handelns die
- Stabilisierung der defekten epidermalen Barriere durch regelmäßige Anwendung von Emollients. Das sind Substanzen, die die Haut mit Feuchtigkeit und Fetten versorgen, die der atopischen Haut fehlen. Für den Neurodermitiker ist das nicht nur eine „Pflege", sondern eine therapeutische Maßnahme, um, durch Substitution von fetthaltigen und hydratisierenden Substanzen, zur Stabilisierung der Barriere beizutragen, und eine
- Karenz der Provokationsfaktoren (▶ Übersicht).

Provokationsfaktoren
- **Obligat**
  - Wolle
  - Synthetik
  - Seifen
  - Tabakrauch
  - Feuchtes Milieu
  - Schweiß
  - *Staphylococcus aureus*
  - Stress
  - Bestimmte Klimafaktoren (Kälte, Hitze, niedrige Luftfeuchtigkeit)
- **Individuell**
  - Nahrungsmittel (Allergene wie Erdnüsse und Milch, Pseudoallergene wie

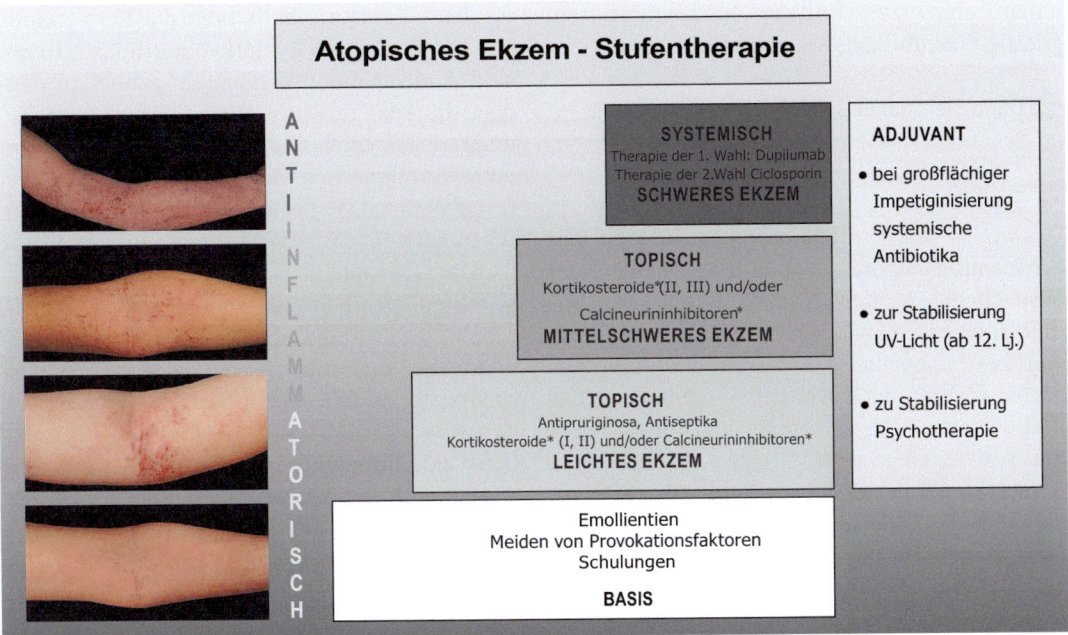

Abb. 2.1 Neurodermitisstufentherapie: *Die Medikamente können sowohl reaktiv als auch proaktiv eingesetzt werden. (In Anlehnung an Fölster-Holst und Schwarz 2011 und Werfel et al. 2021)

Farbstoffe und histaminhaltige Nahrungsmittel)
- Inhalationsallergene (Pollen wie Birken- und Gräserpollen, Hausstaubmilben, Tierhaare wie Katzenhaare u. a.)

Die Wahl der Emollients sollte individuell erfolgen, wobei neben den medizinischen Aspekten auch die Akzeptanz durch die Patienten zu berücksichtigen ist. Sinnvoll ist vorab unterschiedliche Alternativen (z. B. im Halbseitenversuch) zu testen. Auf der einen Seite können bei einem zu hohen Fettgehalt Follikulitiden auftreten, auf der anderen Seite können Öl-in-Wasser (Ö/W)-Emulsionen für einige Patienten nicht fetthaltig genug sein und sogar zu einer weiteren Barrierestörung führen (Schürer und Kresken 2000).

Das Spektrum der **Basispflegepräparate** (Fertigprodukte, Magistralrezepturen) ist groß, wobei am häufigsten, je nach Hautzustand, Salben und Cremes (W/Ö, Ö/W) verordnet werden. Eine Optimierung der Basistherapie wird durch Zusätze von Harnstoff, Glyzerin und Milchsäure erreicht, die die Hydratation im Stratum corneum verbessern. Harnstoff ist im frühen Kindesalter (innerhalb der ersten 4 Jahre) und bei (sub)akuten Läsionen kontraindiziert, weil es zum „Stinging-Effekt" führt. In der Praxis haben sich auch Polidocanol (juckreizlindernd) und Gerbstoffe (Tannine, z. B. aus der Eichenrinde, ist aber auch im Schwarztee enthalten) oder in synthetischer Form (Tamole) bewährt, die entzündungshemmend wirken (Fölster-Holst und Latussek 2007).

Die nächste Generation von Emollients werden auch als „Emollients plus" bezeichnet und sind aktive Substanzen, aber keine Medikamente enthalten, Beispiele aktiver Substanzen sind Glyzerol, Ceramide und Dexpanthenol.

Gerade bei schuppenden und krustösen Läsionen sind **kurze Bäder** (lauwarmes Wasser, nicht über 10 min) zu empfehlen, die nicht nur zum Wohlbefinden beitragen, sondern auch Schmutz, Reste von Externa sowie Schuppen/Schuppenkrusten und Bakterien entfernen.

Auch die ausgewogene **Ernährung** einschließlich des Genusses ballaststoffreicher Nahrungsmittel, die über die von den Darmbakterien freigesetzten Butyrate das Immunsystem günstig beeinflussen, zählen dazu.

> Diese Behandlungsprinzipien gelten für alle Schweregradstufen der Neurodermitis.

Stufe 2

Ist die 1. Stufe (Basistherapie, Karenz der Provokationsfaktoren, Schulungen) nicht mehr ausreichend, werden zusätzlich topische antiinflammatorisch wirksame Medikamente wie Kortikosteroide und Calcineurininhibitoren zunächst reaktiv, nach deutlicher Besserung, das bedeutet nahezu abgeheilte Ekzeme, proaktiv (2-mal/Woche) eingesetzt.

Aufgrund der Depotwirkung des Stratum corneum ist eine einmalige Applikation der **Kortikosteroide**, die ausschleichend einzusetzen sind, meist ausreichend, das gilt v. a. für das frühe Kindesalter.

Nach Erreichen eines stabilen Hautzustands kann die proaktive Therapie folgen, bei der überschneidend zur Einsparung der Kortikosteroide und Vorbeugung von Rezidiven sowie eines Rebound-Effekts schon mit der Applikation der **topischen Calcineurininhibitoren** begonnen werden kann. Letztere sind Therapie der 2. Wahl, jedoch ist ihnen aufgrund fehlender typischer Nebenwirkungen wie u. a. Atrophie und rosaceaartiger Dermatitis für die Behandlung der sensiblen Bereiche von Gesicht, Hals und Intertrigines gegenüber den Kortikosteroiden auch primär der Vorzug zu geben. Es wird die morgendliche und abendliche Applikation empfohlen. Zur Behandlung stehen eine 1%ige Creme (Pimecrolimus) und eine Salbe (Tacrolimus) zur Verfügung, die abhängig vom Alter in 2 Konzentrationen (für 2- bis 15-jährige Kinder 0,03 %, ab 16 Jahre 0,1 %) eingesetzt werden (Werfel et al. 2021). Die unterschiedliche Galenik erlaubt somit die Anwendung der Calcineurininhibitoren in Abhängigkeit vom Stadium und der Lokalisation der Neurodermitis, wobei in den Intertrigines und den eher feuchten, nässenden Ekzemarealen Pimecrolimus und in den trockenen Ekzemarealen Tacrolimus indiziert ist. Häufigste Nebenwirkungen sind Brennen und Hautreizungen, die häufiger bei Pimecrolimus- als bei Tacrolimusanwendung auftreten. Beide Medikamente bergen zudem das Risiko der kutanen Infektionen. Seit Jahren wird diskutiert, ob die Calcineurininhibitoren die Entwicklung von Hautkrebs und Lymphomen erhöhen. Jüngst sind Untersuchungsergebnisse publiziert worden, die kein erhöhtes Risiko für maligne Tumoren und Lymphome nach 10-jähriger Anwendung von topischem Tacrolimus im Kindesalter festgestellt hat (Paller et al. 2020). Das ist inzwischen auch für Pimecrolimus gezeigt worden.

Die Therapie der topischen Calcineurininhibitoren erfordert aufgrund eines synergistischen immunsupprimierenden Effekts des Medikaments und einer UV-Exposition Sonnenschutz, der mittels entsprechender Kleidung und der Anwendung von Sonnenschutzpräparaten (LSF 30) erreicht wird. Obwohl die topische Applikation die Immunantwort nicht beeinflusst, wird empfohlen, die Therapie eine Woche vor und eine Woche nach einer Lebendimpfung auszusetzen.

Stufe 3

Stufe 3 entspricht der Stufe 2, jedoch kommen **höher potente Kortikosteroide** zum Einsatz.

In Fällen einer diskreten Impetiginisierung sind **Antiseptika** wie z. B. Octenidin oder Biguanid-Polihexanid (PHMB) den **topischen Antibiotika** vorzuziehen. Topische Antibiotika bergen die Gefahr von Resistenzen und Sensibilisierungen und sollten, wenn überhaupt, nur kurzfristig zum Einsatz kommen, Mupirocin ist allein der Eradikation von MRSA vorbehalten.

Bei stärkeren, impetiginisierten Ekzemen eignen sich **Fett-feucht-Verbände**, die sich in der Praxis sowohl mit Emollients als auch mit Kortikosteroiden bewährt haben, bei Letzteren sollte der Einsatz jedoch aufgrund möglicher Nebenwirkungen lediglich für wenige Tage erfolgen (Schnopp et al. 2002). Für die Fett-feucht-Behandlung wird eine fetthaltige Creme oder Salbe aufgetragen, nach dem Sandwich-Prinzip folgen dann feuchte und darüber trockene Verbände. Als Feuchtverband können je nach Hautbefund wasser-, antiseptika- oder schwarzteegetränkte Verbände eingesetzt werden. Normalerweise verbleiben die Verbände 3–5 h und werden an den folgenden 2 Tagen wiederholt (Fölster-Holst et al. 2006).

Handelt es sich um eine schwere, ausgedehnte Form der Impetiginisierung sind, auch gerade unter Berücksichtigung der Superantigenwirkung der Staphylokokkentoxine, **systemische**

Antibiotika indiziert. Therapie der Wahl sind penicillinasefeste Penicilline wie Flucloxacillin oder Cephalosporine der ersten Generation wie beispielsweise Cefalexin.

Erst wenn die oben genannte topische Therapie nicht mehr ausreicht, ist die Indikation zur **systemischen Therapie mit Immunsuppressiva/Immunmodulatoren** gegeben. Eine Hilfe zur Indikationsstellung bietet die Checkliste, die anhand weniger Kriterien die Indikation prüft und sowohl für das Erwachsenen- als auch Kindesalter erstellt wurde und unter ▶ https://www.arzneimittelleitfaden.de/checklisten-systemtherapie-neurodermitis/ kostenfrei heruntergeladen werden kann (Augustin et al. 2020).

Bis zur Einführung von Dupilumab im September 2017 bestand die Systemtherapie in der Verabreichung des Immunsuppressivums **Ciclosporin**, dem damals einzigen ab dem 16. Lebensjahr zugelassenen Therapeutikum zur Behandlung der schweren Neurodermitis. Die Nebenwirkungen (Hypertonie und Nephrotoxizität) erfordern ein entsprechendes Monitoring. Zur kurz- und mittelfristigen Behandlung kann Ciclosporin bei Jugendlichen ab 16 Jahren und Erwachsenen erwogen werden (Werfel et al. 2021).

Inzwischen ist **Dupilumab** zur Behandlung der schweren Neurodermitis auch für Kinder ab dem 6. Lebensmonat zugelassen (März 2023). In allen Studien der Patienten unterschiedlicher Altersgruppen wurden die Sicherheit und Wirksamkeit von Dupilumab nachgewiesen. Da das Medikament, ein vollständig humanisierter Antikörper, über die IL-4-/IL-13-Rezeptorblockade die Entzündungsreaktion der Neurodermitis unterdrückt, sind im Vergleich zu den zuvor verabreichten Medikamenten (Ciclosporin, Methotrexat, Azathioprin und Mycophenolat-Mofetil) keine Kontrollen von Blutparametern erforderlich. Die Studien zu Dupilumab haben gezeigt, dass die Therapieziele wie Reduktion des Schweregrads der Erkrankung einschließlich des Juckreizes sowie Verbesserung der Schlafeffektivität und der Lebensqualität erreicht werden. Als Nebenwirkungen der Therapie, die alle 2 Wochen subkutan verabreicht wird, sind Irritation an der Injektionsstelle sowie eine nichtinfektiöse Konjunktivitis, deren Genese nicht geklärt ist, zu nennen. Diese tritt jedoch offensichtlich im Kindesalter weniger häufig auf als im Erwachsenenalter. Bei stärkerer Irritation an der Injektionsstelle sind kurzfristig topische Kortikosteroide und ein Wechsel des Injektionsareals zu empfehlen. Die nichtinfektiöse Konjunktivitis, bei der sich eine Lidrandpflege bewährt hat, lässt sich gut mit künstlichen Augentränen, falls nicht ausreichend, auch mit antiinflammatorischen Topika wie Kortikosteroiden (z. B. fluorometholonhaltige Augentropfen) und Calcineurininhibitoren (Protopic, ciclosporinhaltige Augentropfen) behandeln. Empfehlenswert ist zudem die Kooperation mit einem Ophthalmologen (Wohlrab et al. 2019). Patienten, die unter Dupilumabmedikation stehen, sollten keine Lebendimpfstoffe und attenuierte Lebendimpfstoffe verabreicht bekommen (Werfel et al. 2021). Die Impfung gegen COVID 19 sollte im Intervall zwischen den Injektionen erfolgen.

Alle alternativen Optionen wie Methotrexat (MTX), Azathioprin und Mycophenolat-Mofetil sind im „Off-label-Bereich" Medikamente der 2. Wahl, deren Einsatz zur Therapie der chronischen, schweren Neurodermitis erwogen werden kann, wenn Dupilumab oder Ciclosporin nicht wirksam oder kontraindiziert sind (Werfel et al. 2021).

Die letzten Jahre intensiver Forschung zur Neurodermitis haben die Wirksamkeit weiterer System- und Lokaltherapeutika aufgezeigt, die gezielt in den pathogenetischen Prozess der Neurodermitis eingreifen und teilweise bereits für die Therapie im Kindesalter zugelassen sind (▶ Ausblick).

- **Monitoring/Verlauf**

Klinische Verlaufskontrollen erhöhen die Adhärenz und geben sowohl den Patienten als auch den Eltern betroffener Kinder ein sichereres Gefühl im Alltag, sie fühlen sich gut betreut. Gerade bei einer Verschlechterung des Hautbefunds, deren Genese die Patienten bzw. deren Eltern nicht immer sicher einordnen können, können bakterielle (*Staphylococcus aureus*) und Herpesinfektionen die Ursache sein. Entsprechende diagnostische und therapeutische Maßnahmen sollten erfolgen. Klinische Verlaufskontrollen lassen zudem rechtzeitig die Entwicklung weiterer atopischer Erkrankungen erkennen.

Und „last not least" sind Labor- und Blutdruckkontrollen bei Verordnung folgender Medikamente erforderlich:

- **Ciclosporin**: Blutbild (BB), Leber- und Nierenwerte, Blutdruck vor 1. Gabe, dann alle 2 Wochen bis zur 8. Woche, anschließend alle 3 Monate;
- **MTX**: BB, Leber- und Nierenwerte, Hepatitisserologie vor 1. Gabe, dann nach 1 Woche und anschließend alle 3 Monate;
- **Azathioprin**: BB, Leber- und Nierenwerte, Thiopurinmethyltransferase vor 1. Gabe, dann nach 1 Woche und nach 2 Wochen, anschließend 1-mal im Monat.

Unter **Dupilumab** sind keine Laborkontrollen erforderlich.

Prognose

Die Neurodermitis erfährt keine Heilung, aber bei der Hälfte der Patienten im weiteren Verlauf eine deutliche Besserung. Jugendliche sollten aufgrund der Atopie und der Barrierestörung keine Berufe ergreifen, die mit dem Kontakt zu Irritanzien einschließlich Wasser (zu viel Feuchtarbeit) und Allergenen verbunden sind. Die Neigung zur trockenen Haut und damit die Gefahr erhöhter Penetration von Umweltstoffen einschließlich Allergenen bleiben bestehen.

Prävention

Zu den Präventionsmaßnahmen der Neurodermitis wird auf ▶ Kap. 1 verwiesen.

Studien zur primären Prävention durch frühzeitige Applikation von Emollients werden kontrovers diskutiert. Die ersten Publikationen zur Effektivität von Emollients als Primärprävention zeigen, dass das Risiko für die Entwicklung einer Neurodermitis bei Kindern aus Atopierisikofamilien gesenkt wird, wenn Emollients ab den ersten Lebenstagen für mehrere Monate appliziert werden (Simpson et al. 2014, 2021; Horimukai et al. 2014). Die Rationale dafür ist die Reparatur der defekten Barriere, die den Eintritt in die Haut für Umweltfaktoren wie Bakterien, Irritanzien und Allergene erschwert.

Jedoch gibt es auch Studien, die keinen positiven Effekt zeigen und teilweise sogar davor warnen, weil diese Maßnahmen neben der fehlenden Prävention auch zu negativen Effekten wie Infektionen und Nahrungsmittelallergien führen würden (Williams und Chalmers 2020; Perkin et al. 2021; Kelleher et al. 2021).

Letztendlich ist die Frage einer frühzeitigen Applikation von Emollients als primäre Präventionsmaßnahme noch nicht geklärt.

Qualitätssicherung

Charakterisierung der Qualitätskriterien und der zur Erreichung der Behandlungsstandards erforderlichen Ausstattung nach fachlichen, ethischen und berufsrechtlichen Maßstäben auf der Basis wissenschaftlicher Evidenz.

Ausblick

Unter den neuen Medikamenten sind lediglich **Januskinase-Inhibitoren** (JAK-Inhibitoren, das sind „small molecules") für Erwachsene und Jugendliche zugelassen. Studien für das Kindesalter sind teilweise noch nicht abgeschlossen (Ahn et al. 2021). Im Vergleich zu den Biologika ist ihr Wirkspektrum viel breiter, da sie über verschiedene Signalwege die Entzündung hemmen, so über die Hemmung der intrazellulären Januskinasen über den STAT-Signalweg, die an zahlreichen Stoffwechselprozessen beteiligt sind. Einen Überblick zu neuen Medikamenten gibt ◘ Tab. 2.1.

Tab. 2.1 Neue Medikamente, die sich für Kinder und teilweise auch Jugendliche noch in Studienphasen befinden (Stand: August 2023)

Wirkstoff	Zulassungsstatus	Wirkmechanismus	Bisherige Nebenwirkungen in den Studien	Weitere Studienergebnisse/ Besonderheiten
JAK-Inhibitoren, orale und topische Therapie				
Baricitinib, systemischer JAK-1- und JAK-2-Inhibitor	Zugelassen für die schwere Neurodermitis ab dem 2. Lebensjahr	Hemmung der intrazellulären Januskinasen, die an zahlreichen Stoffwechselprozessen beteiligt sind	Infektionen der oberen Atemwege und akneiforme Hautveränderungen, weniger häufig: Herpes simplex, Kopfschmerzen, Übelkeit, erhöhte Kreatinphosphokinase im Blut	Systemische JAK-Inhibitoren sind auch bei der Alopecia areata wirksam
Upadacitinib, systemischer JAK-1- und JAK-3-Inhibitor	Zugelassen für die mittelschwere bis schwere Neurodermitis ab dem 12. Lebensjahr			In einer Head-to-head-Studie von Upadacitinib vs. Dupilumab zeigte sich der JAK-Inhibitor dem Biologikum in der Reduzierung des Juckreizes und Verbesserung des Hautbilds signifikant überlegen (Blauvelt 2021)
Abrocitinib, systemisch	Die Europäische Arzneimittelagentur (EMA) hat eine entsprechende Zulassungsempfehlung ausgesprochen (Stand: Januar 2022)		Übelkeit, Nasopharyngitis	In einer Head-to-head-Studie von Abrocitinib vs. Dupilumab zeigte sich der JAK-Inhibitor dem Biologikum in der Reduzierung des Juckreizes und Verbesserung des Hautbilds signifikant überlegen (Bieber et al. 2021)
Ruxolitinib, topischer JAK-1- und TYK2-Inhibitor	Noch nicht zugelassen (Stand: Januar 2022), in Studien wurden die primären und sekundären Endpunkte erreicht zur Behandlung der milden bis moderaten Neurodermitis im Erwachsenen- und Kindesalter		Keine relevanten Nebenwirkungen	
Delgocitinib, topischer pan-JAK-Inhibitor				
Tofacitinib, topischer pan-JAK-Inhibitor				

◘ **Tab. 2.1** (Fortsetzung)

Wirkstoff	Zulassungsstatus	Wirkmechanismus	Bisherige Nebenwirkungen in den Studien	Weitere Studienergebnisse/ Besonderheiten
Biologika, subkutane Applikation				
Tralokinumab, monoklonaler Anitkörper gegen lösliches IL-13	Seit November 2021 zugelassen für die mittelschwere bis schwere Neurodermitis ab dem 12. Lebensjahr	Inhibiert die IL-13 nachgeschalteten Signalwege	Irritationen an der Injektionsstelle, Konjunktivitis, Infekte der oberen Luftwege	Nach den Studienergebnissen kann das Dosierungsintervall von 2 Wochen auf 4 Wochen verlängert werden, falls die Patienten nach 16 Wochen Erscheinungsfreiheit bzw. nahezu Erscheinungsfreiheit erreicht haben (Silverberg et al. 2021)
Lebrikizumab, monoklonaler Anitkörper gegen lösliches IL-13	Zugelassen für die mittelschwere bis schwere Neurodermitis ab dem 12. Lebensjahr	Inhibiert die IL-13 nachgeschalteten Signalwege		
Nemolizumab, Interleukin-31-Rezeptorantagonist (IL-31-RA)		IL-31-RA hemmen proinflammatorische und pruritogene Einflüsse, darüber hinaus werden Barrierestörungen repariert	Nasopharyngitis, Infekte der oberen Atemwege	Hervorzuheben ist die starke Pruritusreduktion in den Studien
Neurokininrezeptorantagonisten	Für die Indikation Neurodermitis noch nicht zugelassen	Neurokinine sind Pruritusstimuli, in den Studien wurde der Juckreiz deutlich reduziert		
Tezepelumab, Antagonist gegen Thymic Stromal Lymphopoetin (TSLP)	Für die Indikation Neurodermitis noch nicht zugelassen	TSLP führt über die Prädominanz der TH-2-Zellen, die IL-31 freisetzen, zum Juckreiz. In den Studien bewirkten die TSLP-Antagonisten eine Reduzierung des Juckreizes	Nasopharyngitis, Kopfschmerz	Therapieoption auch bei schwerem Asthma bronchiale
Antagonisten gegen den Histaminrezeptorsubtyp H_4R	Für die Indikation Neurodermitis noch nicht zugelassen	H_4 sind chemotaktische Faktoren für Eosinophile und Mastzellen		H_4R werden auf Immunzellen, aber auch auf peripheren Nervenfasern exprimiert, was auch die starke antipruritogene Wirkung erklärt

Tab. 2.1 (Fortsetzung)

Wirkstoff	Zulassungsstatus	Wirkmechanismus	Bisherige Nebenwirkungen in den Studien	Weitere Studienergebnisse/ Besonderheiten
Weitere Medikamente				
Crisaborol, topischer Phosphodiesterase-4-Hemmer	In den USA zur Behandlung der milden bis mittelschweren Neurodermitis ab dem 2. Lebensjahr zugelassen (2 %ige Salbe)	Deutliche antiinflammatorische Wirkung (unselektierte Hemmung proinflammatorischer Zytokine, Hemmung von dendritischen Zellen, T-Zellen und Transkriptionsfaktoren)	Irritationen an der Applikationsstelle (Brennen, Stechen), Überempfindlichkeitsreaktionen	

? Fragen zur Wiederholung

1. Welche Aussage zur Pathogenese der Neurodermitis ist **falsch**?
   a. Die Barrierestörung spielt eine wesentliche Rolle
   b. Gamma-Interferon ist ein Biomarker
   c. Die Vererbung spielt eine wesentliche Rolle
   d. In der Akutphase ist eine TH2-Prädominanz auffällig
   e. Die Interleukine IL-4 und IL-13 tragen erheblich zur Entzündung bei
2. Was trifft für topische antientzündlich wirksame Medikamente **nicht zu**?
   a. Sie sind Therapie der 1. Wahl bei moderater Neurodermitis
   b. Calcineurininhibitoren haben v. a. ihre Indikation bei Läsionen in sensiblen Hautarealen
   c. Bei regelmäßiger Anwendung von Kortikosteroiden über Wochen kann eine Atrophie resultieren
   d. Wie die Kortikosteroide sollten Calcineurininhibitoren nur 1×tgl. appliziert werden
   e. Bei den ersten Anwendungen mit Calcineurininhibitoren kann es zu einem Brennen kommen
3. Welche Aussage zu Dupilumab ist richtig?
   a. Es sollte nur im Erwachsenenalter eingesetzt werden
   b. Vor und während der Therapie sind Blutuntersuchungen und Blutdruckmessungen erforderlich
   c. Konjunktivitiden treten bei Kinder und Jugendlichen im Vergleich zu Erwachsenen als Nebenwirkung der Therapie nicht auf
   d. Lebendimpfungen sollten nicht unter der Therapie erfolgen
   e. Das Medikament wird intramuskulär verabreicht

Interessenkonflikt Die Autorin kooperiert mit den folgenden Firmen als Studienarzt, Berater und Referent: Astellas, Almirall Hermal, Beiersdorf, Johnson&Johnson, La Roche Posay, Leo Pharma, Lilly, Neubourg GmbH, Novartis, Pierre Fabre, Pfizer, Procter&Gamble, Regeneron, Sanofi.

Literatur

Ahn J, Choi Y, Simpson EL (2021) Therapeutic New Era for Atopic Dermatitis: Part 2. Small Molecules. Ann Dermatol 33(2):101–107. https://doi.org/10.5021/ad.2021.33.2.101

Augustin M, von Kiedrowski R, Werfel T (2020) Checkliste: Indikationsstellung zur Systemtherapie der Neurodermitis bei Erwachsenen. https://www.arzneimittelleitfaden.de/checkliste-systemtherapie-neurodermitis/. Zugegriffen: 26. Mai 2020

Bieber et al (2021) Abrocitinib versus Placebo or Dupilumab for atopic dermatitis. N Engl J Med 384:1101–1112

Blauvelt A et al (2021) Efficacy and Safety of Upadacitinib vs Dupilumab in Adults With Moderate-to-Severe Atopic Dermatitis: A Randomized Clinical Trial. JAMA Dermatology 157(9):1047–1055

Fölster-Holst R, Latussek E (2007) Synthetic tannins in dermatology – a therapeutic option in a variety of pediatric dermatoses. Pediatr Dermatol 24:296–301

Fölster-Holst R, Schwarz T (2011) Atopisches Ekzem-Grundlagen und Updates. Unimed, Bremen

Fölster-Holst R, Nagel F, Zoellner P et al (2006) Efficacy of crisis intervention treatment with topical corticosteroid prednicarbat with and without partial wet-wrap dressing in atopic dermatitis. Dermatology 212:66–69

Horimukai K, Morita K, Narita M et al (2014) Application of moisturizer to neonates prevents development of atopic dermatitis. J Allergy Clin Immunol 134(4):824–830

Kelleher MM, Cro S, Cornelius V et al (2021) Skin care interventions in infants for preventing eczema and food allergy. Cochrane Database Syst Rev. https://doi.org/10.1002/14651858.CD013534.pub2

Paller AS, Fölster-Holst R, Chen SC, Diepgen TL, Elmets C, Margolis DJ, Pollock BH (2020) No evidence of increased cancer incidence in children using topical tacrolimus for atopic dermatitis. J Am Acad Dermatol 83(2):375–381

Perkin MR, Logan K, Marrs T et al (2021) Association of frequent moisturizer use in early infancy with the development of food allergy. J Allergy Clin Immunol 147(3):967–976.e1

Salvati L, Cosmi L, Annunziato F (2021) From Emollients to Biologicals: Targeting Atopic Dermatitis. Int J Mol Sci 22(19):10381

Schnopp C, Holtmann C, Stock S et al (2002) Topical steroids under wet-wrap dressings in atopic dermatitis – a vehicle-controlled trial. Dermatology 204(1):56–59

Schürer N, Kresken J (2000) Die trockene Haut: Pathogenese, klinische Manifestationsformen, Probleme der Differentialdiagnose, Galenik, medikamentöse Möglichkeiten, Kosmetika. Wissenschaftliche Verlagsgesellschaft, Stuttgart

Silverberg JI, Toth D, Bieber T et al (2021) Tralokinumab plus topical corticosteroids for the treatment of moderate-to-severe atopic dermatitis: results from the double-blind, randomized, multicentre, placebo-controlled phase III ECZTRA 3 trial. Br J Dermatol 184(3):450–463

Simpson EL, Chalmers JR, Hanifin JM et al (2014) Emollient enhancement of the skin barrier from birth offers effective atopic dermatitis prevention. J Allergy Clin Immunol 134(4):818–823

Simpson E et al (2021) Efficacy and Safety of Upadacitinib in Patients With Atopic Dermatitis: Results Through Week 52 From Replicate, Phase 3, Randomized, Double-Blind, Placebo-Controlled Studies: Measure Up 1 and Measure Up 2. Poster presented at Dermatology Education Foundation (DEF) Essential Resource Meeting, August 5–8

Staab D, Diepgen TL, Fartasch M et al (2006) Age related, structured educational programmes for the management of atopic dermatitis in children and adolescents: multicentre, randomised controlled trial. BMJ 22(332):933–938

Werfel T, Heratizadeh A, Aberer W et al (2021) Update „Systemic treatment of atopic dermatitis" of the S2k-guideline on atopic dermatitis. J Dtsch Dermatol Ges 19(1):151–168

Williams HC, Chalmers J (2020) Prevention of Atopic Dermatitis. Acta Derm Venereol 100(12):adv166. https://doi.org/10.2340/00015555-3516

Wohlrab J, Wollenberg A, Reimann H et al (2019) Interdisciplinary recommendations for action in dupilumab-related inflammatory eye diseases. Hautarzt 70:64–67

Urtikaria

Regina Fölster-Holst

Inhaltsverzeichnis

3.1 Grundlagen – 22

3.2 Therapie – 22

Literatur – 24

© Springer-Verlag GmbH Deutschland, ein Teil von Springer Nature 2024
B. Stiller et al. (Hrsg.), *Kardiologie – Pneumologie – Allergologie – HNO*, Therapie der Krankheiten im Kindes- und Jugendalter, https://doi.org/10.1007/978-3-662-65542-9_3

3.1 Grundlagen

Die Urtikaria kommt im Kindesalter häufig vor, jedoch seltener als im Erwachsenenalter. Sie manifestiert sich in Form von Quaddeln, die auf ein dermales Ödem zurückzuführen sind. Pathophysiologisch ist die Freisetzung von vasoaktiven und proinflammatorischen Mediatoren nach Degranulation von Mastzellen und Basophilen relevant. Das Spektrum der ätiologischen Faktoren ist sehr breit gefächert und reicht von Infektionen über Allergien und Intoleranzen bis hin zu Autoimmun- und autoinflammatorischen Erkrankungen. Es werden die akute Urtikaria (akute spontane Urtikaria, < 6 Wochen Dauer) und die wesentlich häufiger vorkommende, chronische Urtikaria (chronisch spontane Urtikaria, > 6 Wochen Dauer) unterschieden. Bei der chronisch induzierbaren Urtikaria (früher physikalische Urtikaria) sind im Gegensatz zur chronisch spontanen Form (früher idiopathische Urtikaria) die Auslöser bekannt.

Die Urtikaria ist eine klinische Diagnose ergänzt durch die Anamnese. Umfangreiche diagnostische Blutuntersuchungen sind nicht erforderlich. Bei anamnestischem Verdacht einer Nahrungsmittelunverträglichkeit ist zunächst einmal eine pseudoallergenarme Diät zu empfehlen (▶ Band: Gastrologie ▶ Kap. 7). Bei Persistenz der Quaddeln > 24 h, sollte eine Hautbiopsie zum Ausschluss einer Urtikariavaskulitis erfolgen. Ist die Anamnese typisch für eine physikalisch induzierte Urtikaria, so werden entsprechende physikalische Tests durchgeführt.

3.2 Therapie

Therapieziele

Patienten mit Urtikaria leiden unter starkem, manchmal auch brennendem Juckreiz, der sich negativ auf die Lebensqualität einschließlich eines Schlafdefizits und einer verminderten Konzentrationsfähigkeit auswirkt. Weiterhin belasten Betroffene bzw. deren Eltern die Unkenntnis der Auslöser und die häufig nicht ausreichende Therapie. Daraus leiten sich die Therapieziele ab, die v. a. die Verringerung des Juckreizes und Abheilung der Urticae beinhalten.

Ein besseres Verständnis ihrer Erkrankung einschließlich der Triggerfaktoren und des Selbstmanagements wirkt sich ebenfalls sehr positiv aus: Wissen bedeutet auch besserer Umgang mit und damit Management der eigenen Erkrankung.

Therapieprinzip

Die dermale Ödembildung ist auf die Degranulation von Mastzellen zurückzuführen, die eine Freisetzung von Histamin und anderen Entzündungsmediatoren zur Folge hat. Neben der Karenz festgestellter Triggerfaktoren (▶ Übersicht) sind somit nichtsedierende Antihistaminika Therapie der Wahl. In Verbindung mit Quincke-Ödem werden zusätzlich systemisch Kortikosteroide verabreicht.

> **Triggerfaktoren und assoziierte Erkrankungen der Urtikaria**
> - **Akute spontane Urtikaria**
>   - Infektionen
>   - Nahrungsmittelunverträglichkeiten
>   - Medikamente, Kontrastmittel
> - **Chronische spontane Urtikaria**
> Zusätzlich zu den bereits bei der akuten spontanen Urtikaria erwähnten Auslösern kommen noch mit der Urtikaria assoziierte Erkrankungen hinzu:
>   - Autoimmunerkrankungen wie z. B. der systemische Lupus erythematodes
>   - Thyreotoxikose
>   - Kryoglobulinämie
>   - Karzinome
>   - Lymphome

Therapeutisches Vorgehen

Entsprechend der S3-Leitlinien zur Klassifikation, Diagnostik und Therapie der Urtikaria, die für Erwachsene und Kinder mit Urtikaria gilt, wird eine Stufentherapie empfohlen (AWMF-Register-Nr.: 013-028, 2022; ◘ Abb. 3.1).

Stufe 1

Danach wird mit der oralen Gabe von H_1-Antihistaminika (AH) der 2 Generation, also der nichtsedierenden AH begonnen. Im Kindesalter stehen dafür ab dem 2. Lebensjahr Desloratadin,

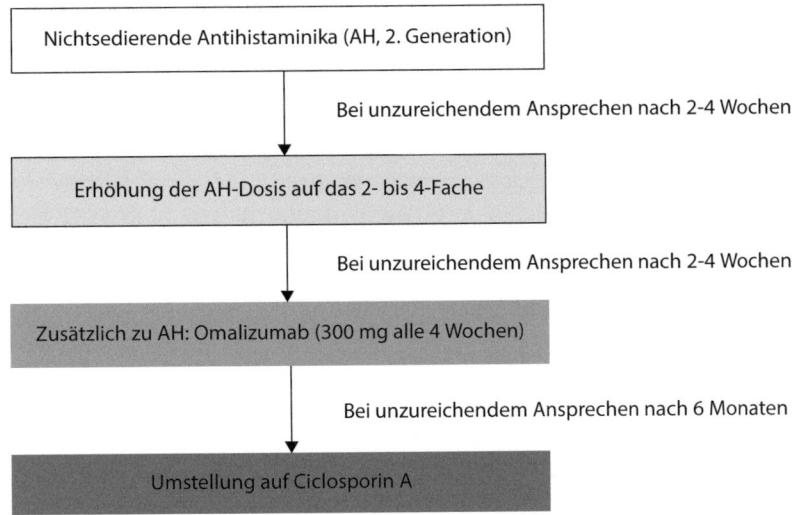

Abb. 3.1 Stufentherapie der chronischen spontanen Urtikaria

ab dem 3. Lebensjahr Cetirizin und Rupatadin zur Verfügung. Zu weiteren H$_1$-AH-2G mit nachgewiesener Effektivität und Sicherheit bei Kindern zählen Bilastin, Fexofenadin, Levocetirizin und Loratadin (S3-LL zur Klassifikation, Diagnostik und Therapie der Urtikaria AWMF-Register-Nr.: 013-028, 2022).

▪▪ Stufe 2
Bei nicht Ansprechen innerhalb von bis zu 4 Wochen werden AH in einer höheren Dosierung (bis zu 4-fach höherer Dosierung, die 4-fach höherer Dosierung jedoch erst ab dem 7. Lebensjahr) verordnet.

▪▪ Stufe 3
Ist die Kontrolle der Urtikaria nach 2–4 Wochen nicht ausreichend oder sind die Beschwerden unerträglich, schließt sich die mit der zusätzlichen Gabe von Omalizumab an (zugelassen ab 6 Jahre, 1-mal pro Monat 300 mg s. c.).

▪▪ Stufe 4
Versagt auch diese Behandlung, wird nach 6 Monaten die Therapie auf Ciclosporin A umgestellt (3–4 mg/kg/Tag), das jedoch erst ab 12 Jahre zugelassen ist.

▪▪ Nebenwirkungen
Zu den selten auftretenden Nebenwirkungen der oralen **AH** zählen Müdigkeit, die auch bei den nichtsedierenden AH auftreten kann, Mundtrockenheit und Kopfschmerz. Das subkutan zu verabreichende **Omalizumab** kann mit Irritationen an der Injektionsstelle, Kopfschmerz und Fieber verbunden sein. **Ciclosporin A**, das als Saft zur Verfügung steht, kann zu Nephrotoxizität und Bluthochdruck führen. Detaillierte Beschreibungen zur Therapie der Urtikaria im Kindesalter sind der aktuellen Literatur zu entnehmen (Chang et al. 2021; Nochaiwang et al. 2021; S3-LL zur Klassifikation, Diagnostik und Therapie der Urtikaria AWMF-Register-Nr.: 013-028, 2022).

▪ Monitoring/Verlauf
Kontrolluntersuchungen erhöhen die Adhärenz der Patienten bzw. deren Eltern, zudem sind sie notwendig, um mögliche Nebenwirkungen der Medikamente rechtzeitig zu erkennen. Die Verordnung von Ciclosporin A erfordert zudem ein Monitoring von Nierenwerten und Blutdruck (▶ Abschn. 2.2).

▪ Prognose
Bei der Hälfte der Patienten mit Urtikaria liegt die Dauer der Urtikaria bei 6 Monaten (Maurer et al. 2016). Während die Urtikaria in einigen Fällen bereits nach wenigen Tagen abgeheilt ist, kann das in anderen Fällen einige Jahre dauern (Maurer et al. 2016).

▪ Prävention
Als sekundäre Präventionsmaßnahmen sind die Provokationsfaktoren zu meiden.

■ **Ausblick**

Kürzlich wurde gezeigt, dass **Ligelizumab**, ein, wie Omalizumab, Anti-IgE-monoklonaler Antiköper, eine sehr gute Wirksamkeit bei Patienten mit chronischer spontaner Urtikaria aufweist, die auf H_1-Antihistaminika nicht ausreichend angesprochen haben. Offensichtlich tritt die Wirkung (Rückgang des Juckreizes, Reduktion der Urticae) schneller und auch nachhaltiger im Vergleich zu Omalizumab ein (Muntyanu et al. 2020).

Remibrutinib (LOU064) ist ein oral zu verabreichender Brutonkinase-Inhibitor, der in einer Phase-2b-Studie eine sehr gute Wirksamkeit bei Patienten mit chronisch spontaner Urtikaria gezeigt hat, die unzureichend auf AH angesprochen haben. Bruton-Tyrosinkinasen beeinflussen sowohl die Reifung von B-Zellen als auch die Aktivierung von Mastzellen. Die positiven Studienergebnisse bei Patienten mit Urtikaria wurden von Maurer (Maurer 2021) auf dem Kongress der Europäischen Akademie für Dermatologie und Venerologie (EADV) vorgestellt.

Fragen zur Wiederholung

1. Welche der aufgeführten Aussagen trifft generell für die klassische Urtikaria zu?
   a. Dendritische Zellen induzieren Urticae
   b. Typischerweise persistieren die Urticae > 2 Tage
   c. Urtikaria ist mit Psoriasis assoziiert
   d. Pathogenetisch ist ein dermales Ödem typisch
   e. Pathogenetisch ist ein epidermales Ödem typisch
2. Welche Aussage zur akuten Urtikaria ist **falsch**?
   a. Dauer < 6 Woche
   b. Nahrungsmittel, Medikamente, Insektengifte können Auslöser sein
   c. Antihistaminika gehören zu den Therapiemaßnahmen
   d. In Verbindung mit Quincke-Ödem werden auch systemische Kortikosteroide verordnet.
   e. Infektionserreger scheiden als Auslöser aus.
3. Welche Aussage zur Therapie der chronischen spontanen Urtikaria ist **richtig**?
   a. Ciclosporin sollte im Kindesalter nicht eingesetzt werden.
   b. Antihistaminika der 2. Generation sind im Kindesalter nur in der vom Hersteller empfohlenen normalen Dosierung einzusetzen.
   c. Antihistaminika der 2. Generation können, wie im Erwachsenenalter, in höherer Dosierung verordnet werden.
   d. Omalizumab wird in schweren Fällen im Abstand von 1 Woche s. c. verabreicht.
   e. Damit die Kinder schlafen können, werden zur Nacht grundsätzlich die sedierenden Antihistaminika eingesetzt.

Interessenkonflikt Die Autorin kooperiert mit den folgenden Firmen als Studienarzt, Berater und Referent: Astellas, Almirall Hermal, Beiersdorf, Johnson&Johnson, La Roche Posay, Leo Pharma, Lilly, Neubourg GmbH, Novartis, Pierre Fabre, Pfizer, Procter&Gamble, Regeneron, Sanofi.

Literatur

Chang J, Cattelan L, Ben-Shoshan M et al (2021) Management of pediatric chronic spontaneous urticaria: a review of current evidence and guidelines. J Asthma Allergy 14:187–199

Maurer M (2021) Late breaking abstract. EADV 2021, 29.09.–02.10.2021 (virtuell)

Maurer M, Staubach P, Raap U et al (2016) ATTENTUS, a German online survey of patients with chronic urticaria highlighting the burden of disease, unmet needs and real-life clinical practice. Br J Dermatol 174(4):892–894

Muntyanu A, Ouchene L, Ben-Shoshan M et al (2020) Ligelizumab Is Superior to Omalizumab for Chronic Spontaneous Urticaria. J Cutan Med Surg 24(2):201–202

Nochaiwong S, Chuamanochan M, Ruengorn C et al (2021) Evaluation of Pharmacologic Treatments for H1 Antihistamine-Refractory Chronic Spontaneous Urticaria: A Systematic Review and Network Meta-analysis. JAMA Dermatol 157(11):1316–1327

Weiterführende Literatur

Maurer M, Khan DA, Elieh Komi AD et al (2021) Biologics for the Use in Chronic Spontaneous Urticaria: When and Which. J Allergy Clin Immunol Pract 9(3):1067–1078

Zuberbier T, Aberer W, Asero R et al (2018) The eaaci/ga(2)len/edf/wao guideline for the definition, classification, diagnosis and management of urticaria. Allergy 73(7):1393–1414

Nahrungsmittelallergie

Lars Lange und Katharina Blümchen

Inhaltsverzeichnis

4.1 Grundlagen – 26

4.2 Therapie – 27

Literatur – 33

Ergänzende Information Die elektronische Version dieses Kapitels enthält Zusatzmaterial, auf das über folgenden Link zugegriffen werden kann https://doi.org/10.1007/978-3-662-65542-9_4.

© Springer-Verlag GmbH Deutschland, ein Teil von Springer Nature 2024
B. Stiller et al. (Hrsg.), *Kardiologie – Pneumologie – Allergologie – HNO*, Therapie der Krankheiten im Kindes- und Jugendalter, https://doi.org/10.1007/978-3-662-65542-9_4

4.1 Grundlagen

Die Diagnostik der Nahrungsmittelallergie fußt auf einer gründlichen Anamnese (Worm et al. 2021). Nur Patienten, die tatsächlich Symptome aufweisen, die suggestiv für eine Nahrungsmittelallergie sind, sollten eine weitere Abklärung erhalten (▶ Band: Gastrologie, ▶ Kap. 7). Ausnahmen von dieser Regel sind Kinder mit einem hohen Risiko, eine Nahrungsmittelallergie vom Soforttyp zu entwickeln aufgrund einer atopischen Dermatitis oder einer bereits bekannten Nahrungsmittelallergie. Hier kann vorsorglich der gezielte Nachweis einer Sensibilisierung gegen Allergene erfolgen, die typischerweise eine Anaphylaxie auslösen, wenn das Kind das Nahrungsmittel noch nicht oder lange nicht mehr verzehrt hat. Dies betrifft v. a. potente Allergene wie Hühnerei, Erdnuss und Schalenfrüchte.

Nur im Falle immunologisch vermittelter Erkrankungen spricht man von einer Nahrungsmittelallergie. Somit sind z. B. Kohlenhydratmalabsorptionssyndrome nicht als Allergie zu bezeichnen (▶ Band: Gastrologie ▶ Kap. 7). Man unterscheidet abhängig vom Pathomechanismus zwischen IgE-vermittelten und Nicht-IgE-vermittelten Allergien.

> **Nahrungsmittelallergien**
> - IgE-vermittelte Nahrungsmittelallergien
>   - Primäre IgE-vermittelte Allergie mit einem Symptomspektrum von der Kontakturtikaria bis hin zur Anaphylaxie
>   - Sekundäre Nahrungsmittelallergien aufgrund von Kreuzreaktionen zu Aeroallergenen wie Pollen oder Milben
> - Nicht-IgE-vermittelte Nahrungsmittelallergien
>   - Allergische Proktokolitis des Säuglings
>   - FPIES (Food protein-induced enterocolitis syndrome)
>   - Eosinophile Ösophagitis

Manchmal kann eine Nahrungsmittelallergie eine Hautverschlechterung bei atopischer Dermatitis bewirken. Diese Reaktionen sind zwar meist IgE-vermittelt, es kommen aber auch verspätete, eher T-Zell-vermittelte Reaktionen vor.

Liegt eine eindeutige Symptomatik vor, die auf eine IgE-vermittelte Erkrankung hinweist, sollte ein Sensibilisierungstest folgen (Worm et al. 2021). Prinzipiell steht hier entweder der Prick-Test oder die Bestimmung spezifischer IgE-Antikörper (sIgE) zur Verfügung. Beide Methoden sind je nach getestetem Nahrungsmittel sehr sensitiv, aber weniger spezifisch (▶ Kap. 1). Die erzielten Ergebnisse sind nicht immer deckungsgleich, sodass bei suggestiver Anamnese und negativem Ergebnis beim einen Testverfahren das andere hinzugezogen werden sollte. Die in der Praxis oft bevorzugte Methode ist der Prick-Test (▶ Kap. 1). Als Testsubstanz stehen zum größten Teil kommerzielle Testlösungen zur Verfügung. Bei der Sensibilisierungsdiagnostik mittels Bestimmung des sIgEs im Serum des Patienten kann neben dem sIgE gegen das jeweilige Nahrungsmittel auch das sIgE gegen einzelne allergene Proteine untersucht werden (komponentenbasierte Diagnostik, ▶ eAlgorithmus 4.1). Dies hat den Vorteil, dass durch eine gezielte Analyse des Sensibilisierungsmusters differenzierte Aussagen möglich sind. Vor allem bei Patienten mit (Erd)nussallergie ist so eine deutlich genauere Vorhersage des Risikos einer Anaphylaxie möglich. Eine Sensibilisierung gegen bestimmte allergene Proteine, sogenannte PR10-Proteine, zeigt eine sekundäre Allergie an, bei der ein Verzehr von erhitzten Nahrungsmitteln meist gefahrlos erfolgen kann. Bei Nachweis von sIgE gegen andere Proteine v. a. in Schalenfrüchten und Erdnuss (z. B. IgE gegen Speicherproteine wie Arah2-IgE) liegt mit einer hohen Wahrscheinlichkeit eine primäre Nahrungsmittelallergie mit dem Risiko einer allergischen Soforttypreaktion bis hin zur Anaphylaxie bei Ingestion vor.

> In jedem Fall kann unabhängig von der verwendeten Diagnostik, nur auf der Basis einer nachgewiesenen Sensibilisierung, noch nicht die Diagnose einer Nahrungsmittelallergie gestellt werden.

Dies ist erst möglich, wenn eine klare Anamnese wie eine kürzlich zurückliegende Anaphylaxie mit den Ergebnissen der Diagnostik korrespondiert. Im Falle eines Sensibilisierungsnachweises ohne eindeutige Anamnese muss die klinische Relevanz durch eine orale Provokationstestung bestätigt oder ausgeschlossen werden (Worm et al. 2021; ▶ eAlgorithmus 4.1).

Bei den Nicht-IgE-vermittelten Allergien stehen v. a. bei der allergischen Proktokolitis und dem FPIES keine zuverlässigen Sensibilisierungsnachweise mittels In-vivo- oder In-vitro-Diagnostik zur Verfügung (Nowak-Wegrzyn et al. 2017). Die Verdachtsdiagnose wird hier durch die typische Anamnese und das vollständige Verschwinden der Beschwerden nach Elimination des verdächtigen Nahrungsmittels gestellt (▶ eAlgorithmus 4.2). Die endgültige Bestätigung bringt auch hier eine Nahrungsmittelprovokation oder das Wiederauftreten der Symptome nach versehentlicher Exposition.

4.2 Therapie

■ Therapieziel

Die wesentlichen Ziele bei der Beratung und Therapie von Patienten mit einer Nahrungsmittelallergie sollten der Erhalt der Lebensqualität und die Vermeidung anaphylaktischer Reaktionen sein. Patienten mit Nahrungsmittelallergien erleiden in vielen Fällen eine signifikante Einschränkung ihrer Lebensqualität. Durch eine gezielte Diagnostik und Ernährungsberatung sollte die Anzahl der zu meidenden Nahrungsmittel auf ein Minimum reduziert werden und „Risikonahrungsmittel" möglichst klar identifiziert werden, damit die Patienten im Alltag so wenig wie möglich eingeschränkt sind. Da trotz Meidung ein versehentlicher Genuss der Allergene mit anschließender allergischer Reaktion vorkommt, sollten die Patienten und deren Betreuer eine Schulung zum Vorgehen bei akzidentellem Konsum (▶ Kap. 6) erhalten.

Mit der oralen Immuntherapie bei erdnussallergischen Kindern steht auch eine Therapieoption zur Verfügung, die als Therapieprinzip eine Desensibilisierung verfolgt.

■ Therapieprinzip

1. Durch Meidung des Allergens wird das Risiko einer akzidentellen Reaktion reduziert oder die Symptomatik bei Nicht-IgE vermittelter Nahrungsmittelallergie gelindert.
2. Durch Mitführen von Notfallmedikamenten und Erlernen der korrekten Anwendung dieser Medikamente können allergische Reaktionen nach versehentlichem Genuss mittels Selbstmedikation bei IgE-vermittelter Nahrungsmittelallergie therapiert werden.
3. Durch die tägliche Einnahme von geringen Mengen an Erdnussprotein in aufsteigender Dosierung wird die Reaktionsschwelle des erdnussallergischen Kindes über Monate langsam angehoben, sodass allergische Reaktionen nach versehentlichem Genuss von Erdnuss weniger häufig und milder verlaufen.

■ Therapeutisches Vorgehen

Wichtigster therapeutischer Aspekt ist die Eliminationsdiät.

■■ Eliminationsdiät

Ist eine Nahrungsmittelallergie eindeutig nachgewiesen, muss das auslösende Allergen konsequent gemieden werden (Worm et al. 2021). Zur sicheren Umsetzung der Meidungsempfehlungen sollte eine qualifizierte Ernährungsberatung erfolgen. Hier spielen besonders der Umgang mit der Allergie im Alltag und die Deklarationsrichtlinien für Allergene eine Rolle. Bei komplexen Nahrungsmittelallergien mit einer notwendigen Meidung mehrerer Nahrungsmittel oder Meidung von Grundnahrungsmitteln wie Kuhmilch oder glutenhaltigem Getreide muss auch überprüft werden, ob eine bedarfsdeckende Ernährung bei Meidung gewährleistet ist. Eine konsequente, aber gezielte Elimination der meisten Nahrungsmittel führt nicht zu einem relevanten Risiko einer Malnutrition bei den betroffenen Kindern. Dies gilt jedoch nicht für die Kuhmilchallergie des Säuglings (Fiocchi et al. 2010). In diesem Fall muss eine therapeutische Alternative verordnet werden.

Als Kuhmilchersatznahrungen eignen sich vollständig (extensiv) hydrolysierte Formulanahrungen auf Kuhmilchbasis und Aminosäureformulanahrungen, die beide für eine vollständige Ernährung eines Säuglings geeignet sind. Voll- bzw. Extensivhydrolysate enthalten zwar auch kleinste Kuhmilchpeptide, diese sind aber so kurz, dass eine Bindung und Quervernetzung der sIgE-Antikörper der Patienten in aller Regel nicht mehr erfolgen kann, sodass keine allergische Reaktion mehr ausgelöst wird. Eine Aminosäureformula sollte dann gewählt werden, wenn das theoretische Risiko einer verbleibenden Reaktivität nicht eingegangen werden möchte. Dies gilt für Säuglinge, die eine schwere Anaphylaxie auf Kuhmilch erlebt haben oder auch eher bei Nicht-IgE-vermittelten Allergien. Die T-Zellrezeptoren, die bei Nicht-IgE-vermittelten Allergien statt der IgE-Antikörper die Allergene detektieren, brauchen nur kleine allergene Peptide um eine Reaktion auslösen.

In der Regel ist bei Säuglingen auch die Fortsetzung einer Muttermilchernährung möglich. Ob sich die Mutter während des Stillens kuhmilcheiweißfrei ernähren muss, muss von der bestehenden Symptomatik abhängig gemacht werden. Ist das Kind trotz Kuhmilchkonsum der Mutter beschwerdefrei, muss diese das Allergen nicht meiden. Bei Nicht-IgE-vermittelten Krankheitsbildern wie der allergischen Proktokolitis oder dem FPIES des Säuglings reichen die in der Muttermilch vorhandenen Kuhmilchproteine unter Umständen aus, um die Symptomatik auszulösen (Nowak-Wegrzyn et al. 2017). Auch bei der atopischen Dermatitis, sofern sie durch Kuhmilchproteine getriggert wird, ist oft eine kuhmilcheiweißfreie Ernährung der Mutter notwendig (Fiocchi et al. 2010). Die Mutter sollte eine Ernährungsberatung erhalten, um für sich eine bedarfsdeckende, kalziumreiche Kost zu ermöglichen.

Sojabasierte Formulanahrungen sind im ersten Lebenshalbjahr nicht für die Ernährung des Säuglings empfohlen, im zweiten Lebenshalbjahr sollte Soja nicht die Hauptnahrung sein (Fiocchi et al. 2010). Andere Tiermilchen werden ebenfalls nicht als Alternative bei einer bestehenden Kuhmilchallergie empfohlen. Grund ist ein hoher Grad der Kreuzreaktivität zwischen den verschieden Tiermilchen. Auch ist die Nährstoffzusammensetzung nicht für eine bedarfsdeckende Ernährung eines wachsenden Säuglings geeignet. Dies gilt ebenso für weitere Säuglingsnahrungen wie auf Reis-, Hafer- oder Mandelbasis (Fiocchi et al. 2010).

▪▪ Behandlung einer akuten allergischen Reaktion nach versehentlichem Verzehr des Allergens

Da es trotz striktem Meidungsverhalten zu versehentlichem Genuss des Allergens mit anschließender zum Teil schwerer allergischer Reaktion kommen kann, wird empfohlen, dass die Patienten Notfallmedikamente zur Selbsttherapie erhalten. So sollten folgende Nahrungsmittelallergiker ein Notfallset samt Adrenalinautoinjektor erhalten (zusammengefasst nach Ring et al. 2021; ▶ Kap. 6).

> **Nahrungsmittelallergische Kinder, die ein Notfallset verordnet bekommen sollten**
> – Patienten nach systemischer allergischer Reaktion mit einem hohen zukünftigen Anaphylaxierisiko (allergisch gegen potente, meist nicht gut vermeidbare Allergene wie Erdnuss, Baumnüsse, Milch, Sesam)
> – Patienten mit systemischer allergischer Reaktion und Asthma bronchiale
> – Patienten mit progredienter Schwere der systemischen allergischen Reaktion (z. B. systemische Reaktionen auf abnehmende, kleinere Mengen des Allergens)
> – Patienten nach systemischer allergischer Reaktion mit extrakutanen Symptomen (z. B. Hühnereiallergiker mit „pfeifender" Atmung nach Hühnereiingestion)
> – Patienten mit systemischen allergischen Reaktionen auf kleinste Mengen eines nicht sicher meidbaren Allergens
> – Hochsensibilisierter Patient ohne bisherige anaphylaktische Reaktion, aber hochgradigem Verdacht auf ein stark erhöhtes Anaphylaxierisiko (z. B. jugendlicher Fischallergiker mit sIgE > 100 kU/l)

Ein Notfallset beinhaltet
– einen (oder zwei) Adrenalinautoinjektor(en),
– ein Antihistaminikum,
– ein Glukokortikoid,

- bei bronchialer Reaktion in der Vorgeschichte oder vorbestehendem Asthma bronchiale ein inhalatives kurzwirksames β_2-Sympathomimetikum und
- einen ausgefüllten Anaphylaxiepass.

Patienten mit einem nicht erhöhtem Anaphylaxierisiko (wie z. B. weizenallergische Kinder ohne schwerere Reaktion in der Vorgeschichte) benötigen kein Notfallset, sollten aber ein Antihistaminikum rezeptiert bekommen, damit mildere Reaktionen nach versehentlichem Genuss zu Hause selbst therapiert werden können.

Patienten mit Nicht-IgE-vermittelter Nahrungsmittelallergie wie z. B. allergischer Proktokolitis benötigen kein Notfallset. Bei milden Reaktionen zu Hause bei FPIES sollten Patienten und Eltern aufgeklärt werden, dass eine orale Rehydratation am wichtigsten ist. Es kann auch diskutiert werden, ob Ondansetron als Notfallmedikament für an FPIES leidende Kinder verschrieben wird (Nowak-Wegrzyn et al. 2017).

Orale Immuntherapie

Bislang steht nur die orale Immuntherapie (OIT) als einzig kausale Therapie einer Nahrungsmittelallergie für 4- bis 17-jährige Kinder/Jugendliche mit bestätigter Diagnose einer primären, systemischen Erdnussallergie zur Verfügung. Dieses Medikament ist ein standardisiertes, entfettetes, leicht geröstetes Erdnussmehl, welches verschiedene Erdnussallergene in definierten Mengen beinhaltet und in eine cremige/breiige Nahrung untergemischt gegessen wird. Die Wirksamkeit dieser Desensibilisierungstherapie und die Anhebung der Reaktionsschwelle konnte u. a. in einer europäischen Zulassungsstudie gezeigt werden (Hourihane et al. 2020). Nach ca. 9-monatiger Therapie vertrugen 58 % der Verumgruppe und nur 2 % der Placebogruppe 1000 mg Erdnussprotein (ca. 3 Erdnüsse) bei abschließender oraler Provokationstestung.

Um die Reaktionsschwelle der Patienten langsam zu steigern, erhalten die Patienten zunächst in der sog. initialen Aufdosierung (Abb. 4.1) der OIT an einem Tag unter ärztlicher Aufsicht eine initiale Dosis von 0,5 mg Erdnussprotein des entfetteten Erdnusspulvers. Alle 20–30 min wird die Dosis gesteigert auf 1 mg, 1,5 mg, 3 mg und 6 mg. Wenn mindestens 3 mg ohne eine notwendige medizinische Intervention (z. B. die Gabe von Medikamenten) vertragen werden, können die Patienten im Rahmen der Dosissteigerungsphase (Abb. 4.1) unter ärztlicher Aufsicht am nächsten Tag erneut 3 mg Erdnussprotein zu sich nehmen. Falls diese Dosis

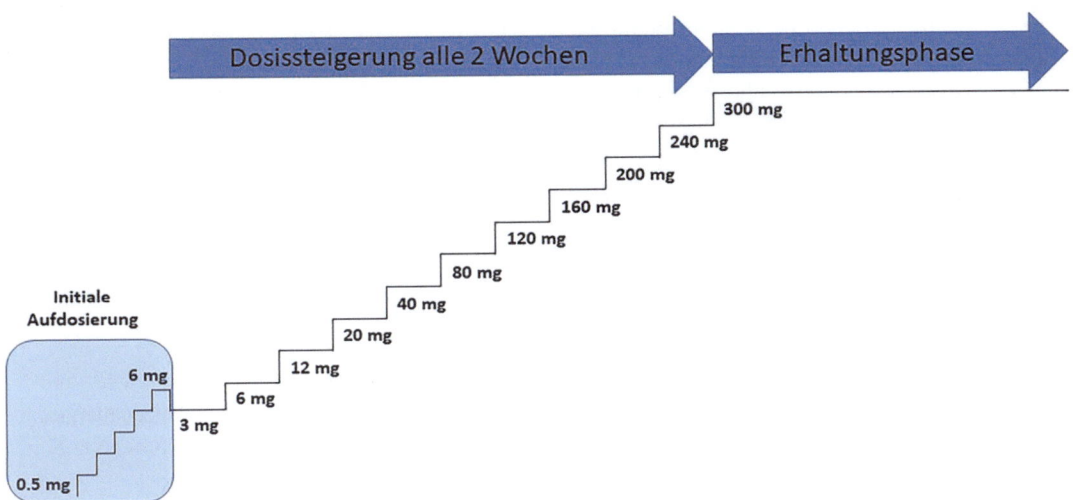

Abb. 4.1 Verlauf der oralen Immuntherapie für erdnussallergische Kinder (X mg entspricht X mg Erdnussprotein, 300 mg Erdnussprotein entspricht ca. 1 Erdnuss)

auch gut vertragen wird, werden die nachfolgenden Dosen täglich möglichst zur gleichen Zeit zu Hause eingenommen. Etwa alle 14 Tage erfolgt dann unter ärztlicher Aufsicht die Einnahme der nächsthöheren Dosis bis maximal 300 mg Erdnussprotein (ca. 1 Erdnuss). Diese Erhaltungsdosis sollte dann weiter zu Hause täglich eingenommen werden. Während der gesamten Therapiezeit sollte weiterhin eine erdnussfreie Diät durchgeführt werden und das Notfallset inklusive Adrenalin zur Selbstinjektion jeder Zeit zur Verfügung stehen.

Diese Therapie geht aber auch mit Nebenwirkungen einher. So kam es häufig zu Bauchschmerzen, Erbrechen, Juckreiz, Husten, Kratzen im Hals, Juckreiz im Mund, Übelkeit, Urtikaria, Niesen und Kloßgefühl, welche im Verlauf der Therapie seltener auftraten (Hourihane et al. 2020). Es kam auch zu milden bis moderaten anaphylaktischen Reaktionen, seltener zur Exazerbation eines vorbestehenden Asthmas bronchiale und gelegentlich zu einer eosinophilen Ösophagitis.

Da meist Kofaktoren für das Auftreten von Nebenwirkungen identifiziert werden konnten, wird empfohlen, dass die Patienten z. B. nicht direkt vor und 3 h nach der Einnahme der OIT heiß duschen, baden oder sich körperlich anstrengen. Bei einem fieberhaften Infekt sollte z. B. auch die Tagesdosis ausgesetzt werden. So sind vorübergehende Dosisänderungen nach Einschätzung des behandelnden Arztes möglich: Die Dosisstufe kann beispielsweise länger als 2 Wochen beibehalten werden oder es kann eine Dosisreduktion erfolgen. In manchen Fällen nehmen die Nebenwirkungen mit der Zeit nicht ab oder sie sind zu stark. Dann sollte ein Therapiestopp erwogen werden.

Für andere Allergene außer der Erdnuss stehen keine kommerziellen Präparate zur oralen Immuntherapie zur Verfügung. Aufgrund des hohen Nebenwirkungsrisikos und der Notwendigkeit einer exakten Dosierung während der Steigerungsphasen sollten keine Therapieversuche mit anderen nativen Nahrungsmitteln erfolgen.

■ **Monitoring und Verlauf**
Nach erfolgter Diagnosestellung, Meidungsempfehlung, dementsprechender Ernährungsberatung, evtl. Ausstellung eines Notfallsets und Anaphylaxieschulung sollten der Patient und seine Familie zeitnah, z. B. nach 3 Monaten, nochmals ärztlich gesehen werden, da sich Ängste aufbauen können und diese im ärztlichen Gespräch abgebaut werden sollten. Bei kuhmilchallergischen Säuglingen mit einer Kuhmilchersatznahrung soll auf einen adäquaten Gewichtsverlauf geachtet werden. Im weiteren Verlauf sollte der Patient ca. 1- bis 2-mal pro Jahr ärztlich gesehen werden, um Probleme bei der Umsetzung der Eliminationsdiät und den Umgang mit akzidentellen Reaktionen zu besprechen. Das Notfallset sollte einmal jährlich auf das Gewicht des Patienten aktualisiert werden. Alle 1–2 Jahre sollte eine Reevaluation der klinischen Aktualität der Diagnose mittels z. B. Testung der Sensibilisierung bzw. auch evtl. einem oralen Provokationstest erfolgen. Bei fallenden Sensibilisierungswerten (sIgE-Werte oder Quaddeldurchmesser im Pricktest) scheint eine Toleranzentwicklung wahrscheinlicher (Savage et al. 2016).

■■ **Orale Immuntherapie**
Während der oralen Immuntherapie bei erdnussallergischen Kindern ist ein enger Arzt-Patienten-Kontakt notwendig, um Nebenwirkungen zu evaluieren und auch abzufangen. Es sollte eine niedrigschwellige Möglichkeit für telefonische Rückfragen geben, um Nebenwirkungen zu besprechen. Bislang ist die Therapie für 24 Monate zugelassen, aber der genaue Endzeitpunkt der Therapie ist noch nicht endgültig festgelegt. Um die Desensibilisierung zu halten, müssen die Patienten wahrscheinlich lebenslang eine gewisse Menge Erdnussprotein in bestimmten Abständen regelmäßig zu sich nehmen.

■ **Prognose**

> Einige Nahrungsmittelallergien, wie die Kuhmilch-, Hühnerei- oder Weizenallergie, haben eine sehr gute Prognose (Savage et al. 2016).

Es entwickeln z. B. 50 % der kuhmilch- und hühnereiallergischen Kinder eine spontane (sekundäre) Toleranz innerhalb eines Jahres. Somit sollte für diese Allergene eine Reevaluation der Diagnose innerhalb 1–2 Jahren erfolgen.

> Bei anderen Nahrungsmittelallergien, wie z. B. der primären Erdnuss-, Baumnuss- oder Schalentierallergie, ist eine Toleranzentwicklung eher unwahrscheinlicher.

So liegt sie bei der Erdnuss- und Baumnussallergie bei nur etwa 10–30 % bis zum Schulalter.

> Die Prognose der allergischen Proktokolitis durch Kuhmilch ist sehr gut. Die meisten Patienten sind um den ersten Geburtstag tolerant.

Bei dem FPIES ist die Prognose deutlich schlechter. Immerhin ist die Hälfte der Patienten mit FPIES gegen Milch oder Getreide am 2. Geburtstag tolerant (Lange et al. 2021). Bei anderen Allergenen ist die Prognose deutlich schlechter.

▪ Prävention

Generell gelten für die Prävention von Nahrungsmittelallergien die gleichen Empfehlungen, wie für andere Allergien (▶ Kap. 1). Allerdings wurden in den letzten Jahren für die Prävention explizit der Nahrungsmittelallergie neue Konzepte entwickelt (Kopp et al. 2022).

> Es konnte gezeigt werden, dass es keinen präventiven Effekt durch Meidung potenter Nahrungsmittelallergene wie Hühnerei, Fisch oder Nüsse im ersten Lebensjahr gibt.

Ganz im Gegenteil, es besteht nun die Empfehlung, dass eine frühe Einführung von durcherhitztem (z. B. verbackenem oder hartgekochtem), aber nicht „rohem" Hühnerei (auch nicht Rührei) mit der Beikost (frühestens ab dem 5. Lebensmonat) und die regelmäßige anschließende Gabe dieses Allergens die Wahrscheinlichkeit des Auftretens einer Hühnereiallergie vermindert. Auch für die Prävention einer Erdnussallergie wird empfohlen, dass bei Säuglingen mit atopischer Dermatitis, die in Familien mit bereits bestehendem regelmäßigen Erdnusskonsum leben, die regelmäßige Gabe von erdnusshaltigen Nahrungsmitteln in altersgerechter Form (z. B. Erdnussbutter) mit der Beikost erwogen werden kann. Vor der Einführung von Erdnuss sollte allerdings bei Säuglingen mit moderater bis schwerer atopischer Dermatitis eine klinisch relevante Erdnussallergie vorher ausgeschlossen werden.

In den ersten Lebenstagen sollte auch auf ein temporäres Zufüttern von kuhmilchbasierter Formulanahrung verzichtet werden, da das temporäre Zufüttern von Kuhmilchallergen (erst Zufüttern, dann Pause des Zufütterns) das Risiko für das Auftretens einer Kuhmilchallergie erhöht. Ist ein vorübergehendes Zufüttern mit einer Formulanahrung in den ersten Tagen notwendig, sollte dies entweder mit einer extensiv hydrolysierten Formulanahrung oder mit einer Aminosäureformula erfolgen.

▪ Qualitätssicherung und Ausstattung

Folgende Qualitätsstandards zur Diagnosestellung sollten eingehalten werden:

Wenn zum Sensibilisierungsnachweis eine Testung des spezifischen IgE auf Nahrungsmittel erfolgt, sollte dies durch ein zertifiziertes Labor erfolgen.

Orale Provokationstests sollten nach einem standardisierten Verfahren durchgeführt werden, um eine eindeutige Diagnose zu stellen und den Patienten gleichzeitig nicht zu gefährden (z. B. Lange et al. 2019). So sollten orale Provokationstests unter ärztlicher Aufsicht in der Regel stationär oder teilstationär und auch nur dort stattfinden, wo allergische bzw. anaphylaktische Reaktionen sicher behandelt werden können, das Personal dementsprechend geschult ist, die entsprechende Notfallausstattung vorhanden ist und der Patient ausreichend lange nach Beendigung der Provokationstestung überwacht werden kann.

Die orale Immuntherapie mit entfettetem Erdnussprotein sollte unter Aufsicht von Ärzten erfolgen, die für die Diagnose und Behandlung allergischer Erkrankungen qualifiziert sind. Die initiale Aufdosierung und die erste Dosis jeder neuen Dosissteigerungsstufe sind unter ärztlicher Aufsicht und ähnlichen Qualitätsstandards wie bei oraler Provokationstestung durchzuführen.

▪ Ausblick

Obwohl für die meisten Nahrungsmittelallergiker noch keine kausale Therapie zur Verfügung steht, wird es in den nächsten Jahren voraussichtlich mehr Therapieoptionen geben. Somit werden z. B. die OIT für Hühnereiallergiker, die OIT für jüngere, 1- bis 3-jährige erdnussallergische Kinder, die OIT unter gleichzeitiger Gabe von Omalizumab oder Dupilumab, eine mukosale Immuntherapie mittels Zahnpastaerdnussproteinapplikation oder die epikutane Immuntherapie mittels eines erdnussallergenbeschichteten Pflasters in klinischen Studien geprüft. Auch die Erdnussvakzinierung mittels der Virus-likepartikel-Plattform wird als Kandidat momentan genauer untersucht. Bis dahin steht allerdings das Management mit Allergenmeidung und Therapie der allergischen Reaktionen bei akzidentellem Verzehr des Allergens für die meisten auslösenden Nahrungsmittel im Vordergrund.

? Fragen zur Wiederholung

1. Welche Aussage trifft zu? Kinder, die an einer Erdnussallergie leiden,
   a. sollten eine Untersuchung des spezifischen Erdnuss-IgGs zur Diagnosesicherung erhalten.
   b. entwickeln meist bis zum Schulalter eine spontane Toleranz gegenüber Erdnüssen.
   c. haben kein erhöhtes Risiko, bei auch nur geringen Mengen des Allergens schwer allergisch zu reagieren.
   d. sollten mittels Ernährungsberatung lernen, die Zutatenliste der verpackten Lebensmittel genau zu lesen, um das Risiko einer Spurenkontamination besser einzuschätzen.
   e. haben keine andere Möglichkeit der Therapie als Meidung des Allergens und das Mitführen des Notfallsets.

2. Welche Aussage trifft zu? Säuglinge,
   a. die fragliche Symptome einer IgE-vermittelten Kuhmilchallergie aufweisen (z. B. periorale Rötung oder fragliche Quaddeln nach erstmaligem Kuhmilchformulagenuss), benötigen keine weitere Diagnostik, sondern sollten Kuhmilch meiden, Stutenmilch als Ersatznahrung erhalten und zwei Monate später wieder auf Kuhmilchformula umgestellt werden.
   b. die vorübergehend in den ersten Lebenstagen nicht gestillt werden können, sollten keine temporäre Zufütterung mit Kuhmilchformula erhalten, da die temporäre Zufütterung mit Kuhmilchallergen das Risiko für eine Kuhmilchallergie begünstigt.
   c. die unter einer eindeutigen IgE-vermittelte Kuhmilchallergie leiden, sollten eine partiell hydrolisierte Formulanahrung erhalten, um die Toleranzentwicklung zu beschleunigen.
   d. die unter einer IgE-vermittelten Kuhmilchallergie leiden, sollten erst ca. 3–4 Jahre nach Diagnosestellung auf die evt. Entwicklung einer spontanen Toleranz getestet werden, da die Toleranzentwicklung bei Kuhmilchallergie sehr gering ist.
   e. sollten möglichst in den ersten Monaten der Beikost hochpotente Allergene wie auch gekochtes Hühnerei strikt meiden, um Allergien vorzubeugen.

3. Welche Aussage zu nicht-IgE-vermittelte Nahrungsmittelallergien trifft **nicht** zu?
   a. Die allergische Proktokolitis wird meist durch Kuhmilchproteine ausgelöst.
   b. Der fehlende Nachweis von sIgE gegen ein Nahrungsmittel schließt eine Allergie nicht aus.
   c. Das wichtigste diagnostische Instrument ist neben der Anamnese eine Eliminationsdiät mit anschließender Re-Exposition.
   d. Zur Therapie einer allergischen Proktokolitis eignen sich hypoallergene Kuhmilchformula-Nahrungen („HA-Nahrungen") nicht.
   e. Zum Notfallmanagement sollten Patienten mit einer Nicht-IgE-vermittelten Allergie stets einen Adrenalin-Autoinjektor mit sich führen.

Interessenkonflikt Lars Lange: Berater- oder Vortragstätigkeit für Aimmune, DBV Technologies, Nestle Nutritional Institute, Thermo Fisher Scientific, Nutricia, Infectopharm.

Katharina Blümchen: Innerhalb der Kapitelthematik persönliche Honorare, Grants zur Durchführung von klinischen Studien und nichtfinanzielle Unterstützung von Aimmune Therapeutics (OIT) und DBV Technologies (epikutane Immuntherapie) und persönliche Honorare von Thermo Fisher Scientific (IgE-Diagnostik); außerhalb der Kapitelthematik persönliche Honorare und/oder Zuschüsse und/oder nichtfinanzielle Unterstützung von Hipp GmbH, Novartis,

Allergy Therapeutics, HAL, ALK, Allergopharma, Nutricia, Nestlé, Bausch und Lomb.

Literatur

Hourihane JOB, Beyer K, Abbas A, Fernández-Rivas M, Turner PJ, Blumchen K et al (2020) Efficacy and safety of oral immunotherapy with AR101 in European children with a peanut allergy (ARTEMIS): a multicentre, double-blind, randomised, placebo-controlled phase 3 trial. Lancet Child Adolesc Health 4(10):728–739

Kopp MV, Muche-Borowski C, Abou-Dakn M, Ahrens B, Beyer K, Blümchen K, Bubel P, Chaker A, Cremer M, de Buhr Y, Ensenauer R, Gerstlauer M, Gieler U, Hübner IM, Horak F, Joest M, Klimek L, Koletzko BV, Koletzko S, Lau S, Lob-Corzilius T, Nemat K, Peters EMJ, Pizzulli A, Reese I, Rolinck-Werninghaus C, Rouw E, Schaub B, Schmidt S, Steiß JO, Striegel AK, Szépfalusi Z, Schlembach D, Spindler T, Taube C, Trendelenburg V, Treudler R, Umpfenbach U, Vogelberg C, Wagenmann M, Weißenborn A, Werfel T, Worm M, Sitter H, Hamelmann E (2022) S3-Leitlinie Allergieprävention. Allergol Sel 6:61–97

Lange L, Beyer K, AG Nahrungsmittelallergie der GPA (2019) Orale Nahrungsmittelprovokationen bei Verdacht auf eine Nahrungsmittelallergie im Säuglings- und Kindesalter. Pädiatrische Allergol Sonderheft Nahrungsmittelallergie:32–48

Lange L, Gernert S, Berger M, Arens A, Rache L, Delissen J et al (2021) Different patterns of foods triggering FPIES in Germany. J Allergy Clin Immunol Pract. https://doi.org/10.1016/j.jaip.2021.11.033

Nowak-Wegrzyn A, Chehade M, Groetch M, Spergel J, Wood AR, Allen K et al (2017) International consensus guidelines for the diagnosis and management of food protein enterocolitis syndrome: executive summary – workgroup report of the adverse reactions to foods committee. J Allergy Clin Immunol 139:1111–1126

Ring J et al (2021) Guideline (S2k) on acute therapy and management of anaphylaxis: 2021 update. Allergo J Int 30(1):1–25

Savage J, Sicherer S, Wood R (2016) The natural history of food allergy. J Allergy Clin Immunol Pract 4(2):196–203

World Allergy Organisation, Fiocchi A, Brozek J, Schünemann H, Bahna SI, Von Berg A, Beyer K et al (2010) Diagnosis and rationale for action against cow's milk allergy (DRACMA) guidelines. World Allergy Organ J 3(4):57–161

Worm M, Reese I, Ballmer-Weber B, Beyer K, Bischoff SC, Bohle B, Brockow K, Claßen M, Fischer PJ, Hamelmann E, Jappe U, Kleine-Tebbe J, Klimek L, Koletzko B, Lange L, Lau S, Lepp U, Mahler V, Nemat K, Raithel M, Saloga J, Schäfer C, Schnadt S, Schreiber J, Szépfalusi Z, Treudler R, Wagenmann M, Werfel T, Zuberbier T (2021) Update of the S2k guideline on the management of IgE-mediated food allergies. Allergol Sel 5:195–243

Allergische Rhinokonjunktivitis

Matthias Kopp

Inhaltsverzeichnis

5.1 Grundlagen – 36

5.2 Therapie – 36

Literatur – 42

© Springer-Verlag GmbH Deutschland, ein Teil von Springer Nature 2024
B. Stiller et al. (Hrsg.), *Kardiologie – Pneumologie – Allergologie – HNO*, Therapie der Krankheiten im Kindes- und Jugendalter, https://doi.org/10.1007/978-3-662-65542-9_5

5.1 Grundlagen

Die allergische Rhinokonjunktivitis (AR) ist eine chronische allergische Entzündungsreaktion der Nasenschleimhäute und Konjunktiven, die – je nach auslösendem Allergen – durch eine akute saisonale bzw. perenniale Symptomatik charakterisiert ist und mit einer Prävalenz von ca. 15–25 % in der Gesamtbevölkerung auftritt. Die AR manifestiert sich in der Regel im Schulalter bzw. in der Adoleszenz, seltener bereits im Kleinkindesalter. Je nach Beschwerdedauer und -frequenz wird eine intermittierende (Symptome < 4 Tage/Woche oder < 4 Wochen/Jahr) von einer persistierenden (Symptome > 4 Tage/Woche und > 4 Wochen/Jahr) Form der AR unterschieden. Die Beschwerden sind mild bis moderat, wenn der Nachtschlaf ungestört ist und keine wesentliche Beeinträchtigung im Alltag besteht. Sie sind schwer, wenn sie eines der folgenden Kriterien erfüllen: Gestörter Schlaf oder Einschränkung im Sport oder Schulfehltage oder andere beeinträchtigende Alltagsbeschwerden.

Kinder und Jugendliche mit AR zeigen 2 unterschiedliche Symptommuster:
- Sog. „Sneezers" oder „Runners" zeigen häufige Niesattacken, nasalen Juckreiz und eine wässrige, nasale Hypersekretion. Sie haben häufig eine Sensibilisierung gegen saisonale Allergene.
- „Blockers" leiden unter nasaler Obstruktion mit Atem- und Riechbehinderung, nasaler Sprache und Tubenventilationsstörung. Sie weisen häufig eine Sensibilisierung gegen perenniale Allergene (z. B. Hausstaubmilben) auf (Bousquet et al. 2020).

Differenzialdiagnosen bei AR im Kindes- und Jugendalter
- Viraler oder (seltener) bakterieller Luftweginfekt
- Nichtallergische Rhinitis mit Eosinophilie (z. B. bei NSAR-Intoleranz)
- Nasale Liquorrhö nach Schädel-Hirn-Trauma (sehr selten)
- Anatomische Veränderungen wie Septumdeviation oder (einseitige) Choanalatresie
- Nasaler Fremdkörper
- Adenoide Hypertrophie
- Nasenmuschelhypertrophie
- Konjunktivitis bakterieller, viraler oder (selten) parasitärer Genese
- Keratokonjunktivitis vernalis
- Selten: Autoimmunerkrankung mit Uveitis, Sjögren-Syndrom

Die Anamnese erfasst Art und Ausmaß der aktuellen Beschwerden, die Beeinträchtigung im Alltag (Schlafstörung, Schnarchen, ggf. zusätzliche Asthmabeschwerden, Minderung der Konzentrationsfähigkeit etc.), potenzielle Auslöser und bisher verabreichte Medikamente. Die klinische Untersuchung umfasst die Inspektion der Nase und der Augen sowie umgebender Hautregionen, Otoskopie, klinischen Untersuchung der Lunge, Inspektion der Haut und internistischer Status. Die allergologische Diagnostik und ggf. die nasale und/oder konjunktivale Provokationstestung sind an anderer Stelle dargestellt (▶ Kap. 1).

5.2 Therapie

Therapieziele
Ziel der Therapie ist eine normale Teilhabe am Alltag, ohne dass eine Einschränkung von Outdooraktivitäten notwendig ist oder eine Schlafstörung besteht. Des Weiteren ist es Ziel der Therapie einer AR, nach Möglichkeit einen Etagenwechsel, d. h. die Entwicklung eines Asthma, zu verhindern.

Therapieprinzip
Die drei Therapieprinzipien für die Behandlung der AR sind
1. Allergenmeidung;
2. symptomatische Pharmakotherapie und
3. die kausale allergen-spezifische Immuntherapie (AIT, „Hyposensibilisierung") (Klimek et al. 2019).

Therapeutisches Vorgehen
Wo immer möglich, sind Maßnahmen zur **Allergenmeidung** umzusetzen (◘ Abb. 5.1). Dies ist

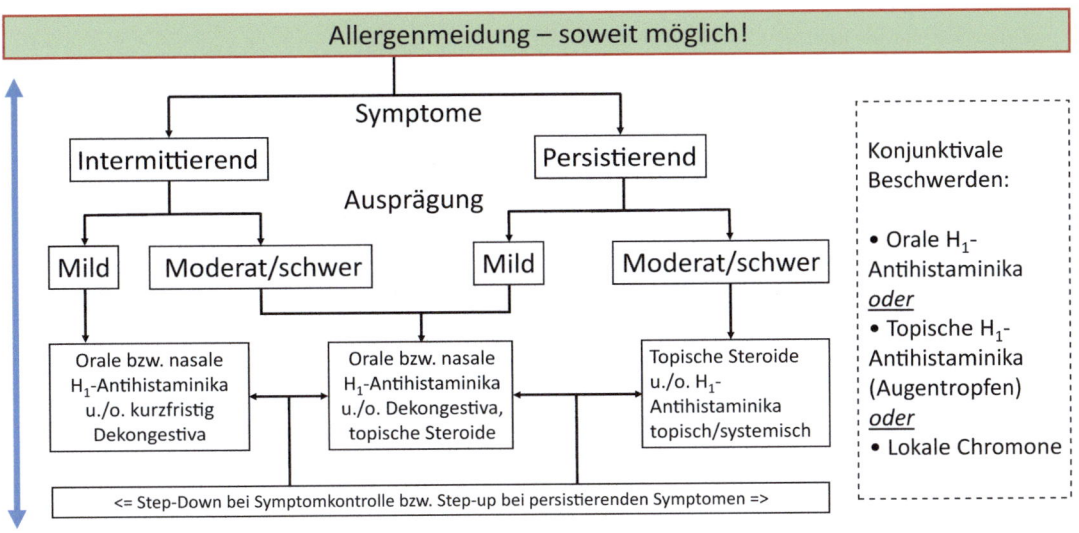

Abb. 5.1 Therapiealgorithmus bei allergischer Rhinitis

eine erste Maßnahme bei Sensibilisierungen gegen Tierhaarallergene (Katze, Hund) und gegen Hausstaubmilben. Bei nachgewiesenen und klinisch relevanten Sensibilisierungen gegen Außenluftallergene (Gräser, Baumpollen) können allgemeine Maßnahmen helfen, die Beschwerden bei Allergenexposition zu reduzieren (Fenster nachts geschlossen halten; abends Haare waschen; Pollenflug beobachten und die symptomatische Therapie anpassen).

Die Grundlage der **symptomatischen medikamentösen Therapie** bei allergischer Rhinitis bilden systemische und topische H_1-Antihistaminika sowie topische Glukokortikoide (Tab. 5.1).

Medikamente der ersten Wahl zur symptomatischen Pharmakotherapie sind nichtsedierende H_1-Antihistaminika (H_1-AH) der zweiten Generation, die systemisch bzw. topisch appliziert werden können (Tab. 5.2). Systemische H_1-AH (z. B. Cetirizin, Loratadin, Desloratadin, Levocetirizin) können unabhängig von Schweregrad und Frequenz bei allen Verlaufsformen einer AR eingesetzt werden. Bei intermittieren-

Tab. 5.1 Wirksamkeit medikamentöser, symptomatischer Therapien bei AR

	Topische H_1-Antihistaminika	Systemische H_1-Antihistaminika	Topische Steroide	Ggf. kurzfristig: Topische Dekongestiva	Topische Cromoglicinsäure
Rhinorrhö	++	++	+++	0	+
Niesanfälle	++	++	+++	0	+
Juckreiz	++	++	+++	0	+
Blockade	++	++	+++	++++	0
Augen	0	++	+++	0	+
Wirkbeginn	1 h	15 min	12–24–48 h	5–15 min	Variabel
Wirkdauer	12–24 h	6–12 h	12–24 h	3–6 h	2–6 h

Tab. 5.2 Nichtsedierende H_1-Antihistaminika mit Zulassung im Kindesalter. (Quelle: ▶ https://www.rote-liste.de. Zugegriffen: 4. Juni 2020. Für die angegebenen Dosierungen wird keine Gewähr übernommen)

Wirkstoff	Applikation	Konzentration	Zulassungsalter	Zugelassene tägliche Dosierung
Cetirizin	Saft	1 mg/ml	≥ 2 J	2–6 J: 2 × 2,5 ml 6–12 J: 2 × 5 ml > 12 J: 10 ml
	Tropfen	10 mg/ml	≥ 2 J	2–6 J: 2 × 5 Trpf 6–12 J: 2 × 10 Trpf > 12 J: 20 Trpf
	Filmtablette	10 mg/ml	≥ 6 J	6–12 J: 2 × ½ Tbl > 12 J: 2 × 1 Tbl
Desloratadin	Lösung	0,5 mg/ml	≥ 1 J	1–6 J: 2,5 ml 6–12 J: 5 ml > 12 J: 10 ml
	Schmelztablette	2,5 mg/Tbl	≥ 6 J	6–12 J: 1 Tbl > 12 J: 2 × 1 Tbl
	Filmtablette	5 mg/Tbl	≥ 12 J	1 Tbl
Loratadin	Tablette	10 mg/Tbl	> 30 kg	1 Tbl
Levocetirizin	Saft	0,5 mg/ml	≥ 2 J	2–6 J: 2 × 2,5 ml > 6 J: 10 ml
	Tropfen	5 mg/ml	≥ 2 J	2–6 J: 2 × 5 Trpf > 6 J: 20 Trpf
	Filmtablette	5 mg/ml	≥ 6 J	1 Tbl
Fexofenadin	Filmtablette	30 mg/Tbl 180 mg/Tbl	≥ 6 J ≥ 12 J	1 Tbl 1 Tbl
Mizolastin	Tablette	10 mg/Tbl	≥ 12 J	1 Tbl
Rupatadin	Tablette	10 mg/Tbl	≥ 12 J	1 Tbl
	Lösung	1 mg/ml	≥ 2 J	> 10 kg: 2,5 ml > 25 kg: 5 ml

J Jahre, *Tbl* Tablette, *Trpf* Tropfen

den Verlaufsformen einer AR kann unabhängig vom Schweregrad der Einsatz eines topischen H_1-AH (z. B. Levocabastin, Azelastin, Olopatadin) sinnvoll sein (◘ Tab. 5.3).

> **Cave**
> H_1-AH der ersten Generation sollen im Kindes- und Jugendalter aufgrund der sedierenden Nebenwirkung nicht eingesetzt werden (Dimetinden, Clemastin).

Topische Glukokortikoide zur intranasalen Applikation (z. B. Mometason, Fluticason) sind stärker wirksam als Antihistaminika und haben aufgrund ihres Wirkungsprofils und der geringen Nebenwirkungen in den letzten Jahren an Bedeutung gewonnen (◘ Tab. 5.4). Hier spielt auch die pathophysiologische Vorstellung von einer „minimal persistierenden Entzündung der oberen Atemwege" bei AR eine Rolle. Zur Vermeidung systemischer Nebenwirkungen sollten bei Kindern und Jugendlichen topische Glukokortikoide mit geringer Bioverfügbarkeit eingesetzt werden (Fluticason, Mometason). Mit Azelastin und Fluticasonpropionat ist ein topisches Kombinationspräparat eines Antihistaminikums und Glukokortikoids ab 12 Jahren zugelassen. Systemische Glukokor-

Tab. 5.3 Topische H$_1$-Antihistaminika mit Zulassung im Kindesalter. (Quelle: ▶ https://www.rote-liste.de. Zugegriffen: 4. Juni 2020. Für die angegebenen Dosierungen wird keine Gewähr übernommen)

Wirkstoff	Applikation	Konzentration	Zulassung	Indikation/tägliche Dosierung
Levocabastin	Topisch	0,05 %	> 1 J	Augentropfen: 2-mal tgl. je 1 Trpf/Auge Nasenspray: 2 × 2 bis 2 × 4 Sprühstöße
Azelastin	Topisch: Auge	0,5 mg/ml	> 4 J	Saisonale Rhinitis: 2- bis 4-mal tgl. je 1 Trpf/Auge
	Topisch: Auge	0,5 mg/ml	> 12 J	Perenniale Rhinitis: 2- bis 4-mal tgl. je 1 Trpf/Auge
	Topisch: Nase	1 mg/ml	> 6 J	Saisonale Rhinitis: Dosis nach Beschwerden

J Jahre, *Trpf* Tropfen, *tgl.* täglich

Tab. 5.4 Topische nasale Steroide mit Zulassung im Kindesalter. (Quelle: ▶ https://www.rote-liste.de. Zugegriffen: 4. Juni 2020. Für die angegebenen Dosierungen wird keine Gewähr übernommen)

Wirkstoff	Dosis	Zulassung	Dosierung
Beclometason	50/100 µg	> 6 J	2 × 1 Hub/Nasenloch
Budesonid	32/64 µg 50/100 µg	> 6 J	2 × 1 Hub/Nasenloch bis 2 × 2 Hübe/Nasenloch
Flunisolid	25 µg	> 6 J	3 × 1 Hub/Nasenloch
Fluticasonfuroat	27,5 µg	> 6 J	6–12 J: 2 × 1 Hub/Nasenloch > 12 J: 2 × 2 Hübe/Nasenloch
Fluticasonpropionat	50 µg	> 4 J	4–12 J: 1 × 1 Hub/Nasenloch (max. 4 Hübe/d) > 12 J: 1 × 2 Hübe/Nasenloch (max. 8 Hübe/d)
Mometason	50 µg	> 3 J	3–12 J: 1 × 1 Hub/Nasenloch/d > 12 J: 1 × 2 Hübe/Nasenloch/d
Triamcinolon	55 µg	> 6 J	6–12 J: 1 × 1 Hub/Nasenloch/d > 12 J: 1 × 2 Hübe/Nasenloch/d

J Jahre, *d* Tag

tikoide sind im Kindesalter nur in Ausnahmefällen indiziert und sollten auch bei schweren Verlaufsformen nur kurzzeitig verabreicht werden.

Die Cromoglicinsäure kann als Mastzellstabilisator ohne signifikantes Nebenwirkungsrisiko eingesetzt werden, der klinische Nutzen ist auf Grund der geringen Wirkstärke und der Notwendigkeit einer häufigen Applikation eingeschränkt. Nasale Antikongestiva, z. B. Xylometazolin, sollten nur kurzfristig über einige Tage und vorwiegend bei schwerer nasaler Obstruktion eingesetzt werden. Bei Jugendlichen (> 15. Lebensjahr) mit AR und Asthma kann Montelukast (1 × 10 mg täglich per os) innerhalb der Zulassung verordnet werden.

Als kausale Therapieform führt die **allergenspezifische Immuntherapie** (AIT) bei AR zu einer mittel- bis langfristigen Toleranzinduktion gegenüber dem auslösenden Aeroallergen (Tab. 5.5). Die AIT basiert auf der regelmäßigen subkutanen (in der Regel alle 4–6 Wochen) oder sublingualen (in der Regel täglich bzw. mehrfach pro Woche) Applikation des auslösenden Allergens über einen Zeitraum von üblicherweise 3 Jahren (Calderon et al. 2012).

Tab. 5.5 Effektivität von Allergenmeidung, Pharmakotherapie und allergenspezifischer Immuntherapie (AIT) bei Sensibilisierungen gegen Pollen, Tierepithelien, Hausstaubmilben oder Schimmelpilze

	Allergenmeidung	Pharmakotherapie	AIT
Pollen	–	+	++
Tierepithelien	++	+	–
Hausstaubmilben	++	++	++
Schimmelpilze	++	+	+/–

Indikationen für eine allergenspezifische Immuntherapie bei AR
- Allergische Sensibilisierung gegen Inhalationsallergen/e (positiver Haut-Pricktest und/oder positives spezifisches IgE $\geq 0{,}7$ kU/l)
- Klinische Relevanz der Sensibilisierung gesichert (Anamnese, Beschwerdetagebuch, ggf. nasale und/oder konjunktivale Provokationstestung)
- Exposition nicht vermeidbar bzw. Allergenkarenz ohne ausreichenden Effekt
- Standardisierter bzw. qualitativ hochwertiger AIT-Allergenextrakt mit nachgewiesener Effektivität und Sicherheit verfügbar
- Positive Nutzen-Risiko-Abwägung

Zur sublingualen Applikationsform mit Gräserpollen- und Hausstaubmilbentabletten liegen Daten zur Wirksamkeit auch im Kindesalter vor. Die Verträglichkeit ist gut, lokale Nebenwirkungen (z. B. Jucken oder Brennen im Bereich der Mundschleimhaut) treten häufiger in den ersten Wochen der Therapie auf. Die Adhärenz und Compliance muss insbesondere in dieser Phase überwacht werden. Die subkutane AIT sollte von einem Arzt mit ausreichender Erfahrung in dieser Therapieform durchgeführt werden. Der klinische Effekt einer AIT zur Reduktion von Symptomen und Medikamentenverbrauch bei AR ist bei einer adäquaten Indikationsstellung unbestritten. Besonders geeignet zur AIT sind Pollen- und Hausstaubmilbenextrakte, die in ausreichender Standardisierung kommerziell zur Verfügung stehen. Daten zur AIT mit Tierepithelien- oder Schimmelpilzextrakten liegen bislang nur in sehr begrenztem Umfang vor. Ist die Indikation zur AIT gestellt, so sollte – ohne Verzögerung – mit der Behandlung begonnen werden (Pfaar et al. 2022).

- **Monitoring/Verlauf**

Bei symptomatischen Kindern und Jugendlichen sollte je nach Schweregrad etwa alle 3–6 Monate überprüft werden, ob die Beschwerden der AR ausreichend kontrolliert sind. Dies gilt auch für Patienten, die eine sublinguale AIT erhalten. Kinder und Jugendliche unter einer subkutanen AIT werden zu den Injektionen regelmäßig alle 4–6 Wochen gesehen. Im Verlauf der Erkrankung sollte auf eine mögliche Entwicklung eines Asthma geachtet werden. Asthmatypische Beschwerden sollten regelmäßig erfragt werden. Eine Lungenfunktionsdiagnostik kann sinnvoll sein.

- **Prognose**

Die Beschwerden sind in der Regel von wechselnder Intensität, insbesondere bei der saisonalen AR sind diese stark vom regionalen Pollenflug abhängig. Die symptomatische Therapie beeinflusst nach heutigem Kenntnisstand nicht den langfristigen Krankheitsverlauf. Unter einer AIT kann eine Toleranzinduktion erreicht werden, die über 5–10 Jahre anhalten kann.

- **Prävention**

Für die primäre Prävention allergischer Erkrankungen gilt: Für den Zeitraum der ersten 4–6 Monate soll nach Möglichkeit ausschließlich gestillt werden. Auch mit Einführung von Beikost soll weitergestillt werden. Die Biodiversität spielt für die Entwicklung einer immunologischen Toleranz eine wichtige Rolle:

So gibt es Hinweise darauf, dass das Aufwachsen auf dem Bauernhof mit Tierhaltung vor der Entwicklung einer AR und allergischer Sensibilisierungen schützt. Dies wird offenbar über eine unspezifische Immunstimulation vermittelt. Dieser Aspekt spiegelt sich auch in den Empfehlungen zur Tierhaltung wider: Personen ohne erkennbares erhöhtes Allergierisiko sollen die Haustierhaltung mit Katzen oder Hunden generell nicht einschränken. Familien mit erhöhtem Allergierisiko oder mit Kindern mit bereits bestehender atopischer Erkrankung sollten keine Katze neu anschaffen – im Gegensatz dazu wird von einer Hundehaltung jedoch nicht abgeraten. Interventionen zur Reduktion der Exposition gegenüber Hausstaubmilbenallergenen im Haushalt, z. B. die Verwendung milbenallergendichter Matratzenüberzüge („encasings"), sollten **nicht** mit dem Ziel einer **primären Prävention** erfolgen.

- **Qualitätssicherung**

Zu den Qualitätssicherungsmaßnahmen in der Allergologie ▶ Kap. 1. Die AIT sollte von Ärzten durchgeführt werden, die in der Indikationsstellung und Durchführung Erfahrung haben. Praxen und Klinikeinrichtungen, die eine AIT durchführen, müssen für einen anaphylaktischen Notfall ausgerüstet und geschult sein.

- **Ausblick**

Die AR wird häufig untertherapiert, nur ca. zwei Drittel der betroffenen Patienten werden wegen dieser Erkrankung einem Arzt vorgestellt.

? Fragen zur Wiederholung

1. Folgende Aussage zur allergischen Rhinokonjunktivitis (AR) ist falsch:
    a. Patienten mit einer AR haben häufig auch Symptome eines Asthma.
    b. Die allergenspezifische Immuntherapie (AIT) ist für Patienten mit einer AR und einer Sensibilisierung gegen Gräser, Baumpollen oder Hausstaubmilben eine sichere und wirksame Therapieform.
    c. Als symptomatische Therapie hat sich der langfristige Einsatz von topischen Dekongestiva bewährt.
    d. Die AR kann mit ausgeprägten Beschwerden den Nachtschlaf und die Alltagsaktivitäten der Betroffenen deutlich einschränken.
    e. Die AR wird häufig untertherapiert: Nur ca. 66 % der betroffenen Patienten werden wegen dieser Erkrankung einem Arzt vorgestellt.
2. Folgende Aussage zur allergenspezifischen Immuntherapie (AIT) richtig:
    a. Eine AIT sollte frühestens im Jugendalter begonnen werden.
    b. Die AIT ist eine kausale Therapieform und führt bei AR zu einer mittel- bis langfristigen Toleranzinduktion gegenüber dem auslösenden Aeroallergen.
    c. Die AIT gegen Tierepithelien ist eine gut etablierte Therapieform.
    d. Zur sublingualen Applikationsform mit Gräserpollen- und Hausstaubmilbentabletten liegen bislang keine Daten zur Wirksamkeit auch im Kindesalter vor.
    e. Die AIT muss in der Regel über 5 Jahre appliziert werden.
3. Welche Aussage ist korrekt?
    a. H_1-AH der ersten Generation sollen im Kindes- und Jugendalter aufgrund der sedierenden Nebenwirkung nicht eingesetzt werden.
    b. Nasale Antikongestiva, z. B. Xylometazolin, sollten nur kurzfristig über einige Tage und vorwiegend bei schwerer nasaler Obstruktion eingesetzt werden.
    c. Topische Glukokortikoide (z. B. Mometason, Fluticason) sind stärker wirksam als Antihistaminika.
    d. Bei Kindern und Jugendlichen sollten primär topische Glukokortikoide mit geringer Bioverfügbarkeit eingesetzt werden (Fluticason, Mometason), da sie ein günstigeres Nebenwirkungsprofil haben.
    e. Alle Aussagen a–d sind richtig.

Interessenkonflikt Forschungsförderung durch das BMBF; Universität zu Lübeck; Universität Bern; Klinische Studien mit ALK-Abello GmbH; Allergopharma GmbH; Vertex GmbH. Vortragstätigkeit oder Beratertätigkeit: ALK-Abello GmbH; Allergopharma GmbH; Chiesi GmbH; Glaxo GmbH; Infectopharm GmbH; Sanofi Aventis GmbH; Novartis Pharma GmbH; Vertex GmbH.

Literatur

Bousquet J, Schünemann HJ, Togias A, Bachert C, Erhola M, Hellings PW, Klimek L, Pfaar O, Wallace D, Ansotegui I, Agache I, Bedbrook A, Bergmann KC, Bewick M, Bonniaud P, Bosnic-Anticevich S, Bossé I, Bouchard J, Boulet LP, Brozek J, Brusselle G, Calderon MA, Canonica WG, Caraballo L, Cardona V, Casale T, Cecchi L, Chu DK, Costa EM, Cruz AA, Czarlewski W, D'Amato G, Devillier P, Dykewicz M, Ebisawa M, Fauquert JL, Fokkens WJ, Fonseca JA, Fontaine JF, Gemicioglu B, van Wijk RG, Haahtela T, Halken S, Ierodiakonou D, Iinuma T, Ivancevich JC, Jutel M, Kaidashev I, Khaitov M, Kalayci O, Kleine Tebbe J, Kowalski ML, Kuna P, Kvedariene V, La Grutta S, Larenas-Linnemann D, Lau S, Laune D, Le L, Lieberman P, Lodrup Carlsen KC, Lourenço O, Marien G, Carreiro-Martins P, Melén E, Menditto E, Neffen H, Mercier G, Mosques R, Mullol J, Muraro A, Namazova L, Novellino E, O'Hehir R, Okamoto Y, Ohta K, Park HS, Panzner P, Passalacqua G, Pham-Thi N, Price D, Roberts G, Roche N, Rolland C, Rosario N, Ryan D, Samolinski B, Sanchez-Borges M, Scadding GK, Shamji MH, Sheikh A, Bom AT, Toppila-Salmi S, Tsiligianni I, Valentin-Rostan M, Valiulis A, Valovirta E, Ventura MT, Walker S, Waserman S, Yorgancioglu A, Zuberbier T, Allergic Rhinitis and Its Impact on Asthma Working Group (2020) Next-generation Allergic Rhinitis and Its Impact on Asthma (ARIA) guidelines for allergic rhinitis based on Grading of Recommendations Assessment, Development and Evaluation (GRADE) and real-world evidence. J Allergy Clin Immunol 145(1):70–80.e3. https://doi.org/10.1016/j.jaci.2019.06.049

Calderon MA, Gerth van Wijk R, Eichler I, Matricardi PM, Varga EM, Kopp MV (2012) Perspectives on allergen-specific immunotherapy in childhood: An EAACI position statement. Pediatr Allergy Immunol 23:300–306

Klimek L, Bachert C, Pfaar O, Becker S, Bieber T, Brehler R, Buhl R, Casper I, Chaker A, Czech W, Fischer J, Fuchs T, Gerstlauer M, Hörmann K, Jakob T, Jung K, Kopp MV, Mahler V, Merk H, Mülleneisen N, Nemat K, Rabe U, Ring J, Saloga J, Schlenter W, Schmidt-Weber C, Seyfarth H, Sperl A, Spindler T, Staubach P, Strieth S, Treudler R, Vogelberg C, Wallrafen A, Wehrmann W, Wrede H, Zuberbier T, Bedbrook A, Canonica GW, Cardona V, Casale TB, Czarlewski W, Fokkens WJ, Hamelmann E, Jutel M, Larenas-Linnemann D, Mullol J, Papadopoulos NG, Toppila-Salmi S, Werfel T, Bousquet J (2019) ARIA guideline 2019: treatment of allergic rhinitis in the German health system. Allergol Sel 3(1):22–50. https://doi.org/10.5414/ALX02120E

Pfaar O, Ankermann T, Augustin M, Bubel P, Böing S, Brehler R, Eng PA, Fischer PJ, Gerstlauer M, Hamelmann E, Jakob T, Kleine-Tebbe J, Kopp MV, Lau S, Mülleneisen N, Müller C, Nemat K, Pfützner W, Saloga J, Strömer K, Schmid-Grendelmeier P, Schuster A, Sturm GJ, Taube C, Szépfalusi Z, Vogelberg C, Wagenmann M, Wehrmann W, Werfel T, Wöhrl S, Worm M, Wedi B, Kaul S, Mahler V, Schwalfenberg A (2022) Guideline on allergen immunotherapy in IgE-mediated allergic diseases: S2K Guideline of the German Society of Allergology and Clinical Immunology (DGAKI), Society of Pediatric Allergology and Environmental Medicine (GPA), Medical Association of German Allergologists (AeDA), Austrian Society of Allergology and Immunology (ÖGAI), Swiss Society for Allergology and Immunology (SSAI), German Dermatological Society (DDG), German Society of Oto-Rhino-Laryngology, Head and Neck Surgery (DGHNO-KHC), German Society of Pediatrics and Adolescent Medicine (DGKJ), Society of Pediatric Pulmonology (GPP), German Respiratory Society (DGP), German Professional Association of Otolaryngologists (BVHNO), German Association of Paediatric and Adolescent Care Specialists (BVKJ), Federal Association of Pneumologists, Sleep and Respiratory Physicians (BdP), Professional Association of German Dermatologists (BVDD). Allergol Sel 6:167–232. https://doi.org/10.5414/ALX02331E

Anaphylaxie

Sunhild Gernert und Lars Lange

Inhaltsverzeichnis

6.1 Grundlagen – 44

6.2 Therapie – 44

   Literatur – 48

Ergänzende Information Die elektronische Version dieses Kapitels enthält Zusatzmaterial, auf das über folgenden Link zugegriffen werden kann https://doi.org/10.1007/978-3-662-65542-9_6.

© Springer-Verlag GmbH Deutschland, ein Teil von Springer Nature 2024
B. Stiller et al. (Hrsg.), *Kardiologie – Pneumologie – Allergologie – HNO*, Therapie der Krankheiten im Kindes- und Jugendalter, https://doi.org/10.1007/978-3-662-65542-9_6

6.1 Grundlagen

Unter einer Anaphylaxie versteht man eine akute systemische Reaktion mit Symptomen einer allergischen Sofortreaktion, die den ganzen Organismus betreffen kann und potenziell lebensbedrohlich ist (Ring et al. 2021). Da dies in der akuten Situation nicht immer klar zu erkennen ist, gibt es klinische Kriterien zur Diagnose einer Anaphylaxie (Cardona et al. 2020). Eine Anaphylaxie ist nach diesen Kriterien hochwahrscheinlich, wenn folgende Bedingungen erfüllt sind:

1. Akutes Auftreten einer Haut- oder Schleimhautreaktion (Quaddeln, Flush, Juckreiz, Schwellungen) in Kombination mit einem der folgenden Symptome:
   - respiratorische Symptome (Luftnot, Stridor, Giemen etc.),
   - gastrointestinale Symptome (schwere krampfartige Bauchschmerzen, wiederholtes Erbrechen, etc.) besonders, wenn der Auslöser kein Nahrungsmittel ist,
   - Kreislaufsymptome (Hypotonie, Kollaps, Synkope)

oder

2. Akutes Auftreten von Hypotension, Bronchospasmus oder Larynxbeteiligung unmittelbar nach Kontakt mit einem für diesen Patienten bekannten oder wahrscheinlichen Allergen, auch wenn keine Hautsymptome bestehen.

Bei kleinen Kindern sind kutane und gastrointestinale Symptome häufig, mit zunehmendem Alter spielt auch die bronchiale Obstruktion eine immer größere Rolle. Manifeste Kreislaufreaktionen sind bei Kindern selten, können aber mit zunehmendem Alter ab der Adoleszenz häufiger vorkommen.

Abhängig von den vorliegenden Symptomen wird die Anaphylaxie in die Schweregrade I–IV nach Ring und Messmer eingeteilt (Ring et al. 2021).

Zuverlässige Laborparameter zur Erkennung einer Anaphylaxie gibt es nicht. Eine Unterstützung der Diagnose gelingt durch den Nachweis eines Anstiegs der Serumtryptase 1–3 h nach der Reaktion, die jedoch v. a. bei schweren Anaphylaxien mit Kreislaufbeteiligung beobachtet wird und bei Fehlen eine Anaphylaxie nicht ausschließt. Um den Anstieg nachzuweisen, sollte nach frühestens 24 h eine zweite Bestimmung erfolgen, um den Basalwert des Patienten zu messen.

Nach einer stattgehabten Anaphylaxie sollte mit allen verfügbaren Möglichkeiten versucht werden, den Auslöser der Reaktion zu identifizieren, sofern er nicht schon im Vorfeld bekannt war. Bei Kindern sind Nahrungsmittel mit Abstand die häufigsten Auslöser einer Anaphylaxie gefolgt von Insektenstichen und, deutlich seltener, Medikamenten (Ring et al. 2021). Neben der allergologischen Anamnese ist zeitnah zur Reaktion die Bestimmung des spezifischen IgE gegen die vermuteten Auslöser möglich. Eine Analyse des spezifischen IgE kann bereits unmittelbar nach der Reaktion vorgenommen werden. Ist das Ergebnis nicht eindeutig, sollte die Diagnostik nach 4–6 Wochen wiederholt werden.

6.2 Therapie

- **Therapieziel**

Anaphylaktische Reaktionen können an jedem Punkt der Reaktion spontan zum Stillstand kommen aber auch trotz adäquater Therapie fortschreiten (Ring et al. 2021). Es gibt keine zuverlässigen Parameter, um den Verlauf der Reaktion zu beurteilen. Die Behandlung der Anaphylaxie muss daher rasch und konsequent erfolgen, um die Reaktion zu beenden.

- **Therapieprinzip**

Die Therapie erfolgt symptombezogen und hat als zentrale Elemente die Stabilisierung des Herz-Kreislauf-Systems und die Sicherstellung einer ausreichend guten Oxygenierung.

> Wichtigstes Medikament in der Therapie einer Anaphylaxie ist daher Adrenalin, was immer intramuskulär verabreicht werden sollte, außer im Rahmen einer Reanimation, wo es intravenös verabreicht werden muss.

Es antagonisiert über die Aktivierung der α- und β-Adrenorezeptoren alle wichtigen Pathomechanismen der Anaphylaxie. Bei einer Kreislaufreaktion wird nach der **Adrenalingabe** großzügig Volumen als Bolus einer **balancierten**

Vollelektrolytlösung gegeben, um die Hypovolämie auszugleichen, welche durch die periphere Vasodilatation entstanden ist. Bei jeder schweren Kreislaufreaktion und einer Beteiligung des Atmungssystems wird sofort nach der Adrenalingabe hochdosiert **Sauerstoff** gegeben. Außerdem wird abhängig von der Art der Atemwegsbeteiligung zusätzlich mit β_2-Sympathomimetika oder Adrenalin inhaliert.

Bei der Vielzahl der pathogenetisch bedeutsamen Mediatoren kommt dem Histamin zwar eine zentrale Rolle zu, die alleinige Gabe eines Antihistaminikums kann jedoch die komplexen Mechanismen der Anaphylaxie nicht beenden. Ähnliches gilt für Kortikosteroide, welche zwar effektiv in der Asthmatherapie sind und in hoher Dosis eine gewisse membranstabilisierende Wirkung haben, für die Therapie der Anaphylaxie aber keinen belegten Nutzen haben. Zusätzlich tritt deren Wirkung erst deutlich verzögert ein, weshalb sowohl Antihistaminika als auch Kortikosteroide für die Anaphylaxiebehandlung eine nachgeordnete Bedeutung haben.

■ **Therapeutisches Vorgehen**

Bei Verdacht auf eine Anaphylaxie sollte als erstes, wenn möglich, die Allergenzufuhr unterbrochen werden. Das betrifft v. a. die Anaphylaxie ausgelöst durch i.v.-Medikamente. Des Weiteren sind zusätzliche Hilfe (ggf. auch des Notarztes und Rettungsdienstes) sowie die vorhanden Notfallausrüstung anzufordern. Es folgen eine kurze Anamnese und Basisuntersuchung mit dem Fokus auf Atemwege, Kreislauf, Bewusstseinslage und Haut einschließlich der Messung von Herzfrequenz, peripherer O_2-Sättigung und Blutdruck. Die Basisuntersuchung hat das Ziel, das Leitsymptom der Anaphylaxie zu identifizieren und den Schweregrad zu ermitteln. Danach beginnt die symptombasierte Therapie (◘ Tab. 6.1). Nach dem Flussschema aus der Anaphylaxieleitlinie lassen sich 6 Szenarien unterscheiden (▶ eAlgorithmus 6.1):

1. **Herz-Kreislauf-Stillstand** (Anaphylaxie Grad IV): in diesem Fall beginnt die kardiopulmonale Reanimation nach der ERC-Leitlinie, auf die hier nicht näher eingegangen werden kann.
2. **Kutane Symptome** (Grad I): Idealerweise über einen i.v.-Zugang erfolgt die Gabe von einem Antihistaminikum und Kortikosteroid mit anschließender Überwachung bis zum Rückgang der Symptome.
3. **Abdominelle Symptome** mit Übelkeit, Erbrechen, Koliken (Grad II–III): Die Therapie erfolgt entsprechend der bei kutanen Symptomen, zusätzlich evtl. Gabe eines Antiemetikums.
4. **Kreislaufreaktion** mit Hypotension, Schock oder Bewusstlosigkeit (Grad II–III),
5. **Obstruktion der oberen Atemwege** mit Stridor, Dysphonie und Uvulaschwellung (Grad II–III) und
6. **Obstruktion der unteren Atemwege** mit Dyspnoe und bronchialer Obstruktion (Grad II–III).

In den Szenarien 4.–6. geht es um den Kern der Anaphylaxietherapie – die i. m.-Adrenalingabe (10 μg/kgKG, maximal 600 μg) unverdünnt in den lateralen Oberschenkel. Dies kann bei fehlendem Ansprechen alle 5–10 min wiederholt werden. Parallel wird dem Patienten über eine Atemmaske mit Reservoirbeutel hochdosiert Sauerstoff appliziert.

Wenn die Atemwege betroffen sind, erfolgt an dieser Stelle die zusätzliche Inhalation mit Adrenalin 2 ml einer unverdünnten 1-mg/ml-Lösung über Vernebler zur Behandlung einer oberen Atemwegsobstruktion bzw. mit 2–4 Hüben Salbutamol zur Behandlung einer bronchialen Obstruktion.

Erst dann wird – begleitet von kontinuierlichem Monitoring der Vitalparameter – ein i.v.- oder i.o.-Zugang gelegt, um bei einer Kreislaufreaktion im Bolus (10–)20 ml/kgKG (bei Erwachsenen 1–3 l) einer balancierten Vollelektrolytlösung zu geben. Erst wenn diese Maßnahmen erfolgt sind, wird den Patienten intravenös Dimetinden (0,1 mg/kgKG) oder Clemastin (0,05 mg/kgKG) und Prednisolon 5–10 mg/kgKG verabreicht.

■ **Monitoring und Verlauf**

5–20 % der Patienten erleben nach erfolgreicher Therapie einen biphasischen Verlauf der Anaphylaxie mit einem zweiten Symptomgipfel meist nach 6–24 h (Kraft et al. 2020). Risikofaktoren hierfür sind:

– eine initial schwere Reaktion mit Multiorganbeteiligung,

◻ **Tab. 6.1** Dosierung der Medikamente für Erwachsene, Jugendliche und Kinder unter Nichtintensivbedingungen. (Mod. nach Ring et al. 2021)

Wirkstoff	Applikationsweg	<7,5 kgKG	7,5–25(–30)[e] kgKG	30–60 kgKG	>60 kgKG
Adrenalin	i. m.	50–600 µg (10 µg/kgKG)	150 µg	300 µg	1- bis 2-mal 300 µg oder 500 µg
Adrenalin	i. m.-Autoinjektor	Nicht zugelassen			
Adrenalin	Inhalativvernebler	2 ml[b]			
Adrenalin	i. v.[a]	Titrierend Boli 1 µg/kgKG			
Dimetinden[c]	i. v.	1 ml[d]	1 ml/10 kgKG[d] (max. 4 ml)	1 Amp. (4 ml)[c]	1–2 Amp. (4–8 ml)[c] (1 ml/10 kgKG)
Prednisolon	i. v.	50 mg	100 mg	250 mg	500–1000 mg
Salbutamol DA	Inhalativ	2 Hübe DA per Spacer	2 Hübe DA per Spacer	2–4 Hübe DA per Spacer	2–4 Hübe DA per Spacer
Volumen	Bolus	20 ml/kgKG	20 ml/kgKG	10–20 ml/kgKG	10–20 ml/kgKG
Sauerstoff	Inhalativ	2–10 l/min	5–12 l/min	5–12 l/min	5–12 l/min

DA Dosieraerosol, *i. m.* intramuskulär, *i. v.* intravenös

[a] Für die i. v.-Gabe wird von einer 1-mg/ml-Adrenalinlösung 1 ml auf 100 ml NaCl 0,9 % verdünnt (Endkonzentration 10 µg/ml), unter Intensivbedingungen wird von der 1-mg/ml-Adrenalinlösung 1 ml auf 10 ml NaCl 0,9 % verdünnt (Endkonzentration 100 µg/ml)
[b] Für die Inhalation wird die Stammkonzentration verwendet (1 mg/ml)
[c] Alternativ Clemastin 0,05 mg/kgKG
[d] (Stamm)konzentration von 1 mg/ml (1 ml = 1 mg)
[e] Unterschiedliche gewichtsabhängige Zulassungen bei unterschiedlichen Autoinjektoren

- eine Behandlung nur mit Antihistaminika und/oder Steroiden,
- Reaktionen auf Nuss oder Erdnuss,
- Anstrengung als Kofaktor der ersten Reaktion,
- später Beginn der Beschwerden nach über 30 min.

Patienten mit einer schweren Reaktion, v. a. nach jedem Adrenalingebrauch, sollten nach der initialen Stabilisierung stationär aufgenommen und für mindestens 24 h überwacht werden.

■ **Prognose**

Selbst schwere anaphylaktische Reaktionen sind im Kindes- und Jugendalter nur sehr selten letal. Insgesamt wird eine Zahl von 1–3 anaphylaxiebedingten Todesfälle pro 1 Mio. Einwohner pro Jahr angegeben.

■ **Prävention**

Nach stattgehabter Anaphylaxie verlaufen die folgenden Reaktionen meist weniger schwer als das erste Ereignis, was v. a. auf die Kenntnis des Auslösers und der Symptome, die korrekte Umsetzung der Meidungsempfehlungen und den Einsatz der Soforthilfemedikamente durch Patienten oder Betreuungspersonen zurückzuführen ist.

Die Diagnostik und Beratung nach einer Anaphylaxie sollten zeitnah nach dem Ereignis durch einen Allergologen erfolgen. Im Falle von Nahrungsmitteln als Auslöser ist zusätzlich eine Beratung durch eine allergologisch erfahrene Ernährungsfachkraft empfehlenswert.

Besteht das Risiko für erneute Reaktionen, sollte der Patient stets ein Medikamentenset zur Soforthilfe mit sich führen. Beispiele für Indikationen für die Verordnung eines Adrenalinautoinjektors sind:
- Patienten mit systemischer allergischer Reaktion und Asthma in der Vorgeschichte,
- Vorgeschichte früherer anaphylaktischer Reaktionen gegen nicht sicher vermeidbare Allergene,
- systemische allergische Reaktionen auf potente Allergene wie Erdnuss, Schalenfrüchte oder Sesam,
- Patienten, die auf kleinste Mengen des Allergens reagieren.

Zusätzlich zur Verordnung der Medikation (Tab. 6.2) sollten die Patienten einen Anaphylaxiepass erhalten. Dieser ist über die Hersteller der Autoinjektoren oder die verschiedenen allergologischen Fachgesellschaften zu beziehen. Er beschreibt die Anwendung und Dosierung der Medikamente in Abhängigkeit von der auftretenden Symptomatik und dokumentiert die für diesen Patienten relevanten Auslöser. Die Anwendung der Medikation und insbesondere des Autoinjektors sollte mit einem Autoinjektortrainer geschult werden.

Tab. 6.2 Bestandteile des Medikamentensets zur Soforthilfe

	< 7,5 kg	7,5–25(–30) kg	30–60 kg	> 60 kg
Adrenalin	Selten nötig!	AAI 150 µg[a]	AAI 300 µg	1–2 AAI 300 µg oder 1 AAI 500 µg
Antihistaminikum	Dimentiden 0,1 mg/kgKG oder Cetirizin 2,5 mg	2,5–10 mg Cetirizinsaft oder -tropfen[c]	10–20 mg Cetirizinsaft, -tropfen oder -tablette[c]	20 mg Cetirizintropfen oder -tablette
Steroid	100 mg Prednisolon supp	100 mg Prednisolon supp oder ½ Flasche Steroidsaft[b]	1 Flasche Steroidsaft[b] oder 100 mg Prednisolontablette	1 Flasche Steroidsaft[b] oder 100 mg Prednisolontablette
Salbutamol DA	2 Hub	2 Hub	2 Hub	2 Hub

AAI Adrenalinautoinjektor, *DA* Dosieraerosol, *supp* Zäpfchen
[a] Unterschiedliche Dosierung abhängig von der Zulassung des Präparats
[b] Dexamethason 30 ml, Betamethason 30 ml oder Prednisolon 20 ml
[c] 1- bis 4-fache Einzeldosis

- **Qualitätssicherung und Ausstattung**

Aktuelle Empfehlungen zur Therapie der Anaphylaxie finden sich in der regelmäßig aktualisierten Leitlinie Anaphylaxie (Ring et al. 2021). Des Weiteren werden die Versorgung und standardisierte Schulung der Betroffenen durch die Arbeitsgemeinschaft Anaphylaxie-Training und Edukation (AGATE e. V.) gewährleistet. Sie bietet bundesweit Schulungen für Erwachsene, die einen Autoinjektor benötigen, betroffene Jugendliche und Kinder sowie deren Eltern und Betreuungspersonen an.

> Jeder Betroffene sollte an einer solchen Schulung teilnehmen.

Ausstattung

Zur Behandlung einer Anaphylaxie ist es empfehlenswert, dass in ärztlichen Versorgungseinrichtungen, in denen Anaphylaxien versorgt werden könnten, Autoinjektoren in den Konzentrationen 150 und 300 µg vorgehalten werden. In Ambulanzen und Praxen, die Patienten beraten, sollten Anaphylaxiepässe und Autoinjektortrainer der verschiedenen Firmen vorgehalten werden, um die Anwendung bei der Verordnung demonstrieren zu können.

? Fragen zur Wiederholung

1. In welcher Situation liegt keine Anaphylaxie vor?
   a. Husten und bronchiale Obstruktion 10 min nach Konsum eines für den Patienten bekannten Anaphylaxieauslösers
   b. Schwindel und Kollaps ohne Hautsymptome 30 min nach einem Wespenstich
   c. Generalisierte Urtikaria 1 Tag nach der MMR-Impfung bei bekannter Hühnereiallergie
   d. Erbrechen und Gesichtsrötung und -schwellung 15 min nach dem 1. Milchbrei bei voll gestilltem Kind
   e. Bauchkrämpfe, Diarrhö und Luftnot 30 min nach erstmaligem Konsum von Erdnuss

2. Sie versorgen eine 10-jährige Patientin mit bronchialer Obstruktion, Schwindel und Übelkeit. 10 min zuvor haben Sie ihr die spezifische Immuntherapie mit Gräserpollenextrakt gespritzt. Welche Maßnahme führen Sie als erstes durch?
   a. Salbutamol DA 2 Hübe inhalativ über Spacer
   b. Messung der O2-Sättigung, dann ggf. O2-Gabe und Salbutamol inhalativ
   c. Zugang legen, dann Adrenalin 1:100 verdünnt i.v. (1 µg/kgKG)
   d. Zugang legen, dann Dimetinden und Prednisolon i.v.
   e. Adrenalin unverdünnt i. m. (10 µg/kgKG), z. B. als Adrenalinautoinjektor

3. Was ist keine Indikation für die Verordnung eines Adrenalinautoinjektors?
   a. Zustand nach einer Anaphylaxie Grad III ausgelöst durch Haselnusskonsum
   b. Bekannte Erdnussallergie und teilweise kontrolliertes Asthma bronchiale
   c. Bekannte Allergie auf Cefazolin mit Angioödemen nach Einnahme
   d. Bekannte Anaphylaxie nach Wespenstich vor Einleitung einer Allergen-Immuntherapie
   e. Kutane allergische Reaktion auf eine geringe Kreuzkontamination von Fisch durch eine gemeinsam genutzte Pfanne

Literatur

Cardona V, Ansotegui IJ, Ebisawa M, El-Gamal Y, Fernandez Rivas M, Fineman S, Geller M, Gonzalez-Estrada A, Greenberger PA, Sanchez Borges M, Senna G, Sheikh A, Tanno LK, Thong BY, Turner PJ, Worm M (2020) World Allergy Organization Anaphylaxis Guidance. World Allergy Organ J 13:1000472. https://doi.org/10.1016/j.waojou.2020.100472

Kraft M, Scherer Hofmeister K, Rueff F, Pföhler C, Renaudin JM, Bilo MB, Treudler R, Lang R, Cichocka-Jarosz E, Fernandez-Rivas M, Christoff G, Papadopoulos NG, Ensine LF, Hourihane JO, Maris I, Koehli A, Garcia

BE, Jappe U, Vogelberg C, Ott H, Lange L, Spindler T, Dölle-Bierke S, Worm M (2020) Risk factors and characteristics of biphasic anaphylaxis. J Allergy Clin Immunol Pract 8:3388–3395. https://doi.org/10.1016/j.jaip.2020.07.036

Ring J, Beyer K, Biedermann T, Bircher A, Fischer M, Fuchs T, Heller A, Hoffmann F, Huttegger I, Jakob T, Klimek L, Kopp M, Kugler C, Lange L, Pfaar O, Rietschel E, Rueff F, Schnadt S, Seitert R, Stöcker B, Treudler R, Vogelberg C, Werfel T, Worm M, Sitter H, Brockow K (2021) Leitlinie zu Akuttherapie und Management der Anaphylaxie – Update. Allergo J Int 30:1–25. https://doi.org/10.1007/s40629-020-00158-y

Insektengiftallergie

Matthias Kopp

Inhaltsverzeichnis

7.1 Grundlagen – 52

7.2 Therapie – 52

Literatur – 56

Ergänzende Information Die elektronische Version dieses Kapitels enthält Zusatzmaterial, auf das über folgenden Link zugegriffen werden kann https://doi.org/10.1007/978-3-662-65542-9_7.

© Springer-Verlag GmbH Deutschland, ein Teil von Springer Nature 2024
B. Stiller et al. (Hrsg.), *Kardiologie – Pneumologie – Allergologie – HNO*, Therapie der Krankheiten im Kindes- und Jugendalter, https://doi.org/10.1007/978-3-662-65542-9_7

7.1 Grundlagen

Allergische Reaktionen nach einem Bienen- oder Wespenstich verlaufen sehr häufig als lokale Reaktion an der Einstichstelle mit Schwellung und Rötung (5–25 %). Allgemeinreaktionen mit Symptomen einer Soforttypallergie sind selten und betreffen etwa 7,5 % der Erwachsenen bzw. 3,5 % der Kinder und Jugendlichen (Schäfer 2009). Hierzu zählen kutane Symptome (Juckreiz, Flush, Urtikaria, Angioödem), gastrointestinale Beschwerden (Nausea, Erbrechen, Defäkation), Symptome des Respirationstraktes (Rhinorrhoe, Heiserkeit, Dyspnoe, Zyanose, Larynxödem, Bronchospasmus) und Symptome des Herz-Kreislaufsystems (Tachykardie, Arrhythmie, Hypotonie, Bewusstlosigkeit, Herz-Kreislauf-Stillstand).

Sehr viel häufiger als allergische Lokal- oder Allgemeinreaktionen finden sich allergische Sensibilisierungen: So haben rund 25 % der Allgemeinbevölkerung und 50 % der Kinder spezifische IgE-Antikörper gegen Bienen- und/oder Wespengift (Schäfer und Przybilla 1996).

> Eine Allergiediagnostik bei Verdacht auf Insektengiftallergie sollte nur dann durchgeführt werden, wenn anamnestisch die Indikation zu einer allergenspezifischen Immuntherapie (AIT) gegeben ist!

Von den IgE-vermittelten allergischen Stichreaktionen sind die selten vorkommenden toxischen Reaktionen zu unterscheiden, die nach zahlreichen Insektenstichen (z. B. nach versehentlichem Treten in ein Wespennest) auftreten können und die sich klinisch mit Hämolyse und Multiorganversagen präsentieren. Kinder können bereits nach 50–100 Stichen potenziell schwerwiegende toxische Reaktionen entwickeln.

Sehr selten treten nach einem Insektenstich ungewöhnliche Reaktionen auf, die weder IgE-vermittelt noch toxisch sind. Klinisch können diese Reaktionen u. a. als Serumkrankheit, leukozytoklastische Vaskulitis oder thrombozytopenische Purpura imponieren, ihre Entstehung ist weitgehend ungeklärt.

Meistens ist anamnestisch nicht eindeutig eruierbar, welche Insektenspezies für die Indexreaktion verantwortlich war. Die allergologische Diagnostik umfasst nach der Anamnese (▶ eOverview 7.1) einen titrierten Haut-Pricktest (frühestens ca. 4 Wochen nach dem Stichereignis) und die Bestimmung der spezifischen IgE-Konzentration im Serum (▶ eOverview 7.2), wobei die Höhe der spezifischen IgE-Antikörper nichts über das Reaktionsrisiko aussagt. Die Diagnostik sollte im Falle negativer Befunde nach 4–6 Wochen wiederholt werden.

7.2 Therapie

- **Therapieziel**

Die Therapieziele bei einer lokalen Reaktion und bei einer leichten Allgemeinreaktion, die nur die Haut betrifft, sind die Linderung der Beschwerden und eine „Ent-Ängstigung" der betroffenen Patienten und ihrer Familien.

Das Therapieziel bei einer Allgemeinreaktion mit Organbeteiligung ist die Induktion einer Toleranz durch eine mindestens 3-jährige subkutane allergenspezifischen Immuntherapie (AIT) mit einem Insektengiftextrakt (Boyle et al. 2012). Die aktuelle Leitlinie empfiehlt, dass nach einer systemischen Allgemeinreaktion und dem Vorliegen von Risikofaktoren auch nach Abschluss einer allergen-spezifischen Immuntherapie eine Notfallapotheke mitgeführt werden sollte (Rueff et al. 2023).

- **Therapieprinzip**

Die beiden Therapieprinzipien für die Behandlung der Insektengiftallergie sind
1. symptomatische Maßnahmen bei lokalen bzw. leichten Allgemeinsymptomen und
2. die kausale allergen-spezifische Immuntherapie (AIT) mit einem Insektengiftextrakt („Hyposensibilisierung").

- **Therapeutisches Vorgehen**

Die Akuttherapie hängt von der klinischen Reaktion ab (◘ Abb. 7.1). Ist ein Stachel in der Haut verblieben, sollte dieser vorsichtig entfernt werden, ohne dass der Giftsack dabei ausgedrückt wird. Der Stachel kann z. B. von der Seite ausgekratzt werden.

- **Lokale Reaktion**

Die Therapie nach einer durchschnittlichen Lokalreaktion nach Bienen- oder Wespenstich

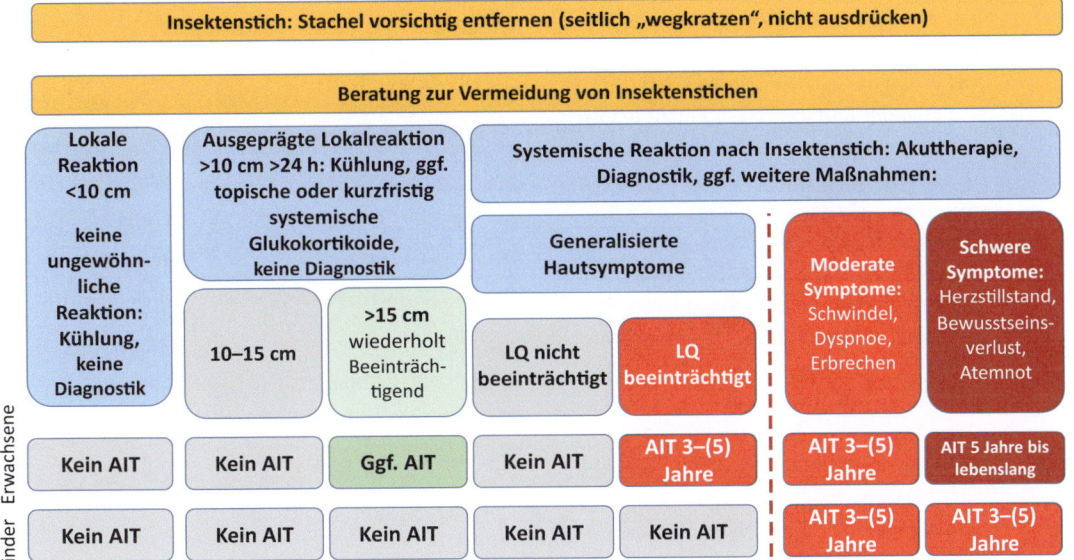

Abb. 7.1 Therapeutisches Vorgehen bei Insektenstich(allergie)

(Rötung und Schwellung < 10 cm Durchmesser) besteht in der lokalen Kühlung. Die Symptome klingen in der Regel innerhalb eines Tages ab.

Bei einer gesteigerten lokalen Reaktion (Rötung und Schwellung > 10 cm und/oder Symptome > 24 h) kann ein Therapieversuch mit topischen Glukokortikoiden (z. B. Prednicarbat-Creme 2-mal täglich über 3–5 Tage) oder kurzzeitig mit systemischen Glukokortikoiden erfolgen (z. B. Prednisolon 1–2 mg/kg über 1–3 Tage). Antihistaminika helfen in der Regel nicht.

Eine spezifische Immuntherapie ist nach reiner Lokalreaktion nicht indiziert (Sturm et al. 2018). Eine Notfallapotheke muss nicht mitgeführt werden. Es besteht im Vergleich zur Allgemeinbevölkerung kein erhöhtes Risiko, dass das Kind nach einem erneuten Stichereignis eine schwere anaphylaktische Reaktion zeigen wird.

■■ **Anaphylaktische Reaktion Grad I nach Ring und Messmer**

Bei Symptomen an der Haut, die nicht mit dem lokalen Stichereignis in Beziehung stehen, wie Urtikaria, ein generalisierter Pruritus, eine Flush-Symptomatik oder ein Angioödem, kann neben den oben aufgeführten Maßnahmen ein nichtsedierendes H_1-Antihistaminikum (z. B. Cetirizin) in altersentsprechender Dosierung eingesetzt werden (▶ Kap. 5). Eine AIT ist bei Kindern und Jugendlichen – anders als bei Erwachsenen – in der Regel nicht indiziert: Kinder, die eine ausschließlich kutane Reaktion hatten, zeigten im Falle eines erneuten Stichereignisses in weniger als 10–15 % eine erneute systemische Reaktion, die in keinem berichteten Fall über eine Grad-1-Reaktion hinausging. Eine Notfallapotheke muss nicht mitgeführt werden. Nach einem weiteren Stichereignis können orale H_1-Antihistaminika und ggf. auch ein systemisches Glukokortikoid eingesetzt werden.

■■ **Anaphylaktische Reaktionen Grad II–IV nach Ring und Messmer**

Anaphylaktische Reaktionen mit extrakutaner Beteiligung entsprechen Anaphylaxien im engeren Sinne und können unterschiedliche Organsysteme betreffen. Sie gehen mit Symptomen einher, die einzeln oder in Kombination auftreten können.

> **Anaphylaktische Reaktion**
> Für eine anaphylaktische Reaktion Grad II–IV ist ein Symptom an mindestens einem extrakutanen Organsystem ausreichend.
> - Atemwegssymptomatik mit Rhinorrhoe, Heiserkeit, Dyspnoe (Schweregrad II); Larynxödem, Bronchospasmus, Zyanose (Grad III); Atemstillstand (Grad IV)
> - Kreislaufsymptome: Tachykardie mit HF-Zunahme >20/min oder Hypotonie mit Abfall des Blutdrucks um >20 mmHg; Arrhythmie (Schweregrad II); Schock (Grad III); Kreislaufstillstand (Grad IV)
> - Abdominalsymptome: z. B. Übelkeit, Bauchschmerzen, Bauchkrämpfe (Schweregrad II); Erbrechen, Defäkation (Schweregrad III)
>
> Zusätzlich können (nicht obligat!) kutane Symptome bestehen (Ring et al. 2021).

Tab. 7.1 Aufdosierungsschema für ein stationäres Ultra-Rush-Protokoll gegen Bienen- oder Wespengift. (Steiss et al. 2004)

Tag	Zeitpunkt	Dosis
1	30 min	0,01 µg
	60 min	0,1 µg
	90 min	1 µg
	120 min	10 µg
2	0 min	20 µg
	30 min	40 µg
	60 min	80 µg
3	0	100 µg

Die Akuttherapie besteht in der frühzeitigen Gabe von Adrenalin i. m., der systemischen Gabe von Glukokortikoiden und Antihistaminika, der Anlage eines intravenösen Zugangs (falls nicht möglich: intraossärer Zugang), der Volumenzufuhr und ggf. der O_2-Gabe, Gabe von inhalativen Sympathomimetika sowie Intubation und Beatmung (▶ Kap. 6).

Eine Notfallapotheke muss verordnet und mitgeführt werden. Sie besteht aus einem Adrenalinautoinjektor, einem oralen, nichtsedierenden H_1-Antihistaminikum, einem oralen Glukokortikoid und ggf. einem inhalativen Betamimetikum (Sturm et al. 2018).

> Nach anaphylaktischer Reaktion Grad II–IV ist eine subkutane allergenspezifische Immuntherapie (AIT) regelhaft indiziert, wenn der Nachweis einer Soforttypsensibilisierung gegen das reaktionsauslösende Insekt erbracht ist.

In Ausnahmefällen kann auch bei Kindern nach Allgemeinreaktionen vom Schweregrad I eine AIT durchgeführt werden, z. B., wenn Risikofaktoren bestehen oder eine Einschränkung der Lebensqualität durch die Insektengiftallergie gegeben ist. Dies kann z. B. der Fall sein, wenn der Patient aufgrund einer Behinderung nicht in der Lage ist, eine Bedarfsmedikation anzuwenden oder wenn der Patient einem erhöhten Expositionsrisiko (Imkerfamilie) ausgesetzt ist.

Die Aufdosierungsphase der AIT erfolgt entweder ambulant über ca. 3–4 Monate in wöchentlichen Intervallen oder stationär nach „Rush-" bzw. „Ultra-Rush-Protokoll" innerhalb von 2–5 Tagen mit einem wässrigen Allergenextrakt (Tab. 7.1). Ziel ist es, dass eine Standarderhaltungsdosis von 100 µg Insektengift erreicht und vertragen wird. Die Erhaltungsdosis wird dann in monatlichen Abständen über mindestens 3 Jahre in der Regel mit einem Depotextrakt weitergeführt. Während der AIT können v. a. in der Steigerungsphase lokale oder systemische Nebenwirkungen auftreten, die wie Insektenstichreaktionen behandelt werden. Sie treten bei Behandlung mit Bienengift deutlich häufiger auf als bei Therapie mit Wespengift (Boyle et al. 2012).

■ **Monitoring/Verlauf**
Im Rahmen der subkutanen AIT werden die Kinder und Jugendliche monatlich regelmäßig gesehen. Nach dem erfolgreichen Abschluss einer AIT sind keine weiteren Verlaufskontrollen notwendig.

■ **Prognose**
Die AIT wird von Kindern in der Regel sehr gut vertragen. Sie ist sehr effizient, sodass nach Wespengift-AIT ca. 95 % und nach Bienengift-AIT

ca. 80 % keine systemischen Reaktionen nach erneuten Stichereignissen mehr zeigen.

- **Prävention**

Primär präventive Maßnahmen sind nicht bekannt. Allgemeine Schutzmaßnahmen vor Bienen- und/oder Wespenstichen sind unten aufgeführt.

> **Allgemeine Empfehlungen zur Vermeidung von Insektenstichen**
> 1. Ruhe bewahren! Keine hektischen Bewegungen! Bei Annäherung von Insekten oder in Nestnähe sind hastige oder schlagende Bewegungen zu vermeiden, langsam zurückziehen!
> 2. Insekten nicht von Futterquellen verscheuchen.
> 3. Im Freien Verzehr von Speisen oder Getränken, Obst- oder Blumenpflücken, Aufenthalt in der Nähe von Abfallkörben, Mülleimern, Tiergehegen oder Fallobst vermeiden.
> 4. Nicht aus Flaschen oder Getränkedosen trinken, die man nicht einsehen kann! Trinkgläser abdecken, Trinkhalme verwenden.
> 5. Nach dem Essen Hände waschen und Mund abwischen.
> 6. Die Haut durch Kleidung weitgehend bedeckt halten. Ungünstig sind lose sitzende, leichte Bekleidungsstücke und dunkle Farben, zu bevorzugen sind helle Farben.
> 7. Geschlossenes Schuhwerk im Freien tragen. Nicht barfuß laufen!
> 8. Auf versteckte Insekten (besonders im Bett oder in Schuhen) achten.
> 9. Repellentien (chemische Insektenabwehrmittel) bieten keinen ausreichenden Schutz.
> 10. Bienenstöcke oder Wespennester und deren Einzugsbereich meiden. Nester in der Nähe eines ständigen Aufenthaltsortes müssen entfernt werden (durch Imker bzw. Feuerwehr).

- **Qualitätssicherung**

Zu den allergologischen Qualitätssicherungsmaßnahmen der Diagnostik ▶ Kap. 1. Die AIT sollte von Ärzten durchgeführt werden, die in der Indikationsstellung und Durchführung Erfahrung haben. Praxen und Klinikeinrichtungen, die eine AIT durchführen, müssen für einen anaphylaktischen Notfall ausgerüstet sein.

- **Ausblick**

Alle, bis heute verfügbaren, diagnostischen Verfahren weisen eine allergische Sensibilisierung gegen Insektengifte nach bzw. schließen diese aus. Für die Zukunft wären Laborparameter hilfreich, die darüber hinaus eine Einschätzung des individuellen Anaphylaxierisikos erlauben.

? Fragen zur Wiederholung
1. Folgende Aussage zur Insektengiftallergie ist richtig
   a. Die AIT ist bei Kindern nicht immer effizient, sodass nach Wespengift-AIT und Bienengift-AIT nur 50 % keine systemischen Reaktionen nach erneuten Stichereignissen mehr zeigen.
   b. Eine allergologische Diagnostik (Haut-Pricktest, IgE-Serologie) sollte nur dann erfolgen, wenn eine Indikation zu einer AIT besteht.
   c. Bei einer systemischen Reaktion nach einem Insektenstich muss unabhängig vom Schweregrad obligat eine Notfallapotheke mitgeführt werden, die u. a. aus einem Adrenalin-Autoinjektor besteht.
   d. Repellentien (chemische Insektenabwehrmittel) bieten einen guten Schutz vor Bienen- bzw. Wespenstichen.
   e. Etwa 8 % der Allgemeinbevölkerung haben eine allergische Sensibilisierung gegen Bienen- und/oder Wespengift.
2. Folgende Aussagen zur Therapie der Insektengiftallergie sind richtig:
   a. Bei einer gesteigerten lokalen Reaktion sollen primär Antihistaminika zum Einsatz kommen.

b. Nach einer gesteigerten lokalen Reaktion sollte eine AIT durchgeführt werden, da insbesondere für Kinder ein signifikant erhöhtes Risiko besteht, nach einem erneuten Stichereignis eine schwere anaphylaktische Reaktion zu zeigen.
c. Die Akuttherapie einer anaphylaktischen Allgemeinreaktion Grad II und höher besteht in der sofortigen Einleitung einer allergenspezifischen Immuntherapie.
d. Die Akuttherapie einer anaphylaktischen Allgemeinreaktion Grad II und höher besteht in der frühzeitigen Gabe von Adrenalin i. m.
e. Die Höhe des spezifischen IgE-Wertes ist ein wichtiges Entscheidungskriterium bei der Einleitung einer allergenspezifischen Immuntherapie.

3. Unter anderem folgende anamnestische Angaben müssen nach einem Insektenstich mit systemischer Reaktion erhoben werden:
   a. Lokalisation sowie Zeitintervall zwischen Stich und Reaktion.
   b. Ort und Ausprägung der Stichreaktion.
   c. Ist der Stachel verblieben? (In der Regel nach Bienenstich)
   d. Bestehen allgemeine Risikofaktoren wie z. B. erhöhtes Expositionsrisiko (z. B. Familienangehöriger ist Imker bzw. Wohnort in unmittelbarer Nähe eines Imkers, häufiger Aufenthalt im Freien) oder ein erhöhtes individuelles Risiko (z. B. Zustand nach Insektenstichanaphylaxie, bekanntes Asthma, kardiovaskuläre Erkrankung, Mastozytose)
   e. Alle Aussagen a bis d sind richtig.

Interessenkonflikt Forschungsförderung durch das BMBF, die Universität zu Lübeck; Universität Bern; Klinische Studien mit ALK-Abello GmbH, Allergopharma GmbH, Vertex GmbH. Vortragstätigkeit oder Beratertätigkeit: ALK-Abello GmbH, Allergopharma GmbH, Chiesi GmbH; Glaxo GmbH; Infectopharm GmbH; Sanofi Aventis GmbH; Novartis Pharma GmbH, Vertex GmbH.

Literatur

Boyle RJ, Elremeli M, Hockenhull J, Cherry MG, Bulsara MK, Daniels M, Elberink OJN (2012) Venom immunotherapy for preventing allergic reactions to insect stings. Cochrane Database Syst Rev. https://doi.org/10.1002/14651858.CD008838.pub2

Ring J, Beyer K, Biedermann T, Bircher A, Fischer M, Heller A, Huttegger I, Jakob T, Klimek L, Kopp MV, Kugler C, Lange L, Pfaar O, Rietschel E, Rueff F, Schnadt S, Seifert R, Stöcker B, Treudler R, Vogelberg C, Werfel T, Worm M, Sitter H, Brockow K (2021) Leitlinie zu Akuttherapie und Management der Anaphylaxie – Update 2021: S2k-Leitlinie der Deutschen Gesellschaft für Allergologie und klinische Immunologie (DGAKI), des Ärzteverbands Deutscher Allergologen (AeDA), der Gesellschaft für Pädiatrische Allergologie und Umweltmedizin (GPA), der Deutschen Akademie für Allergologie und Umweltmedizin (DAAU), des Berufsverbands der Kinder- und Jugendärzte (BVKJ), der Gesellschaft für Neonatologie und Pädiatrische Intensivmedizin (GNPI), der Deutschen Dermatologischen Gesellschaft (DDG), der Österreichischen Gesellschaft für Allergologie und Immunologie (ÖGAI), der Schweizerischen Gesellschaft für Allergologie und Immunologie (SGAI), der Deutschen Gesellschaft für Anästhesiologie und Intensivmedizin (DGAI), der Deutschen Gesellschaft für Pharmakologie (DGP), der Deutschen Gesellschaft für Pneumologie und Beatmungsmedizin (DGP), der Patientenorganisation Deutscher Allergie- und Asthmabund (DAAB) und der Arbeitsgemeinschaft Anaphylaxie – Training und Edukation (AGATE). Allergo J 30(1):20–49. https://doi.org/10.1007/s15007-020-4750-0

Rueff F, Bauer A, Becker S, Brehler R, Brockow K, Chaker AM, Darsow U, Fischer J, Fuchs T, Gerstlauer M, Gernert S, Hamelmann E, Hötzenecker W, Klimek L, Lange L, Merk H, Mülleneisen NK, Neustädter I, Pfützner W, Sieber W, Sitter H, Skudlik C, Treudler R, Wedi B, Wöhrl S, Worm M, Jakob T (2023) Diagnosis and treatment of Hymenoptera venom allergy: S2k Guideline of the German Society of Allergology and Clinical Immunology (DGAKI) in collaboration with the Arbeitsgemeinschaft für Berufs- und Umweltdermatologie e.V. (ABD), the Medical Association of German Allergologists (AeDA), the German Society of Dermatology (DDG), the German Society of Oto-Rhino-Laryngology, Head and Neck Surgery (DGHNOKC), the German Society of Pediatrics and Adolescent Medicine (DGKJ), the Society for Pediatric Allergy and Environmental Medicine (GPA), German Respiratory Society (DGP), and the Austrian Society for Allergy and Immunology (ÖGAI). Allergol Select 7:154–190. https://doi.org/10.5414/ALX02430E

Schäfer T (2009) Epidemiologie der Insektengiftallergie. Allergo J 18:353–358

Schäfer T, Przybilla B (1996) IgE antibodies to Hymenoptera venoms in the serum are common in the general population and are related to indications of atopy. Allergy 51:372–377

Steiss JO, Hüls G, Gortner L, Lindemann H (2004) A modified ultra-rush-protocol of allergen immunotherapy in children and adolescents with insect venom allergy. Klin Padiatr 216:79–82

Sturm GJ, Varga EM, Roberts G, Mosbech H, Bilò MB, Akdis CA, Antolín-Amérigo D, Cichocka-Jarosz E, Gawlik R, Jakob T, Kosnik M, Lange J, Mingomataj E, Mitsias DI, Ollert M, Elberink OJNG, Pfaar O, Pitsios C, Pravettoni V, Ruëff F, Sin BA, Agache I, Angier E, Arasi S, Calderón MA, Fernandez-Rivas M, Halken S, Jutel M, Lau S, Pajno GB, van Ree R, Ryan D, Spranger O, van Wijk RG, Dhami S, Zaman H, Sheikh A, Muraro A (2018) EAACI guidelines on allergen immunotherapy: Hymenoptera venom allergy. Allergy 73(4):744–764. https://doi.org/10.1111/all.13262

Arzneimittelallergie/-intoleranz

Lars Lange

Inhaltsverzeichnis

8.1 Grundlagen – 60

8.2 Therapie – 61

Literatur – 63

Ergänzende Information Die elektronische Version dieses Kapitels enthält Zusatzmaterial, auf das über folgenden Link zugegriffen werden kann https://doi.org/10.1007/978-3-662-65542-9_8.

© Springer-Verlag GmbH Deutschland, ein Teil von Springer Nature 2024
B. Stiller et al. (Hrsg.), *Kardiologie – Pneumologie – Allergologie – HNO*, Therapie der Krankheiten im Kindes- und Jugendalter, https://doi.org/10.1007/978-3-662-65542-9_8

8.1 Grundlagen

Unverträglichkeitsreaktionen gegen Arzneimittel können eine Vielzahl an Ursachen haben. Zunächst muss man nach den Kriterien der WHO zwischen Typ-A- (vorhersehbare, toxische Reaktionen) und Typ-B-Reaktionen (nicht vorhersehbar, Überempfindlichkeit) unterscheiden. Bei den Typ-B-Reaktionen differenziert man zwischen den spezifischen Unverträglichkeitsreaktionen, die immunologisch bedingt sind und damit unter die Allergien fallen, und den unspezifischen Reaktionen wie der unspezifischen Mastzelldegeneration (z. B. durch Vancomycin) oder der Mediatordysbalance der Cysteinyl-Leukotriene durch Medikamenteneinwirkung bei der NSAR-Intoleranz (nichtsteroidale Antirheumatikaintoleranz). Diese Einordnung ist entscheidend, da sie die notwendigen diagnostischen Schritte bestimmt (Lange et al. 2017).

Bei den immunologisch vermittelten Reaktionen muss weiter nach allergischen Sofort-Typ-Reaktionen und Spät-Typ-Reaktionen unterschieden werden. Erstere sind IgE-vermittelt, die zweiten T-Zell-vermittelt. Gerade bei den Spät-Typ-Reaktionen gibt es viele verschiedene Formen, die zu unterschiedlichsten klinischen Bildern führen (▶ eTab. 8.1).

- Sofort-Typ-Reaktionen treten innerhalb von Minuten bis zu wenigen Stunden nach der ersten Applikation des Arzneimittels in einem Therapiezyklus auf. Lediglich bei der oralen Gabe von retardierten Präparaten kann die Latenz zwischen Verabreichung und Reaktion auch bis zu 6 h betragen.
- Spät-Typ-Reaktionen treten in der Regel erst deutlich verzögert auf (▶ eTab. 8.1). Für die häufigste Reaktionsart, das makulopapulöse Arzneimittelexanthem wird eine Latenz von meist 7–10 Tagen nach Beginn der Einnahme beobachtet. Lediglich wenn zuvor bereits eine allergische Reaktion auf das gleiche Arzneimittel bestanden hat, verkürzt sich diese Zeit auf 1–4 Tage, weil die Sensibilisierungsphase entfällt.

Diagnostik

Im Falle einer vermuteten **Sofortreaktion** sollten Sensibilisierungstests zur Analyse einer IgE-vermittelten Allergie durchgeführt werden. Da kommerziell nur spezifisches IgE gegen eine kleine Zahl von Arzneimittelallergenen (Penicillin, Amoxicillin, Cefaclor, Chlorhexidin, Suxamethonium, Insulin) bestimmt werden kann, erfolgt in der Regel ein Hauttest. Hierbei ist der Haut-Pricktest die erste Wahl. Nichtirritative Konzentrationen vieler Wirkstoffe wurden in frei zugänglichen Leitlinien (Brockow et al. 2015) publiziert. Sind der Haut-Pricktest und/oder das spezifische IgE positiv, gilt die Soforttyp-Allergie als bestätigt. Der nächste diagnostische Schritt wäre ein Intradermal-Test. Er hat im Vergleich zum Pricktest eine höhere Sensitivität, ist aber auch schmerzhafter und hat ein erhöhtes Potenzial für systemische Reaktionen. Ist auch dieser negativ, wird eine Allergie endgültig meist durch eine Provokationstestung ausgeschlossen oder bestätigt (▶ eAbb. 8.1).

Prinzipiell sind die diagnostischen Pfade bei der **Spät-Typ-Allergie** ähnlich. Weitere Untersuchungen erfolgen nur, wenn keine schwere Arzneimittelreaktion (▶ eTab. 8.1) vorgelegen hat. Bei schwerer Arzneimittelreaktion wird eine Meidung ohne weitere Testung empfohlen, um eine durch die Diagnostik erneut ausgelöste Erkrankung zu verhindern. Der erste Schritt in der Diagnostik bei T-Zell-vermittelten Spät-Reaktionen ist ein Epikutan-Test. Auch hier kann im Falle eines negativen Testergebnisses im Weiteren ein Intradermal-Test, mit Spätablesung nach 72 h, erfolgen. Sind diese Tests negativ, erfolgt eine meist ambulante Provokationstestung, die die endgültige Diagnose bestätigt oder ausschließt. Bestand die initiale Arzneimittelreaktion nur aus einem milden makulopapulösen Exanthem ohne systemische Symptome und wesentliche Einschränkung des Allgemeinzustandes des Patienten („benign rash"), kann nach Aufklärung der Eltern auch auf die Hauttestung verzichtet werden und direkt eine Provokation erfolgen. Hintergrund ist, dass mehrfach gezeigt werden konnte, dass die Reaktionen während der Provokation nicht an Stärke zunehmen und so die Diagnostik vereinfacht und verkürzt werden kann (▶ eAbb. 8.1).

Bei Reaktionen auf die Einnahme von NSAR handelt es sich nur in wenigen Einzelfällen um immunologisch vermittelte Reaktionen. Meist sind es Intoleranzreaktionen, die sich nicht nur auf den auslösenden Wirkstoff, sondern auf alle NSAR, die unselektive COX-1-Inhibitoren sind, beziehen. Lediglich Paracetamol wird in der Regel in mittleren Dosen vertragen. Da es auch Formen der NSAR-Unverträglichkeit gibt, die nur temporär bestehen (▶ eTab. 8.2), sollte hier ebenfalls eine gründliche Diagnostik erfolgen. Hauttests sind bei Verdacht auf NSAR-Intoleranz nicht sinnvoll.

Unabhängig davon, ob es sich um allergische oder Intoleranzreaktionen handelt, gehört zur Diagnostik der Arzneimittelallergie zwingend eine Aussage zu möglichen Therapiealternativen. Daher sollte deren Verträglichkeit, wenn sich anamnestisch keine sicheren Alternativen zeigen, ebenfalls in Provokationstestungen überprüft werden.

8.2 Therapie

- **Therapieziel**

Das vorderste Ziel bei der Betreuung von Patienten mit einer Arzneimittelallergie oder -intoleranz ist die klare Empfehlung, welche Arzneimittel strikt gemieden werden müssen und welche Alternativpräparate zur Verfügung stehen. Dies muss mit den Eltern und Patienten ausführlich und verständlich kommuniziert werden.

Patienten meiden nach einer negativen Allergiediagnostik oft trotzdem weiter das negativ getestete Arzneimittel, teilweise auch ganze Arzneimittelgruppen („Penicilline" oder „Schmerzmittel"). Dies äußert sich in einer schlechten Adhärenz zu verordneten Therapeutika, die schneller abgesetzt oder erst gar nicht eingenommen werden. Besonders problematisch ist es, wenn sich Patienten mit akuten Erkrankungen in Kliniken vorstellen und dort ungenaue Angaben zu vorhandenen Allergien machen. Dies gilt vor allem, wenn akute antibiotische Therapien notwendig sind. Die dann gewählten Alternativen führen zu längerer Hospitalisierung, zu vermehrtem Einsatz von Reserveantibiotika und einer höheren Rate an bakteriellen Resistenzen. Insgesamt erhöhen diese Folgen die Therapiekosten deutlich (Mattingly et al. 2018; Wurpts et al. 2019).

Nur in sehr seltenen Fällen ist eine Meidung und der Ersatz eines Wirkstoffs oder einer Wirkstoffgruppe nicht möglich. Dies kann der Fall sein, wenn Patienten mit multiresistenten Keimen antibiotisch behandelt werden müssen oder wenn antiphlogistische oder antikoagulatorische Therapien mit NSAR erforderlich sind. In diesem Fall gibt es die Möglichkeit, eine „Desensibilisierung" durchzuführen. Hierbei handelt es sich nicht um eine dauerhafte Toleranzinduktion, sondern um eine vorübergehende Reduktion der Reaktionsbereitschaft des Immunsystems damit das Arzneimittel ohne Auslösung einer Reaktion verabreicht werden kann.

Ziel der Desensibilisierung mit Betalactamen ist die Möglichkeit der Behandlung mit einem bestimmten Wirkstoff bei fehlender therapeutischer Alternative. Die Deaktivierung mit NSAR hingegen soll bei Patienten mit durch NSAR ausgelöster respiratorischer Erkrankung die Häufigkeit von Rezidiven der nasalen Polyposis und damit von operativen Eingriffen reduzieren und die Asthmakontrolle verbessern. Über die Wertigkeit bei Patienten, die aufgrund einer rheumatischen Erkrankung auf NSAR angewiesen sind, gibt es keine kontrollierten Studien.

- **Therapieprinzip**

Das grundlegende Therapieprinzip muss in unterschiedlichen Ausnahmefällen angepasst werden.

- - **Generell**

Durch klare Meidungsempfehlungen sollen weitere allergische Reaktionen vermieden werden. Mit der Testung und Dokumentation möglicher therapeutischer Alternativen sollen bei Bedarf Therapieentscheidungen auch für Nichtallergologen schnell möglich sein.

- - **Ausnahmefälle**

Bei der **Desensibilisierung** mit Betalactamantibiotika wird durch eine kleinschrittig steigernde Gabe eine temporäre Verträglichkeit des jeweiligen Wirkstoffs erreicht. Damit ist die Verträglichkeit der Therapie für einen Behandlungszyklus gegeben. Bei der nächsten Therapie muss die Behandlung wiederholt werden.

Die **Deaktivierung** mit NSAR führt durch eine dauerhafte, regelmäßige Gabe einer niedrigen bis mittleren Dosis von Acetysalicylsäure (ASS) zu einer Änderung der vorhandenen Dysbalance der Cysteinyl-Leukotriene mit einer geringeren Bildung der abhängigen proinflammatorischen Mediatoren.

- **Therapeutisches Vorgehen**

> Wichtig ist es für die Patienten und weiterbehandelnden Ärzte, ein klares Bild von der Diagnose und der Bedeutung der Ergebnisse der Diagnostik zu erhalten. Hierfür sollten entsprechende Dokumente ausgestellt werden, die im Falle einer notwendigen Behandlung dem betreuenden Arzt vorgelegt werden können.

Strikt zu vermeiden sind einfache Allergiepässe, in die lediglich Verdachtsdiagnosen eingetragen werden. Zum Beispiel sollte nach einem Exanthem, welches im zeitlichen Zusammenhang zu einer antibiotischen Therapie aufgetreten ist, auf keinen Fall ein Allergiepass, auch nicht ein vorläufiger, ausgestellt werden. Die Ausstellung sollte erst das Ergebnis einer gründlichen allergologischen Diagnostik inklusive der Testung von sicheren Alternativpräparaten sein. In dem dann ausgestellten Allergiepass sollten folgende Punkte explizit erwähnt werden, um therapeutische Entscheidungen schnell zu ermöglichen:
- Auslösender Wirkstoff inklusive Zeitpunkt und Charakter der aufgetretenen Reaktion,
- mögliche kreuzreaktive Wirkstoffe, die ebenfalls gemieden werden müssen sowie
- sichere Alternativpräparate, die als unbedenklich getestet wurden oder die aus anderer Erwägung als sichere Alternativen zur Verfügung stehen.

Ist eine **Desensibilisierung** mit einem spezifischen Betalactamantibiotikum erforderlich, gibt es sowohl intravenöse, orale, als auch gemischte teils orale, teils intravenöse Behandlungsschemata. Publiziert sind sie exemplarisch für Penicillin (Wurpts et al. 2019). Muss ein anderer Wirkstoff eingesetzt werden, müssen die Dosisschritte entsprechend angepasst werden. Die Therapie muss kontinuierlich und regelmäßig verabreicht werden bis zum Ende des Therapiezyklus. Bei einem nächsten Therapiezyklus oder bei einer Unterbrechung der Behandlung erfolgt die Desensibilisierung erneut von Beginn an.

Für die **Deaktivierung** mit ASS gibt es keine für das Kindesalter publizierten Schemata (Kidon et al. 2018). Ein wesentlicher Grund ist, dass das klassische Bild der NSAR-induzierten respiratorischen Beschwerden, v. a. mit dem Vollbild der Samter-Trias, bei Kindern und Jugendlichen eine Rarität ist. Für erwachsene Patienten stehen verschiedene orale Schemata zur Deaktivierung zur Verfügung (Stevens et al. 2021). Diese können auch bei älteren Jugendlichen, die die Indikation zur Therapie haben, angewendet werden. Gerade aber für das unkontrollierte Asthma bronchiale stehen auch verschiedene Biologika (v. a. Dupilumab, aber auch Mepolizumab und Omalizumab) zur Verfügung, die sich als zusätzlichen Nutzen auch zur Behandlung der Polyposis nasi eignen.

- **Monitoring und Verlauf**

Ist die Diagnose einer Arzneimittelallergie einmal zweifelsfrei gestellt und sind mögliche Alternativpräparate bekannt, sind zunächst keine weiteren Kontrollen notwendig.

Mit einigem Abstand kann durch eine erneute Diagnostik überprüft werden, ob eine Toleranz eingetreten ist.

- **Prognose**

Große Studien zur Prognose einer Medikamentenallergie fehlen. In kleineren Untersuchungen konnte gezeigt werden, dass die Titer der spezifischen IgE-Antikörper gegen Arzneimittel mit der Zeit fallen und damit eine Toleranzentwicklung denkbar ist, ohne dass dies schon konsequent nachuntersucht wurde. Auch Kinder mit einer nachgewiesenen allergischen Spät-Typ-Reaktion sind bereits nach einem Jahr zum Teil bei erneuten Provokationstestungen negativ. Daher ist eine wiederholte Testung im Verlauf gegebenenfalls sinnvoll.

Patienten mit einer unselektiven NSAR-Intoleranz mit respiratorischen Symptomen und ohne zugrunde liegende chronisch spontane Urtikaria oder Angioödeme sind lebenslang betroffen.

- **Prävention**

Zur Prävention einer Arzneimittelallergie gibt es wenige Daten. Es ist bekannt, dass es eine gewisse familiäre Häufung von Arzneimittelallergien oder -intoleranzen gibt. Auch gibt es genetische Prädispositionen, die mit einer Häufung von unerwünschten Ereignissen bei Therapien mit einzelnen Arzneimitteln verknüpft sind. So sind bestimmte HLA-Marker häufiger mit dem

Vorliegen seltener Arzneimittelreaktionen vergesellschaftet.

Generell ist die Häufigkeit von allergischen Reaktionen bei Kindern in stationärer Behandlung und bei chronisch kranken Kindern erhöht. Hierbei stellt die wiederholte Gabe einzelner Wirkstoffe und die Interaktion verschiedener Therapien ein Risiko dar. Die Indikationsstellung einer medikamentösen Therapie sollte jedoch bei Kindern in jedem Fall streng sein und die Prävention einer möglichen und seltenen allergischen Reaktion kein Hinderungsgrund, eine notwendige Behandlung zu initiieren.

- **Qualitätssicherung und Ausstattung**

Allergologisch tätige Ärzte sollten zur Diagnostik der Arzneimittelallergie entsprechende Testsubstanzen vorhalten. Sinnvoll ist die Bevorratung von zugelassenen Testlösungen zur Hauttestung mit Penicillin und Amoxicillin. Testsubstanzen mit den Allergendeterminanten des Penicillinrings sind zurzeit über die Firma Stallergenes (► www.stallergenesgreer.de) zu beziehen. Zusätzlich bewährt es sich, die häufigsten Betalactamantibiotika als Epikutantestsubstanzen vorzuhalten (Penicillin, Amoxicillin, Cefaclor, Cefuroxim, Cefotaxim jeweils 5 % in Petrolatum).

Zur Dokumentation müssen entsprechende Allergieausweise und Patienteninformationen (► www.gpau.de/eltern-kinderinfos/elternratgeber) verfügbar sein.

? Fragen zur Wiederholung
1. Welche Aussage ist **falsch**? Ein Allergiepass bei Arzneimittelallergie sollte enthalten:
    a. Auslösender Wirkstoff der Reaktion
    b. Mögliche kreuzreaktive Wirkstoffe
    c. Zusatzstoffe in den Arzneimitteln, auf die die Reaktion erfolgte
    d. Therapeutische Alternativen
    e. Zeitpunkt und Charakter der Reaktion
2. Welche Aussage zur Diagnostik bei Arzneimittelallergie trifft zu?
    a. Nach einer stattgehabten Anaphylaxie sollte ein Epikutantest durchgeführt werden
    b. Nach jeder Spättypreaktion sollte ein Epikutantest durchgeführt werden
    c. Nach einer AGEP sollte ein Intradermal-Test mit dem auslösenden Wirkstoff bestimmt werden
    d. Nach einer Reaktion auf Ibuprofen sollte eine Labordiagnostik erfolgen
    e. Bei einem milden makulopapulösem Exanthem kann direkt eine Provokation erfolgen

Interessenkonflikt Für den Autoren besteht kein Interessenkonflikt.

Literatur

Brockow K, Przybilla B, Aberer W, Bircher AJ, Brehler R, Dickel H, Fuchs T, Jakob T, Lange L, Pfützner W, Mockenhaupt M, Ott H, Pfaar O, Ring J, Sachs B, Trautmann A, Treudler R, Wedi B, Worm M, Wurpts G, Zuberbier T, Merk HF (2015) Leitlinie allergologische Diagnostik von Überempfindlichkeitsreaktionen auf Arzneimittel. Allergo J Int 24:94–105

Kidon M, Blanca-Lopez N, Gomez E, Tereehorst I, Tanno L, Ponvert C, Chin CW, Caubet JC, Soyer O, Mori F, Blanca M, Atanaskovic-Markovic MEAACI, Position Paper ENDA (2018) Diagnosis and management of hypersensitivity reactions to non-steroidal anti-inflammatory drugs (NSAIDs) in children and adolescents. Pediatr Allergy Immunol 29:469–480

Lange L, Gernert S, Rose-Diekmann C, Arens A, Ott H (2017) Arzneimittelüberempfindlichkeit im Kindes- und Jugendalter. Monatsschr Kinderheilk 165:131–138

Mattingly TJ II, Fulton A, Lumish RA, Williams AMC, Yoon S, Yuen M, Heil EL (2018) The cost of self reported penicillin allergy: a systematic review. J Allergy Clin Immunol Pract 6:1649–1654

Stevens WW, Jerschow E, Baptist AP, Borish L, Bosso JV, Buchheit KM, Cahill KN, Campo P, Cho SH, Keswani A, Levy JM, Nanda A, Laidlaw TM, White AA (2021) The role of aspirin desensitisation followed by oral aspirin therapy in managing patients with aspirin-exacerbated respiratory disease: A Work Group Report from the Rhinitis, Rhinosinusitis and Ocular Allery Commitee of the American Academy of Allergy Asthma & Immunology. J Allergy Clin Immunol 147:827–844

Wurpts G, Aberer W, Dickel H, Brehler R, Jakob T, Mahler V, Merk HF, Mülleneisen N, Ott H, Pfützner W, Röseler S, Rueff F, Sitter H, Sunderkötter C, Trautmann A, Treudler R, Wedi B, Worm M, Brockow K (2019) S2k-Leitlinie: Diagnostik bei Verdacht auf eine Betalactamantibiotika-Überempfindlichkeit. Allergo J Int 28:121–151

Hals-Nasen-Ohrenerkrankungen

Inhaltsverzeichnis

Kapitel 9 Erkrankungen der Nase und der Nasennebenhöhlen – 67
Friedrich Bootz

Kapitel 10 Erkrankungen von Mundhöhle und Rachen – 91
Jochen Windfuhr

Kapitel 11 Erkrankungen des Kehlkopfes und der Trachea – 105
Christian Sittel, Diana DiDio, Barbara Schneider und Assen Koitschev

Kapitel 12 Erkrankungen des Halses und Gesichtes – 125
Susanne Wiegand

Kapitel 13 Speicheldrüsenkrankheiten – 135
Claus Wittekindt

Kapitel 14 Erkrankungen des Ohrs – 145
Assen Koitschev und Christiane Koitschev

Erkrankungen der Nase und der Nasennebenhöhlen

Friedrich Bootz

Inhaltsverzeichnis

9.1 Fehlbildungen der Nase – 69
9.1.1 Spaltbildung – 69
9.1.2 Hämangiome – 69
9.1.3 Dermoide und Nasenfisteln – 70
9.1.4 Meningo-/-enzephalozele – 70
9.1.5 Choanalatresie – 71

9.2 Verletzung von Nase und Gesichtsschädel – 72
9.2.1 Verletzungen der Nase – 72
9.2.2 Verletzungen des Gesichtsschädels – 72

9.3 Epistaxis und Fremdkörper – 74
9.3.1 Epistaxis – 74
9.3.2 Nasenfremdkörper – 75

9.4 Formfehler und Erkrankungen der äußeren Nase – 75
9.4.1 Formfehler der Nase – 75
9.4.2 Erkrankungen der äußeren Nase – 76

9.5 Rhinitis und Rhinosinusitis – 77
9.5.1 Akute Rhinitis und Sinusitis – 77
9.5.2 Chronische Rhinitis und Sinusitis – 79

Ergänzende Information Die elektronische Version dieses Kapitels enthält Zusatzmaterial, auf das über folgenden Link zugegriffen werden kann https://doi.org/10.1007/978-3-662-65542-9_9.

© Springer-Verlag GmbH Deutschland, ein Teil von Springer Nature 2024
B. Stiller et al. (Hrsg.), *Kardiologie – Pneumologie – Allergologie – HNO*, Therapie der Krankheiten im Kindes- und Jugendalter, https://doi.org/10.1007/978-3-662-65542-9_9

9.5.3	Komplikationen der akuten und chronischen Rhinosinusitis – 80

9.6 Erkrankungen des Nasenseptums und der Nasenmuscheln – 83
9.6.1	Erkrankungen des Nasenseptums – 83
9.6.2	Erkrankungen der Nasenmuscheln – 84

9.7 Tumoren der Nase und der Nasennebenhöhlen – 85
9.7.1	Benigne Tumore der Nase und der Nasennebenhöhlen – 85
9.7.2	Maligne Tumore der Nase und der Nasennebenhöhlen – 87

Literatur – 88

9.1 Fehlbildungen der Nase

9.1.1 Spaltbildung

9.1.1.1 Grundlagen
Die isolierte Spaltbildung der Nase ist selten. Meist kommt sie zusammen mit Lippen-Kiefer-Gaumen-Spalten vor. Sie kann verschiedene Grade einnehmen, die von einer geringen Einkerbung an der Nasenspitze bis zur kompletten Spaltbildung in der Mittellinie der Nase reichen. Spaltbildungen können auch mit einer uni- oder bilateralen Stenose oder Atresie im Bereich der Apertura piriformis vergesellschaftet sein. Bei isolierten Spaltbildungen besteht häufig auch eine erhebliche Formveränderung des Nasenseptums mit deutlicher Einschränkung der Nasenatmung.

9.1.1.2 Therapie

- **Therapieziel**

Funktionelle und ästhetische Verbesserung.

- **Therapieprinzip**

Im Vordergrund steht die funktionelle Verbesserung, die auch schon im frühen Kindesalter operative Korrekturen notwendig machen, insbesondere wenn es sich um eine beidseitige Spaltbildung handelt (Chouairi et al. 2020). Eine enge Kooperation mit der Mund-, Kiefer- und Gesichtschirurgie ist notwendig.

- **Therapeutisches Vorgehen**

Neben der Versorgung der Spalten durch die MKG-Chirurgen steht die Korrektur der Nasenscheidewand zur Verbesserung der Nasenluftpassage im Vordergrund. Oft ist auch eine plastische Korrektur des stenosierten Naseneingangs notwendig.

- **Monitoring/Verlauf**

Regelmäßige Schluck- und kaufunktionelle Untersuchungen sind notwendig. Eine Überprüfung der Nasenluftpassage kann mittels Rhinomanometrie erfolgen. Nicht selten tritt nach Operationen an der Nasenscheidewand erneut eine Atmungsbehinderung auf, die in vielen Fällen eine Revisionsoperation zur Folge hat. Eine logopädische Behandlung ist über längere Zeit anzustreben.

- **Prognose**

Die Prognose bezüglich der Kau-, Schluck-, und Sprechfunktion ist als gut einzustufen, Rezidive nach Nasenseptumplastik können auftreten.

- **Prävention**

Keine.

- **Qualitätssicherung**

Logopädische Untersuchungen zur der Schluck- und Sprechfunktion.

9.1.2 Hämangiome

9.1.2.1 Grundlagen
Hämangiome der Nase sind selten, die Mehrzahl tritt in den ersten Lebenswochen auf. Meist sind sie auf die Weichteile der Nase beschränkt, können aber auch den Knochen im Bereich der Apertura piriformis betreffen. Ungefähr 50 % der infantilen Hämangiome zeigen eine vollständige Involution bis zum 5. Lebensjahr. 70 % werden im Alter von 7 Jahren und 95 % im Alter von 10–12 Jahren zurückgegangen sein.

9.1.2.2 Therapie

- **Therapieziel**

Zur Sicherung bzw. Verbesserung der Funktion primär Stabilisierung und Reduktion der Größe des Hämangioms.

- **Therapieprinzip**

Die Mehrzahl der infantilen Hämangiome erfordert keine Behandlung (Leung et al. 2020). Bei Größenzunahme und bei ästhetischen und funktionellen Beeinträchtigungen sollte jedoch eine Therapie erwogen werden. In den letzten Jahren hat sich die orale β-Blocker-Therapie mit Propranolol als sehr effektiv und der intraläsionalen Kortisontherapie als überlegen erwiesen (Wedgeworth et al. 2016; Keller et al. 2017). Nach erfolgloser medikamentöser Therapie kann eine operative Entfernung vorgenommen werden, wobei sich der gepulste Farbstofflaser hauptsächlich bei flachen, oberflächlichen Hämangiomen als sehr vorteilhaft erwiesen hat (Chinnadurai et al. 2016).

- **Therapeutisches Vorgehen**

Ist eine medikamentöse Behandlung nicht erfolgreich sollten bei großen Hämangiomen unter ästhetischen Aspekten Resektionen, ggf. mit Laseranwendung vorgenommen werden, die in manchen Fällen rekonstruktive Verfahren erfordern.

- **Monitoring/Verlauf**

Regelmäßige Nachuntersuchungen sind erforderlich, um bei beginnenden Rezidiven eine zeitnahe erneute Therapie in die Wege leiten zu können.

- **Prognose**

Die Prognose ist abhängig von der Größe des Hämangioms. Sie ist jedoch insbesondere unter Berücksichtigung der spontanen Rückbildung als gut einzustufen.

- **Prävention**

Keine.

- **Qualitätssicherung**

Klinische Verlaufskontrollen.

9.1.3 Dermoide und Nasenfisteln

9.1.3.1 Grundlagen

Dermoide manifestieren sich als glatte Vorwölbungen unter intakter Haut und Nasenfisteln als kleine Fistelöffnung im Bereich der Glabella oder des Nasenrückens. Dermoide sind Keimzelltumore und können Gewebe aus den verschiedenen Keimblättern beinhalten und sind mit Talg gefüllt. Dermoide und Nasenfisteln können extrakraniell, aber auch intrakraniell, extra- oder intradural verlaufen. Die genaue Ausdehnung kann nur mit Hilfe der MRT oder CT festgestellt werden.

9.1.3.2 Therapie

- **Therapieziel**

Vollständige Entfernung.

- **Therapieprinzip**

Frühzeitige und vollständige Exstirpation unter Berücksichtigung der zuvor durch die Bildgebung festgestellten Ausdehnung. Bei intrakranieller Ausdehnung in Kooperation mit Neurochirurgen, wobei eine Kraniotomie selten notwendig ist (El-Fattah et al. 2016). Eine Rekonstruktion der Schädelbasis muss ggf., vorzugsweise von endonasal, erfolgen.

- **Therapeutisches Vorgehen**

Die Resektion erfolgt endonasal unter endoskopischer Kontrolle. Auch eine Tumormanifestation ins Endokranium kann in den meisten Fällen transnasal operativ entfernt werden.

- **Monitoring/Verlauf**

Regelmäßige transnasale endoskopische Untersuchungen und ggf. eine MRT sollten zum Ausschluss eines Rezidivs durchgeführt werden.

- **Prognose**

Bei kompletter Resektion ist die Wahrscheinlichkeit eines Rezidivs als sehr gering zu bezeichnen.

- **Prävention**

Keine.

- **Qualitätssicherung**

Klinische Verlaufskontrollen.

9.1.4 Meningo-/-enzephalozele

9.1.4.1 Grundlagen

Bei Meningozelen kommt es zur Herniation der Meningen, bei Meningoenzephalozelen zur Herniation von Gliagewebe und umgebenden Meningen durch die vordere Schädelbasis. Eine Differenzierung kann lediglich durch die MRT erfolgen. Die Meningoenzephalozelen zeichnen sich durch eine weiche, zystische Schwellung im Bereich der Nasenwurzel aus oder zeigen sich als gestielte intranasale Schwellung. Sie führen meist zu einer nasalen Obstruktion. Die Diagnose wird kernspintomografisch gesichert.

> Bei allen intranasalen Raumforderungen sollte an eine Meningoenzephalozele gedacht und vor ihrem Ausschluss eine Probeexzision vermieden werden!

9.1.4.2 Therapie

- **Therapieziel**

Vollständige Entfernung.

- **Therapieprinzip**

Die Therapie erfolgt in Kooperation mit dem Neurochirurgen, wobei neben der Entfernung der gesamten Hernie ggf. auch entsprechendes Hirngewebe reseziert werden muss.

- **Therapeutisches Vorgehen**

Der Eingriff kann meist transnasal endoskopisch durchgeführt werden (Abdel-Aziz et al. 2010). Abschließend muss der Defekt in der Schädelbasis verschlossen werden.

- **Monitoring/Verlauf**

Regelmäßige transnasale endoskopische Untersuchungen und ggf. eine MRT sollten zum Ausschluss eines Rezidivs durchgeführt werden.

- **Prognose**

Bei einem sicheren Verschluss der Schädelbasis ist die Wahrscheinlichkeit eines Rezidivs sehr gering.

- **Prävention**

Keine.

- **Qualitätssicherung**

Klinische Verlaufskontrolle.

9.1.5 Choanalatresie

9.1.5.1 Grundlagen

Die einseitige Choanalatresie ist etwa 5-mal häufiger als die beidseitige. Die Fehlbildung überwiegt beim weiblichen Geschlecht im Verhältnis 5:1. Beim CHARGE-Syndrom liegt häufig eine ein- oder beidseitige Choanalatresie vor. Während eine einseitige Atresie relativ harmlos mit dem Bild einer einseitigen „chronischen" Rhinitis oder Sinusitis verlaufen kann, ist das klinische Bild einer beidseitigen Atresie post partum unvergleichbar dramatischer. Das Leben des Neugeborenen ist bei einer beidseitigen Choanalatresie hochgradig gefährdet, da eine Mundatmung in den ersten Lebenswochen nur erschwert möglich ist. Eine beidseitige inkomplette Atresie kennzeichnen Zyanose sowie stridoröse, unregelmäßige Inspirationsversuche bei fehlendem Nasenflügelatmen. Der Nachweis der Atresie lässt sich mit dem Versuch der Sondierung und Endoskopie des Nasenlumens und des Nasenrachens relativ einfach führen (Moreddu et al. 2019).

9.1.5.2 Therapie

- **Therapieziel**

Operative Eröffnung der Choane.

- **Therapieprinzip**

Die ersten Sofortmaßnahmen bei der beidseitigen Atresie bestehen im Einlegen eines Guedel-Tubus und in den meisten Fällen der nachfolgenden Intubation.

In der Regel muss die Atresie schon bald nach der Geburt perforiert werden, was vorzugsweise durch einen transnasalen Zugang mit einem feinen Diamantbohrer unter endoskopischer Sicht vorgenommen wird. Zusätzlich kann die Septumhinterkante gekürzt werden. Der transpalatinale Zugang hat lediglich eine Indikation bei kraniofazialen Fehlbildungen. Einige Studien haben gezeigt, dass das operative Ergebnis unabhängig vom Einsatz von Stents ist (Attya et al. 2021). Eine begleitende lokale Behandlung mit Mitomycin C hat nach neueren Studien keinen Vorteil (Attya et al. 2021).

- **Therapeutisches Vorgehen**

Es stehen verschiedene Verfahren zur Verfügung. Die transnasale, endoskopische Eröffnung der Atriesieplatte (knöchern/bindegewebig) hat sich als Standardverfahren etabliert. Hierbei wird mit einem Diamantbohrer durch den unteren Nasengang die Atresieplatte aufgefräst. In vielen Fällen ist eine Resektion der Hinterkante des knöchernen Nasenseptums zusätzlich notwendig.

- **Monitoring/Verlauf**

Eine regelmäßige Nachsorge ist notwendig – evtl. begleitet von Bougierungen –, um einem erneuten Verschluss vorzubeugen.

- **Prognose**

Rezidive treten in über 10 % der Fälle auf.

- **Prävention**

Keine.

- **Qualitätssicherung**

Klinische Verlaufskontrolle.

9.2 Verletzung von Nase und Gesichtsschädel

9.2.1 Verletzungen der Nase

9.2.1.1 Grundlagen

Beim Durchtreten durch den Geburtskanal kann der vordere Anteil der knorpeligen Nasenscheidewand aus der Maxillo-Vomer-Leiste gesprengt werden und zu einer Deviation des Nasenseptums führen. Das Nasentrauma ist im Kindesalter häufig, meist handelt es sich um Weichteilverletzungen oder seltener Teilamputationen der äußeren Nase. Bei Kleinkindern sind Frakturen des Nasenbeins sehr selten im Gegensatz zu den Über-6-Jährigen. Es kann sich zusätzlich ein Septumhämatom ausbilden, in dessen Folge sich eine Knorpelnekrose und ein Septumabszess bilden kann mit später sich daraus entwickelnder Sattelnase.

9.2.1.2 Therapie

- **Therapieziel**

Wiederherstellung von Form und Funktion der Nase.

- **Therapieprinzip**

Das Prinzip variiert je nach Verletzungsart.

- **Therapeutisches Vorgehen**

Ein durch den Geburtsvorgang **subluxiertes Septum** muss umgehend mit Fingerdruck oder einer stumpfen Pinzette reponiert werden.

Weichteilverletzungen werden nach entsprechender Wundhygiene durch Nähte adaptiert. Selbst wenn Teile der Nase nur an einer schmalen Gewebsbrücke verblieben sind, können sie mit guten Erfolgsaussichten wieder angenäht werden.

Liegt eine **Nasenbeinfraktur** vor, genügt meist eine einfache Manipulation, um sie zu reponieren. Dislozierte Fragmente der knöchernen Nasenpyramide und des Nasenseptums müssen operativ reponiert werden, um eine durch Fehlwachstum bedingte Deformierung der Nase zu verhindern.

Beim Septumhämatom wird ein Schnitt am Naseneingang, vor dem knorpeligen Septum angelegt und die Schleimhaut vom Septum angehoben, bis das Hämatom erreicht wird. Dort ist es bereits zu einem spontanen Lösen der Schleimhaut vom Septum gekommen. Das Hämatom wird abgesaugt und zur weiteren Drainage eine Lasche eingelegt.

> Ein Septumhämatom oder ein Septumabszess müssen sofort (Eilfall) entlastet werden.

- **Monitoring/Verlauf**

Nach Abschwellen der Weichteile, ca. 1 Woche nach dem Trauma, ist eine endgültige Beurteilung der Form möglich. Durch die anteriore Rhinoskopie muss beurteilt werden, ob die Schleimhaut dem Knorpel anliegt und sich kein weiteres Hämatom gebildet hat.

- **Prognose**

Bei rechtzeitiger Intervention (Reposition, Entlastung des Septumhämatoms) sind keine bleibenden Form- und/oder Funktionsstörungen zu erwarten.

- **Prävention**

Keine.

- **Qualitätssicherung**

Klinische Verlaufskontrolle, Nasenendoskopie.

9.2.2 Verletzungen des Gesichtsschädels

9.2.2.1 Mittelgesichtstraumen

9.2.2.1.1 Grundlagen

Wegen der exponierten Lage des Jochbeinkörpers ist dieser bei Mittelgesichtstraumata häufig mitbetroffen. Bei der **nichtdislozierten Fraktur** kommt es weder zu funktionellen noch zu ästhetischen Störungen. Bei der **dislozierten**

Jochbeinfraktur kann es neben einer sichtbaren Dislokation des Jochbeins mit Hämatom zu einer Okklusionsstörung bis zur Kieferklemme und Parästhesien der Wange durch Einklemmung des 2. Trigeminusasts in den Frakturspalt kommen. Zusätzlich kann eine **Orbitabodenfraktur** mit Herniation von Orbitagewebe in den Sinus maxillaris und dadurch bedingten Doppelbildern beim Blick nach oben und ein Enophthalmus auftreten. Zur Diagnosesicherung ist in den meisten Fällen eine Bildgebung, vorzugsweise CT notwendig.

9.2.2.1.2 Therapie

- **Therapieziel**

Reposition und Stabilisierung der Knochenfragmente. Wiederherstellung einer normalen Okklusion, Beseitigung von Sensibilitätsstörungen, Wiederherstellen der Beweglichkeit und Lage des Bulbus.

- **Therapieprinzip**

Bei der **nichtdislozierten Fraktur** ist eine Behandlung nicht notwendig.

Bei der **dislozierten Fraktur** erfolgt die Behandlung durch Reposition, wobei eine Osteosynthese nur selten notwendig ist.

Bei funktionell relevanten **Orbitabodenfrakturen** ist eine operative Intervention mit Reposition des prolabierten Gewebes notwendig, insbesondere des M. rectus inferior. Zudem erfolgt eine Stützung des Orbitabodens und Stabilisierung der Bruchfragmente.

LeFort-Frakturen werden von Mund-Kiefer-Gesichtschirurgen behandelt.

- **Therapeutisches Vorgehen**

Abhängig von der Art der Fraktur. Bei Orbitabodenfrakturen wird vorzugsweise ein transkonjunktivaler Zugang gewählt. Gegebenenfalls muss der Orbitaboden mit einer Folie aus resorbierbarem Polydioxanon gestützt werden.

- **Monitoring/Verlauf**

Prüfung der Okklusion und der Bulbusmotilität.

- **Prognose**

Ist abhängig vom Ausmaß der Fraktur.

- **Prävention**

Keine.

- **Qualitätssicherung**

Klinische Verlaufskontrolle.

9.2.2.2 Frontobasale Frakturen

9.2.2.2.1 Grundlagen

Etwa 20 % der frontobasalen Frakturen verlaufen ohne Verletzung des Weichteilmantels des Gesichts. Die meisten Frontobasisbrüche sind Brüche der an die Basis angrenzenden Nasennebenhöhlen. Es kann zu Zerreißungen der Dura, insbesondere im Bereich der Lamina cribrosa mit Liquorrhö kommen. Ein spontanes Sistieren kann z. B. durch Hirngewebe bedingt sein, das sich in den Bruchspalt hingeschoben hat und dadurch die Duraläsion abdichtet. Durch die Kommunikation des intraduralen Raums mit den Nasenwegen kann es auch noch nach mehreren Jahren zu einer Meningitis oder zu einem Hirnabszess kommen.

9.2.2.2.2 Therapie

- **Therapieziel**

Abdichten der Dura der Schädelbasis.

- **Therapieprinzip**

Bei, durch β_2-Transferrin nachgewiesener, Liquorrhö muss eine Duraplastik im Bereich der vorderen Schädelbasis und eine operative Sanierung des betroffenen Nasennebenhöhlensystems vorgenommen werden.

> Auch wenn die Liquorrhö spontan sistiert, ist der Eingriff indiziert.

- **Therapeutisches Vorgehen**

Durch die verbesserten transnasalen endoskopischen Operationstechniken sind die Schädelbasiseingriffe (zu 70 % im Siebbeindachbereich) mit einer geringeren Traumatisierung verbunden und einem transfrontalen Zugang vorzuziehen (Emanuelli et al. 2014).

- **Monitoring/Verlauf**

Im weiteren Verlauf kann Nasensekret aufgefangen und auf β_2-Transferrin untersucht werden, um eine erneute Liquorrhö auszuschließen. Bei, nach dem Eingriff persistierender, Liquorrhö kann eine temporäre Lumbaldrainage angezeigt sein.

- **Prognose**

Bei komplettem Verschluss des Defekts an der Schädelbasis ist die Prognose gut.

- **Prävention**

Keine.

- **Qualitätssicherung**

Klinische Verlaufskontrolle, Nasenendoskopie.

9.3 Epistaxis und Fremdkörper

9.3.1 Epistaxis

9.3.1.1 Grundlagen

Die Schleimhaut der Nasenhaupthöhle hat eine reiche Blutgefäßversorgung, sowohl aus der A. carotis externa als auch aus der A. carotis interna. Epistaxis tritt im Kindesalter häufig auf. In den meisten Fällen sind die Verläufe mild, in seltenen Fällen jedoch lebensbedrohlich Es gibt zahlreichen Ursachen des symptomatischen Nasenblutens, bei akuter Rhinitis, bei Gerinnungsstörungen bei Thrombopathien und Faktormangel ebenso wie bei Vasopathien und akuten Leukosen. Die häufigste Blutungsquelle sitzt im vermehrt vaskularisierten vorderen Septumanteil, dem Locus Kiesselbachi. In seltenen Fällen kann es zu einer posterioren, meist heftigeren Blutung aus dem Versorgungsgebiet der A. sphenopalatina kommen. Nasenbluten ist bei Kindern oft durch Manipulation verursacht. Bei jeder Epistaxis muss ein Tumor, z. B. ein Hämangiom, ein juveniles Nasenrachenfibrom und seltener maligne Tumoren, ausgeschlossen werden.

9.3.1.2 Therapie

- **Therapieziel**

Sistieren der Epistaxis.

- **Therapieprinzip**

Häufig sistiert das Nasenbluten beim Kind bereits nach kurzer Zeit von selbst. Als erste Maßnahme kann eine Tamponade mit Watte unter Zusatz von abschwellenden Nasentropfen eingelegt und die Nasenflügel etwa 5 min gegen die Nasenscheidewand gedrückt werden, wodurch etwa 90 % der Blutungen zum Stehen gebracht werden können. Erst bei weiter persistierender Blutung sollte eine Nasentamponade durch den Hals-Nasen-Ohrenarzt eingelegt werden.

- **Therapeutisches Vorgehen**

Sofern diese Maßnahmen keinen Erfolg bringen, kann als weitere Maßnahme eine gezielte Koagulation von Gefäßen v. a. im vorderen Septumbereich oder im Bereich der A. sphenopalatina vorgenommen werden. Bei nicht stillbarem Nasenbluten, ist als Ultima ratio eine angiografische Darstellung mit Embolisation (außer bei der A. ethmoidalis) angezeigt. Die entsprechenden Gefäße können auch operativ unterbunden werden.

Bei hämorrhagischer Diathese sind Substitutionsmaßnahmen angezeigt.

Beim Morbus Rendu-Osler kann nach Ausschöpfen lokaler Maßnahmen als Ultima ratio der Ersatz der pathologisch veränderten Schleimhaut der Nasenscheidewand bei größeren Kindern durch ein haarloses Hauttransplantat (Dermoplastik) angezeigt sein. Des Weiteren kann versucht werden submukös Ethoxysklerol zu injizieren (Morais et al. 2012).

- **Monitoring/Verlauf**

Im Verlauf größerer Blutungen ist eine Hb-Kontrolle notwendig.

- **Prognose**

Bei spontanem Nasenbluten ist die Prognose gut. Bei systemischer Epistaxis ist die Rezidivgefahr groß, insbesondere beim M. Osler ist die Prognose als ungünstig einzustufen. Eine entsprechende Aufklärung der Eltern ist erforderlich.

- **Prävention**

Manipulationen in der Nase verhindern.

- **Qualitätssicherung**

Klinische Verlaufskontrolle, Nasenendoskopie.

9.3.2 Nasenfremdkörper

9.3.2.1 Grundlagen
Als Ursache einer einseitig behinderten Nasenatmung und einer chronischen Rhinitis mit anteriorer Rhinorrhö kommen bei Kindern stets auch Fremdkörper in Betracht. Bleiben Fremdkörper für längere Zeit unerkannt liegen, bildet sich ein Rhinolith (▶ eAbb. 9.1).

9.3.2.2 Therapie

- **Therapieziel**

Fremdkörperentfernung.

- **Therapieprinzip**

Die Entfernung eines Nasenfremdkörpers mit einem Häkchen, evtl. in Kurznarkose.

Rhinolithen sollten bei Kindern immer in Narkose entfernt werden, da sie ins Gewebe eingewachsen sind, aus dem sie operativ entfernt werden müssen.

> Die Entfernung sollte nicht mit der Pinzette erfolgen, um ein Verschieben in tiefere Nasenabschnitte zu verhindern, was beim wachen Patienten zur Aspiration führen kann.

- **Therapeutisches Vorgehen**

Erfolgt der Eingriff in Narkose, kann er endoskopisch kontrolliert vorgenommen werden.

- **Monitoring/Verlauf**

Nach Entfernen des Fremdkörpers ist eine nochmalige Endoskopie der Nase erforderlich, um evtl. vorhandene weitere Fremdkörper erkennen zu können.

- **Prognose**

Bei vollständiger Entfernung freiliegender Fremdkörper ist mit keinen weiteren Problemen zu rechnen. Nach Entfernen von Rhinolithen kann es in seltenen Fällen zu narbigen Stenosen im Nasengang kommen, die eine Revisionsoperation erfordern.

- **Prävention**

Kleine Spielzeugteile von Kleinkindern fernhalten.

- **Qualitätssicherung**

Klinische Verlaufskontrolle, Nasenendoskopie.

9.4 Formfehler und Erkrankungen der äußeren Nase

9.4.1 Formfehler der Nase

9.4.1.1 Grundlagen
Gewachsene Formfehler der knöchernen Nase wie Höckerbildung, Schiefnase und Sattelbreitnase treten erst in späteren Lebensjahren in Erscheinung. Formfehler der Nasenspitze sind durch eine Fehlbildung des knorpeligen Nasengerüsts bedingt. Formfehler der äußeren Nase treten oft in Verbindung mit Formfehlern der Nasenscheidewand auf.

9.4.1.2 Therapie

- **Therapieziel**

Beheben des Formfehlers.

- **Therapieprinzip**

Formfehler der knöchernen und knorpeligen Nase sollten erst nach der Pubertät und nach abgeschlossenem Schädelwachstum (Justicz und Choi 2019) vorgenommen werden, außer es handelt sich um eine massive Funktionsbeeinträchtigung. In solchen Fällen kann bei Kindern ab dem 6. Lebensjahr (Justicz und Choi 2019) eine Septumplastik mit Erhalt großer Anteile des Knorpels indiziert sein.

- **Therapeutisches Vorgehen**

Das therapeutische Vorgehen ist abhängig von der Art des Formfehlers (Höcker-, Schief-, Breitnase). In den meisten Fällen ist eine Osteotomie, verbunden mit Eingriffen im Bereich des knorpeligen Nasengerüsts notwendig.

- **Monitoring/Verlauf**

Klinische Verlaufskontrollen, Nasenendoskopie.

- **Prognose**

Abhängig von der Art des Formfehlers.

- **Prävention**

Keine.

- Qualitätssicherung

Klinische Verlaufskontrolle, Nasenendoskopie.

9.4.2 Erkrankungen der äußeren Nase

9.4.2.1 Hämangiome

9.4.2.1.1 Grundlagen
Im Bereich der äußeren Nase können Hämangiome bereits im frühen Säuglingsalter auftreten. Sie können zu einer erheblichen ästhetischen und funktionellen Beeinträchtigung führen (▶ Abschn. 9.1.2).

9.4.2.1.2 Therapie

- Therapieziel

Stabilisierung des Befunds.

- Therapieprinzipien

Eine operative Behandlung sollte zurückhaltend indiziert und nur bei deutlichen funktionellen Einschränkungen vorgenommen werden (Lerat et al. 2016).

9.4.2.2 Furunkel (Folliculitis profunda)

9.4.2.2.1 Grundlage
Furunkel treten hauptsächlich präpubertär auf, meist durch Staphylokokkus-aureus-Stämme verursacht. Isoliert erythematöse Papeln entwickeln sich schnell zu schmerzhaften Knoten mit Einschmelzung und nachfolgender spontaner Ruptur. Es besteht die Gefahr, insbesondere bei Manipulationen, dass sich eine Thrombophlebitis der V. angularis mit Fortleitung in die V. ophthalmica und zum Sinus cavernosus ausbildet mit der Folge einer Meningitis.

9.4.2.2.2 Therapie

- Therapieziel

Komplikationslose Ausheilung.

- Therapieprinzip

Die Therapie besteht in der Antibiose mit Flucloxacillin oder Cefuroxim. Lokal kann mit feuchten Umschlägen behandelt werden. Durch eine Stichinzision kann die vorzeitige Pusentleerung herbeigerufen werden.

- Monitoring/Verlauf

Bei Nichtansprechen auf die antibiotische Therapie sollte nach Abstrich und Antibiogramm das Antibiotikum umgestellt werden.

- Prognose

In der Regel heilt ein Furunkel folgenlos aus, in seltenen Fällen können Narben zurückbleiben.

9.4.2.3 Erysipel

9.4.2.3.1 Grundlagen
Das Erysipel wird über eine kleine Hautverletzung durch das Eindringen von β-hämolysierenden Streptokokken verursacht. Die Entzündung ist häufig von einer Ödembildung begleitet und zeichnet sich durch eine ausgeprägte Demarkierung zur umgebenden Haut aus.

9.4.2.3.2 Therapie

- Therapieziel

Vollständige Ausheilung.

- Therapieprinzip

Die Behandlung wird systemisch mit Penicillin V vorgenommen. Zusätzlich können lokale Maßnahmen z. B. feuchte Umschläge hilfreich sein.

- Monitoring/Verlauf

Nach abgeschlossener Therapie können Rezidive auftreten, die eine erneute systemische Antibiotikabehandlung erfordern.

- Prognose

Unter systemischer antibiotischer Behandlung heilt das Erysipel in der Regel folgenlos aus, wobei Rezidive nicht ausgeschlossen sind.

9.4.2.4 Ekzem

9.4.2.4.1 Grundlagen
Auch ekzematöse Dermatosen können die Nase betreffen.

9.4.2.4.2 Therapie

■ **Therapieziel**
Befundbesserung.

■ **Therapieprinzip**
Bei der Behandlung sollte eine sekundäre Prävention, eine konsequente Pflege der Haut und ggf. eine topische Behandlung mit kortisonhaltigen Präparaten erfolgen.

■ **Monitoring/Verlauf**
Eine vollständige Ausheilung ist oft zeitaufwendig.

■ **Prognose**
Eine vollständige Ausheilung ist nicht immer zu erreichen.

■ **Prävention**
Vermeidungsstrategien gegenüber den Auslösern.

9.5 Rhinitis und Rhinosinusitis

Die Schleimhaut der Nase geht unmittelbar in den Bereich der Nasennebenhöhlen über, weshalb sich Infekte, die primär die Nase betreffen sehr schnell auf die Nasennebenhöhlen ausbreiten können. Eine Rhinitis besteht meist zusammen mit einer Sinusitis, weswegen man heute nur noch von Rhinosinusitis spricht. Bei Kindern sind Virusinfekte der oberen Luftwege häufig und dann meist auch assoziiert mit einer Rhinosinusitis. Eine bakterielle Rhinosinusitis entwickelt sich in der Regel auf dem Boden einer zuvor entstandenen viralen Rhinosinusitis.

In den Leitlinien der EPOS (European Position Paper on Rhinosinusitis and Nasal Polyps; Fokkens et al. 2020) 2020 wird die kindliche Rhinosinusitis folgendermaßen definiert: Entzündung der Nase und der Nasennebenhöhlen charakterisiert durch ≥ 2 Symptome, von denen eines entweder nasale Obstruktion oder Rhinorrhö (anterior oder posterior) ist.

— **Symptome**:
  – Fieber,
  – Gesichtsschmerz,
  – Husten.

— **Endoskopische Befunde**:
  – Nasenpolypen und/oder
  – mukopurulente Sekretion aus dem mittleren Nasengang und/oder
  – Ödem bzw. Obstruktion des mittleren Nasengangs durch Schleimhautschwellung.
— **CT-/MRT-Befund**:
  – Schleimhautveränderungen im Bereich des ostiomeatalen Komplexes und/oder der Nebenhöhlen.

Die Rhinosinusitis wird unterteilt in eine
— akute Rhinosinusitis, die weniger als 12 Wochen anhält und zu einer völligen Restitution führt und einer
— chronischen Rhinosinusitis, deren Symptome länger als 12 Wochen anhalten. Bei der chronischen Rhinosinusitis wird unterschieden zwischen einer Entzündung mit und einer ohne Polypen.
— Die rezidivierende akute Rhinosinusitis ist definiert als Erkrankung, die mindestens 4 Episoden im Jahr aufweist, mit symptomfreien Intervallen.

Die **allergische Rhinitis** ist eine häufige Erkrankung im Kindesalter und wird in ▶ Kap. 5 erörtert.

9.5.1 Akute Rhinitis und Sinusitis

9.5.1.1 Grundlagen

Die Inzidenz der **akuten Rhinosinusitis** bei Kindern ist hoch. Es wird angenommen, dass Kinder 7- bis 10-mal pro Jahr an einer Erkältungskrankheit leiden, wobei es in 0,5–2 % der Fälle zu einer bakteriellen Superinfektion kommt. Erreger des Schnupfens sind die verschiedenen Rhino- und Adenoviren. Die Virusinfektion, die durch ihre schleimhautschädigende Wirkung einer bakteriellen Superinfektion (Haemophilus influenzae und Pneumokokken) den Weg bereitet, sollte nach spätestens 8–10 Tagen abgeklungen sein.

Eine **akute Sinusitis** als eigenständiges Krankheitsbild ist bei Kindern selten. Zwar erkranken die Nasennebenhöhlen bei einer Rhinitis gewöhnlich mit, doch stehen sie meist nicht im Vordergrund der Symptomatik. Neben akuten Virusinfektionen spielt bei Klein-

und Schulkindern die allergische Rhinosinusitis eine bedeutende Rolle; ihre Häufigkeit wird auf 25–30 % geschätzt. Schon beim Kleinkind erkrankt der Sinus maxillaris wegen seiner ungünstigen Abflussbedingungen recht häufig; der Krankheitsverlauf ist jedoch in der Regel komplikationslos. Mit fortschreitendem Lebensalter und zunehmender Pneumatisation des Gesichtsschädels gewinnen isolierte Krankheiten einzelner Nasennebenhöhlen an Bedeutung; die Kieferhöhlen und das Siebbeinzellsystem ab dem 4. Lebensjahr, die Stirnhöhle ab dem 8.–10. Lebensjahr, die Keilbeinhöhle ab dem 10. Lebensjahr. Die Symptomatik besteht in Schmerz- und Spannungsgefühl über dem betroffenen Sinus, Kopfschmerzen und Fieber sowie einer Rhinitis, deren Fehlen aber eine Sinusitis nicht ausschließt.

9.5.1.2 Therapie

- **Therapieziel**

Ausheilen der Rhinosinusitis durch Schaffen regelrechter Belüftungswege.

- **Therapieprinzip**

Die unkomplizierte Sinusitis maxillaris, ethmoidalis und frontalis wird mit abschwellenden Nasentropfen oder -sprays, Nasenspülung mit Kochsalzlösung und nur in Einzelfällen wegen der Gefahr einer Superinfektion evtl. antibiotisch behandelt (Abb. 9.1).

Bei rezidivierender Rhinitis ist die Adenotomie zu empfehlen.

- **Therapeutisches Vorgehen**

Die Konzentration der Nasentropfen beträgt z. B. bei Xylometazolin für Schulkinder 0,1 % und für Kleinkinder 0,05 % und bei Oxymetazolin für Schulkinder 0,05 % und für Kleinkinder 0,025 %.

Da die häufigsten Erreger der akuten Rhinosinusitis Pneumokokken und Haemophilus influenzae sind, empfiehlt sich die Gabe von Phenoxypenicillin, Ampicillin, Amoxicillin, Cephalosporin oder Erythromycin.

- **Monitoring/Verlauf**

Klinische Untersuchungen, Nasenendoskopie.

- **Prognose**

Rezidive sind häufig.

- **Prävention**

Vermeidung von auslösenden Faktoren, insbesondere bei der allergischen Rhinosinusitis.

- **Qualitätssicherung**

Klinische Verlaufskontrolle.

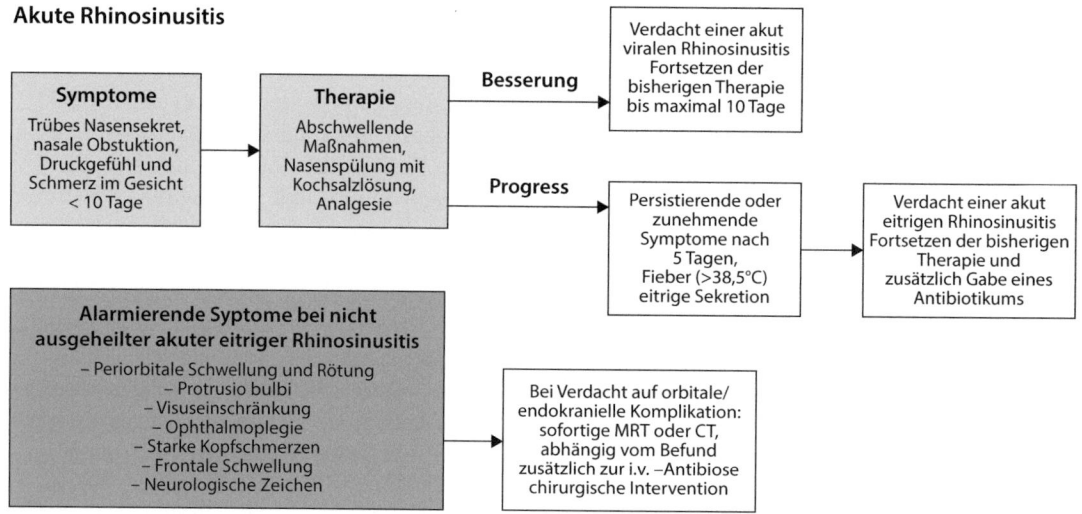

Abb. 9.1 Vorgehen bei akuter Rhinosinusitis

9.5.2 Chronische Rhinitis und Sinusitis

9.5.2.1 Grundlagen

Eine chronische Entzündung der Nasenschleimhäute kann bei Kindern in erster Linie durch große adenoide Vegetationen, durch Nasennebenhöhleninfektionen sowie durch allergene Substanzen unterhalten werden. Diagnose und Therapie sind ähnlich wie bei der akuten Rhinitis, bedürfen jedoch der fachärztlichen Kontrolle mittels Endoskopie der Nase (Ausschluss einer Polyposis, einer Allergie und großer Adenoide).

Die Begriffe sinubronchiales Syndrom oder Sinubronchitis erklären die engen anatomischen und funktionellen Zusammenhänge des oberen und unteren Respirationstrakts (ein Weg, eine Infektion). Der Zusammenhang einer chronisch-rezidivierenden Sinusitis mit dem Asthma ist klinisch eindeutig belegt. So kann nach einer medikamentösen oder operativen Sanierung der Nasennebenhöhlen klinisch häufig eine eindeutige Besserung der Lungensymptomatik registriert werden. Als seltene angeborene Anomalien mit Sinusaffektionen und Bronchiektasen sind das Kartagener-Syndrom, die zystische Fibrose und das Mounier-Kuhn-Syndrom zu nennen.

Die Diagnose einer chronischen katarrhalischen Sinusitis wird primär klinisch gestellt. Bei der bildgebenden Diagnostik spielt heute bei Kindern die MRT (▶ eAbb. 9.2) eine größere Rolle als die CT.

> Bei einseitigem chronischem „Schnupfen" muss auch an unerkannte Nasenfremdkörper (▶ Abschn. 9.3.2) sowie an eine Choanalatresie (▶ Abschn. 9.1.5) gedacht werden.

9.5.2.2 Therapie

- **Therapieziel**

Ausheilen der chronischen Rhinosinusitis.

- **Therapieprinzip**

Neben der konservativen Behandlung mit Nasentropfen, Antihistaminika, Mukolytika und Antibiotika sollte bei Kindern mit rezidivierenden Infektionen der Nasennebenhöhlen und behinderter Nasenatmung vergrößerte Adenoide berücksichtigt und ggf. eine Adenotomie empfohlen werden (◘ Abb. 9.2).

> Konventionelle Röntgenaufnahmen der Nasennebenhöhlen sind obsolet, ebenso wie eine Spülbehandlung über eine scharfe Punktion der Kieferhöhle.

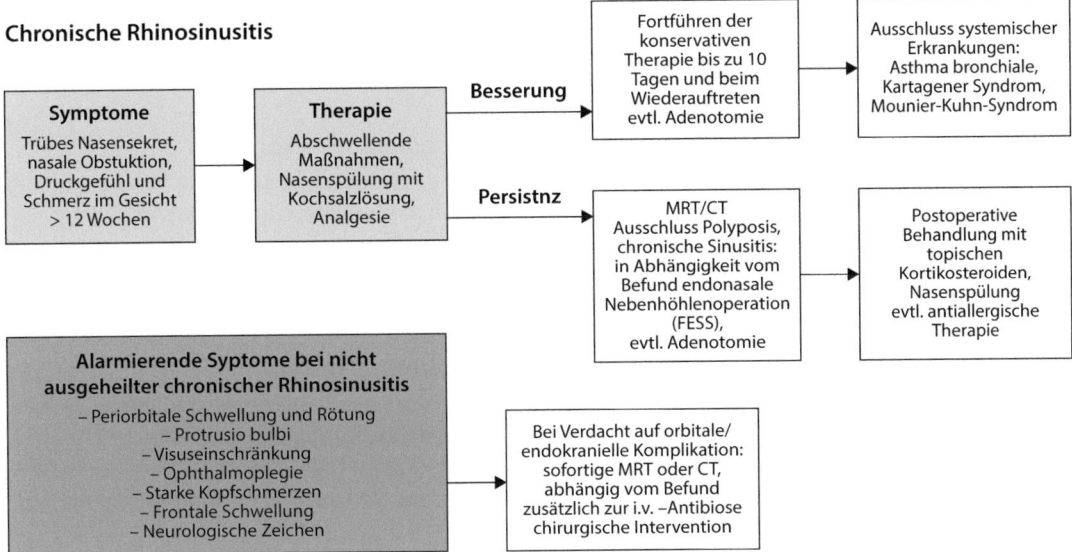

◘ Abb. 9.2 Vorgehen bei chronischer Rhinosinusitis

- **Therapeutisches Vorgehen**

Chirurgische Interventionen sollten an den Nasennebenhöhlen erst dann in Erwägung gezogen werden, wenn eine medikamentöse Therapie erfolglos war. Bei diesen therapieresistenten eitrigen Sinusitiden (▶ eAbb. 9.3) ist eine operative Erweiterung des natürlichen Kieferhöhlenostiums im Rahmen einer Infundibulotomie notwendig. Bei Kindern mit Asthma bronchiale sollte eine operative Sanierung der erkrankten Nasennebenhöhlen vorgenommen werden, da diese einen positiven Einfluss auf die Lungensymptomatik hat, ebenso wie bei der zystischen Fibrose.

- **Monitoring/Verlauf**

In der Nachsorge können endoskopische Untersuchungen der Nase frühzeitig Rezidive erkennen und ggf. eine entsprechende Therapie indizieren.

- **Prognose**

Das Auftreten von Rezidiven ist nicht selten.

- **Prävention**

Keine.

- **Qualitätssicherung**

Klinische Verlaufskontrolle, Nasenendoskopie.

9.5.3 Komplikationen der akuten und chronischen Rhinosinusitis

9.5.3.1 Orbitale Komplikationen

9.5.3.1.1 Grundlagen

Aufgrund von Dehiszenzen in der Lamina orbitalis kann beim Kleinkind ein direktes Übergreifen der Entzündung vom Siebbeinzellsystems auf die Orbita zu einer orbitalen Komplikation führen. Die Ausbildung eines Ober- und Unterlidödems (▶ eAbb. 9.4), die Periostitis und das Orbitaödem sind die erste Stufe der Entzündung, begleitet von entsprechendem Entzündungslabor (CRP, BSG). Bei der Verdrängung des Bulbus nach außen und unten handelt es sich in der Regel um die Folge eines subperiostalen Abszesses oder einer Orbitaphlegmone (Apex-orbitae-Syndrom). In allen Fällen muss ein MRT bzw. ein CT (▶ eAbb. 9.5) der Nasennebenhöhlen angefertigt werden, um das Entzündungsausmaß festzustellen. Zusätzlich muss ein ophthalmologisches Konsil erfolgen mit Prüfung des Visus, der Bulbusmotilität und eines evtl. bestehenden Exophthalmus.

9.5.3.1.2 Therapie

- **Therapieziel**

Entlastung der Orbita und Ausheilen des Entzündungsprozesses im Siebbein.

- **Therapieprinzip**

Etwa die Hälfte der Patienten können konservativ durch abschwellende Maßnahmen und i.v.-Antibiose behandelt werden (McDermott et al. 2020). Als kalkuierte Antibiotikatherapie kommen Cefotaxim oder Ampicillin/Sulbactam in hoher Dosierung in Frage; bei Anaerobierverdacht Metronidazol zusätzlich, bei β-Lactamallergie Clindamycin. Ein Erregernachweis (Abstrich vor Beginn der Antibiose, ggfs. operatives Probenmaterial) sollte für eine gezielte Antibiose angestrebt werden.

> Eine operative Behandlung (FESS Functional Endoscopic Sinus Surgery) ist aufgrund der Erblindungsgefahr notwendig, wenn sich innerhalb von 24 h trotz adäquater Therapie die Symptomatik verschlechtert oder in der Bildgebung ein subperiostaler Abszess, ein Orbitaabszess oder gar eine Orbitaphlegmone festgestellt wurde (Welkoborsky et al. 2015).

- **Therapeutisches Vorgehen**

Ist eine operative Behandlung indiziert, wird das Siebbein endoskopisch eröffnet und die Siebbeinzellen zusammen mit der Lamina papyracea entfernt mit anschließender Schlitzung der Periorbita.

- **Monitoring/Verlauf**

In der Regel kommt es zu einem folgenlosen Ausheilen, kommt es nicht dazu, ist eine erneute Bildgebung, in der Regel MRT notwendig, um den Entzündungsprozess in der Orbita zu beurteilen.

- **Prognose**

Sowohl primär konservative Maßnahmen als auch operative Interventionen führen in den allermeisten Fällen zu einer vollständigen Ausheilung.

9.5.3.2 Stirnbeinosteomyelitis

9.5.3.2.1 Grundlagen
Eine seltene Komplikation, die durch das Übergreifen einer Infektion der Stirnhöhle auf die Spongiosa des Stirnbeins entsteht. Wegen einer möglichen Kommunikation über das Venensystem zu den Meningen können endokranielle Komplikationen auftreten. Nicht selten handelt es um anaerobe Keime, bei denen mit einem besonders foudroyanten Verlauf gerechnet werden muss. Über dem Stirnbeinareal bildet sich nach dem subperiostalen Eiterdurchbruch eine diffuse, teigige Schwellung aus, die auch als „Pott's Puffy Tumor" bezeichnet wird.

9.5.3.2.2 Therapie

- **Therapieziel**

Ausheilung der Entzündung.

- **Therapieprinzip**

Neben der Sanierung des betroffenen Nebenhöhlensystems muss der evtl. kranke Stirnbeinknochen bei fehlender Rückbildung nach antibiotischer Therapie bis in das Gebiet des gesunden Kalottenanteils entfernt werden, wobei man nicht selten auf multiple epidurale Abszesse stößt.

- **Therapeutisches Vorgehen**

Endonasale Infundibulotomie und Anlage eines Zugangs zur Stirnhöhle über den Rezessus frontalis. Gegebenenfalls Resektion des betroffenen Stirnbeins über einen Zugang von außen. Eine Rekonstruktion der Vorderwand der Stirnhöhle kann in diesen Fällen mit Tabula externa des benachbarten, gesunden Knochens oder mit einem Titanimplantat erfolgen.

- **Monitoring/Verlauf**

In der Nachsorge sollten regelmäßig endoskopische Untersuchungen erfolgen, ggf. eine Bildgebung, vorzugsweise MRT.

- **Prognose**

Rezidive können auftreten.

- **Prävention**

Frühzeitige Behandlung einer Sinusitis frontalis.

9.5.3.3 Endokranielle Komplikationen

9.5.3.3.1 Grundlagen
Meist gehen die typischen Symptome der akuten Nasennebenhöhlenentzündung voraus. Starke Kopf- und Nackenschmerzen, Nackensteife, hohes Fieber und evtl. Lethargie deuten auf die intrakranielle Komplikation hin. Die Entzündung breitet sich oftmals hämatogen und nicht per continuitatem aus. Neben einer ausführlichen rhinologischen muss zusätzlich eine neurologische Untersuchung erfolgen und eine CT oder MRT der Nasennebenhöhlen und des gesamten Hirnschädels angefertigt werden, um das Ausmaß der endokraniellen Komplikation, z. B. einen Hirnabszess, festzustellen.

9.5.3.3.2 Therapie

- **Therapieziel**

Sanierung des entzündlichen Prozesses.

- **Therapieprinzip**

Die Therapie besteht in einer operativen Sanierung der betreffenden Nasennebenhöhlen durch FESS (Functional Endoscopic Sinus Surgery) (▶ orbitale Komplikationen), bei Abszessen eine endokranielle Punktion durch einen Neurochirurgen und eine angemessen hoch dosierte i.v.-Antibiotikatherapie (▶ orbitale Komplikationen).

> **Cave**
> Kommt es im Rahmen einer akuten Nebenhöhlenentzündung zu neurologischen Symptomen muss an eine intrakranielle Komplikation gedacht werden.

- **Therapeutisches Vorgehen**

Sanieren des Nebenhöhlenbefunds durch endoskopische transnasale Operation. Zusätzlich muss der endokranielle Befund durch einen Neurochirurgen z. B. durch stereotaktische Punktion behandelt werden.

- **Monitoring/Verlauf**

Im Verlauf der Therapie ist zur Kontrolle ein MRT zu empfehlen. Zusätzlich sollte eine neurologische Untersuchung erfolgen.

- **Prognose**

In der Regel heilt der Entzündungsprozess folgenlos aus, in sehr seltenen Fällen kann eine Epilepsie entstehen.

- **Prävention**

Frühzeitige Behandlung der akuten Sinusitis.

- **Qualitätssicherung**

Klinische Verlaufskontrolle einschließlich neurologischer/neurochirurgischer Untersuchung.

9.5.3.4 Mukozele

9.5.3.4.1 Grundlage

Mukozelen entstehen in Nasennebenhöhlen, deren Ausführungsgang verschlossen ist. Oft liegt die Ursache in einer vorausgegangenen operativen Behandlung der Nasennebenhöhlen. Aber auch chronische Entzündungen können zu einem Verschluss der betroffenen Nasennebenhöhle führen. Im Laufe der Zeit kommt es, bedingt durch den ansteigenden Druck des Sekrets in der Nebenhöhle, zu einem Ausdünnen der knöchernen Sinuswandung und zu deren Vorwölbung in benachbarte Regionen. Sie führen im Bereich der Stirnhöhle durch das Absinken des Orbitadachs (gleichzeitig Stirnhöhlenboden) zu einer Verdrängung des Bulbus nach kaudolateral und zu einer Schwellung im Bereich des medialen Augenwinkels. Mukozelen der Kieferhöhlen, der Siebbeinzellen und der Keilbeinhöhle sind selten und manifestieren sich klinisch meist nur durch Kopfschmerzen und Behinderung der Nasenatmung. Erst die Endoskopie bzw. die CT führen zur Diagnose.

9.5.3.4.2 Therapie

- **Therapieziel**

Schaffen eines regelhaften Abflusses der betroffenen Nasennebenhöhle.

- **Therapieprinzip**

Die Therapie besteht ausschließlich in der endoskopisch-operativen Sanierung der Ausführungsgänge der betreffenden Nasennebenhöhlen.

- **Therapeutisches Vorgehen**

Durch eine endonasale endoskopische Operation muss die entsprechende Nasennebenhöhle drainiert werden. Ist die Stirnhöhle betroffen ist hierzu eine Teilentfernung des Siebbeins (Infundibulotomie) notwendig.

- **Monitoring/Verlauf**

Ophthalmologische Untersuchungen sollten bei einer Stirnhöhlenmukozele vorgenommen werden.

- **Prognose**

Die durch die Stirnhöhlenmukozele verursachte Dislokation des Bulbus kann nicht vollständig behoben, jedoch die weitere Progredienz verhindert werden.

- **Prävention**

Frühzeitige Behandlung der sich entwickelnden Mukozele, um eine Dislokation des Bulbus zu verhindern.

- **Qualitätssicherung**

Klinische Verlaufskontrolle, ophthalmologische Untersuchung.

9.5.3.5 Nasen- und Siebbeinpolypen

9.5.3.5.1 Grundlagen

Nasen- bzw. Siebbeinpolypen sind gutartige Wucherungen der Schleimhaut der Nase oder der Nebenhöhlen v. a. des Siebbeinzellsystems. Nicht selten bestehen bei den Betroffenen Allergien und Asthma. Sie können NSAR-intolerant sein (Di Cicco et al. 2021), z. B. bei der Samter-Trias. Siebbeinpolypen kommen beim Kartagener-Syndrom und bei der zystischen Fibrose vor. Das wohl erbliche Woakes-Syndrom geht mit einer rezidivierenden Polyposis nasi, einer Aufweitung des Nasengerüsts, einer Aplasie der Stirnhöhlen, Bronchiektasen und einer Dyskrinie einher. Eine Sonderform der Polyposis nasi ist der Choanalpolyp, der immer einseitig in der Kieferhöhle entsteht und durch das Ostium entlang des mittleren Nasengangs bis in die Choane wächst. Er führt dort zu einem Ventilmechanismus, wobei bei der Einatmung eine vollständige

Blockade entsteht, die sich durch die Fluktuation des Polypen bei der Ausatmung löst.

9.5.3.5.2 Therapie

- **Therapieziel**

Reduktion bzw. Entfernung der Polypen.

- **Therapieprinzip**

Als Behandlung der Nasen- bzw. Siebbeinpolypen kommt hauptsächlich die operative Entfernung und kausaltherapeutisch evtl. eine Allergiebehandlung in Frage.

Auch beim Choanalpolypen ist die operative Entfernung aus der Kieferhöhle angezeigt.

- **Therapeutisches Vorgehen**

Endoskopisch wird das Siebbein unter funktionellen Aspekten von den Polypen befreit (FESS). Nach der Operation einer Siebbeinpolyposis ist die längerfristige Applikation von Nasensprays mit Steroidzusatz indiziert. Diese Stufentherapie aus funktionell-operativer und konservativer Therapie stellt eine sehr effektive Behandlung dar.

Für besonders schwer betroffene Patienten mit rezidivierender chronischer Sinusitis und Polyposis nasi ist der Antikörper Dupilumab eine weitere vielversprechende Therapie (Licari et al. 2020), die allerdings dauerhaft, alle 2–4 Wochen angewandt werden muss und derzeit erst ab dem 12. Lebensjahr empfohlen wird.

- **Monitoring/Verlauf**

Regelmäßige transnasale, endoskopische Untersuchungen sind ratsam, um bereits in einem frühen Stadium der Rezidivbildung behandeln zu können.

- **Prognose**

Die Rezidivrate bei Polyposis ist relativ hoch.

- **Prävention**

Keine.

- **Qualitätssicherung**

Klinische Verlaufskontrolle, Nasenendoskopie.

9.6 Erkrankungen des Nasenseptums und der Nasenmuscheln

9.6.1 Erkrankungen des Nasenseptums

9.6.1.1 Grundlagen

Angeborene Verbiegungen der Nasenscheidewand, meist verbunden mit knorpeligen oder knöchernen Leisten am unteren Drittel des Septums, können schon im Kindesalter zu einer Behinderung der Nasenatmung und zu ständiger Irritation („Reiznase") führen. Traumatische Septumdeviationen entstehen nicht selten als Folge von Nasen- und Septumfrakturen oder von Geburtstraumen (▶ Abschn. 9.2).

Gewachsene Formfehler der knorpeligen Nase sollten erst nach der Pubertät und nach abgeschlossenem Schädelwachstum, d. h. bei Mädchen ab dem 14. und bei Jungen ab dem 15. Lebensjahr (Justicz und Choi 2019) vorgenommen werden. Bei einer erheblichen Einschränkung der Nasenatmung kann bei Kindern ab dem 6. Lebensjahr (Justicz und Choi 2019) eine Septumplastik mit Erhalt großer Anteile des Knorpels indiziert sein.

9.6.1.2 Therapie

- **Therapieziel**

Beheben der Deviation, regelrechte Nasenluftpassage.

- **Therapieprinzip**

Bei strenger Indikationsstellung wird die Nasenscheidewand median ausgerichtet.

- **Therapeutisches Vorgehen**

Der Septumknorpel wird von der Schleimhaut getrennt, überschüssiger Knorpel entfernt und die restlichen Knorpelanteile durch entsprechende Inzisionen median eingestellt. Die Nasenscheidewand wird temporär durch intranasale Silikonschienen stabilisiert.

- **Monitoring/Verlauf**

Regelrechte Ausheilung nach 2 Wochen.

- **Prognose**

Die operative Begradigung des Nasenseptums führt in den meisten Fällen zu einem guten funktionellen Ergebnis.

- **Prävention**

Keine.

- **Qualitätssicherung**

Klinische Verlaufskontrolle.

9.6.2 Erkrankungen der Nasenmuscheln

9.6.2.1 Grundlagen

Die untere Nasenmuschel besteht aus einem eigenständigen Knochen, wogegen die mittlere und obere Nasenmuschel ein Teil des Siebbeins darstellt. Die untere Nasenmuschel ist hauptsächlich an der Regulation des Luftstroms durch die Nase und der Befeuchtung der Atemluft beteiligt.

Die Nasenschleimhaut ist sehr gut vaskularisiert und besitzt stark ausgebildete Venengeflechte in Form venöser Schwellkörper.

Die häufigste Erkrankung der unteren Nasenmuschel ist die Hypertrophie, die durch Infekte, durch Allergien oder vasomotorisch verursacht sein kann. Sie kann zu einer erheblichen Beeinträchtigung der Nasenatmung führen. Auch die hinteren Enden der unteren Nasenmuscheln können vergrößert sein und die Choane verschließen, was durch eine einfache anteriore Rhinoskopie nicht, sondern nur durch eine Postrhinoskopie zu erkennen ist. Des Weiteren sollte eruiert werden, ob vergrößerte Adenoide eine Teilursache der Atmungsstörung durch die Nase sind.

Die häufigste Veränderung der mittleren Nasenmuschel ist die ein- oder beidseitige Concha bullosa, die in der Regel keinen besonderen Krankheitswert besitzt. Es handelt sich um eine pneumatisierte Nasenmuschel, die je nach Ausprägung zu einer Einengung des mittleren Nasengangs und dadurch zu einer Belüftungsstörung der Nasennebenhöhlen, insbesondere der Kieferhöhle führen kann.

9.6.2.2 Therapie

- **Therapieziel**

Normale Nasenluftpassage.

- **Therapieprinzip**

Besteht eine dauerhafte funktionelle Störung ist eine Behandlung der Hypertrophie der unteren Nasenmuschel in Erwägung zu ziehen. Die Behandlung sollte zuerst über 3 Monate medikamentös erfolgen, ergänzt mit Nasenspülungen. Als letzter Schritt sind bei therapieresistenten Fällen operative Maßnahmen indiziert.

> **! Cave**
>
> Abschwellende Nasentropfen/sprays dürfen nur über einen bestimmten Zeitraum angewandt werden. Eine längere Anwendung kann zu einer trockenen Schleimhaut und zu einer Ozäna führen.

- **Therapeutisches Vorgehen**

Die medikamentöse Behandlung über 3 Monate erfolgt z. B. mit Xylometazolinspray 0,05 %. Kortisonhaltige Medikamente sollten ausschließlich der Behandlung einer allergisch bedingten Hypertrophie der unteren Nasenmuschel vorbehalten bleiben und nur über einen kurzen Zeitraum eingesetzt werden. Zusätzlich können Spülungen der Nase mit einer Kochsalzlösung Erleichterung schaffen. Als letzter Schritt bei therapieresistenten Fällen wird entweder eine operative Verkleinerung der unteren Nasenmuschel durch Radiofrequenz (Coblation) oder Laser empfohlen (Komshian et al. 2019). In Ausnahmefällen, insbesondere nach erfolgloser vorausgegangener Therapie kann eine „sparsame" Teilresektion mit Lateroposition der unteren Nasenmuschel erfolgen.

Bei vergrößerten Adenoiden kann eine Adenotomie in Erwägung gezogen werden.

Eine operative Verkleinerung der mittleren Nasenmuschel durch Resektion des lateralen Anteils ist bei entsprechenden Erkrankungen wie z. B. chronische Sinusitis und Mukozele des Siebbeins oder der Kieferhöhle angezeigt.

Monitoring/Verlauf
Mit Hilfe der Rhinomanometrie kann die Nasenluftpassage objektiviert und die Effektivität der Behandlung beurteilt werden.

Prognose
Häufig kommt es nach längerer Zeit zu Rezidiven, die eine erneute Therapie notwendig machen.

Prävention
Keine.

Qualitätssicherung
Klinische Verlaufskontrolle, Nasenendoskopie.

9.7 Tumoren der Nase und der Nasennebenhöhlen

9.7.1 Benigne Tumore der Nase und der Nasennebenhöhlen

9.7.1.1 Juveniles Nasenrachenfibrom

9.7.1.1.1 Grundlagen
Dieser auch Angiofibrom genannte Tumor kommt ausschließlich bei männlichen Jugendlichen in der Pubertät vor. Er entsteht in der Fossa pterygopalatina und wächst von dort aus u. a. in den Nasopharynx und über die Choane auch in die Nasenhaupthöhle (▶ eAbb. 9.6). Es handelt sich um einen äußerst gefäßreichen, gutartigen Tumor, der jedoch lokal expansiv wächst, riesige Ausmaße annehmen und zur Destruktion der angrenzenden Nasennebenhöhlen und der Schädelbasis führen kann. Die Wachstumstendenz lässt in der Regel nach Abschluss der Pubertät nach.

9.7.1.1.2 Therapie

Therapieziel
Vollständige Tumorentfernung.

Therapieprinzip
Die operative Tumorentfernung ist die Therapie der Wahl, wobei eine präoperative Embolisation der zuführenden Blutgefäße v. a. bei größeren Tumoren in Erwägung gezogen werden muss.

Therapeutisches Vorgehen
Die Operation kann endoskopisch vorgenommen werden. Größere transfaziale Eingriffe werden heute kaum mehr durchgeführt. Die Tumoranteile aus der schwer zugänglichen Fossa pterygoplatina müssen besonders berücksichtigt werden. Bei sehr ausgedehnten, nicht mehr resektablen Tumoren kann eine Strahlentherapie in Frage kommen. Eine Hormontherapie wird heutzutage nicht mehr durchgeführt.

Monitoring/Verlauf
Zur Verlaufskontrolle sind transnasale endoskopische Untersuchungen angezeigt, ggf. ergänzt durch Bildgebung, z. B. MRT.

Prognose
Die Prognose ist abhängig von der Ausdehnung des Tumors und davon, ob er durch die Operation vollständig entfernt werden konnte.

Prävention
Keine.

Qualitätssicherung
Klinische Verlaufskontrolle, Nasenendoskopie, postoperative Bildgebung.

9.7.1.2 Fibröse Dysplasie

9.7.1.2.1 Grundlagen
Fibröse Dysplasie (FD) ist eine nichtmaligne Erkrankung, bei der normaler Knochen und Knochenmark durch fibröse Zellen ersetzt werden. Klinisches Verhalten und das Fortschreiten der fibrösen Dysplasie können sehr variieren.

Man unterscheidet den häufiger auftretenden monostotischen (70 %) von einem polyostotischen Typ. Beim monostotischen Typ ist der Schädelknochen am häufigsten betroffen. Eine nasale Obstruktion und/oder durch verdrängendes Wachstum entstandene Deformität des Gesichtsschädels einschließlich der Orbita können die Folgen sein. Eine Lockerung der Zähne kann ein Wachstum in Richtung Kieferhöhle und Maxilla bedeuten. Radiologisch lässt sich im CT ein klassischer Befund erheben in Form von Aufhebung der normalen Knochenstruktur durch milchglasartige, zystische und/oder sklerotische Areale.

9.7.1.2.2 Therapie

- **Therapieziel**

Verhindern funktioneller Beeinträchtigungen.

- **Therapieprinzip**

Die Indikation zur operativen Entfernung sollte sehr zurückhaltend gestellt werden, zumal eine vollständige Entfernung in den allermeisten Fällen nicht möglich ist. Das chirurgische Vorgehen hat zum Ziel, funktionelle Beeinträchtigungen zu verhindern wie z. B. das Wachstum in die Orbita.

- **Therapeutisches Vorgehen**

Das chirurgische Verfahren ist abhängig von der Lokalisation, wobei ein wenig mutilierendes, z. B. endoskopisches Verfahren Anwendung finden sollte.

Die Behandlung mit Bisphosphonat (Simm et al. 2018) reduziert die erhöhte osteoklastische Aktivität und kann die Knochenschmerzen reduzieren.

- **Monitoring/Verlauf**

Zur Verlaufsbeurteilung ist die Bildgebung von besonderer Bedeutung, wobei hier insbesondere funktionell wichtige Bereich wie z. B. die Orbita berücksichtigt werden müssen.

- **Prognose**

Da eine vollständige Behandlung bzw. Resektion der fibrösen Dysplasie nicht möglich ist, ist die Prognose abhängig vom weiteren Wachstum.

- **Prävention**

Keine.

- **Qualitätssicherung**

Klinische Verlaufskontrolle, Nasenendoskopie, Bildgebung.

9.7.1.3 Osteoblastom

Das benigne Osteoblastom ist ein seltener fibröser Knochentumor der Nasennebenhöhlen. Meist tritt er in der Kieferhöhle auf (▶ eAbb. 9.7). Auch in diesen Fällen ist die typische Darstellung im CT diagnostisch wegweisend. Die Therapieoptionen sind ähnlich wie bei der fibrösen Dysplasie.

9.7.1.4 Ameloblastom

9.7.1.4.1 Grundlagen

Das Ameloblastom entsteht aus versprengtem Restgewebe der embryonalen Zahnanlage (Ameloblasten). Man unterscheidet einen plexiformen von einem follikulären, einem granulären und einem akanthösen Typ. Sie treten meist im Erwachsenenalter, in seltenen Fällen auch im Kindesalter auf (Zhang et al. 2010). Zu 80 % sind sie im Unterkiefer (Kieferwinkel) und nur unter 10 % im Oberkiefer lokalisiert. Ganz selten kommt eine maligne Transformation in ein ameloblastisches Fibrosarkom vor. Das anfängliche Fehlen von Symptomen führt zu einer verzögerten Diagnostik. Neben einer schmerzlose Schwellung kann es zur Lockerung von Zähnen, Malokklusion oder einer Nasenatmungsbehinderung kommen (Giraddi et al. 2017). Die Diagnose ist nur durch eine histologische Untersuchung des zystenähnlichen Balges möglich.

9.7.1.4.2 Therapie

- **Therapieziel**

Vollständige Entfernung.

- **Therapieprinzip**

Aufgrund der hohen Rezidivrate, die bei der vollständigen Resektion bis zu 15 % und bei der minimal-invasiven Therapie (Enukleation und Kürettage) bis zu 90 % beträgt, wird eine radikale Resektion mit einem Sicherheitsabstand von 0,5–2 cm empfohlen (Giraddi et al. 2017).

- **Therapeutisches Vorgehen**

Die Therapie erfolgt durch die Mund-Kiefer-Gesichtschirurgen.

- **Monitoring/Verlauf**

Regelmäßige klinische Untersuchungen zur rechtzeitigen Aufdeckung eines Rezidivs.

- **Prognose**

Hohe Rezidivrate.

- **Prävention**

Keine.

- **Qualitätssicherung**

Klinische, zahnärztliche Verlaufskontrolle.

9.7.2 Maligne Tumore der Nase und der Nasennebenhöhlen

9.7.2.1 Grundlagen

Maligne Tumore der Nase und der Nasennebenhöhlen im Kindesalter sind sehr selten. Im Gegensatz zum Erwachsenen dominieren Malignome des hämatopoetischen und lymphatischen Systems sowie Sarkome.

Bei Kindern < 15 Jahren ist das Rhabdomyosarkom der häufigste maligne Tumor der Nase und der Nasennebenhöhlen. Die Initialsymptome sind meist unspezifisch ähnlich derer bei akuten und chronischen Entzündungen und manifestieren sich meist als Störung der Nasenatmung. Dadurch kommt es oft zu einer Verzögerung bei der Diagnostik.

Auch Ästhesioneuroblastome können im Kindes- bzw. Jugendlichenalter auftreten (Dumont et al. 2020).

Das Nasopharynxkarzinom tritt in asiatischen Ländern häufiger auf als in europäischen. Es ist ein sehr seltener Tumor und häufig mit dem Epstein-Barr-Virus assoziiert. Bei der klinischen Manifestation ist der Tumor meist weit fortgeschritten mit Infiltration des parapharyngealen Raums und einer zervikalen lymphogenen Metastasierung.

9.7.2.2 Therapie

- **Therapieziel**

Komplette Tumorremission.

- **Therapieprinzip**

Die Therapie muss in enger Kooperation mit den Kinderonkologen vorgenommen werden. Im Vordergrund steht zuerst die histologische Sicherung durch eine Gewebeprobe. Eine operative Tumorreduktion kann vor der medikamentösen Therapie vorgenommen werden. Residualtumore nach Chemotherapie sollten operativ entfernt werden. Dabei ist die operative Strategie von der Lokalisation des Tumors abhängig.

Beim Ästhesioneuroblastom sind die Therapieoptionen individuell zu entscheiden und beinhalten sowohl die Operation als auch Chemo- und Strahlentherapie.

Die Behandlung des Nasopharynxkarzinoms besteht aus einer Strahlentherapie, oft kombiniert mit Chemotherapie.

- **Therapeutisches Vorgehen**

Das therapeutische Vorgehen ist abhängig von der Dignität und der Ausdehnung des Tumors und muss individuell festgelegt werden.

- **Monitoring/Verlauf**

Klinische Untersuchungen und Bildgebung.

- **Prognose**

Die Prognose ist abhängig von der Dignität und Ausdehnung des Tumors.

- **Prävention**

Keine.

- **Qualitätssicherung**

Klinische Verlaufskontrolle.

? Fragen zur Wiederholung

1. Welche Aussage zur akuten Sinusitis trifft nicht zu?
   a. Bei Kleinkindern ist meist das Siebbein betroffen.
   b. Die orbitale Komplikation ist eine typische Folge einer akuten Sinusitis.
   c. Haemophilus Influenza und Pneumokokken sind typische Erreger.
   d. Nur in Einzelfällen ist wegen der Gefahr einer Superinfektion eine Antibiose notwendig.
   e. Bei Kindern ist eine akute Sinusitis als eigenständiges Krankheitsbild selten.
2. Welche Aussage zur einseitigen Choanalatresie trifft zu?
   a. Diese muss immer operativ behandelt werden.
   b. Sie führt typischerweise zu einer beidseitigen Rhinorrhö.
   c. Sie kommt häufig im Rahmen eines CHARGE-Syndroms vor.
   d. Diese kann nur durch die Computertomografie festgestellt werden.
   e. Sie besteht immer aus einer bindegewebigen Platte.

3. Welche Aussagen treffen zur Mukozele zu?
    1. Sie tritt häufig im Siebbein auf.
    2. Sie kann zu einer Dislokation des Bulbus führen.
    3. Sie wird medikamentös behandelt.
    4. Sie entsteht in der Regel nach vorausgegangenen Operationen an den Nebenhöhlen.
    5. Die computertomografische Darstellung führt zur Diagnose.
    6. Eine Mukozele ist mit Pus gefüllt.
    a. 1, 2, 4 und 5 sind richtig
    b. 2, 4 und 5 sind richtig
    c. 2, 4, 5 und 6 sind richtig
    d. 1, 3, 4 und 5 sind richtig
    e. 2, 4 und 6 sind richtig

Literatur

Abdel-Aziz M, El-Bosraty H, Qotb M, El-Hamamsy M, El-Sonbaty M, Abdel-Badie H, Zynabdeen M (2010) Nasal encephalocele: endoscopic excision with anesthetic consideration. Int J Pediatr Otorhinolaryngol 74(8):869–873. https://doi.org/10.1016/j.ijporl.2010.04.015

Attya H, Callaby M, Thevasagayam R (2021) Choanal atresia surgery: outcomes in 42 patients over 20 years and a review of the literature. Eur Arch Otorhinolaryngol. https://doi.org/10.1007/s00405-020-06506-6

Chinnadurai S, Sathe NA, Surawicz T (2016) Laser treatment of infantile hemangioma: a systematic review. Lasers Surg Med 48(3):221–233. https://doi.org/10.1002/lsm.22455

Chouairi F, Torabi SJ, Gabrick KS, Persing JA, Alperovich M (2020) Secondary cleft Rhinoplasty in 1720 patients: are national practices consistent with guidelines? Cleft Palate Craniofac J 57(4):438–443. https://doi.org/10.1177/1055665619879830

Di Cicco ME, Bizzoco F, Morelli E, Seccia V, Ragazzo V, Peroni DG, Comberiati P (2021) Nasal polyps in children: the early origins of a challenging adulthood condition. Children. https://doi.org/10.3390/children8110997

Dumont B, Lemelle L, Cordero C, Couloigner V, Bernard S, Cardoen L, Orbach D (2020) Esthesioneuroblastoma in children, adolescents and young adults. Bull Cancer 107(9):934–945. https://doi.org/10.1016/j.bulcan.2020.06.002

El-Fattah AM, Naguib A, El-Sisi H, Kamal E, Tawfik A (2016) Midline nasofrontal dermoids in children: A review of 29 cases managed at Mansoura University Hospitals. Int J Pediatr Otorhinolaryngol 83:88–92. https://doi.org/10.1016/j.ijporl.2016.01.005

Emanuelli E, Bossolesi P, Borsetto D, D'Avella E (2014) Endoscopic repair of cerebrospinal fluid leak in paediatric patients. Int J Pediatr Otorhinolaryngol 78(11):1898–1902. https://doi.org/10.1016/j.ijporl.2014.08.020

Fokkens WJ, Lund VJ, Hopkins C, Hellings PW, Kern R, Reitsma S, Zwetsloot CP (2020) European Position Paper on Rhinosinusitis and Nasal Polyps 2020. Rhinology 58(Suppl S29):1–464. https://doi.org/10.4193/Rhin20.600

Giraddi GB, Arora K, Saifi AM (2017) Ameloblastoma: a retrospective analysis of 31 cases. J Oral Biol Craniofac Res 7(3):206–211. https://doi.org/10.1016/j.jobcr.2017.08.007

Justicz N, Choi S (2019) When should pediatric Septoplasty be performed for nasal airway obstruction? Laryngoscope 129(7):1489–1490. https://doi.org/10.1002/lary.27602

Keller RG, Stevens S, Hochman M (2017) Modern management of nasal hemangiomas. JAMA Facial Plast Surg 19(4):327–332. https://doi.org/10.1001/jamafacial.2017.0197

Komshian SR, Cohen MB, Brook C, Levi JR (2019) Inferior Turbinate Hypertrophy: A Review of the Evolution of Management in Children. Am J Rhinol Allergy 33(2):212–219. https://doi.org/10.1177/1945892418815351

Lerat J, Mounayer C, Scomparin A, Orsel S, Bessede JP, Aubry K (2016) Head and neck lymphatic malformation and treatment: Clinical study of 23 cases. Eur Ann Otorhinolaryngol Head Neck Dis 133(6):393–396. https://doi.org/10.1016/j.anorl.2016.07.004

Leung AKC, Lam JM, Leong KF, Hon KL (2020) Infantile Hemangioma: An Updated Review. Curr Pediatr Rev. https://doi.org/10.2174/1573396316666200508100038

Licari A, Castagnoli R, Marseglia A, Olivero F, Votto M, Ciprandi G, Marseglia GL (2020) Dupilumab to Treat Type 2 Inflammatory Diseases in Children and Adolescents. Paediatr Drugs 22(3):295–310. https://doi.org/10.1007/s40272-020-00387-2

McDermott SM, Onwuka A, Elmaraghy C, Walz PC (2020) Management Patterns in Pediatric Complicated Sinusitis. Otolaryngol Head Neck Surg 163(4):814–821. https://doi.org/10.1177/0194599820918832

Morais D, Millas T, Zarrabeitia R, Botella LM, Almaraz A (2012) Local sclerotherapy with polydocanol (Aethoxysklerol(R)) for the treatment of Epistaxis in Rendu-Osler-Weber or Hereditary Hemorrhagic Telangiectasia (HHT): 15 years of experience. Rhinology 50(1):80–86. https://doi.org/10.4193/Rhino11.211

Moreddu E, Rizzi M, Adil E, Balakrishnan K, Chan K, Cheng A, Nicollas R (2019) International Pediatric Otolaryngology Group (IPOG) consensus recommendations: Diagnosis, pre-operative, operative and postoperative pediatric choanal atresia care. Int J Pediatr Otorhinolaryngol 123:151–155. https://doi.org/10.1016/j.ijporl.2019.05.010

Simm PJ, Biggin A, Zacharin MR, Rodda CP, Tham E, Siafarikas A, APEG Bone Mineral Working Group (2018) Consensus guidelines on the use of bisphosphonate therapy in children and adolescents. J Paediatr Child Health 54(3):223–233. https://doi.org/10.1111/jpc.13768

Wedgeworth E, Glover M, Irvine AD, Neri I, Baselga E, Clayton TH, Flohr C (2016) Propranolol in the treatment of infantile haemangiomas: lessons from the European Propranolol In the Treatment of Complicated Haemangiomas (PITCH) Taskforce survey. Br J Dermatol 174(3):594–601. https://doi.org/10.1111/bjd.14233

Welkoborsky HJ, Grass S, Deichmuller C, Bertram O, Hinni ML (2015) Orbital complications in children: differential diagnosis of a challenging disease. Eur Arch Otorhinolaryngol 272(5):1157–1163. https://doi.org/10.1007/s00405-014-3195-z

Zhang J, Gu Z, Jiang L, Zhao J, Tian M, Zhou J, Duan Y (2010) Ameloblastoma in children and adolescents. Br J Oral Maxillofac Surg 48(7):549–554. https://doi.org/10.1016/j.bjoms.2009.08.020

Weiterführende Literatur

Bootz F (1994) HNO-Erkrankungen in der Pädiatrie. Wissenschaftliche Verlagsgesellschaft, Stuttgart

Clarke RW (2017) Pediatric Otolaryngology Practical Clinical Management. Thieme, Stuttgart

Evans JNG (1987) Pediatric Otolaryngology Scott-Brown's Otolaryngology, 5. Aufl. Butterworth, London

Wetmore RF, Muntz HR, McGill TJ (2012) Pediatric Otorhinolaryngology Principles and Practice Pathways, 2. Aufl. Thieme, New York

Erkrankungen von Mundhöhle und Rachen

Jochen Windfuhr

Inhaltsverzeichnis

10.1 In Kürze – 92

10.2 Erkrankungen der Rachenmandel – 93
10.2.1 Grundlagen – 93
10.2.2 Therapie – 94

10.3 Erkrankungen der Gaumenmandeln – 95
10.3.1 Grundlagen – 95
10.3.2 Therapie – 96

10.4 Infektiöse Mononukleose – 101
10.4.1 Grundlagen – 101
10.4.2 Therapie – 101

10.5 Videos – 102

Literatur – 103

Ergänzende Information Die elektronische Version dieses Kapitels enthält Zusatzmaterial, auf das über folgenden Link zugegriffen werden kann https://doi.org/10.1007/978-3-662-65542-9_10.

© Springer-Verlag GmbH Deutschland, ein Teil von Springer Nature 2024
B. Stiller et al. (Hrsg.), *Kardiologie – Pneumologie – Allergologie – HNO*, Therapie der Krankheiten im Kindes- und Jugendalter, https://doi.org/10.1007/978-3-662-65542-9_10

10.1 In Kürze

Aus HNO-ärztlicher Sicht spielen Veränderungen der Mundhöhlenschleimhaut eine untergeordnete Rolle. Zahnfleischveränderungen sind nicht immer pathologisch und finden sich z. B. bei der Zahnung als Zysten über dem durchbrechenden Zahn oder Pigmentierung bei Dunkelhäutigen. Zahnfleischentzündungen können aber auch durch Zahnklammern provoziert werden und müssen dann zahnärztlich behandelt werden. Idiopathische und hereditäre Formen von Zahnfleischentzündungen sind bekannt, können aber auch im Zusammenhang mit der Medikamenteneinnahme (Phenytoin, Cyclosporin A, Nifedipin), einer HIV-Infektion oder bestimmten Leukämieformen stehen.

Schluckstörungen durch ein zu kurzes Zungenbändchen erfordern u. U. schon bei Neugeborenen eine operative Durchtrennung. Epithelisierungsstörungen treten erst später in Form von landkartenartigen Schleimhautveränderungen in Erscheinung und sind ebenso wie tiefe Furchenbildungen nicht behandlungsbedürftig. Diese finden sich gehäuft bei Kindern mit Down-Syndrom. Das Melkersson-Rosenthal-Syndrom ist durch zusätzliche Lippen- und/oder Gesichtsödeme und eine Fazialisparese charakterisiert. Infektionen, wie die herpetische Gingivostomatitis, Soor-Mukositis oder die Hand-Fuß-Mund-Krankheit sind typischerweise nicht auf die Zunge beschränkt, sondern betreffen die gesamte Mundhöhle einschließlich der Lippen. Dort finden sich isolierte Entzündungen beim Herpes labialis, der Mundwinkelcheilitis, traumatischen Ulzera, Zysten und pyogenen Granulomen. Extrem selten finden sich in der Mundhöhle und/oder dem Rachenraum Hämangiome oder Lymphangiome, die spezialisierten Zentren zugewiesen werden müssen (eAbb. 10.1).

Selten findet sich bei Jugendlichen eine einseitige bläuliche Vorwölbung im Mundboden. Dies entspricht dann einer Retentionszyste des Ausführungsgangs der Glandula sublingualis („Fröschleingeschwulst"; Ranula), die operativ entfernt wird. Vergleichbar häufig müssen mehr oder weniger ausgeprägte Unfallverletzungen HNO-ärztlich versorgt werden, eine Sonderrolle nehmen hierbei Pfählungsverletzungen ein (▶ Abschn. 10.5, ▶ Video 1).

Thematisch dominant sind jedoch Erkrankungen der Rachen- und Gaumenmandeln, weswegen sich die folgenden Ausführungen auf diese Thematik beschränken.

- **Erkrankungen der Rachen- und Gaumenmandeln**

Erkrankungen der Gaumen- und Rachenmandeln manifestieren sich typischerweise bei Kindern und Jugendlichen, die dann mit Zeichen einer oberen Atemwegsobstruktion und/oder Halsschmerzen vorgestellt werden. Die Beurteilung des jeweiligen Krankheitsbilds beruht zu weiten Teilen auf einer Bewertung der Elternangaben, die ihrerseits eine mehr oder weniger ausgeprägte Erwartungshaltung mitbringen. Die erhobenen Befunde müssen vor diesem Hintergrund interpretiert und therapeutische Maßnahmen einer Nutzen-Risiko-Abwägung unterworfen werden (Burton et al. 2014).

Das Operationsrisiko wird insbesondere bei der Tonsillenchirurgie durch Blutungskomplikationen bestimmt (▶ Abschn. 10.3). Noch höher ist der Anteil an respiratorischen Komplikationen, wie obere Atemwegsobstruktion, Ödem, Laryngospasmus, zentrale Apnoe/Hypoventilation, Bronchospasmus oder Lungenödem. Besonders gefährdet sind Kinder mit einem Schlafapnoesyndrom (▶ Abschn. 11.5; De Luca Canto et al. 2015).

Die folgenden Ausführungen sind als allgemeine Empfehlungen zu sehen (◘ Abb. 10.1) und nicht auf Kinder mit relevanten Komorbiditäten (kraniofaziale oder neuromuskuläre Erkrankungen, Adipositas, gesichertes Schlafapnoesyndrom, Gerinnungsstörungen, Sichelzellanämie, chromosomale Erkrankungen) oder besonders junge (< 3 Jahre) Patienten übertragbar. Patienten dieser Subpopulationen sollten in hierfür spezialisierten Zentren behandelt werden. Auf seltene und nicht zufriedenstellend geklärte Krankheitsbilder, wie PFAPA-Syndrom, PANDAS oder sog. Sekundärkrankheiten einschließlich der Psoriasis wird im Folgenden nicht eingegangen.

Zur antibiotischen Endokarditisprophylaxe bei Operationen im Mund-Rachenraum von Risikopatienten wird auf ▶ Abschn. 33.2.2 verwiesen.

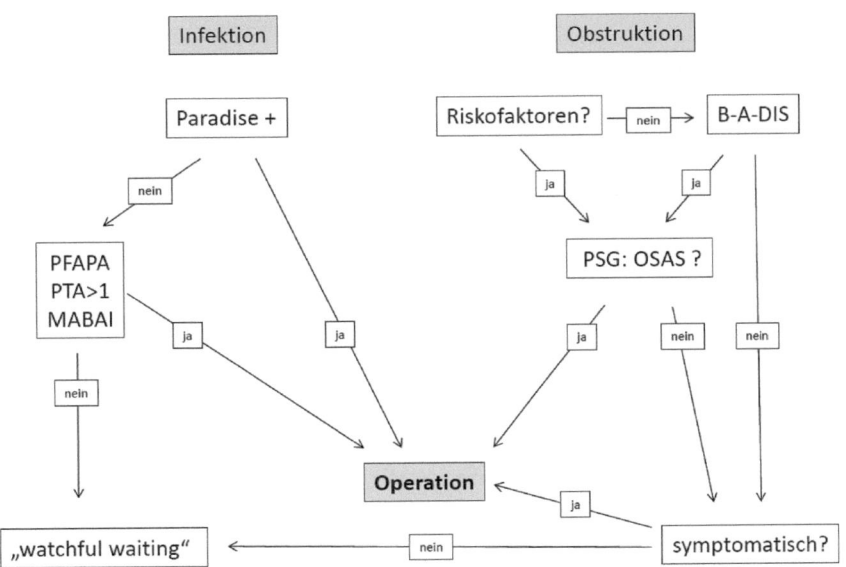

◘ **Abb. 10.1** Algorithmus zur Tonsillenchirurgie bei Kindern. *Paradise+* die Indikationskriterien von Paradise sind erfüllt; *PFAPA* Periodisches Fieber-Aphtöse-Stomatitis-Pharyngitis-zervikale Lymphadenitis; *PTA* Peritonsillarabszess; *MABAI* multiple Antibiotikaallergie oder -intoleranz (Rarität!); *„watchful waiting"* regelmäßige Nachuntersuchung bei moderatem Krankheitsverlauf über 6–12 Monate; *Operation* Tonsillektomie, Adenotonsillektomie oder Tonsillotomie nach „shared-decision-making"; *Risikofaktoren* Alter <2 Jahre, Adipositas, kraniofaziale Anomalien, neuromuskuläre Erkrankungen, Mukopolysaccharidose, chromosomale Syndrome, Sichelzellanämie; *B-A-DIS* Befund-Anamnese-Diskrepanz; *PSG* Polysomnografie; *OSAS* obstruktives Schlafapnoesyndrom; *symptomatisch* Zeichen von oberer Atemwegsobstruktion ohne Atmungsaussetzer. (Mod. nach Mitchell et al. 2019)

10.2 Erkrankungen der Rachenmandel

10.2.1 Grundlagen

Anamnestische Hinweise ergeben sich aus den typischen Symptomen wie Mundatmung, anteriore Rhinorrhö und nasales Sprechen wegen der behinderten Nasenatmung, mit und ohne rezidivierende Paukenergüsse und/oder akute Mittelohrentzündungen. Bei der Untersuchung der Mundhöhle und des Oropharynx muss auf das Vorhandensein von Spalten geachtet werden, um die Operationsindikation zu relativieren.

> Wenn eine Abtragung der Rachenmandel (Adenotomie) indiziert wird, ist die standardisierte Erhebung einer Gerinnungsanamnese obligat (Strauß et al. 2006). Nur wenn sich dabei Auffälligkeiten ergeben, werden dann Gerinnungsuntersuchungen erforderlich.

Bei anamnestischen Hinweisen auf eine schlafbezogene Atmungsstörung sollte eine Objektivierung mit einem validierten Fragebogen erfolgen (Badelt et al. 2020). Eine zuverlässige transorale Beurteilung des Nasen-Rachen-Raums mit einem Untersuchungsspiegel gelingt wegen Abwehrreaktionen der Kinder meist nicht, hier hilft ersatzweise die Kombination aus typischem Patientenalter und Anamnese bei der Diagnosefindung. In unklaren Fällen ermöglicht die transnasale Untersuchung mit einem dünnen Endoskop eine zweifelsfreie Beurteilung des Nasopharynx (▶ Abschn. 10.5, ▶ Video 2). Treten relevante Atmungsstörungen unmittelbar postportal auf, muss eine beiderseitige Choanalatresie nach Schutzintubation ausgeschlossen werden (▶ Abschn. 10.5, ▶ Video 3). Jede in der Pubertät bei Jungen sich entwickelnde Nasenatmungsbehinderung muss an das Vorliegen eines Nasen-Rachen-Angiofibroms denken lassen. Hier erfolgt die Diagnosestellung in der Regel nicht bioptisch, sondern MR-angiografisch (▶ Abschn. 10.5, ▶ Video 4).

10.2.2 Therapie

- **Therapieziel**

Die therapeutischen Maßnahmen zielen darauf ab, die Ursache für die symptomatische obere Atemwegsobstruktion und/oder rezidivierenden akuten Hals- und/oder Mittelohrentzündungen durch operative oder konservative Maßnahmen zu beseitigen.

- **Therapieprinzip**

Das Missverhältnis zwischen übergroßer Rachenmandel zum Pharynxdurchmesser als Ursache der oberen Atemwegsobstruktion soll durch ihre Verkleinerung oder Entfernung (Adenotomie) beseitigt werden. Aktuelle Leitlinienempfehlungen zur Therapie von Halsschmerzen empfehlen eine differenzierte Vorgehensweise bei der Verordnung von Antibiotika (Krüger et al. 2021). Die Dringlichkeit des therapeutischen Vorgehens wird von dem Maß an beeinträchtigter Lebensqualität bestimmt, bei Abszedierungen oder extremer Ruhedyspnoe sind operative Maßnahmen unumgänglich.

- **Therapeutisches Vorgehen**

Konservative und operative Therapieoptionen bestehen.

Konservative Therapie Topische Kortikosteroide (mit und ohne Montelukast) haben sich bei 2- bis 8-jährigen Patienten mit adeno(tonsillärer) Hyperplasie als wahrscheinlichster Ursache des habituellen Schnarchens, bei anamnestisch geringem Risiko eines Schlafapnoesyndroms (▶ eTab. 11.1) und bei fehlenden Infektionen der oberen Atemwege bewährt (Chohan et al. 2015).

Operative Therapie Die Abtragung der Adenoide und abschließende Wundkontrolle erfolgt unter Sicht am intubierten Patienten (▶ Abschn. 10.5, ▶ Video 5). Hierzu wird ein Mundspatel eingeführt, der Weichgaumen mittels transnasal eingeführter weicher Sonde gespannt (Velotractio) und die erkennbaren Adenoide mit einem transoral eingeführten Instrument abgetragen. Dies erfolgt unter optischer Kontrolle, um abnorme Pulsationen einer möglicherweise submukös verlaufenden A. carotis interna erkennen und ihre Verletzung vermeiden zu können (▶ Abschn. 10.5, ▶ Video 6; Windfuhr 2002). Nach passagerer Tupferkompression sistieren die Blutungen meist spontan, nur selten ist eine zusätzliche Koagulation erforderlich.

Gelegentlich werden neuere Verfahren zur Adenotomie präsentiert (▶ Abschn. 10.5, ▶ Video 7) ohne hierdurch einen neuen Standard definiert zu haben.

- **Monitoring**

Das Monitoring variiert in Abhängigkeit der konservative bzw. operativen Therapiestrategie.

Konservative Therapie Inwieweit regelmäßig oder anlassbezogen Kontrolluntersuchungen stattfinden müssen, soll individuell von der initialen Befundkonstellation und dem Verlauf abhängig gemacht werden.

Operative Therapie Die obligate postoperative Überwachung im Aufwachraum dient der Erkennung und unverzüglichen Bewertung und Behandlung von Abfällen der O_2-Sättigung, Atmungsstörungen und Blutungen. Nach etwa 2-stündiger Beobachtung wird dann über die weitere Versorgung entschieden (Badelt et al. 2020). Ein besonderes Augenmerk verdienen respiratorische Probleme, die insbesondere bei Kindern mit Risikofaktoren (▶ eTab. 10.1) zu erwarten sind (De Luca Canto et al. 2015). Das Blutungsrisiko nach AT wird auf 0,1–0,8 % geschätzt (Windfuhr und Savva 2017; Windfuhr et al. 2005). Andere Komplikationen sind als Rarität einzuordnen. Nach AT reicht der Blick auf die Rachenhinterwand, um Koagel oder Blutungen und Foetor als Hinweis auf eine lokale Infektion rechtzeitig zu erkennen.

- **Prognose**

Die physiologische Involution der Rachenmandel bis zur Pubertät abzuwarten, erscheint bei korrekter Indikation wegen der quälenden obligaten Mundatmung inadäquat. Außerdem können Auswirkungen der Nasenrachenraumobstruktion wie Tubendysfunktion, Mittelohrentzündungen und -sekretansammlungen durch den Eingriff vermieden oder effektiv behandelt werden, was für Störungen des Schädelwachstums mit Bissfehlstellung nicht immer gilt.

Angesichts der geringen Komplikationsrate erscheint die AT als kausale Therapie gerechtfertigt, eine Stufentherapie mit topischer Anwendung von Mometason hat sich bisher als allgemeine Empfehlung nicht durchgesetzt.

Über eine Nachoperationsrate von insgesamt 2 % nach AT wurde berichtet, die allerdings von Faktoren wie initiale Operationsindikation, Volumen der Adenoide, Alter bei Erstoperation, Body Mass Index und Komorbiditäten wie allergisches Asthma beeinflusst wird.

- Prävention

Spezifische Verfahren zur Prävention existieren nicht.

- Qualitätssicherung

Die Verwendung von validierten Fragebögen zur Beurteilung eines fraglich vorhandenen Schlafapnoesyndroms oder einer Gerinnungsstörung empfiehlt sich. Beim Stellen der Operationsindikation sollte das Potenzial konservativer Maßnahmen in die Überlegungen einbezogen werden. Die Ausführung der AT unter optischer Kontrolle verhindert das Belassen von Restgewebe und Verletzung einer aberrant verlaufenden A. carotis interna. Standardisierte Empfehlungen zum postoperativen Verhalten (Patienten und Eltern) und die Mitgabe von Kontaktadressen für den Notfall haben sich bewährt (Windfuhr et al. 2016).

- Ausblick

Inwieweit Mometason (mit und ohne Montelukast) als Ersatzverfahren für die AT geeignet ist, müssen hochwertige Studien zeigen, die sich dann auch Fragestellungen wie Dosis, Anwendungsdauer, Nebenwirkungen und geeignete Patienten widmen müssen (Chohan et al. 2015).

10.3 Erkrankungen der Gaumenmandeln

10.3.1 Grundlagen

Zusätzlich zu den bereits genannten Kriterien sollte die Größe der Tonsillen nach Brodsky oder Friedmann klassifiziert werden, um die Tonsillen als Ursache von habituellem Schnarchen (berichten 7,45 % der Eltern) oder obstruktivem Schlafapnoesyndrom (OSAS; berichten 1–5 % der Eltern) identifizieren zu können (Windfuhr 2020). Adenotonsilläre Hyperplasie und Adipositas sind die wesentlichen Risikofaktoren für ein OSAS bei sonst gesunden Kindern, allerdings korreliert die Schwere des OSAS nicht mit der Tonsillengröße. Alle Kinder sollten pädiatrisch und HNO-ärztlich untersucht werden. Bei Nachweis eines hochgradigen OSAS in der PSG (Apopnoe-Hypopnoe-Index $\geq$ 10/h; SO_2 < 80 %) und/oder anderweitigen Risikofaktoren empfiehlt sich die Ausführung des Eingriffs in einem Spezialzentrum. Ein unbehandeltes OSAS kann zu Störungen von Wachstum, Kognition und Verhalten sowie kardiovaskulären Erkrankungen führen. Die Polysomnografie (PSG) stellt zwar immer noch den Goldstandard für die Feststellung eines OSAS dar, nicht zuletzt wegen Kapazitätsproblemen wird die Diagnose in der Regel klinisch gestellt. Dabei ist die Aussagekraft von Elternangaben und diversen Fragebögen aber deutlich geringer als die der PSG. Verfahren wie nächtliche Pulsoxymetrie, Audio- oder Videomonitoring haben sich wissenschaftlich nicht als wertvoll erwiesen und sollten deswegen nicht als Ersatz für eine PSG gesehen werden (Windfuhr 2020).

Die Beurteilung der Tonsillenoberfläche allein („zerklüftet"; „exprimathaltig") ist kein geeignetes diagnostisches Kriterium bei anamnestisch erfassten rezidivierenden Halsschmerzen. Anders verhält es sich bei akut auftretender Angina tonsillaris oder asymmetrisch vorgewölbtem weichen Gaumenbogen. Hier ist an einen Peritonsillarabszess oder eine infektiöse Mononukleose zu denken. Im Gegensatz zu Erwachsenen ist eine Tonsillenasymmetrie kein typischer Malignomhinweis, aber kontrollbedürftig. In seltenen Fällen entwickelt sich sogar – wissenschaftlich nicht erklärbar – eine einseitige Tonsillenhyperplasie nach vorheriger Tonsillotomie (▶ eAbb. 10.2).

- Peritonsillarabszess

Bei einem Peritonsillarabszess (PTA) sammelt sich Eiter zwischen der Tonsille und den umgebenden Gaumenbögen und führt innerhalb von kürzester Zeit zu extrem schmerzhaftem Schlucken, Trismus, kloßiger Sprache, Fieber und reduziertem Allgemeinzustand. Kinder sind sehr selten betroffen, Jugendliche häufiger und am häufigsten junge Erwachsene. Klinisch zeigt sich typischerweise eine einseitige Vorwölbung des weichen Gaumens mit Verlagerung der Uvula zur Gegenseite, nur selten (< 4,9 %) sind beide Seiten betroffen. Beim PTA handelt es sich wegen der Komplikationsmöglichkeiten (Halsphlegmone oder -abszess, septische Jugularvenenthrombose) um eine potenziell lebensbedrohliche Erkrankung, Kleinkinder sind allein durch die Dehydratation und das Fieber bedroht.

10.3.2 Therapie

■ **Therapieziel**
Die therapeutischen Maßnahmen zielen darauf ab, die Ursache für die symptomatische obere Atemwegsobstruktion und/oder rezidivierenden akuten Halsentzündungen durch operative oder konservative Maßnahmen zu beseitigen.

■ **Therapieprinzip**
Das Missverhältnis zwischen übergroßer Gaumenmandel zum Pharynxdurchmesser als Ursache der oberen Atemwegsobstruktion soll durch ihre Verkleinerung (Tonsillotomie) oder Entfernung (Tonsillektomie) beseitigt werden. Dasselbe Prinzip ist auch bei anamnestisch rezidivierenden akuten Tonsilliten möglich, wenn konservativen Verfahren sich als nicht ausreichend erwiesen haben. Aktuelle Leitlinienempfehlungen zur Therapie von Halsschmerzen empfehlen eine differenzierte Vorgehensweise bei der Verordnung von Antibiotika (Krüger et al. 2021). Im Gegensatz zur US-amerikanischen Tonsillektomieleitlinie (Mitchell et al. 2019) fand auch die Tonsillotomie (TOTO) unter bestimmten Voraussetzungen Berücksichtigung in der deutschen Arbeitsgemeinschaft der wissenschaftlich-medizinischen Fachgesellschaften (AWMF)-Leitlinie zur Tonsillitistherapie (AWMF 2024; Windfuhr et al. 2016). Die Dringlichkeit des therapeutischen Vorgehens wird von dem Maß an beeinträchtigter Lebensqualität bestimmt, bei Abszedierungen oder extremer Ruhedyspnoe sind operative Maßnahmen unumgänglich.

Das Operationsrisiko wird insbesondere bei der Tonsillenchirurgie durch Blutungskomplikationen bestimmt (▶ Übersicht; mod. nach Windfuhr 2013), die gelegentlich lebensgefährlich sein können und in Einzelfällen tödlich enden (Windfuhr et al. 2008).

> **Komplikationen von Tonsillektomie und Tonsillotomie**
> — **Tonsillektomie**
>   – Nachblutung (auch nach Wochen), Verblutungstod
>   – Nachoperation zur Blutungsstillung, evtl. mit Ligatur der A.-carotis-externa-Abgänge
>   – Notwendigkeit einer Bluttransfusion (Bluttransfusionsrisiko: Hepatitis, HIV)
>   – Blutaspiration
>   – Schädigung von Kiefergelenk, Lippe, Zunge, Zähnen, Zäpfchen
>   – Verbleiben von Mandelresten, deswegen Nachoperation
>   – Veränderung des Resonanzraumes, dadurch veränderte Stimme
>   – Gaumensegelverletzung (offenes Näseln, Nahrungsaustritt aus der Nase)
>   – Schädigung von N. hypoglossus, N. glossopharyngeus, N. vagus (Bewegungs-, Gefühls-, Geschmacksstörung), auch bleibend
>   – Eitrige Halsgewebeentzündung
>   – Therapiebedürftige Thrombose der V. jugularis interna
>   – Schmerzhaft verzögerte Wundheilung
>   – Luftemphysem, Brustfellentzündung (Mediastinitis)
>   – Halswirbelgelenkentzündung mit -luxation (Grisel-Syndrom)
> — **Tonsillotomie**
>   – Verletzung der Tonsillenkapsel, somit Risiken wie bei Tonsillektomie
>   – Schleimhautschwellung mit Verlegung der oberen Atemwege (evtl. notwendige Schutzintubation, Kortisongaben, Aufenthalt auf Intensivstation)

■ **Therapeutisches Vorgehen**
Das therapeutische Vorgehen differiert in Abhängigkeit von der Erkrankung.

■■ **Rezidivierende akute Tonsillitis**
Konservative und operative Therapieoptionen bestehen.

Konservativ Eine akute Tonsillitis wird im Kindesalter typischerweise durch Streptokokken der Gruppe A (GAS) verursacht, allerdings kann die Infektion auch auf den Pharynx übergreifen oder ausschließlich den Pharynx betreffen. Eine Tonsillitis von einer Pharyngitis oder Tonsillopharyngitis abzugrenzen, fällt oft schwer, zumal alle Entitäten durch Halsschmerzen als Leitsymptom charakterisiert sind. Therapierelevant ist die Tatsache, dass Halsschmerzen auch viral bedingt oder durch andere Faktoren (nach Intubation, Rauchen, Schnarchen, Medikamente, Reflux) verursacht sein können.

Zur Therapie akuter Halsschmerzen bietet sich die symptomatische Gabe von Analgetika wie Ibuprofen an, Kortison soll nicht verordnet werden.

Für Patienten ohne besondere Warnzeichen („red flags"; ▶ Übersicht) sollte ein klinischer Score (◘ Tab. 10.1) ermittelt werden, um die Wahrscheinlichkeit einer GAS-assoziierten Tonsillopharyngitis abschätzen und mittels Schnelltest bestätigen zu können.

◘ **Tab. 10.1** Risikoabschätzung der Streptokokkeninfektion (jeweils 1 Punkt)

	FeverPAIN-Score[a]	Centor-Score	McIsaac-Score[b]
Tonsillenexsudat	+	+	+
Kein Husten	+	+	+
Temperatur	>38 °C in letzten 24 h	>38 °C in Anamnese	>38 °C in Anamnese
Halslymphome	n.a.	+	+
Alter	n.a.	n.a.	3–14 J: +1 15–44 J: 0 ≥ 45 J: −1
Beginn ≤ 3 Tage	+	n.a.	n.a.
Geröteter Gaumenbogen und Tonsillen	+	n.a.	n.a.

[a] ▶ https://www.mdcalc.com/feverpain-score-strep-pharyngitis
[b] ▶ https://www.mdcalc.com/centor-score-modified-mcisaac-strep-pharyngitis

Das Risiko für das Vorliegen einer bakteriellen Tonsillopharyngitis wird nach Punktwerten klassifiziert als gering (≤ 2 Punkte: 0–20 %), mittel (3 Punkte: 30–50 %) oder hoch (≥ 4 Punkte: >50 %).

> **Warnzeichen („Red Flags") bei Halsschmerzen**
> - Verdacht auf Scharlacherkrankung
> - Verdacht auf infektiöse Mononukleose
> - Infektion mit anderem Fokus (Pneumonie, Bronchitis, Otitis media, Sinusitis)
> - Schwere Immunsuppression

Bei negativem Resultat oder einem Scorewert < 3 soll auf eine Antibiotikaverordnung verzichtet werden. Auch bei positivem Schnelltest und einem Scorewert von ≥ 3 ist eine sofortige Antibiotikagabe nicht zwingend erforderlich, da diese in erster Linie nur die Krankheitsdauer verkürzt (um etwa 16 h), aber Komplikationen nicht vermeiden kann.

Bei einem Scorewert = 3 erfolgt ein sog. „delayed prescribing": Das Rezept wird erst bei Symptomverschlechterung oder -persistenz über 3–5 Tage eingelöst. Bei einem Scorewert > 3 werden für Kinder (3–15 Jahre) folgende Antibiotika empfohlen:
- Penicillin V 0,05–0,1 Mio. IE/kg verteilt auf 3 Einzeldosen für 5–7 Tage,
- alternativ: Clarithromycin 15 mg/kg verteilt auf 2 Einzeldosen für 5 Tage.

Eine Eradikation über 10 Tage bleibt Einzelfällen mit erhöhtem Risiko und schweren Verläufen vorbehalten.

Die abwartende Therapieindikationsstellung ist durch die nicht unerhebliche Spontanheilungsrate begründet, außerdem sind in Deutschland die Post-Streptokokken-Krankheiten selten und mit einer guten Prognose behaftet (Krüger et al. 2021). Dieser Ansatz ist eine Weiterentwicklung der historischen Paradise-Kriterien (◘ Tab. 10.2), an denen sich sowohl die aktuelle US-amerikanische Leitlinie (Mitchell et al. 2019) wie auch eine prospektive multizentrische Studie in England orientierte (Rubie et al. 2015).

Tab. 10.2 Paradise-Kriterien für die Indikationsstellung der Tonsillektomie bei rezidivierenden Halsschmerzepisoden im Alter von 3 bis 15 Jahren. (Paradise et al. 1984; AWMF 2024)

Kriterium	Definition
Alter	3–15 Jahre
Zahl der Tonsillitisepisoden	≥ 7 Episoden im letzten Jahr *oder* ≥ 5 Episoden jährlich in den letzten 2 Jahren *oder* ≥ 3 Episoden jährlich in den letzten 3 Jahren
Definition einer Episode: Halsschmerzen und mindestens eines der 4 Zeichen	– Temperatur > 38,3 °C – Zervikal Lymphome (druckdolent oder > 2 cm) – Tonsillenexsudat – Nachweis β-hämolysierender Streptokokken A
Bisherige Behandlung	Antibiotika gegen Streptokokken bei jeder Episode
Dokumentation	Jede Episode wurde ärztlich dokumentiert *oder* ein Arzt hat hintereinander 2 Episoden persönlich beobachtet

Operativ Bei der **Tonsillektomie** (TE) wird das Tonsillengewebe vollständig entfernt („extracapsular oder total oder complete oder subcapsular tonsillectomy"). Eine Adenotomie (▶ Abschn. 10.2.2) ist in gleicher Sitzung möglich, betroffen sind hiervon meist Kinder bis zum 10. Lebensjahr. Die Präparation der Gaumenmandeln erfolgt nach Inzision am vorderen Gaumenbogen, hierbei werden die kaliberstärkeren Gefäße an der Außenseite der Tonsillenkapsel durchtrennt und durch Nähte oder elektrochirurgische Maßnahmen verschlossen (▶ Abschn. 10.5, ▶ Video 8). In der Regel wird die Wunde der Sekundärheilung mit Reepithelisierung der freiliegenden Muskulatur überlassen. Postoperative Schmerzen erfordern die Gabe von Ibuprofen und/oder Paracetamol, kodeinhaltige Präparate sind erst ab dem 12. Lebensjahr zugelassen (Windfuhr 2020).

Im Gegensatz dazu werden die Tonsillen bei der **Tonsillotomie** (TOTO) mittels verschiedener Laser, Radiofrequenz oder konventionellen chirurgischen Instrumenten entlang des medialen Rands der Gaumenbögen abgetrennt (▶ Abschn. 10.5, ▶ Video 9). Bei anderen Verfahren („intracapsular or subtotal or partial tonsillectomy") wird das Gewebe schrittweise von medial nach lateral hin abgetragen, um nur einen schmalen Streifen von Tonsillengewebe entlang der Innenseite der Tonsillenkapsel oder sogar nur die Kapsel zu belassen (▶ Abschn. 10.5, ▶ Video 10). Die Entscheidung über die Ausdehnung der Resektion ist operateurabhängig und in der Literatur nicht standardisiert (Windfuhr 2019). Alle Techniken verfolgen das Ziel, die Tonsillenkapsel intakt zu belassen, um so die an der Außenfläche befindlichen kaliberstärkeren Gefäße und Nervenendigungen nicht zu tangieren. Dadurch erklärt sich das geringere Nachblutungsrisiko und die geringere postoperative Schmerzintensität. Auch die TOTO kann mit und ohne AT ausgeführt werden und hat inzwischen den Stellenwert eines Ersatzverfahrens für die TE bei Kindern eingenommen. Gegner der TOTO argumentieren, dass sich vom verbleibenden Restgewebe Rezidive im Sinne von Tonsillitiden oder einer Hyperplasie entwickeln. Angesichts der geringen Evidenzstärke in Bezug auf die deutlich invasivere TE (Burton et al. 2014; Morad et al. 2017) und nachgewiesenen Rezidiven auch nach TE (Odhagen et al. 2016) ist dies nicht nachvollziehbar.

Die Autoren der deutschen Leitlinie zur Therapie der Tonsillopharyngitis haben die für die TE ausgesprochenen Empfehlungen für die TOTO modifiziert: entscheidend ist die Beurteilung der Tonsillengröße (AWMF 2024), die wegen der der physiologischen Involution im Erwachsenenalter einem Selektionskriterium gleichkommt. In jedem Fall müssen die Eltern über die Vor- und Nachteile der jeweiligen Verfahren (Windfuhr und Savva 2017; AWMF 2024) aufgeklärt und auch auf das 2018 eingeführte Zweitmeinungsverfahren hingewiesen werden (Franzen et al. 2021).

■■ **Peritonsillarabszess**

Prinzipiell besteht das therapeutische Vorgehen bei dieser, potenziell lebensbedrohliche Erkrankung aus Abszessdrainage und empirischer antibiotischer Therapie (Windfuhr 2016).

Konservativ Beim PTA finden sich typischerweise Mischinfektionen, häufig unter Beteiligung von Streptokokken, Staphylokken, Haemophilus spp., Bacteroides spp., Fusobakterien, Peptostreptokokken. Clindamycin wird als Alternative zur Aminopenicillin-β-Laktamasehemmer-Kombination als Adjuvans der chirurgischen Therapie empfohlen. Ein rein konservatives Vorgehen erscheint nur bei sehr jungen Kindern (<6 Jahre) gerechtfertigt, ist aber an einen erhöhten und über die vermeintliche Heilung hinausgehenden Beobachtungsaufwand gebunden.

Operativ Die Tonsillektomie (TE) kann als Sofortmaßnahme beim PTA eingesetzt werden (▶ Abschn. 10.5, ▶ Video 11), empfohlen wird dies aber nur bei manifesten Komplikationen, anamnestisch relevanten Tonsillitiden und/oder anamnestisch vorbehandeltem PTA (Mitchell et al. 2019). Bei Ersterereignissen oder Fällen ohne Komplikationen haben sich allgemein sowohl die Nadelaspiration wie auch Inzisionsdrainage als ausreichend erwiesen, allerdings sind Kinder und Jugendliche ungeeignete Kandidaten für eine Nadelaspiration.

Eine wiederholte Inzisionsdrainage kann in bis zu 16,1 % erforderlich werden (Windfuhr und Zurawski 2016), was bei Kindern und Jugendlichen eine erneute Ausführung in Vollnarkose bedeuten würde. Dies wird mit einer simultanen Tonsillenteilresektion („quere TOTO") bei der Inzisionsdrainage vermieden (▶ Abschn. 10.5, ▶ Video 12), die gleichzeitig eine histologische Beurteilung des entnommenen Gewebes und das Identifizieren eines okkulten Malignoms ermöglicht.

■■ **Tonsillenhyperplasie**

Ein konservativer Therapieansatz wie zur Behandlung bei Adenoiden (▶ Abschn. 10.2.2) wird allgemein nicht vorgeschlagen.

Operativ Im Gegensatz zu den US-amerikanischen Empfehlung, die sich eindeutig zur TE bekennt und die TOTO als ungesichert einstuft (Parikh et al. 2019) wird dies in Schweden bei Kindern und Jugendlichen genau gegenteilig gehandhabt (Borgstrom et al. 2017). Angesichts der schwachen Datenlage (Blackshaw et al. 2020) erscheint es ratsam, bei der Indikationsstellung tendenziell das weniger gefährliche Verfahren – TOTO – zu bevorzugen. Dies wird als Trend inzwischen sogar auch in den USA, trotz der genannten Stellungnahme, erwartet (Huoh et al. 2021). In Deutschland hat sich dieser Trend bei kontinuierlich sinkenden Fallzahlen der TE längst durchgesetzt (Windfuhr und Chen 2020).

■■ **Peritonsillarabszess**

Der PTA kann durch eine Inzisionsdrainage, mit und ohne Tonsillenteilresektion, effektiv therapiert werden, bei manifesten Komplikationen ist die Abszess-TE indiziert. Selbst nach vollständiger Resektion des abszedierten Tonsillengewebes sind Rezidive möglich (Windfuhr 2016; Windfuhr und Zurawski 2016).

■ **Monitoring**

Das Monitoring differiert in Abhängigkeit von der Therapieform.

Konservative Therapie Inwieweit regelmäßig oder anlassbezogen Kontrolluntersuchungen stattfinden müssen, soll individuell von der initialen Befundkonstellation und dem Verlauf abhängig gemacht werden.

Operative Therapie Die obligate postoperative Überwachung im Aufwachraum dient der Erkennung und unverzüglichen Bewertung und Behandlung von Abfällen der O_2-Sättigung, Atmungsstörungen und Blutungen. Nach etwa 2-stündiger Beobachtung wird dann über die weitere Versorgung entschieden (Badelt et al. 2020). Ein besonderes Augenmerk verdienen respiratorische Probleme, die insbesondere bei Kindern mit Risikofaktoren (▶ eTab. 10.1) zu erwarten sind (De Luca Canto et al. 2015), ebenso wie das Blutungsrisiko nach TE und TOTO (Windfuhr und Savva 2017; Windfuhr et al. 2005). Andere Komplikationen sind als Rarität einzuordnen. Nach Tonsillenchirurgie ist für die tägliche Beurteilung der gesamten Wundflächen die Verwendung eines Metallspatels hilfreich.

- **Prognose**

Die Bewertung der wissenschaftlichen Literatur lässt keinen Zweifel: Je schwerer die Kinder unter rezidivierenden akuten Tonsillopharyngitiden litten, umso höher wird der Gewinn durch die TE sein (Burton et al. 2014; Morad et al. 2017; Windfuhr 2016). Dennoch können auch bei moderatem Verlauf die Schulpräsenz und Lebensqualität erheblich leiden und von einem Eingriff profitieren. Nur selten liegen bei Kindern multiple Antibiotikaallergien/-intoleranzen als rechtfertigende Operationsindikation vor (Mitchell et al. 2019). Bei der Erörterung der Operationsindikation muss die Spontanremission in die Überlegungen sowohl bei entzündlichen (Woolford et al. 2000) wie obstruktiven Krankheitsbildern (Chan et al. 2019) einbezogen werden. Dies führt zur Empfehlung, gerade bei moderaten Verläufen den weiteren klinischen Verlauf über 6–12 Monate (Windfuhr et al. 2016) zu beobachten (Ausnahmen: anamnestisch > 1 PTA; eigene/familiäre Anamnese von rheumatischer Karditis; Lemièrre-Syndrom, stationäre Behandlungsbedürftigkeit von Halsschmerzen, Ping-pong-Infektionen) (Mitchell et al. 2019).

- - **Adenotonsillektomie/-tonsillotomie**

Bei oberer Atemwegsobstruktion durch eine adenotonsilläre Hyperplasie schwankt die Erfolgsrate der Adenotonsillektomie/-tonsillotomie (ATE) sehr stark (27–80 %; Marcus et al. 2013) und steht unter dem Einfluss zahlreicher Parameter und Risikofaktoren (▶ eTab. 10.1). Bei Vorliegen dieser Risikofaktoren oder bei fehlenden Risikofaktoren, aber Zweifeln am Vorliegen eines OSAS wird prinzipiell zur PSG geraten (Mitchell et al. 2019). Ein Apnoe-Hypopnoe-Index (AHI) in der PSG bei Kindern mit einem OSAS von mindestens 1 gilt als pathologisch (Mitchell et al. 2019). In einer sehr ähnlich gestalteten Leitlinie zur PSG vor TE wird ein AHI von 1 noch als normal angesehen, und von milder (AHI < 5), moderater (AHI < 10) und schwerer Form (AHI > 10; $SO_2 \leq 80\%$) abgegrenzt (Roland et al. 2011). Dabei ist der Vorhersagewert der PSG im Hinblick auf Komplikationen des OSAS und Therapieversagen gering und korreliert auch nicht immer mit der Symptomatik. Ein schweres OSAS in der PSG korreliert jedoch ebenso wie die Risikofaktoren mit der Rate an respiratorischen Komplikationen nach ATE (De Luca Canto et al. 2015). Entscheidend bei der Erfolgsbeurteilung ist auch die Dauer der Nachsorge, v. a. die Zeit nach Ablauf der ersten 6 postoperativen Monate scheint von Bedeutung zu sein (Amin et al. 2008). Eine besondere Bedeutung kommt dem Übergewicht bzw. der Adipositas zu, die sich postoperativ verschlimmern können (Katz et al. 2014). Insgesamt muss immer mit Therapieversagern nach ATE gerechnet und die Eltern beim präoperativen Aufklärungsgespräch darauf hingewiesen werden. Prinzipiell gilt, dass Therapieversager einer spezialisierten, interdisziplinären Versorgung zugeführt werden sollten.

Der therapeutische Effekt der ATE ist größer als der der alleinigen AT oder alleinigen TE. Dies gilt sicher für das typische Alter von 4–8 Jahren, hat sich aber auch bei jüngeren Kindern bewährt. Bei Kindern im Alter zwischen 5 und 12 Lebensmonaten kann aber auch die alleinige AT zu einem signifikanten Rückgang des AHI führen (Windfuhr 2016). Aktuell wird die ATE oder die AT/TOTO empfohlen, wenn die Kinder ≥ 2 Jahre alt sind (Mitchell et al. 2019; Agency for Healthcare Research and Quality 2017; Stuck et al. 2008). Wie lange die Kinder von dem Eingriff profitieren, ist im Einzelfall schwer vorherzusagen. Dies gilt umso mehr, wenn das OSAS mit den genannten Risikofaktoren assoziiert ist, hier wird prinzipiell eine PSG vor und nach ATE empfohlen (Mitchell et al. 2019; Marcus et al. 2012). Alternativen zur ATE bestehen im Abwarten und Kontrollen binnen 6 Monaten (bei moderater klinischer Symptomatik und fehlender Hypoxämie) sowie CPAP-Therapie (OSAS nach ATE; fehlender Tonsillenhyperplasie; Ablehnen der Operation). Im Einzelfall können Gewichtsabnahme, Kortisontherapie, kieferorthopädische Maßnahmen und Änderung der Schlafposition hilfreich sein.

- **Prävention**

Spezifische Verfahren können für die vorgestellten Krankheitsbilder nicht angeboten werden.

- **Qualitätssicherung**

Die Verwendung von validierten Fragebögen zur Beurteilung eines fraglich vorhandenen Schlafapnoesyndroms oder einer Gerinnungsstörung empfiehlt sich, beim Stellen der Operationsindikation sollte das Potenzial konservativer Maßnahmen in die Überlegungen einbezogen werden. Die systematische Erfassung und Dokumentation der postoperativen Schmerzintensität mit altersadaptierten Schmerzskalen und die tägliche Beurteilung der Wundflächen nach Tonsillenchirurgie hilft bei der Abschätzung des Nachblutungsrisikos. Standardisierte Empfehlungen zum postoperativen Verhalten (Patienten und Eltern) und die Mitgabe von Kontaktadressen für den Notfall haben sich bewährt (Windfuhr et al. 2016). Die jährliche Analyse der Nachblutungsraten und -charakteristik mit Analyse der Geräteeinstellungen ist ein geeignetes Instrument der Qualitätssicherung (Windfuhr 2013).

- **Ausblick**

Forschungsbedarf besteht für die Frage der altersabhängigen Vortestwahrscheinlichkeit für Tonsillopharyngitiden mit Gruppe-A-Streptokokken (GAS) vs. Nicht-GAS, der altersabhängigen Inzidenz von Poststreptokokkenerkrankungen, dem Effekt des „delayed prescribing" bei akuten Atemwegsinfekten und den Langzeiteffekte von TE und TOTO auf die Entwicklung von Allergien, entzündlichen oder respiratorischen Erkrankungen (Krüger et al. 2021). Inwieweit die TOTO der TE bei der Behandlung der rezidivierenden akuten Tonsillitis unterlegen ist, wird derzeit in Deutschland anhand einer prospektiven Studie untersucht (Klinik für Hals-, Nasen- und Ohrenheilkunde des Universitätsklinikums Jena et al. 2021). Die langfristige Nichtunterlegenheit der TOTO vs. TE bei oberer Atemwegsobstruktion stellt ebenfalls eine Aufgabe zukünftiger Studien dar.

10.4 Infektiöse Mononukleose

10.4.1 Grundlagen

Vom Krankheitsbild sind typischerweise junge Erwachsene betroffen, sehr selten Kinder. Charakteristisch sind schmerzhafte Schluckstörung, hyponasale und kloßige Sprache, deutlich vergrößerte Halslymphknoten und schmierige, weißliche Beläge auf den Gaumenmandeln und der Rachenmandel. Nicht selten liegt simultan ein Peritonsillarabszess vor, die infektiöse Mononukleose gilt als ein möglicher Risikofaktor für dessen Entstehung (Windfuhr und Zurawski 2016).

Die postinfektiöse Milzruptur ist nach wie vor gefürchtet und kann auch Wochen nach Krankheitsbeginn auftreten. Nach einer aktuellen Analyse (Thompson und Ramos 2017) sind antibiotikainduzierte Exantheme seltener geworden und treten am häufigsten nach Ampicillin, Azithromycin und Amoxicillin auf.

10.4.2 Therapie

- **Therapieziel**

Die Betroffenen stellen sich in der Regel in einem stark reduzierten Allgemeinzustand vor, im Vordergrund steht die symptomatische Therapie bei körperlicher Schonung. Bakterielle Superinfektion lassen sich meist sehr gut mit Antibiotika behandeln. Anfangs sollten tägliche Befundkontrollen erfolgen, um rechtzeitig das Entstehen eines Peritonsillarabszesses oder die Zunahme der oberen Atemwegsobstruktion diagnostizieren und behandeln zu können. Zur Therapie gehört auch die Risikoaufklärung über eine mögliche Milzruptur, die Milzgröße lässt sich mühelos sonografisch bestimmen.

- **Therapieprinzip**

Analgetika, Flüssigkeitssubstitution und Kortikoidgabe. Antibiotika bei bakterieller Superinfektion.

- **Therapeutisches Vorgehen**

Primär erfolgt die Therapie konservativ.

Konservativ Antibiotika werden nur bei Zeichen einer bakteriellen Superinfektion empfohlen (Walther et al. 2005), Virustatika und Kortison wurden in Cochrane-Reviews als nicht überzeugende Medikation bewertet (De Paor et al. 2016; Rezk et al. 2015). Letzteres deckt sich jedoch nicht mit den persönlichen Erfahrungen des Kapitelautors.

Operativ Operative Verfahren bei Patienten mit infektiöser Mononukleose werden nur empfohlen, wenn die Größe der Gaumenmandeln zu einer relevanten Atmungsstörung führt oder die Nahrungsaufnahme verhindert. Die TE galt vor einigen Jahrzehnten noch als Standardverfahren in Deutschland und war mit einem signifikant erhöhten Nachblutungsrisiko assoziiert. Diesen Nachteil vermeidet die TOTO, die in seltenen Einzelfällen eine geeignete Therapie zur Beseitigung der funktionellen Pharynxstenose darstellt (▶ Abschn. 10.5, ▶ Video 13). Bei der Indikationsstellung müssen allgemeinmedizinische Aspekte einbezogen werden (Myokarditis, Hepatitis).

- **Prognose**

Die infektiöse Mononukleose ist eine selbstlimitierende Erkrankung und im Allgemeinen mit einer guten Prognose assoziiert.

- **Prävention**

Eine spezifische Prävention existiert nicht.

? Fragen zur Wiederholung
1. Bei der U10 eines asymptomatischen, nichtvoroperierten Jungen fällt eine einseitig vergrößerte Tonsille auf. Welche Therapie schlagen Sie den Eltern vor?
    a. Tonsillektomie planen zum Karzinomausschluss.
    b. Vorstellung in der Hämatoonkologie wegen Leukämieverdachts.
    c. Tonsillektomie planen, da ein Peritonsillarabszess vorliegt.
    d. Sonografie anfordern wegen des Verdachts auf Vorliegen einer infektiösen Mononukleose.
    e. Nur nachbeobachten, da es sich um eine Normvariante handelt.
2. Ihnen wird ein 5-jähriges adipöses Mädchen wegen zunehmender Tagesmüdigkeit vorgestellt. Atemaussetzer können von den Eltern nicht sicher ausgeschlossen werden, die Tonsillen überragen nur soeben die Gaumenbögen. Was schlagen Sie den Eltern vor?
    a. Zunächst nur ein Audio- oder Videomonitoring.
    b. Eine probatorische Tonsillektomie.
    c. Wegen der unsicheren Elternangaben ist das nicht erforderlich.
    d. Veranlassung einer Polysomnografie.
    e. Messen der Sauerstoffsättigung mittels Pulsoxymetrie.
3. Welche der folgenden Aussagen zum Peritonsillarabszess trifft nicht zu?
    a. Er tritt typischerweise erst bei jungen Erwachsenen auf.
    b. EBV-Infektionen und Rauchen begünstigen seine Entstehung.
    c. Kloßige Sprache und Odynophagie sind typische Zeichen.
    d. Abszessdrainage und empirische Antibiotika sind meist ausreichend.
    e. Ein hoher Antikörpertiter gegen das Epstein-Barr-Virus ist typisch.

10.5 Videos

- Video 1: Pfählungsverletzung des Gaumens beim Kleinkind
    ▶ https://www.youtube.com/watch?v=549iwlbfrVk (abgerufen 03.06.2021)
- Video 2: Nasopharyngoskopie
    ▶ https://www.youtube.com/watch?v=Z282lLp9mNs&t=33s (abgerufen 03.06.2021)
- Video 3: Nicht immer nur Adenoide
    ▶ https://www.youtube.com/watch?v=h2aA-A_1b2U (abgerufen 03.06.2021)
- Video 4: Angiofibrom im Nasenrachen
    ▶ https://www.youtube.com/watch?v=guAnyCZoyew (abgerufen 03.06.2021)
- Video 5: Adenotomie
    ▶ https://www.youtube.com/watch?v=PJeZetds2qM&t=24s (abgerufen 03.06.2021)
- Video 6: Pulsationen an der Pharynxseitenwand
    ▶ https://www.youtube.com/watch?v=yT4Rc1Dxkes (abgerufen 03.06.2021)
- Video 7: Adenotomie mit Coblation
    ▶ https://www.youtube.com/watch?v=2wJj_lD94ZY (abgerufen 03.06.2021)
- Video 8: Tonsillektomie Monatsschrift für Kinderheilkunde 2019
    ▶ https://www.youtube.com/watch?v=ncUB1_F4x7k&t=114s (abgerufen 03.06.2021)
- Video 9: Tonsillotomie Monatsschrift für Kinderheilkunde 2019
    ▶ https://www.youtube.com/watch?v=YvHf4uAq5WQ (abgerufen 03.06.2021)

- Video 10: Intrakapsuläre Tonsillektomie mittels Coblation
  ▶ https://www.youtube.com/watch?v=Pl4cBcGPeI0&t=74s (abgerufen 03.06.2021)
- Video 11: Abszess-Tonsillektomie
  ▶ https://www.youtube.com/watch?v=kLjvtWvTpUc (abgerufen 03.06.2021)
- Video 12: Peritonsillarabszess: Inzisionsdrainage + quere Tonsillektomie 2019
  ▶ https://www.youtube.com/watch?v=6QmOot7C2t4 (abgerufen 03.06.2021)
- Video 13: Tonsillotomie bei infektiöser Mononukleose
  ▶ https://www.youtube.com/watch?v=F7fxOu82t5s (abgerufen 03.06.2021)

Interessenkonflikt Der Autor versichert, dass er allein berechtigt ist, über das Urheberrecht an allen Teilen des Manuskripts zu verfügen, und dass bisher keine Rechtseinräumungen an andere Verlage erfolgt sind. Interessenkonflikt: Beratertätigkeit beim wissenschaftlichen Dienst der Ortskrankenkassen (WidO). Das Einholen eines Ethikvotums war gemäß den Statuten der zuständigen Landesärztekammer Nordrhein nicht erforderlich.

Literatur

Agency for Healthcare Research and Quality (2017) Systematic Review: Tonsillectomy for Obstructive Sleep-Disordered Breathing or Recurrent Throat Infection in Children. https://effectivehealthcare.ahrq.gov/products/tonsillectomy/research-2017. Zugegriffen: 24. Dez. 2018

Amin R, Anthony L, Somers V, Fenchel M, McConnell K, Jefferies J et al (eds) (2008) Growth velocity predicts recurrence of sleep-disordered breathing 1 year after adenotonsillectomy. Am J Respir Crit Care Med

AWMF (2024) Therapie der Tonsillopharyngitis. https://register.awmf.org/de/leitlinien/detail/017-024. Zugegriffen: 1. Mai 2024

Badelt G, Becke-Jakob K, Deitmer T, Eich CB, Goeters C, Höhne C et al (2020) Obstruktive Schlafapnoe im Rahmen von Tonsillenchirurgie mit oder ohne Adenotomie bei Kindern – perioperatives Management. https://www.awmforg/uploads/tx_szleitlinien/001-041l_S1_Obstruktive-Schlafapnoe-Tonsillenchirurgie-Adenotomie_Kinder-perioperatives-Management_2021-01pdf

Blackshaw H, Springford LR, Zhang LY, Wang B, Venekamp RP, Schilder AG (2020) Tonsillectomy versus tonsillotomy for obstructive sleep-disordered breathing in children. Cochrane Database Syst Rev 4:CD11365. https://doi.org/10.1002/14651858.CD011365.pub2

Borgstrom A, Nerfeldt P, Friberg D, Sunnergren O, Stalfors J (2017) Trends and changes in paediatric tonsil surgery in Sweden 1987–2013: a population-based cohort study. BMJ Open 7(1):e13346. https://doi.org/10.1136/bmjopen-2016-013346

Burton MJ, Glasziou PP, Chong LY, Venekamp RP (2014) Tonsillectomy or adenotonsillectomy versus non-surgical treatment for chronic/recurrent acute tonsillitis. Cochrane Database Syst Rev. https://doi.org/10.1002/14651858.CD001802.pub3

Chan KC, Au CT, Hui LL, Ng SK, Wing YK, Li AM (2019) How OSA Evolves From Childhood to Young Adulthood: Natural History From a 10-Year Follow-up Study. Chest 156(1):120–130. https://doi.org/10.1016/j.chest.2019.03.007

Chohan A, Lal A, Chohan K, Chakravarti A, Gomber S (2015) Systematic review and meta-analysis of randomized controlled trials on the role of mometasone in adenoid hypertrophy in children. Int J Pediatr Otorhinolaryngol 79(10):1599–1608. https://doi.org/10.1016/j.ijporl.2015.07.009

De Luca Canto G, Pacheco-Pereira C, Aydinoz S, Bhattacharjee R, Tan HL, Kheirandish-Gozal L et al (2015) Adenotonsillectomy Complications: A Meta-analysis. Pediatrics 136(4):702–718. https://doi.org/10.1542/peds.2015-1283

De Paor M, O'Brien K, Fahey T, Smith SM (2016) Antiviral agents for infectious mononucleosis (glandular fever). Cochrane Database Syst Rev 12:CD11487. https://doi.org/10.1002/14651858.CD011487.pub2

Franzen AM, Windfuhr JP, Bruch D (2021) Zweitmeinungsverfahren fur die Tonsillektomie und Tonsillotomie: eine Analyse der rechtfertigenden quantitativen und qualitativen Voraussetzungen. Laryngorhinootologie. https://doi.org/10.1055/a-1341-9564

Huoh KC, Haidar YM, Dunn BS (2021) Current Status and Future Trends: Pediatric Intracapsular Tonsillectomy in the United States. Laryngoscope 131(Suppl 2):S1–S9. https://doi.org/10.1002/lary.29108

Katz ES, Moore RH, Rosen CL, Mitchell RB, Amin R, Arens R et al (2014) Growth after adenotonsillectomy for obstructive sleep apnea: an RCT. Pediatrics 134(2):282–289. https://doi.org/10.1542/peds.2014-0591

Klinik für Hals-, Nasen- und Ohrenheilkunde des Universitätsklinikums Jena, Deutsche Gesellschaft für Hals-Nasen-Ohren-Heilkunde, Kopf- und Hals-Chirurgie, Deutscher Berufsverband der Hals-Nasen-Ohrenärzte, Studienzentrum der Universitätsmedizin Göttingen (2021) TOTO-Studie. https://toto-studie.hno.org/. Zugegriffen: 5. Apr. 2021

Krüger K, Topfner N, Berner R, Windfuhr J, Oltrogge JH (2021) Clinical Practice Guideline: Sore Throat. Dtsch Ärztebl Int. https://doi.org/10.3238/arztebl.m2021.0121

Marcus CL, Brooks LJ, Draper KA, Gozal D, Halbower AC, Jones J et al (2012) Diagnosis and management of childhood obstructive sleep apnea syndrome. Pediatrics 130(3):e714–e755. https://doi.org/10.1542/peds.2012-1672

Marcus CL, Moore RH, Rosen CL, Giordani B, Garetz SL, Taylor HG et al (2013) A randomized trial of adenotonsillectomy for childhood sleep apnea. N Engl J Med 368(25):2366–2376. https://doi.org/10.1056/NEJMoa1215881

Mitchell RB, Archer SM, Ishman SL, Rosenfeld RM, Coles S, Finestone SA et al (2019) Clinical Practice Guideline: Tonsillectomy in Children (Update). Otolaryngol Head Neck Surg 160(1_suppl):S1–S42. https://doi.org/10.1177/0194599818801757

Morad A, Sathe NA, Francis DO, McPheeters ML, Chinnadurai S (2017) Tonsillectomy Versus Watchful Waiting for Recurrent Throat Infection: A Systematic Review. Pediatrics. https://doi.org/10.1542/peds.2016-3490

Odhagen E, Sunnergren O, Hemlin C, Hessen Soderman AC, Ericsson E, Stalfors J (2016) Risk of reoperation after tonsillotomy versus tonsillectomy: a population-based cohort study. Eur Arch Otorhinolaryngol 273(10):3263–3268. https://doi.org/10.1007/s00405-015-3871-7

Paradise JL, Bluestone CD, Bachman RZ, Colborn DK, Bernard BS, Taylor FH et al (1984) Efficacy of tonsillectomy for recurrent throat infection in severely affected children. Results of parallel randomized and nonrandomized clinical trials. N Engl J Med 310(11):674–683

Parikh SR, Archer S, Ishman SL, Mitchell RB (2019) Why Is There No Statement Regarding Partial Intracapsular Tonsillectomy (Tonsillotomy) in the New Guidelines? Otolaryngol Head Neck Surg 160(2):213–214. https://doi.org/10.1177/0194599818810507

Rezk E, Nofal YH, Hamzeh A, Aboujaib MF, AlKheder MA, Al Hammad MF (2015) Steroids for symptom control in infectious mononucleosis. Cochrane Database Syst Rev. https://doi.org/10.1002/14651858.CD004402.pub3

Roland PS, Rosenfeld RM, Brooks LJ, Friedman NR, Jones J, Kim TW et al (2011) Clinical practice guideline: Polysomnography for sleep-disordered breathing prior to tonsillectomy in children. Otolaryngol Head Neck Surg 145(1 Suppl):S1–S15. https://doi.org/10.1177/0194599811409837

Rubie I, Haighton C, O'Hara J, Rousseau N, Steen N, Stocken DD et al (2015) The NAtional randomised controlled Trial of Tonsillectomy IN Adults (NATTINA): a clinical and cost-effectiveness study: study protocol for a randomised control trial. Trials 16:263. https://doi.org/10.1186/s13063-015-0768-0

Strauß JM, Becke K, Schmidt J (2006) Blutgerinnung vor Adenotomie und Tonsillektomie im Kindesalter- wozu? https://cdn.hno.org/media/PDF/stellungnahme-gerinnungsdiagnostik-vor-at-te-09-20062.pdf

Stuck BA, Götte K, Windfuhr JP, Genzwürker H, Schroten H, Tenenbaum T (2008) Die Tonsillektomie im Kindesalter. Dtsch Ärztebl 105(49):852–861

Thompson DF, Ramos CL (2017) Antibiotic-Induced Rash in Patients With Infectious Mononucleosis. Ann Pharmacother 51(2):154–162. https://doi.org/10.1177/1060028016669525

Walther LE, Ilgner J, Oehme A, Schmidt P, Sellhaus B, Gudziol H et al (2005) Die infektiöse Mononukleose. HNO 53(4):383–392 (quiz 93)

Windfuhr JP (2002) An aberrant artery as a cause of massive bleeding following adenoidectomy. J Laryngol Otol 116(4):299–300

Windfuhr JP (2013) Fehler und Gefahren: Tonsillektomie und andere Standard-Eingriffe. Laryngorhinootologie 92(Suppl 1):S33–S72. https://doi.org/10.1055/s-0032-1333253

Windfuhr JP (2016) Evidenz basierte Indikationen der Tonsillektomie. Laryngorhinootologie 95(Suppl 1):S38–S87. https://doi.org/10.1055/s-0041-109590

Windfuhr JP (2019) Techniken der Tonsillotomie im Überblick. Hno Nachrichten 49(6):34–38. https://doi.org/10.1007/s00060-019-5995-7

Windfuhr JP (2020) Tonsillektomie und Tonsillotomie. HNO 68(7):543–552. https://doi.org/10.1007/s00106-020-00884-3

Windfuhr JP, Chen YS (2020) Sind Tonsillektomie und Tonsillotomie „mengenanfällige" Eingriffe? HNO 68(6):426–432. https://doi.org/10.1007/s00106-019-00796-x

Windfuhr JP, Savva K (2017) Aktuelle Studienlage zur Tonsillotomie. HNO 65(1):30–40. https://doi.org/10.1007/s00106-016-0237-4

Windfuhr JP, Zurawski A (2016) Peritonsillar abscess: remember to always think twice. Eur Arch Otorhinolaryngol 273(5):1269–1281. https://doi.org/10.1007/s00405-015-3582-0

Windfuhr JP, Chen YS, Remmert S (2005) Hemorrhage following tonsillectomy and adenoidectomy in 15,218 patients. Otolaryngol Head Neck Surg 132(2):281–286

Windfuhr JP, Schloendorff G, Baburi D, Kremer B (2008) Serious post-tonsillectomy hemorrhage with and without lethal outcome in children and adolescents. Int J Pediatr Otorhinolaryngol 72(7):1029–1040. https://doi.org/10.1016/j.ijporl.2008.03.009

Windfuhr JP, Toepfner N, Steffen G, Waldfahrer F, Berner R (2016) Clinical practice guideline: tonsillitis II. Surgical management. Eur Arch Otorhinolaryngol 273(4):989–1009. https://doi.org/10.1007/s00405-016-3904-x

Woolford TJ, Ahmed A, Willatt DJ, Rothera MP (2000) Spontaneous resolution of tonsillitis in children on the waiting list for tonsillectomy. Clin Otolaryngol Allied Sci 25(5):428–430

Erkrankungen des Kehlkopfes und der Trachea

Christian Sittel, Diana DiDio, Barbara Schneider und Assen Koitschev

Inhaltsverzeichnis

11.1 Fehlbildungen von Larynx und Trachea – 107
11.1.1 Laryngomalazie – 107
11.1.2 Glottisches Web – 108
11.1.3 Konnataler Stimmlippenstillstand – 109
11.1.4 Konnatale subglottische Stenose – 109
11.1.5 Neubildungen – 110
11.1.6 Dorsale Kehlkopfspalte – 111

11.2 Entzündliche Erkrankungen von Larynx und Trachea – 112
11.2.1 Akut stenosierende Laryngotracheitis – 112
11.2.2 Bakterielle Tracheitis – 113
11.2.3 Akute Epiglottitis – 113

11.3 Larynxpapillomatose – 114
11.3.1 Grundlagen – 114
11.3.2 Therapie – 114

11.4 Erworbene Stenosen von Larynx und Trachea – 115
11.4.1 Glottische Stenosen – 115
11.4.2 Subglottische Stenosen – 116

Ergänzende Information Die elektronische Version dieses Kapitels enthält Zusatzmaterial, auf das über folgenden Link zugegriffen werden kann https://doi.org/10.1007/978-3-662-65542-9_11.

© Springer-Verlag GmbH Deutschland, ein Teil von Springer Nature 2024
B. Stiller et al. (Hrsg.), *Kardiologie – Pneumologie – Allergologie – HNO*, Therapie der Krankheiten im Kindes- und Jugendalter, https://doi.org/10.1007/978-3-662-65542-9_11

11.5 Obstruktives Schlafapnoesyndrom – 120
11.5.1 Grundlagen – 120
11.5.2 Therapie – 121

11.6 Videos – 122

Literatur – 123

Vorbemerkungen

Erkrankungen des Kehlkopfs und der Trachea sind selten, beeinträchtigen aber rasch Atmung und Schluckvermögen. Für die Differenzialdiagnostik kommt der Endoskopie eine kaum zu überschätzende Bedeutung zu. Nur mit Hilfe der Endoskopie können die exakte Art und Lokalisation der Fehlbildung, der Schweregrad und die topografische Relation zu anatomischen Landmarken gesichert werden. Die mit Abstand zuverlässigsten Informationen liefern dabei starre Optiken, deren Einsatz allerdings nur am sedierten Kind mit oder ohne Spontanatmung möglich ist. Dadurch ist die Technik mit einem gewissen Aufwand verbunden, der zugleich aber die Sicherheit im Fall unvorhergesehener Zwischenfälle deutlich erhöht. Demgegenüber ist die flexible Endoskopie des Larynx am wachen Kind oft von geringer Aussagekraft. Die schlechtere Bildqualität, wechselnde Blickwinkel und die kurze verfügbare Untersuchungszeit vereiteln oft eine detailliertere Analyse. Die Diagnostik der Subglottis ist a priori nicht suffizient möglich. Als Grundregel sollte eine flexible Endoskopie am wachen Patienten umso weniger erwogen werden, je kleiner das Kind und je ausgeprägter der Stridor ist.

11.1 Fehlbildungen von Larynx und Trachea

Christian Sittel und Diana DiDio

Die Heterogenität laryngealer Fehlbildungen und ihre oft hervorragenden Behandlungsmöglichkeiten verlangen spezielle Erfahrung, Pauschaldiagnosen („Mikrolarynx") sollten vermieden werden. Die wichtigsten Formen und deren Therapie werden im Folgenden dargestellt.

11.1.1 Laryngomalazie

11.1.1.1 Grundlagen

Die häufigste Ursache für den Stridor des Neugeborenen liegt in Veränderungen der Supraglottis, die zu einer Kollapsneigung bei Inspiration führen. Als Oberbegriff hat sich der Begriff der Laryngomalazie durchgesetzt, der das funktionelle Zusammenspiel aus Unreife des juvenilen Larynx, die eine Instabilität der Epiglottis zur Folge hat, und eine relative Hypertrophie der Schleimhaut in der Region der Arytenoidknorpel beschreibt. Meist ist auch eine Verkürzung der aryepiglottischen Falten im Sinne einer diskreten Fehlbildung anzutreffen. Die instabile Epiglottis und die hypertrophe Schleimhaut der Stellknorpel können durch den Strom der Atemluft in die Glottis eingesaugt werden (▶ Video 11.1).

In bis zu 60 % aller Säuglinge mit Stridor wird eine Laryngomalazie als primäre Ursache gefunden. Das stridoröse Atemgeräusch setzt typischerweise am Tag der Geburt oder wenige Tage später ein. Besonders auffällig ist die Verschlechterung der Symptomatik bei Anstrengung, z. B. beim Trinken oder Schreien. Die Stimme ist völlig unbeeinträchtigt. Das Atemgeräusch kann lageabhängig sein und verringert sich meist in Bauchlage. Der in der Regel niederfrequente inspiratorische Stridor nimmt meist im Verlauf der ersten Lebensmonate zu und erreicht unbehandelt ein Maximum 3–6 Monate nach der Geburt.

11.1.1.2 Therapie

Mit dem Wachstum des Kindes kommt es in der Regel zu einer spontanen Besserung des Atemgeräusches, sodass in über 90 % der Fälle nach dem 18. Lebensmonat keine Auffälligkeiten mehr vorliegen. In ca. 10 % der Fälle kann die chronische Obstruktion der Atemwege jedoch zu Apnoen, Behinderung der Nahrungsaufnahme mit Gedeihstörungen, Gewichtsverlust und pulmonaler Belastung führen.

Therapieziel

Verhinderung der Folgen der chronische Obstruktion der Atemwege.

Therapieprinzip

Die schwere Form der Laryngomalazie bedarf einer weiteren Abklärung, um mögliche chirurgische Behandlungsoptionen zu prüfen. Aber auch leichtere Formen können eine Indikation für eine minimal-invasive Therapie sein, insbesondere wenn die Eltern in konstanter Sorge wegen der bedrohlich empfundenen Atemgeräusche sind.

Die unterschiedlichen Formen der Laryngomalazie haben Niederschlag in zahlreichen Klassifikationen gefunden. Unter dem Oberbegriff Supraglottoplastik werden sämtliche Maßnahmen zur Stabilisierung des Kehlkopfeingangs zusammengefasst. Die Durchtrennung der zumeist verkürzten aryepiglottischen Falten führt durch die natürliche Elastizität der Epiglottis zu einer verringerten Prolapsneigung in Richtung Glottis. Bei Schleimhauthypertrophie in der Region der Cartilagines cuneiformes und corniculatae ist deren Reduktion unter strenger Schonung der hinteren Kommissur angezeigt. In seltenen Fällen ist es notwendig, die Epiglottis mittels Reduktion der Schleimhaut an ihren freien Rändern zu „trimmen".

- **Therapeutisches Vorgehen**

Die Supraglottoplastik (▶ Video 11.2) ist ein gut reproduzierbarer Eingriff überschaubaren Schwierigkeitsgrads. Essenziell sind eine optimale Exposition und maximal gewebeschonende Technik.

- **Monitoring/Verlauf**

Komplikationen drohen nur bei einem zu aggressiven Vorgehen bei der Supraglottoplastik. Die lokale Gewebereaktion bleibt so gering, dass eine Extubation direkt nach dem Eingriff möglich ist. Das Neuauftreten einer Schluckstörung wird selten und dann nur passager beobachtet.

Die schwerwiegendste Komplikation besteht in der Ausbildung einer supraglottischen Stenose durch überschießende Vernarbung.

Die hohen Erfolgsraten von über 95 %, die minimale Invasivität sowie die Möglichkeit der simultanen Ausführung im Rahmen einer diagnostischen Endoskopie machen die Supraglottoplastik zu einem eleganten und effektiven Verfahren, das niederschwellig indiziert werden sollte.

- **Prognose**

Die Prognose ist bei sachgerechter Ausführung des Eingriffes sehr gut. Nur selten ist ein unmittelbarer Zweiteingriff erforderlich, um weitergehende Maßnahmen zu treffen. Eine sekundäre Verschlechterung nach einer erfolgreichen Supraglottoplastik z. B. nach Monaten ist bei wachsendem Kind höchst ungewöhnlich und sollte in einem solchen Fall neue Diagnostik auslösen.

11.1.2 Glottisches Web

11.1.2.1 Grundlagen

Das konnatale Web beschreibt eine angeborene Synechierung beider Stimmlippen, die typischerweise die ligamentären Anteile der Glottis betrifft. Die Diagnostik ist endoskopisch meist augenfällig, geringer ausgeprägte Befunde werden aber bei flexibler Endoskopie nicht selten übersehen, weil die Stimmlippen passiv aneinander gelagert erscheinen. Obwohl es meist als zarte und kurzstreckige Membran imponiert, handelt es sich um eine komplexe Fehlbildung unterschiedlichen Ausmaßes, die anterokaudal immer den Ringknorpel erreicht (▶ Video 11.3).

11.1.2.2 Therapie

- **Therapieziel**

Die Therapie richtet sich nach der Ausdehnung des Befunds: Ist die glottische Stenose atemwirksam, steht die Normalisierung der Atmung im Vordergrund. Langfristig muss aber das Ziel der möglichst wenig gestörten Stimmbildung bedacht werden. Die alleinige Durchtrennung oder gar Durchstoßung ist daher nicht ausreichend und sollte nur im Notfall angewendet werden.

- **Therapieprinzip**

Therapie der Wahl ist die endoskopische Auftrennung der Synechie mit passagerer Einlage eines Platzhalters.

- **Therapeutisches Vorgehen**

Eine Tracheotomie, auch passager, sollte vermieden werden. Dieser Eingriff ist ab einem Gewicht von etwa 10 kg gut möglich. Bis zu diesem Zeitpunkt kann eine passagere Glottiserweiterung sinnvoll sein. Die primär definitive Rekonstruktion ist nur bei simultanen laryngealen Fehlbildungen, insbesondere einer subglottischen Stenose, im Einzelfall angezeigt.

- **Prognose**

Bezüglich der Atmung ist die Prognose günstig, bei korrekter Operationstechnik gelingt nahezu immer eine Normalisierung des Atemwegs.

Die spitzwinklige Konfiguration der vorderen Kommissur ist jedoch nicht ad integrum zu rekonstruieren. Nahezu obligat verbleibt eine gewisse Synechierung der anterioren Stimmlippen. Daher ist die Prognose bezüglich Stimmqualität schwankend und in aller Regel mit bleibenden Einschränkungen verbunden.

11.1.3 Konnataler Stimmlippenstillstand

11.1.3.1 Grundlagen
Der konnatale beidseitige Stimmlippenstillstand ist neurogenen Ursprungs. Auch für den erfahrenen Untersucher kann die Beurteilung der Stimmlippenmobilität beim Neugeborenen sehr schwierig (▶ Video 11.4) sein und stellt eine der wenigen eindeutigen Indikationen für die flexible Endoskopie am wachen Kind dar. Die Elektromyografie ist in diesem Lebensalter nicht sinnvoll einsetzbar.

11.1.3.2 Therapie

- **Therapieziel**

Der beiderseitige Stimmlippenstillstand erzeugt je nach dem, wie weit die Glottisspalt in Inspiration geöffnet werden kann, eine mehr oder weniger bedrohliche stridoröse inspiratorische Atembehinderung bei oft guter Stimme. Ziel ist die Linderung der Atembehinderung möglichst ohne stimmliche Einschränkungen.

- **Therapieprinzip**

Das spontane Einsetzen der Motilität ist beschrieben und konnte auch am eigenen Krankengut mehrfach nachvollzogen werden. Daher sollten ablative Glottiserweiterungen erst nach dem 12. Lebensmonat erwogen werden. Bis zu diesem Zeitpunkt muss abhängig von der klinischen Symptomatik ein Tracheostoma angelegt werden, obwohl dies gerade in dieser Altersgruppe mit einer nicht unerheblichen Morbidität und Mortalität verbunden ist.

- **Therapeutisches Vorgehen**

Als passagere Behandlungsmöglichkeit kann die Injektion von Botulinumtoxin A eine ausreichende Erweiterung der Glottis bewirken. Bei sicher persistierender beidseitiger Parese können eine Laterofixation oder eine einseitige subtotale Arytenoidektomie einen akzeptablen Kompromiss zwischen Atmung und Stimme bewirken. Aufgrund der hohen Regenerationsfähigkeit des Gewebes im Kindesalter sind Nachoperationen zur zusätzlichen Erweiterung nicht selten erforderlich. Realistisches Ziel ist die Rückverlagerung des Tracheostoma vor dem Kindergartenalter.

- **Prognose**

Spontane Rückbildungen von Stimmlippenparese werden öfter beobachtet. Deshalb muss diese Möglichkeit in der Therapieabwägung beachtet werden.

11.1.4 Konnatale subglottische Stenose

11.1.4.1 Grundlagen
Der Ringknorpel ist als einziger Abschnitt im Atemweg vollständig knorpelig durchbaut und weist schon physiologisch den geringsten Querschnitt auf. Gemeinsam mit zahlreichen weiteren Faktoren macht dies das Krikoid zur Prädilektionsstelle für die Ausbildung von Stenosen. Entsprechend findet sich hier die größte Anzahl aller erworbenen und angeborenen Krankheitsbilder, die zu einer Einengung des Lumens führen können. Die konnatale Ringknorpelstenose zeichnet sich durch einen überwiegend inspiratorischen Stridor aus, der unmittelbar postpartal oder wenige Wochen nach Geburt auftritt. Äußere Ursachen und insbesondere eine Intubation liegen typischerweise nicht vor. Für die Diagnostik ist die starre Endoskopie bei erhaltener Spontanatmung das Mittel der Wahl (▶ Video 11.5). Dies muss mit besonderer Vorsicht geschehen, da nur leichte zusätzliche Schleimhautschwellungen zu einem vollständigen Verschluss des restlichen Lumens führen können. Bildgebende Verfahren sind in der Diagnostik nicht hilfreich.

11.1.4.2 Therapie

- **Therapieziel**

Erhalt bzw. Schaffung eines suffizienten Atemwegs.

- **Therapieprinzip**

Falls eine Intubation unumgänglich ist, sollte sie mit einem möglichst dünnen Tubus und für

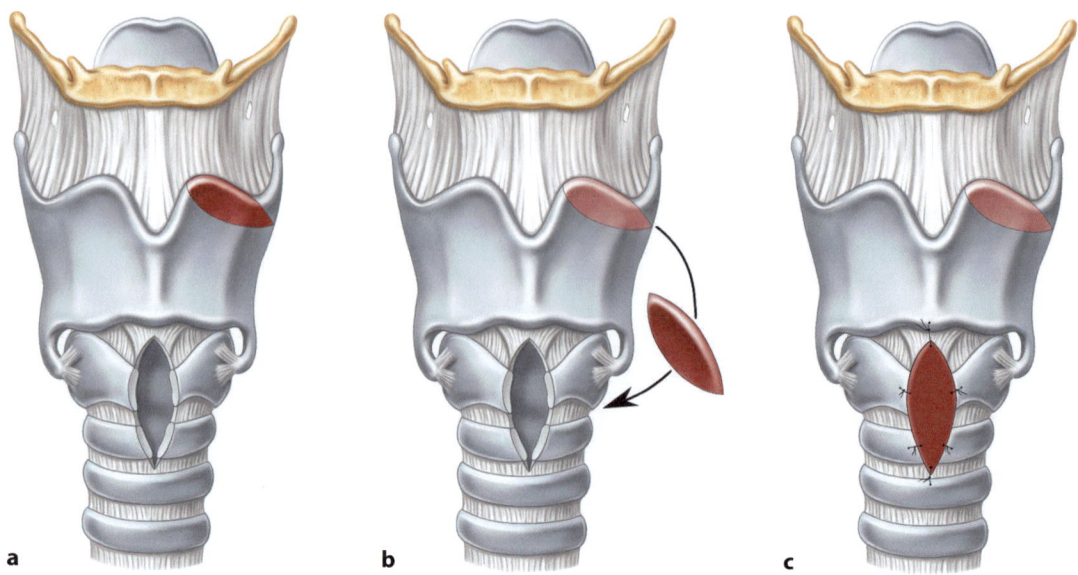

Abb. 11.1 Laryngotracheale Rekonstruktion mit autologem Schildknorpel. **a** Aus dem Oberrand des Thyroids wird das Transplantat gewonnen. **b** Das Krikoid sowie die ersten Trachealspangen werden eröffnet. **c** Das Transplantat wird in die partielle Laryngofissur eingepasst

möglichst kurze Zeit erfolgen. Eine Tracheotomie sollte tunlichst vermieden werden, da eine Rekonstruktion unmittelbar nach Diagnose möglich ist, auch bei Frühgeborenen mit 1000 g Geburtsgewicht.

Goldstandard in der Behandlung der konnatalen Ringknorpelstenose ist die laryngotracheale Rekonstruktion mit autologem Schildknorpel (◘ Abb. 11.1).

- **Therapeutisches Vorgehen**

Bei diesem Verfahren wird über einen äußeren Zugang aus dem freien Oberrand des Schildknorpels ein ca. 2 × 3 mm großes Knorpelstück gewonnen. Dies ist ohne zusätzliche Inzision im selben Operationsgebiet möglich. Das Transplantat wird in den gespaltenen Ringknorpel eingebracht und mit Nähten fixiert. Postoperativ bleibt das Kind für 2–4 Tage intubiert. Dieses Verfahren ist in über 95 % der Fälle erfolgreich und geht mit einer nur minimalen zusätzlichen Morbidität einher (Fraga et al. 2001).

Von besonderer Bedeutung ist jedoch, dass sämtliche Rekonstruktionsmöglichkeiten weiterhin ungeschmälert zur Verfügung stehen, sowohl die klassische laryngotracheale Rekonstruktion mit autologem Rippenknorpel als auch die krikotracheale Resektion. Selbst wenn es auf diese Weise nicht gelingen sollte, einen ausreichenden Atemweg dauerhaft zu rekonstruieren, kann das Verfahren sehr wertvoll sein, um ein Tracheostoma in den ersten 12 Lebensmonaten zu vermeiden und das Kind mit ausreichender translaryngealer Atmung in ein Lebensalter zu bringen, in dem offene Rekonstruktionen mit sehr guten Erfolgsaussichten und akzeptablen Risikoprofil angewendet werden können.

- **Prognose**

Die konnatale subglottische Stenose ist bei rechtzeitiger und korrekter Diagnose und insbesondere akkurater und präziser Rekonstruktion nach den oben geschilderten Prinzipien in nahezu allen Fällen at integrum zu rekonstruieren.

11.1.5 Neubildungen

11.1.5.1 Grundlagen

Bei den konnatalen Neubildungen handelt es sich überwiegend um Hämangiome oder Zysten, die bevorzugt am Zungengrund und in der Subglottis auftreten.

11.1.5.2 Therapie

- **Therapieziel**

Hämangiome im Larynx führen zu Stenosesymptomatik bis hin zu bedrohlichen Atembehinderungen. Raumforderungen im Zungengrund können auch zu Atemwegsproblemen aber auch zu Dysphagie führen. Therapieziel ist die Besserung oder Beseitigung der Symptomatik.

- **Therapieprinzip**

Für die Gruppe der konnatalen Hämangiome (▶ Video 11.6) im Atemweg steht die medikamentöse Therapie mit Propranolol im Vordergrund. Bei erfolgloser konservativer Therapie bestehen sehr gute rekonstruktive Operationsmöglichkeiten.

- **Therapeutisches Vorgehen**

Endolaryngeale und subglottische Hämangiome werden in erster Linie durch eine medikamentöse Behandlung mit Propranolol unter kinderkardiologische Überwachung behandelt. Im Fall einer Therapieresistenz kann die Mehrzahl der Befunde operativ entfernt werden, abhängig von Lage und Größe endoskopisch oder von außen. Die Therapie mit Propranolol wird einschleichend mit einer Dosis von 1 mg/kgKG/Tag begonnen und im stationären Setting täglich, im ambulanten Setting wöchentlich auf die Zieldosis 2(–3) mg/kgKG/Tag, verteilt auf zwei, in begründeten Fällen drei Einzeldosen gesteigert (AWMF-Leitlinie 006/100).

Endolaryngeale und subglottische Zysten sind nahezu ausnahmslos endoskopisch behandelbar.

- **Prognose**

Die Prognose ist abhängig von der Größe der Neubildung.

11.1.6 Dorsale Kehlkopfspalte

11.1.6.1 Grundlagen

Eine Spaltbildung im dorsalen Larynx wird mit Aspiration und Gedeihstörung klinisch auffällig. Die Ränder der Spalten lagern sich passiv einander an, für die Diagnostik ist die Palpation der Ringknorpelplatte unter aktiver Aufspreizung der hinteren Kommissur entscheidend, dies ist nur im Rahmen einer Mikrolaryngoskopie möglich.

11.1.6.2 Therapie

- **Therapieziel**

Herstellen einer hinreichend hohen sicheren Gewebeschwelle zwischen Endolarynx und Hypopharynx/oberem Ösophagus zur Vermeidung von Aspirationen und zur Normalisierung der Schluckfunktion.

- **Therapieprinzip**

Zeitnahe operative Rekonstruktion unmittelbar nach Diagnose ungeachtet des Lebensalters. Das Operationsprinzip besteht im Verschluss der Spaltbildung durch Adaptation der entepithelisierten seitlichen Spaltenanteile.

- **Therapeutisches Vorgehen**

Leichtere Formen (Grad I und II nach Benjamin und Inglis) können endoskopisch angegangen werden (▶ Video 11.7 und ▶ Video 11.8).

Wenn die gesamte Ringknorpelplatte betroffen ist (Grad III) bietet die offene Rekonstruktion über eine Laryngofissur wesentlich höhere Erfolgsaussichten.

Neugeborene mit Typ-IV-Spalten benötigen eine initiale intensivmedizinische Stabilisierung und an klinischer Toleranz und Stabilität orientiertes sequenzielles therapeutisches Vorgehen. Die Anlage eines Tracheostomas und die operative Korrektur zumindest des intrathorakalen trachealen Anteils der Spalte zur Absicherung der Trachealkanülenlage sowie die Anlage eines Gastrostomas mit jejunalem Schenkel sind dringende erste Schritte. Diese Eingriffe machen den Einsatz einer Herzlungenmaschine oder ECMO erforderlich, wofür zunächst ein gewisses Körpergewicht erreicht werden muss. Der operative Verschluss der Larynxspalte wird in einem weiteren Schritt in der Regel etwa 2–3 Monate später je nach klinischem Verlauf durchgeführt.

Grad-IV-Spalten sind sehr selten, meist mit weiteren Fehlbildungen assoziiert und nur im Ausnahmefall erfolgreich zu rekonstruieren. Die operative Rekonstruktion erfolgt unmittelbar nach Diagnose ungeachtet des Lebensalters.

- **Prognose**

Typ-I- und Typ-II-Spalten sind prognostisch exzellent. Typ-III-Spalten sind zumeist erfolgreich zu behandeln, jedoch mit höherem Aufwand und häufig durch mehrere Eingriffe. Die historische Mortalität von über 90 % bei Typ-IV-Spalten konnte in spezialisierten Zentren auf unter 20 % gesenkt werden.

11.2 Entzündliche Erkrankungen von Larynx und Trachea

Christian Sittel und Diana DiDio

Entzündlich bedingte akute Atemwegsstenosen sind überwiegend erregerbedingt und werden in 3 Hauptgruppen eingeteilt: Die akute stenosierende Laryngotracheitis, die bakterielle Tracheitis und die Epiglottitis.

11.2.1 Akut stenosierende Laryngotracheitis

11.2.1.1 Grundlagen

Die akute stenosierende Laryngotracheitis wird zumeist als Pseudokrupp vom echtem Krupp im Rahmen einer Diphterie abgegrenzt. International ist wegen der extremen Seltenheit einer Kehlkopfdiphterie diese Unterscheidung nicht mehr üblich, dafür wird eine rezidivierende von einer nichtrezidivierenden Form des „croup" unterschieden.

Die Behandlung liegt überwiegend in der Hand des Kinderarztes und ist zumeist ambulant möglich.

Es handelt sich um eine unspezifische Entzündung des subglottischen Larynx viraler Genese, wobei zahlreiche Virustypen nachgewiesen werden konnten. Wesentliche negative Begleitfaktoren sind Passivrauchen, Luftverschmutzung und ösophagolaryngealer Reflux. Kinder zwischen 6 Monaten und 3 Jahren sind mit einer deutlichen Dominanz für das männliche Geschlecht am häufigsten betroffen. Etwa 10–15 % aller Kinder erkranken einmal in ihrem Leben an einem viralen Pseudokrupp.

Die Symptomatik ist durch einen trockenen bellenden Husten und inspiratorischen Stridor gekennzeichnet und tritt zumeist plötzlich in der Nacht bei zuvor gesunden Kindern auf.

Die Diagnose wird klinisch durch den Pädiater gestellt, eine HNO-ärztliche Laryngoskopie ist nur im Ausnahmefall angezeigt und stellt keinesfalls eine Erstmaßnahme dar.

11.2.1.2 Therapie

- **Therapieziel**

Behebung von evtl. vorliegender Atembehinderung.

- **Therapieprinzip**

Eine Stenosierung des Atemwegs kann durch Schwellungen der Schleimhaut aber auch durch Entstehung von raumfordernden Borken entstehen. Das Krankheitsbild ist durch Dexamethasongaben oder Budenosidinhalationen bzw. -saft und Epinephrin zur Inhalation behandelbar. Selten muss eine starr-endoskopische Entfernung von Borken erfolgen.

- **Therapeutisches Vorgehen**

Die Therapie der Wahl ist die einmalige orale, gewichtsadaptierte Gabe von Dexamethason (0,15–0,6 mg/kgKG in 1 ED p. o.) oder Budenosidinhalationen bzw. -saft (2 mg/5 ml, ab dem ersten Lebensmonat 0,15 mg/kgKG bzw. 0,4 ml/kgKG in 1 ED), die großzügig auch bei leichteren Formen indiziert werden sollte.

Die Inhalation feuchter Luft konnte nicht wissenschaftlich verifiziert werden und wird nicht mehr empfohlen. Aber viele erfahrene Kliniker sind überzeugt, dass die Inhalation von kühler, feuchter Luft eine wirksame Erstmaßnahme darstellt, zumal die Lufttemperatur keine beobachtete Variable in den einschlägigen Studien war.

Bei höherem Schweregrad wird die Inhalation mit Epinephrin 0,5–1,0 ml der Inhalationslösung (4 mg/ml) mit 2 ml 0,9 %iger NaCl-Lösung über Düsenvernebler empfohlen. Selten muss eine starr-endoskopische Entfernung von Borken erfolgen. Als Ultima ratio kommt in sehr seltenen Fällen die Intubation in Betracht.

- **Prognose**

In aller Regel bei zeitgerechter Therapie gut. Bei wiederholten Zuständen sollte eine endoskopische Evaluation im Intervall erwogen werden.

11.2.2 Bakterielle Tracheitis

11.2.2.1 Grundlagen
Die bakterielle Tracheitis ist ein seltenes Krankheitsbild, das typischerweise im Sinne einer Sekundärinfektion auf einen viralen Infekt folgt und sich eher langsam entwickelt. Die Symptome sind deutlich ausgeprägter als beim Krupp, insbesondere das Fieber ist höher. Die Kruppbehandlung spricht nicht an, eine Intubation kann notwendig werden. Typische Erreger sind Staphylococcus aureus, Streptokokken der serologischen Gruppe A oder Haemophilus influenzae.

11.2.2.2 Therapie

- Therapieziel

Vermeidung von Atembehinderungen.

- Therapieprinzip

Die Therapie der Wahl besteht in der parenteralen Antibiotikatherapie neben den Maßnahmen die ▶ Abschn. 11.2.1 bei der viralen Laryngotracheitis dargelegt sind.

- Therapeutisches Vorgehen

Das therapeutische Vorgehen erfolgt analog ▶ Abschn. 11.2.1 sowie gewichtsadaptierter, antibiotischer Behandlung mittels Amoxicillin/Clavulansäure allein oder einem Cephalosporin der Gruppe 3 (Cefotaxim, Ceftriaxon) in Kombination mit Clindamycin. Therapiedauer mindestens 10 Tage.

- Prognose

Auch bei der bakteriellen Laryngotracheitis ist die Prognose gut, wobei die Letalität bei verzögerter Klinikeinweisung und nicht sachgerechter Therapie vergleichsweise hoch ist.

11.2.3 Akute Epiglottitis

11.2.3.1 Grundlagen
Die akute Epiglottitis ist ein foudroyantes Krankeitsbild, das sich durch eine kloßige Sprache und Luftnot auszeichnet. Das betroffene Kind ist hoch fieberhaft, wirkt schwer krank und vermeidet eine liegende Position. Schlucken ist schmerzhaft und wird vermieden mit der Folge eines „drooling". Die Entzündung ist immer bakteriell bedingt und kann durch β-hämolysierende Streptokokken, ganz überwiegend jedoch durch Hämophilus influenzae ausgelöst werden. Seit Einführung der Hämophilusimpfung ist die akute Epiglottis nur noch ganz sporadisch anzutreffen.

11.2.3.2 Therapie

- Therapieziel

Neben Besserung des allgemeinen Infektes und der Dysphagie ist vor allem eine Atembehinderung zu bekämpfen.

- Therapieprinzip

Schon der Verdacht auf eine Epiglottitis rechtfertigt die sofortige, durch einen Arzt begleitete, stationäre Einweisung des Kindes. Die medikamentöse Therapie erfolgt, gewichtsadaptiert mit einem Cephalosporin der Gruppe 3 (Cefotaxim, Ceftriaxon) oder Amoxicillin/Clavulansäure oder Ampicillin/Sulbactam.

Begleitend können Inhalationen mit Epinephrin und die Gabe von Dexamethason erfolgen (Dosierung ▶ Abschn. 11.2.1).

- Therapeutisches Vorgehen

Das nur noch seltene Krankheitsbild birgt die Gefahr einer plötzlichen Atemwegsbehinderung, wobei die Intubation durch die massive Schwellung der Epiglottis anspruchsvoll sein kann. Eine Inspektion der Epiglottis sollte nur in Intubationsbereitschaft erfolgen. Die Schutzintubation ist abhängig von der Ausprägung zu erwägen.

- Prognose

Bei verzögerter oder nicht sachgerechter Therapie ist die Letalität hoch. Eine vollständige Impfung gegen Hib schützt sehr gut vor invasiven Hib-Epiglottitiden.

11.3 Larynxpapillomatose

Christian Sittel und Diana DiDio

11.3.1 Grundlagen

Die rezidivierende respiratorische Papillomatose (RRP) ist eine seltene Erkrankung, die sowohl Atmung als auch Stimmbildung beeinträchtigt (▶ Video 11.9). Der Verlauf der Erkrankung ist uneinheitlich und kann bei einzelnen Betroffenen über 100 operative Eingriffe erforderlich machen. Jungen sind deutlich häufiger betroffen als Mädchen, das Erkrankungsrisiko ist 200-fach höher, wenn bei der Mutter Condylomata acuminata vorliegen. Ursächlich ist eine virale Infektion überwiegend mit HPV 6 und 11, wobei letzterem Subtyp eine aggressivere Verlaufsform zugeschrieben wird. Das klinisch erkennbare Rezidiv beruht auf einer Aktivierung von Virusmaterial in normal erscheinender Schleimhaut.

Das häufigste Symptom der RRP ist die Heiserkeit, Stridor und Atemnot betreffen fast nur jüngere Kinder. Differentialdiagnostisch sind bei kindlicher Heiserkeit die Phonationsverdickungen (Schreiknötchen, Stimmbandknötchen) zu bedenken, die in der Regel einer Therapie nicht bedürfen, dem Versuch einer Stimmübungsbehandlung oder in sehr seltenen Fällen einer operativen Entfernung zugeführt werden können.

11.3.2 Therapie

- **Therapieziel**

Langfristige Sicherung von Atmung als auch Stimmfunktion.

- **Therapieprinzip**

Ein kurativer Ansatz zur Heilung der Virusinfektion liegt nicht vor. Daher besteht die Behandlungsstrategie in einer wiederholten operativen Abtragung im Rahmen einer Mikrolaryngoskopie, die möglichst wenig radikal, sondern primär funktionsorientiert erfolgt, um sowohl Atmung als auch Stimmfunktion möglichst langfristig zu sichern.

In vielen Fällen bleibt die alleinige operative Entfernung wegen der raschen Rezidivneigung unbefriedigend, weshalb seit jeher nach adjuvanten medikamentösen Ergänzungen gesucht wird.

- **Therapeutisches Vorgehen**

Auf Grund der Blutungsneigung und der damit verbundenen schlechten Visualisierung sind die Standardinstrumente der Mikrolaryngoskopie nicht gut zur Papillomabtragung geeignet. Lange galt der Einsatz des CO_2-Lasers als überlegen. Dabei sollte einer mikrochirurgischen Abtragung der Vorzug vor einer bloßen Vaporisierung gegeben werden, um die Narbenbildung zu reduzieren. Auch andere Lasermodalitäten werden eingesetzt, ohne sich jedoch flächendeckend durchgesetzt zu haben. Als heutiger De-facto-Standard gilt der Einsatz des Microdebriders („Shaver"). Dafür wird eine spezielle Bauform mit ausreichender Länge und geringen Durchmesser verwendet. Besonders bedeutsam ist die korrekte Drehzahl, die nicht höher als 200–300 U/min liegen darf. Damit ist eine sehr akkurate, blutarme und somit maximal schleimhautschonende Abtragung gewährleistet. In zahlreichen Studien konnte die Überlegenheit des Microdebriders gegenüber dem CO_2-Laser belegt werden.

In den letzten Jahren standen Virostatika und insbesondere die Substanz Cidofovir im Fokus der Diskussion um eine adjuvante medikamentöse Therapie. Bei dieser Substanz handelt es sich um ein Virostatikum, das nach Art einer Prodrug als Cytosinanalogon durch enzymatische Aktivierung in der Zelle wirksam wird. Die antivirale Wirkung kommt durch Hemmung der DNA-Transkription zustande. Cidofovir wirkt gegen Papilloma-, Herpes- und Poxy-Viren. Eine formale Zulassung besteht jedoch nur zur i.v.-Therapie der CMV-Retinitis bei HIV-positiven Patienten. Eine bestehende Niereninsuffizienz gilt als Kontraindikation. Seit den späten 1990er Jahren gibt es positive Berichte zum Off-label-Use bei RRP, die in der Folge in zahlreichen Fallserien reproduziert werden konnten. Teilweise konnte die RRP dauerhaft zum Sistieren gebracht werden, viele Autoren berichteten von deutlichen Verlängerungen zwischen den Behandlungsintervallen. Allerdings konnte dieser Effekt nicht in kontrollierten Studien belegt werden. Unter dem Eindruck einer verschärften Warnung gegen den Off-label-Use der Substanz haben die meisten Zentren die Behandlung der RRP mit Cidofovir eingestellt.

- **Prognose**

Bei rezidivfreudiger Situation und einer Ausbreitung in Trachea und Bronchien kann das Krankheitsbild über Jahre gehen und auch ein Tracheostoma notwendig werden. Zu aggressive operative Verfahren können zu bleibenden Funktionsstörungen führen.

11.4 Erworbene Stenosen von Larynx und Trachea

Christian Sittel und Diana DiDio

Der inspiratorische Stridor ist das Leitsymptom aller laryngotrachealen Stenosen. Allerdings lassen die Atemgeräusche keine Rückschlüsse auf Art und Lokalisation der Engstelle zu und auch die Korrelation mit dem Stenosegrad ist oft unzuverlässig. Häufig weist die Anamnese auf die wahrscheinliche Ätiologie hin. Die Mehrzahl der erworbenen Engstellen der oberen Atemwege ist iatrogener Natur. Die Fortschritte der perinatalen Intensivmedizin haben zu einer steten Verbesserung der Überlebensraten auch extrem frühgeborener Kinder geführt. In den meisten Fällen sind eine zeitweise Intubation und intensivmedizinische Behandlung erforderlich. Das Risiko einer intubationsassoziierten Atemwegstenose kann heute sicherlich als gering eingeschätzt werden. Dieser Verbesserung des relativen Risikos steht jedoch die Erhöhung der absoluten Zahlen von überlebenden Frühgeborenen mit längerer intensivmedizinischer Behandlung und Intubation gegenüber. Insgesamt ist daher die Inzidenz der auf diese Ursache zurückgehenden Atemwegstenosen vermutlich nicht rückläufig.

11.4.1 Glottische Stenosen

11.4.1.1 Grundlagen

Die Interarytaenoidfibrose ist eine typische, aber wenig bekannte Komplikation nach Intubation. Durch eine Narbenbildung in der hinteren Kommissur entsteht eine mechanische Fixierung und/oder Ankylose der Arytaenoidknorpel. Die Abgrenzung zum neurogenen Stimmlippenstillstand ist klinisch schwierig, die Prüfung der passiven Mobilität der Arytaenoidknor-

pel im Rahmen einer Mikrolaryngoskopie stellt den diagnostischen Goldstandard dar (▶ Video 11.10).

11.4.1.2 Therapie

- **Therapieziel**

Besserung der Atembehinderung unter möglichst umfassendem Funktionserhalt von Stimme und Schluckvorgang.

- **Therapieprinzip**

Die operative Therapie muss wie bei allen glottischen Stenosen auf einen möglichst guten Kompromiss zwischen Stimme und Atmung abzielen (▶ Video 11.11). Zwar vermeidet die Tracheotomie dieses Dilemma weitgehend, wird aber zumeist als nicht akzeptabel empfunden, sodass eine gewisse Stimmverschlechterung als Preis einer Tracheostomavermeidung in Kauf genommen wird.

- **Therapeutisches Vorgehen**

Für die Wahl des operativen Vorgehens sind zahlreiche individuelle Faktoren maßgeblich, zumeist ist mindestens eine subtotale Arytaenoidektomie erforderlich. Falls dies nicht ausreicht, muss eine Erweiterung der Ringknorpelplatte im Sinne einer posterioren laryngotra-

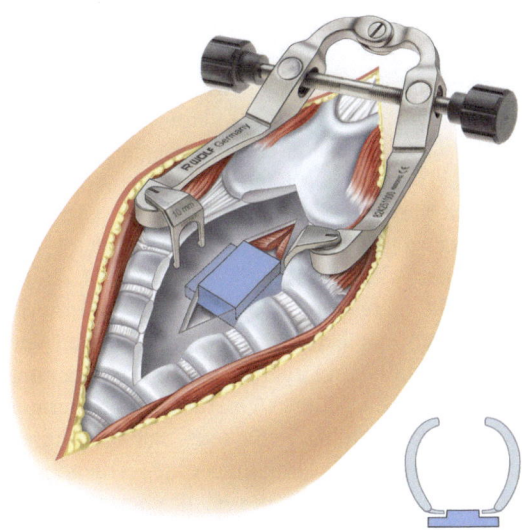

◘ **Abb. 11.2** Laryngotracheale Rekonstruktion (LTR) posterior. In die gespaltene Ringknorpelplatte wird ein Transplantat aus autologem Rippenknorpel eingepasst

chealen Rekonstruktion erfolgen (◐ Abb. 11.2). Nur in sorgfältig ausgewählten Fällen milder Interarytaenoidfibrosen kann eine alleinige laserchirurgische Narbentrennung ausreichend sein, die dann aber immer mit einer passageren Laterofixation kombiniert werden muss.

- **Prognose**

Bei einem konsolidierten Erfolg einer operativen Therapie besteht eine gute Prognose.

11.4.2 Subglottische Stenosen

11.4.2.1 Grundlagen

Der Ringknorpel ist als einziger Abschnitt im Atemweg vollständig knorpelig durchbaut und weist schon physiologisch den geringsten Querschnitt auf. Gemeinsam mit zahlreichen weiteren Faktoren macht dies das Krikoid zur Prädilektionsstelle für die Ausbildung von Stenosen. Entsprechend findet sich hier die größte Anzahl aller erworbenen und angeborenen Krankheitsbilder, die zu einer Einengung des Lumens führen können. Intubationsassoziierte Läsionen bleiben mit Abstand die größte Gruppe.

11.4.2.2 Therapie

- **Therapieziel und Therapieprinzip**

In der Perinatalmedizin ist die Vermeidung eines Tracheostomas ein hohes Ziel. Anders als in der Erwachsenenintensivmedizin werden dafür auch längere Intubationszeiten in Kauf genommen. Dies beruht nicht nur auf dem verständlichen Wunsch, eine zusätzliche Traumatisierung und Stigmatisierung des Kindes und der Angehörigen zu vermeiden. Vielmehr ist Neonatologen bewusst, dass eine frühkindliche Tracheotomie ein erhebliches Risiko für das Kind darstellt. Dies gilt nicht nur für den operativen Eingriff selbst, der sich technisch erheblich von den Verfahren im höheren Lebensalter unterscheidet und auch für einen geübten Operateur eine Herausforderung darstellt. Denn auch nach erfolgreicher Anlage und Abheilung eines Tracheostomas bleibt ein erhebliches Risiko bestehen: Die Kombination aus geringen Halsdimensionen mit meist gut ausgebildetem subkutanem Fettgewebe und insgesamt nur geringer Reserve bei Apnoephasen führt zu einer hohen Gefährdung gegenüber einer akzidentiellen Kanülendislokation. Bei Säuglingen ist nach Entfernung der Trachealkanüle der Tracheostomakanal durch die umgebenden Halsweichteile unmittelbar funktionell verschlossen. Nicht selten wird dies erst bemerkt, wenn die kompensatorische Reserve bereits aufgebraucht ist. Es kommt daher immer wieder zu Todesfällen durch Verlegung bzw. Dislokation eines ansonsten reizlosen Tracheostomas.

> **Cave**
> Anders als in jedem anderen Lebensalter stellt daher das Tracheostoma bei Säuglingen gerade keine zuverlässige Sicherung der Atemwege dar.

Vielmehr ist die Notwendigkeit einer permanenten Überwachung in hohem Maße erforderlich. Wegen dieser erhöhten Mortalität sollte die Anlage eines Tracheostomas im Alter bis zu 18 Monaten nur in ganz engen Indikationsgrenzen unternommen werden. Dennoch scheint die Inzidenz der Tracheotomie in dieser Altersgruppe zuzunehmen. Andere, evtl. auch aufwendig erscheinende Therapieverfahren sollten intensiv angewandt und ausgenutzt werden, um möglichst dem Ziel der Tracheostomavermeidung nahe zu kommen.

- **Therapeutisches Vorgehen**

Es stehen unterschiedliche therapeutische Optionen zur Verfügung.

- - **Hochdruckballondilatation**

Bei diesem Verfahren werden im Rahmen einer Mikrolaryngoskopie Hochdruckballons, die in verschiedenen Längen und Durchmessern zur Verfügung stehen, in Höhe der Stenose appliziert und auf 6–8 bar aufgepumpt (▶ Video 11.12).

Das Verfahren ist technisch einfach und risikoarm. Im Vergleich zu den klassischen Bougierungstechniken ist die Erfolgsrate wesentlich höher, da bei der Ballondilatation eine konzentrische, radiäre Kraftausübung erfolgt, die tangentiale Scherkräfte vermeidet. Daher gilt die Ballondilatation als niedrigschwellige Erstmaßnahme mit breitem Indikationsbereich. Als Grundregel gilt, dass die Ergebnisse umso besser sind, je frischer die Stenose ist (▶ Video 11.13 und ▶ Video 11.14).

Bei komplett narbig durchbauten Verengungen bleibt die alleinige Dilatation erfolglos. Aber auch als adjuvante Maßnahme nach offenen Rekonstruktionen hat sich die Ballondilatation einen festen Platz erobert, weil sich damit postoperative Ödeme hervorragend auspressen lassen sowie beginnende Restenosierungen im frühen Stadium aufgehalten werden können.

Laserchirurgische Verfahren

Die Anwendung verschiedener Lasertechniken zur Behandlung subglottischer Stenosen im Kindesalter wurde in der Vergangenheit intensiv und kontrovers diskutiert. Mittlerweile herrscht in allen größeren Zentren Einigkeit darüber, dass die Rolle des Lasers im kindlichen subglottischen Atemweg sehr begrenzt zu sehen ist. Zwar können bei sorgfältiger Indikation und technisch akkurater Anwendung geringgradige Stenosen nicht selten erfolgreich behandelt werden. Dem steht aber eine hohe Rezidivrate gegenüber, die in keinem Fall zu wiederholten laserchirurgischen Maßnahmen führen sollten, da sonst strukturelle Veränderungen im umliegenden Knorpel ausgelöst werden, die zu einer Zunahme des Stenosegrads als auch der Stenoselänge führen. Die Erfolgsaussichten für eine offene Rekonstruktion werden schlimmstenfalls empfindlich beeinträchtigt. Daher sollte im Fall einer Restenosierung nach Laseranwendung unbedingt ein offenes Verfahren zur Rezidivbehandlung eingesetzt werden.

In der Vergangenheit wurde eine Vielzahl von Lasertypen propagiert, die breiteste Erfahrung und die besten Ergebnisse wurden aber mit dem CO_2-Laser erreicht, der die geringsten thermischen Begleitschäden aufweist und besonders akkurat anzuwenden ist.

Cricoid Split

Der Cricoid Split ist ein, seit langem bekanntes, Verfahren zur Behandlung der konnatalen Ringknorpelstenose. Dieses Krankheitsbild zeichnet sich durch einen überwiegend inspiratorischen Stridor aus, der unmittelbar postpartal oder wenige Wochen nach Geburt auftritt. Ätiologisch nimmt man eine anlagebedingte Anomalie an; andere externe Ätiologien und insbesondere eine stattgehabte Intubation liegen typischerweise nicht vor.

Für die Diagnostik ist die starre Endoskopie bei erhaltener Spontanatmung das Mittel der Wahl. Dies muss mit besonderer Vorsicht geschehen, da nur leichte zusätzliche Schleimhautschwellungen zu einem vollständigen Verschluss des restlichen Lumens führen können. Bildgebende Verfahren sind in der Diagnostik nicht hilfreich.

Nach Sicherung der Diagnose wird der klassische Cricoid Split über einen Zugang von außen ausgeführt. Nach Spaltung des verdickten Ringknorpels in der Mittellinie wird ein bewusst großlumiger Tubus transnasal eingelegt. Der eröffnete Ringknorpelbogen wird nicht verschlossen, sondern soll nach einigen Tagen der Schienung in der geweiteten Position spontan zuheilen. Neuere Serien haben gezeigt, dass die Erfolgsraten des reinen Cricoid Split mit ca. 50 % inakzeptabel sind. Auch ein endoskopisches Vorgehen ist für den Cricoid Split beschrieben. Es ist bislang nicht belegt, dass die Erfolgsraten hier besser seien, auch nicht in Kombination mit einer Hochdruckballondilatation.

Krikotracheale Resektion

Die krikotracheale Resektion (CTR) ist seit der Einführung in die pädiatrische Population durch Monnier recht schnell zum Verfahren der Wahl zur Behandlung hochgradiger Ringknorpelstenosen im Kindesalter geworden. Die wesentlichen Vorteile im Vergleich zum früheren Standard, der laryngotrachealen Rekonstruktion, bestehen in der höheren Erfolgsrate und der kürzeren Behandlungsdauer. Durch die vollständige Resektion der pathologischen Areale und die primäre epitheliale Rekonstruktion werden postoperative Schwellungen und Granulationen minimiert. Auf eine passagere Tracheotomie und die Einlage von Platzhaltern kann verzichtet werden, das Verfahren wird somit einzeitig möglich.

Bei der CTR wird der anteriore Ringknorpelbogen mit den kaudal davon liegenden Stenoseanteilen reseziert (◘ Abb. 11.3a). Die vollständig denudierte Ringknorpelplatte kann mit einem Diamantbohrer zusätzlich ausgedünnt werden und wird nach zirkumferenzieller Mobilisation der kaudalen Trachea mit der Pars

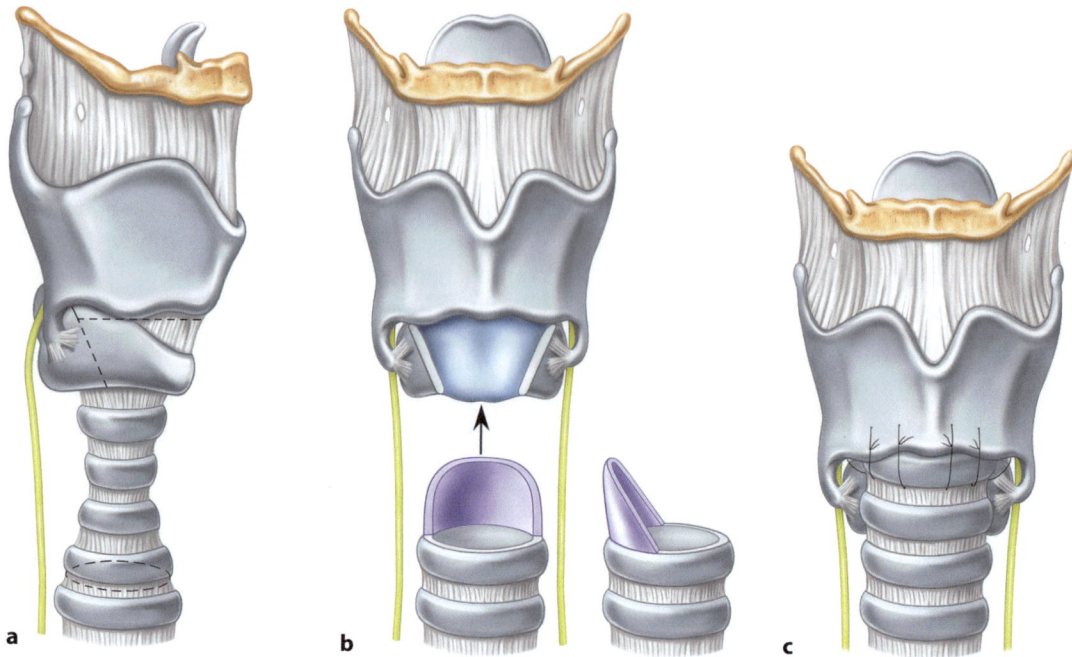

Abb. 11.3 Krikotracheale Resektion. **a** Resektionsgrenzen der krikotrachealen Resektion (*gestrichelte Linie*). Das gesamte stenotische Areal sowie die vorderen $\frac{2}{3}$ des Ringknorpelbogens werden reseziert. **b** Situs nach Resektion. Aus der Pars mebranacea der Trachelhintewand wird ein u-förmiger Lappen gebildet, der die denudierte Ringknorpelplatte epithelisiert. **c** Thyrotracheale Anastomose nach krikotrachealer Resektion

membranacea wieder primär und vollständig epithelial bedeckt (◘ Abb. 11.3b), indem eine thyrotracheale Anastomose geschaffen wird (◘ Abb. 11.3c). Die primäre Resektion macht das Verfahren nahezu unabhängig von der zugrunde liegenden Pathologie einsetzbar und somit enorm vielseitig (▶ Video 11.15 und ▶ Video 11.16).

Wesentliche Voraussetzung ist ein gewisser Abstand des kranialen Stenoserands zur nicht involvierten Glottisebene. Allerdings ist die technische Umsetzung der CTR anspruchsvoll und mit einer erheblichen Lernkurve verbunden. Die möglichen Komplikationen einer Rekurrensläsion und einer Anastomosendehiszenz sind zwar selten, aber schwerwiegend. Die postoperative Extubationsphase kann unruhig sein und erfordert eine erfahrene pädiatrische Intensivtherapie, um eine übereilte Retracheotomie zu vermeiden, die das Rekonstruktionsergebnis zunichtemachen kann. Wenn ein gutes Resultat erreicht worden ist, muss eine Restenosierung nicht befürchtet werden, da die thyrotracheale Anastomose zuverlässig mitwächst.

Die Anwendung bei Säuglingen ist möglich und beschrieben. Allerdings stellt diese komplexe resezierende Rekonstruktion hohe technische Anforderungen, die in Anbetracht der geringen Dimensionen des frühkindlichen Atemwegs eine erhebliche Komplikationsgefahr beinhalten. Insbesondere muss man sich vor Augen halten, dass die CTR die „Brücken hinter sich verbrennt". Sollte es zu einer Rezidivstenosierung kommen, sind die weiteren Möglichkeiten einer Rekonstruktion hochgradig eingeschränkt. Aus diesen Gründen sollte die Indikation zur CTR in den ersten 12 Lebensmonaten außerordentlich streng gestellt werden und nur dann zur Anwendung kommen, wenn die alternativen, weniger riskanten Verfahren entweder ausgeschöpft sind oder von vornherein nicht sinnhaft erscheinen.

■■ **Laryngotracheale Rekonstruktion**
Unter dem Oberbegriff laryngotracheale Rekonstruktion (LTR) werden Verfahren subsumiert, bei denen die Stenose nicht reseziert, sondern durch Interposition von körpereigenem Gewebe augmentiert wird. Typischerweise wird hier-

Kapitel 11 · Erkrankungen des Kehlkopfes und der Trachea

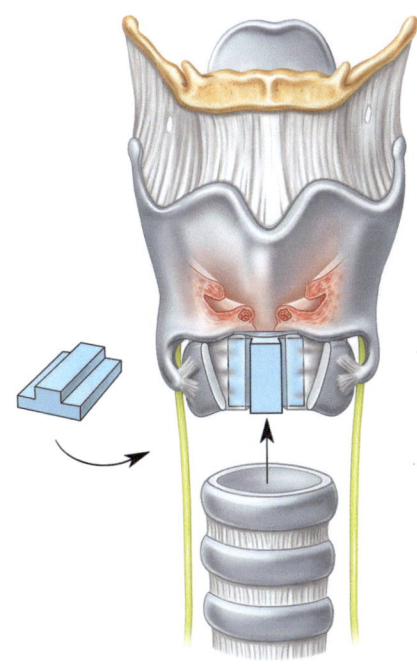

◘ **Abb. 11.4** Laryngotracheale Rekonstruktion

für patienteneigener Rippenknorpel verwendet, der anterior und/oder posterior im Bereich der Stenose eingebracht wird, typischerweise in Höhe des vorderen Ringknorpelbogens sowie der Ringknorpelplatte. Dieses Therapieverfahren hat bei subglottischen Stenosen ohne Glottisbeteiligung gegenüber der krikotrachealen Resektion in den letzten Jahren massiv an Boden verloren. Dennoch bleibt die LTR bei komplexen Stenosen mit Glottisbeteiligung bis heute das Verfahren der Wahl, auch als Mittel zur Rezidivbehandlung nach nicht ausreichend erfolgreicher krikotrachealer Resektion hat sich die Technik weiterhin sehr bewährt. Außerdem kann bei komplexen Multilevelstenosen eine primäre Kombination aus CTR und LTR angewendet werden (◘ Abb. 11.4, ► Video 11.17 und ► Video 11.18). Die meisten Autoren befürworten die Anwendung ab dem 2.–3. Lebensjahr.

Im Vergleich zur CTR ist die LTR technisch weniger anspruchsvoll und weist ein weniger dramatisches Komplikationspotenzial auf. Dem stehen allerdings einige Nachteile gegenüber:

— So ist eine passagere Tracheotomie unvermeidlich, außer bei der isolierten Vorderwandverbreiterung bei der anterioren LTR, die allerdings nur bei geringgradigen Stenosen in Betracht kommt. Das Verfahren ist somit mehrzeitig.
— Zur postoperativen Schienung des destabilisierten Larynx muss ein Platzhalter eingelegt werden, der häufig weitere Probleme verursacht, insbesondere Granulationen und Druckläsionen. Dadurch werden nicht selten weitere korrigierende Eingriffe notwendig.
— Die Entnahmestelle des Transplantats am Thorax löst eine zusätzliche Morbidität aus, die oft höhergradig ist als an der zervikalen Wunde.
— Von besonderer Bedeutung ist jedoch, dass höhergradige Stenosen, langstreckige Malazien und ausgeprägte granulierende Narbenareale auch im Kindesalter keine guten Voraussetzungen für die Einheilung von autologen Knorpeltransplantaten bieten. In diesen Fällen sind die Ergebnisse der LTR der CTR deutlich unterlegen.

Im Säuglingsalter ist die Gewinnung von Rippenknorpel mit einer nicht unerheblichen Morbidität verbunden, weiterhin stellt die Präparation und Einpassung von Rippenknorpel in dieser Altersgruppe oft ein erhebliches Problem dar. Zumindest in der klassischen Form mit Transplantation von autologem Rippenknorpel ist die LTR daher in der Altersgruppe bis 12 Monaten in der Regel nicht geeignet. Hier bietet sich eine Sonderform der LTR an, die speziell für die Altersgruppe bis 18 Monate entwickelt worden ist.

Laryngotracheale Rekonstruktion mit autologem Schildknorpel

Dieses Verfahren kann heute als Goldstandard bei der Behandlung der konnatalen Ringknorpelstenose gelten und wird daher im Unterkapitel „Fehlbildungen" (► Abschn. 11.1.4 und ◘ Abb. 11.1) näher beschrieben. Die durchweg positiven Erfahrungen haben aber auch zur Anwendung bei weiteren Indikationen geführt. Bei der submukösen Exstirpation von subglottischen konnatalen Zysten ist die LTR-S eine sinnvolle prophylaktische Maßnahme zur Vermeidung von narbigen Stenosierungen. Aber auch narbige intubationsassoziierte Stenosen sind im Säuglingsalter mit erstaunlich guten Erfolgen zu behandeln.

Die LTR-S bietet im Vergleich zu den anderen geschilderten Verfahren erhebliche Vorteile:
- Das Verfahren geht mit einer minimalen zusätzlichen Morbidität einher.
- Die Erfolgsraten sind hoch.
- Von besonderer Bedeutung ist jedoch, dass sämtliche Rekonstruktionsmöglichkeiten weiterhin ungeschmälert zur Verfügung stehen, sowohl die klassische LTR mit autologem Rippenknorpel als auch die krikotracheale Resektion.

Selbst wenn es mit der LTR-S nicht gelingen sollte, einen dauerhaft ausreichenden Atemweg zu rekonstruieren, kann das Verfahren dennoch sehr wertvoll sein, um ein Tracheostoma in den ersten 12 Lebensmonaten zu vermeiden und das Kind mit ausreichender translaryngealer Atmung in ein Lebensalter zu bringen, in dem offene Rekonstruktionen mit sehr guten Erfolgsaussichten und akzeptablen Risikoprofil angewendet werden können. Der Eingriff ist nur wenig invasiv und deutlich weniger belastend als etwa eine vollständige krikotracheale Resektion, ein gewichtiger Vorteil bei den oft multimorbiden, syndromalen oder aus anderen Gründen wie einer Frühgeburtlichkeit labilen kleinen Patienten.

Die LTR-S ist daher das Verfahren der Wahl zur Behandlung von subglottischen Atemwegstenosen bis zum 12. Lebensmonat, nahezu ungeachtet der zugrunde liegenden Ätiologie. In erstaunlich vielen Fällen ist es sogar als alleinige Maßnahme ausreichend, um einen dauerhaft ausreichenden und mitwachsenden Atemweg zu rekonstruieren.

- **Prognose**

Die Prognose ist bei rechtzeitiger und korrekter Diagnose und insbesondere akkurater und präziser Rekonstruktion nach den oben geschilderten Prinzipien gut, zumal alle anderen rekonstruktiven Verfahren weiterhin ungeschmälert zur Verfügung stehen.

11.5 Obstruktives Schlafapnoesyndrom

Barbara Schneider und Assen Koitschev

11.5.1 Grundlagen

Das obstruktive Schlafapnoesyndrom (OSAS) zählt zu den häufigsten schlafbezogenen Atmungsstörungen im Kindes- und Jugendalter und hat eine Prävalenz von 1–3 %. Hierbei handelt es sich um eine Kombination aus habituellem Schnarchen, altersentsprechender Tagessymptomatik und nächtlichen Apnoen oder Hypopnoen. Es kommt im Schlaf zu einem erhöhten Atemwegswiderstand, der durch eine Einengung oder Kollapsneigung der oberen Atemwege verursacht wird. Die Verminderung des Luftflusses bei der Inspiration (Hypopnoe) oder der komplette Verschluss mit Aussetzen der Atmung (Apnoe) führt zunächst zu einer alveolären Hypoventilation und wiederholten Hypoxämien, im Weiteren zu vegetativen Reaktionen und Arousal (kortikale Weckreize), welche die Schlafqualität beeinträchtigen. Die Folgen für den Schlaf drücken sich in Ein- und Durchschlafstörungen, Parasomnien, Unruhe, ungewöhnliche Schlafpositionen und Schwitzen aus. Tagsüber werden Kopfschmerzen, Tagesmüdigkeit, Störung der Aufmerksamkeit und Merkfähigkeit, sowie aggressives oder hyperaktives Verhalten beschrieben (Urschitz et al. 2004).

Während der kindlichen Entwicklung lassen sich 3 Häufigkeitsgipfel der OSAS-Symptomatik ausmachen: Im Alter zwischen dem 4. und 5. Lebensjahr findet man als Ursache ein ausgeprägtes Wachstum der Adenoide und Tonsillen, mit dem zweiten Gipfel im Alter von 8 bzw. 9 Jahren ist der Beginn von Atemwegsallergien assoziiert und bei männlichen Jugendlichen jenseits des 15. Lebensjahres zeigt die Wirkung des Testosterons ihren Einfluss auf die oberen Atemwege (Corbo et al. 2001). Zudem gibt es eine ganze Reihe von Erkrankungen, die mit einem obstruktiven Schlafapnoesyndrom assoziiert sein können.

Die klinische Symptomatik kann anamnestisch mittels eines validierten Fragebogens als Screening erfasst werden. Der objektive Nachweis der Ausprägung der Obstruktionen ist dagegen der Polysomnografie (PSG) vorbehalten. Dies ist eine Mehrkanalaufzeichnung von Atmung, Bewegung, Herzfrequenzverläufen, Blutgasen und des Schlafs während der Nacht und sollte bei allen unklaren Fällen erfolgen.

> Eine Polysomnografie sollte stets im infektfreien Intervall und ohne Sedierung erfolgen.

11.5.2 Therapie

Die Therapie richtet sich nach der Ausprägung des obstruktiven Schlafapnoesyndroms.

- **Therapieziel**

Ziel der Therapie ist es die Obstruktion der Atmung im Schlaf zu minimieren.

- **Therapieprinzip**

Beseitigung der strukturellen Atemhindernisse bzw. eine Erweiterung oder pneumatische Schienung der oberen Atemwege durch eine (apparative) Atemhilfe.

- **Therapeutisches Vorgehen**

Orientierung an Leitsymptom und Alter (Urschitz et al. 2013a):
- Leitsymptom Schnarchen bei Kindern unter 2 Jahren oder bei Kindern mit einer Grunderkrankung, die mit einem OSAS assoziiert ist:
  - Primär Polysomnografie. Therapieoptionen je nach Schweregrad.
  - Hier sollte ein interdisziplinärer Ansatz aus Schlafmedizin, HNO-Heilkunde und Kieferchirurgie/Kieferorthopädie gewählt werden.
- Leitsymptom Schnarchen bei Kindern zwischen 2–8 Jahren mit adenotonsillärer Hyperplasie und anamnestisch keinem Hinweis auf ein OSAS (Verwendung validierter Fragebögen).
  Primäre Anwendung topischer kortikoidhaltiger Nasensprays:
  - Therapieoption 1: Beclometasonnasenspray (50 µg/Sprühstoß) ab 6. Lebensjahr zugelassen
    Dosis: in den ersten beiden Wochen 2-mal 4 Sprühstöße/d (d. h. 2 Sprühstöße/Nasenloch, entspricht 400 µg/d); ab der 3. Woche 2-mal 2 Sprühstöße/d (d. h. 1 Sprühstoß/Nasenloch, entspricht 200 µg/d);
    empfohlene Dauer: bis zum Sistieren des Schnarchens oder maximal für 6 Wochen.
  - Therapieoption 2: Mometasonnasenspray (50 µg/Sprühstoß) ab 6. Lebensjahr zugelassen
    Dosis: 1-mal 2 Sprühstöße abends (d. h. 1 Sprühstoß/Nasenloch, entspricht 100 µg/Tag);
    empfohlene Dauer: bis zum Sistieren des Schnarchens oder maximal für 6 Wochen.
- Leitsymptom Schnarchen bei Kindern zwischen 2–8 Jahren mit adenotonsillärer Hyperplasie und Hinweisen auf ein OSAS:
  - Vorstellung beim HNO-Arzt zur Beurteilung der oberen Atemwege. Bei unklarem oder grenzwertigem Befund, Polysomnografie zur Beurteilung des Schweregrads vor Therapieentscheidung.

> Eine normale Größe von Adenoiden und Tonsillen schließt das Vorliegen eines OSAS nicht aus. Eine Operationsindikation ist in solchen Fällen nicht gegeben.

- ■ **Topische kortikoidhaltige Nasensprays und/oder operative Maßnahmen**

Die Größe der Adenoide und Tonsillen ist naturgemäß von deren inflammatorischen Aktivität abhängig. Darauf zielt der kurzfristige Effekt der Sprayanwendung ab.

Saisonale Einflüsse sollten ebenfalls berücksichtigt werden. Während der kalten Jahreszeit bzw. Infektzeit ist mit einer Zunahme von OSAS-Symptomen zu rechnen.

Durch die medikamentöse Behandlung kann eine Operation verzögert oder sogar vermieden werden.

Therapieoption
- Fluticasonnasenspray (50 µg/Sprühstoß) ab 4. Lebensjahr zugelassen.
  Dosis: in der 1. Woche 2-mal 2 Sprühstöße (d. h. 1 Sprühstoß/Nasenloch, entspricht 200 µg/d); ab der 2. Woche: 1-mal 2 Sprühstöße abends (d. h. 1 Sprühstoß/Nasenloch, entspricht 100 µg/d);
  empfohlene Dauer: 6 Wochen.

Operative Maßnahmen

Es sollte immer bedacht werden, dass eine adenotonsilläre Hyperplasie im Kindesalter eine normale Reaktion auf banale Infekte der oberen Atemwege darstellt. Diese ist mit zunehmendem Alter des Kindes rückläufig.

Die operative Behandlung eines unkomplizierten kindlichen OSAS beinhaltet eine Erweiterung der oberen Atemwege durch die Entfernung von lymphatischem Gewebe aus dem Nasenrachen (Adenotomie) und eine Reduktion des Volumens der Gaumentonsillen (Tonsillotomie, TOTO ▶ Kap. 10).

Die Operationsindikation ist bei einer Übereinstimmung zwischen Anamnese, Alter, ggf. Schlaflaborbefund und klinischem bzw. endoskopischem HNO-Befund gegeben.

Die Operation findet unter Allgemeinanästhesie statt und kann mittels unterschiedlicher Methoden (kalte Instrumente, Laser, Elektrochirurgie etc.) erfolgen. Bei OSAS als Indikationsgrund ist unbedingt auf eine ausreichende postoperative Überwachung zu achten, da mit erhöhten Komplikationsraten in Bezug auf Atemdepression zu rechnen ist (AWMF-Leitlinien).

Monitoring/Verlauf

Nach einer Verkleinerung der Tonsillen ist im Unterschied zur vollständigen Entfernung postoperativ mit deutlich weniger Schmerzen und einer im Vergleich zur Tonsillektomie viel geringeren Nachblutungsgefahr zu rechnen.

Prognose

Mittelfristig ist im Einzelfall eine erneute Hyperplasie der Tonsillen mit Rezidiv des OSAS möglich. Eine rezidivierende Tonsillitis kann im Verlauf ebenfalls auftreten. Ein erneuter Eingriff bis zur vollständigen Entfernung der Gaumentonsillen kann in solchen Fällen hilfreich sein (▶ Kap. 10).

> Bei einer starken Ausprägung des OSAS sollte nach erfolgter Intervention eine Kontrolle im Schlaflabor erfolgen und bei Persistenz der Obstruktionen eine Überdrucktherapie eingeleitet werden.

? Fragen zur Wiederholung

1. Die Laryngomalazie des Neugeborenen:
    a. Kann am Atemgeräusch ausreichend sicher diagnostiziert werden
    b. Muss nie operativ behandelt werden
    c. Kann mit einer Supraglottoplastik zuverlässig therapiert werden
    d. Alle Antworten sind richtig
    e. Keine Antwort ist richtig
2. Eine Interarytaenoidfibrose im Kindesalter:
    a. Ist meist intubationsbedingt
    b. Wird vorzugsweise mit einer krikotrachealen Resektion behandelt
    c. Wird durch den Nachweis einer passiven Immobilität der Aryknorpel gesichert
    d. Wird häufig als beidseitige Stimmlippenlähmung fehldiagnostiziert
    e. a, c und d ist richtig
3. Die laryngotracheale Rekonstruktion:
    a. Expandiert eine subglottische Stenose mit autologem Rippenknorpel
    b. Kann bei glottischen und subglottischen Stenosen angewendet werden
    c. Ist das häufigste offene Rekonstruktionsverfahren bei Stenosen des Kehlkopfs und der Trachea im Kindesalter
    d. Alle Antworten sind richtig
    e. a und b sind richtig

11.6 Videos

- ▶ Video 11.1: Starre Endoskopie in Spontanatmung. Die aryepiglottischen Falten sind verkürzt und flektieren die Epiglottis nach dorsal, zusätzlich Mukosahypertrophie der regiones arytaenoideae (Typ Olney I+II)
- ▶ Video 11.2: Laser-Supraglottoplastik. Die aryepiglottische Falte rechts wird durchtrennt, die Mukosa der regio arytaenoidea rechts reduziert. Auf der linken Seite ist die OP bereits ausgeführt. Wichtig ist die Gewebeschonung des Ziehharmonika-Epithels der hinteren Kommissur.
- ▶ Video 11.3: Starre Endoskopie in Jet-Ventilation. Synechierung der ligamentären Stimmlippenanteile, die weit nach kaudal bis zum kranialen Ringknorpelrand reicht.

- ▶ Video 11.4: Starre Endoskopie in Spontanatmung. Keine Adduktion oder Abduktion der Stimmlippen. Die leichte Mitbewegung der Stimmlippen im Atemstrom ist passiver Natur.
- ▶ Video 11.5: Starre Endoskopie in Spontanatmung. Konnatale Ringknorpelstenose mit reizlosem Epithel.
- ▶ Video 11.6: Starre Endoskopie in Spontanatmung. Kissenförmige livide Raumforderung der subglottischen Abhänge beidseitig bei bilateralem Hämangiom.
- ▶ Video 11.7: Dorsale Larynxspalte Typ II
- ▶ Video 11.8: Dorsale Larynxspalte Typ II nach endoskopischer Rekonstruktion
- ▶ Video 11.9: Multiple Papillome glottisch und supraglottisch. Starre Endoskopie in Spontanatmung
- ▶ Video 11.10: Ankylose der Stellknorpel beidseits nach Langzeitintubation. Der eingesetzte Stimmlippenspreizer bestätigt die aufgehobene passive Mobilität der Aryknorpel beidseits.
- ▶ Video 11.11: Patient aus ▶ Video 10, Z. n. LTR posterior. Das glottische Lumen ist normalisiert, jedoch in fixierter Position. Ad- und Abduktion sind nicht möglich.
- ▶ Video 11.12: Mikrolaryngoskopie. In die subglottische Stenose wird der Ballonkatheter eingeführt und für 2 min aufdilatiert.
- ▶ Video 11.13: Hochgradige subglottische Stenose nach kürzlicher Notfallintubation.
- ▶ Video 11.14: Patient aus ▶ Video 11.13. Stabiles Lumen nach zweimaliger Ballondilatation im Abstand von 3 Wochen
- ▶ Video 11.15: Hochgradige subglottische Stenose Grad IIIa nach ELS. Lochblendenartiges Restlumen in Höhe des Cricoids, die Glottisebene ist nicht betroffen.
- ▶ Video 11.16: Patient aus ▶ Video 11.15, starre Endoskopie 6 Wochen nach CTR. Reizlos normalisiertes subglottisches Lumen bei vollständigem Erhalt der Stimmlippenbeweglichkeit.
- ▶ Video 11.17: Interarytaenoidfibrose kombiniert mit hochgradiger subglottischer Stenose (Multilevelstenose)
- ▶ Video 11.18: Patient aus ▶ Video 11.17, Z. n. erweiterter CTR mit mehrwöchigem Stenting, mehrfache adjuvante Ballondilatation. Normalisiertes subglottisches und subglottisches Lumen, geringe Synechierung anterior.

Literatur

Literatur zu Abschn. 11.1 bis 11.4

Fraga JC, Schopf L, Forte V (2001) Thyroid alar cartilage laryngotracheal reconstruction for severe pediatric subglottic stenosis. J Pediatr Surg 36:1258–1261. https://doi.org/10.1053/jpsu.2001.25788

Literatur zu Abschn. 11.5

Corbo GM, Forastiere F, Agabiti N et al (2001) Snoring in 9- to 15-year-old children: risk factors and clinical relevance. Pedriatrics 108:1149–1154

Urschitz M, Eitner S, Guenther A et al (2004) Habitual snoring, intermittent hypoxia and impaired behavior in primary school children. Pediatrics 114:1041–1048

Urschitz MS et al (2013a) Monatsschr Kinderheilkd 161:347–350

Urschitz MS et al (2013b) Monatsschr Kinderheilkd 161:843–846

Weiterführende Literatur

de Alarcon A, Rutter MJ (2008) Revision pediatric laryngotracheal reconstruction. Otolaryngol Clin North Am 41:959–980. https://doi.org/10.1016/j.otc.2008.04.004

Balakrishnan K, Sidell DR, Bauman NM et al (2019) Outcome measures for pediatric laryngotracheal reconstruction: International consensus statement. Laryngoscope 129:244–255. https://doi.org/10.1002/lary.27445

Bavishi A, Boss E, Shah RK, Lavin J (2018) Outcomes after endoscopic dilation of laryngotracheal stenosis: an analysis of ACS-NSQIP. J Clin Outcomes Manag 25:111–116

Chueng K, Chadha NK (2013) Primary dilatation as a treatment for pediatric laryngotracheal stenosis: a systematic review. Int J Pediatr Otorhinolaryngol 77:623–628. https://doi.org/10.1016/j.ijporl.2013.02.003

Fiz I, Monnier P, Koelmel JC et al (2019) Implementation of the European Laryngological Society classification for pediatric benign laryngotracheal stenosis: a multicentric study. Eur Arch Otorhinolaryngol 276:785–792. https://doi.org/10.1007/s00405-019-05353-4

Ha JF, Driver L, Zopf DA (2017) Laryngotracheal reconstruction and swallowing: A review. Int J Pediatr Otorhinolaryngol 102:138–141. https://doi.org/10.1016/j.ijporl.2017.09.015

Monnier P (2003) A new stent for the management of adult and pediatric laryngotracheal stenosis. Laryngoscope 113:1418–1422. https://doi.org/10.1097/00005537-200308000-00029

Monnier P (2010) Pediatric Airway Surgery. Springer, Berlin Heidelberg https://doi.org/10.1007/978-3-642-13535-4

Monnier P (2018) Partial Cricotracheal Resection and Extended Cricotracheal Resection for Pediatric Laryngotracheal Stenosis. Thorac Surg Clin 28:177–187. https://doi.org/10.1016/j.thorsurg.2018.01.012

Monnier P, Dikkers FG, Eckel H et al (2015) Preoperative assessment and classification of benign laryngotracheal stenosis: a consensus paper of the European Laryngological Society. Eur Arch Otorhinolaryngol 272:2885–2896. https://doi.org/10.1007/s00405-015-3635-4

Pullens B, Hakkesteegt M, Hoeve H, Timmerman M, Joosten K (2017) Voice outcome and voice-related quality of life after surgery for pediatric laryngotracheal stenosis. Laryngoscope 127:1707–1711. https://doi.org/10.1002/lary.26374

Sittel C (2012) Paediatric laryngotracheal stenosis. Laryngorhinootologie 91:478–485. https://doi.org/10.1055/s-0032-1312629

Sittel C (2014) Pathologies of the larynx and trachea in childhood. Laryngorhinootologie 93(Suppl 1):S70–S83. https://doi.org/10.1055/s-0033-1363212

Sittel C, Buckel T, Baumann I, Plinkert PK (2006) Paediatric laryngotracheal stenosis: pattern of care in Germany. HNO 54:929–936. https://doi.org/10.1007/s00106-006-1398-3

Sittel C, Monnier P, Peretti G, Piazza C, Fiz I (2020) Prognostic value of the ELS grading system for assessment of laryngotracheal stenosis in children. HNO 68:407–413. https://doi.org/10.1007/s00106-020-00830-3

Smith MM, Cotton RT (2018) Diagnosis and management of laryngotracheal stenosis. Expert Rev Respir Med 12:709–717. https://doi.org/10.1080/17476348.2018.1495564

Veder LL, Joosten KFM, Zondag MD, Pullens B (2021) Indications and clinical outcome in pediatric tracheostomy: Lessons learned. Int J Pediatr Otorhinolaryngol 151:110927. https://doi.org/10.1016/j.ijporl.2021.110927

Yamamoto K, Monnier P, Holtz F, Jaquet Y (2014) Laryngotracheal reconstruction for pediatric glotto-subglottic stenosis. Int J Pediatr Otorhinolaryngol 78:1476–1479. https://doi.org/10.1016/j.ijporl.2014.06.012

Erkrankungen des Halses und Gesichtes

Susanne Wiegand

Inhaltsverzeichnis

12.1 Halszysten und Halsfisteln – 126
12.1.1 Grundlagen – 126
12.1.2 Therapie – 126

12.2 Naevi der Gesichtshaut – 128
12.2.1 Grundlagen – 128
12.2.2 Therapie – 128

12.3 Infantile Hämangiome und lymphatische Malformationen – 129
12.3.1 Infantile Hämangiome – 129
12.3.2 Lymphatische Malformationen – 131

12.4 Erkrankungen der Halslymphknoten – 133
12.4.1 Grundlagen – 133
12.4.2 Therapie – 134

Weiterführende Literatur – 134

Ergänzende Information Die elektronische Version dieses Kapitels enthält Zusatzmaterial, auf das über folgenden Link zugegriffen werden kann https://doi.org/10.1007/978-3-662-65542-9_12.

© Springer-Verlag GmbH Deutschland, ein Teil von Springer Nature 2024
B. Stiller et al. (Hrsg.), *Kardiologie – Pneumologie – Allergologie – HNO*, Therapie der Krankheiten im Kindes- und Jugendalter, https://doi.org/10.1007/978-3-662-65542-9_12

12.1 Halszysten und Halsfisteln

12.1.1 Grundlagen

Mediane Halszysten gehen auf Residuen des während der Embryonalentwicklung nicht obliterierten Ductus thyreoglossus zurück. Von der 3.–8. Embryonalwoche erfolgt der physiologische Deszensus der Schilddrüse vom Bereich des Foramen caecum im Zungengrund, über die Hyoidanlage in die prätrachealen Halsweichteile. Der Ductus thyreoglossus, als Verbindung zwischen der ursprünglichen Gewebeanlage der Schilddrüse und ihrer Endposition, atrophiert üblicherweise vor Geburt. Mediane Halszysten treten ohne Geschlechtsprädilektion meist im Kindes- und Jugendalter auf und werden durch eine in der Medianlinie des Halses gelegene, kugelige, schluckverschiebliche Schwellung symptomatisch. Sie sind meist infrahyoidal (65 %) lokalisiert, können aber auch auf Höhe des Os hyoideum oder suprahyoidal liegen. In der Regel werden sie durch einen Infekt erstmals sichtbar. Mediane Halsfisteln entstehen meist sekundär nach Manipulation an medianen Halszysten (▶ eAbb. 12.1).

Bei lateralen Halszysten handelt es sich um lateral gelegene Zysten, die meist im Trigonum caroticum superius auftreten aber auch weiter kaudal lokalisiert sein können. Bei Vorliegen von Fisteln ist die Fistelöffnung in der Regel im Bereich des Vorderrands des M. sternocleidomastoideus lokalisiert. Die Länge der Fistel kann ggf. mittels einer dünnen Sonde ermittelt werden. Die Fisteln können bis in die Tonsillenregion reichen. Zur Entstehung existieren unterschiedliche Theorien: Eine Theorie ist, dass es sich bei lateralen Halszysten um zystisch veränderte Halslymphknoten handelt, die auf heterotrope Epitheleinschlüsse in zervikale Lymphknoten zurückzuführen sind. Eine andere, dass laterale Halszysten und -fisteln auf eine Fehlentwicklung des Kiemenapparats (2.–4. Schlundbogen) in der Embryonalphase zurückzuführen sind. Hierbei wird einerseits eine Hemmungsfehlbildung angenommen, wobei sich der Sinus cervicalis bzw. die Vesicula cervicalis nicht zurückbilden. Eine andere Theorie geht von lokalen intraepithelialen Adhäsionen aus, die im Bereich der Verschlussmembranen persistieren. Weiteres Wachstum führt zu einer Ortsverlagerung der ektodermalen bzw. entodermalen Epithelanteile, wodurch ein Fistelgang entsteht. Eine Halszyste kann aus einem Abreißen des Fistelgangs von beiden Oberflächenepithelverbänden resultieren.

Die Diagnose kann in der Regel durch Anamnese, klinische Untersuchung und Sonografie der Halsweichteile gestellt werden. Sonografisch zeigen sich bei Vorliegen von Zysten echoarme, glatt begrenzte, sonokompressible Raumforderungen mit homogenem Binnenecho und dorsaler Schallverstärkung. Laterale Halszysten liegen in der Regel im Bereich des Vorderrandes des M. sternocleidomastoideus. Bei lateralen Halsfisteln ist die bildgebende Darstellung bei schmalem Fistelgang häufig nicht möglich. Mediane Halszysten haben einen Bezug zum Zungenbein. Die physiologische Lage der Schilddrüse sollte bei medianen Halszysten sonografisch überprüft werden, da sich innerhalb einer medianen Halszyste Schilddrüsengewebe und selten auch eine ektope Schilddrüse (ggf. Schilddrüsenszintigrafie durchführen) befinden kann. In Ausnahmefällen, wie z. B. bei atypischer Lokalisation oder Rezidiven, kann eine MRT die Sonografie ergänzen.

Differenzialdiagnostisch müssen Dermoidzysten, Lymphangiome, Hämangiome, Neurofibrome, Teratome, Lipome, Lymphome, ektopes Schilddrüsengewebe, Laryngozelen, Lymphknotenschwellungen abgegrenzt werden.

12.1.2 Therapie

- **Therapieziel**

Komplette Exstirpation der Halszysten bzw. Halsfisteln, da bei inkompletter Entfernung Rezidive häufig vorkommen.

- **Therapieprinzip**

Komplette Resektion der Halszysten im entzündungsfreien Intervall (◘ Abb. 12.1). Bei medianen Halszysten mit Resektion des mittleren Anteils des Os hyoideum; falls ein Fistelgang bis in den Zungengrund zieht, sollte dieser weiterverfolgt und entfernt werden.

Laterale Halsfisteln (◘ Abb. 12.2) können in der Tonsillenregion enden. Daher sollte bei der Exstirpation der Gang verfolgt werden und ggf. eine ipsilaterale Tonsillektomie erfolgen, falls

Kapitel 12 · Erkrankungen des Halses und Gesichtes

Abb. 12.1 Mediane Halszyste in typischer Lokalisation, intraoperativer Situs

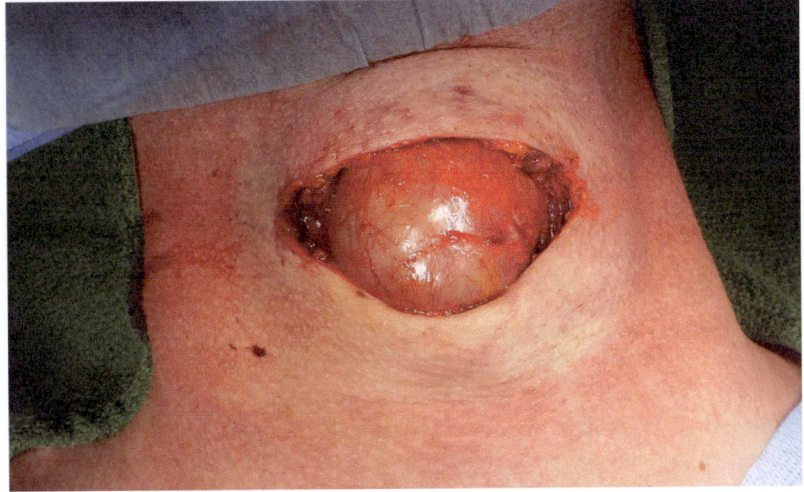

Abb. 12.2 Laterale Halszyste rechts in typischer Lokalisation, intraoperativer Situs

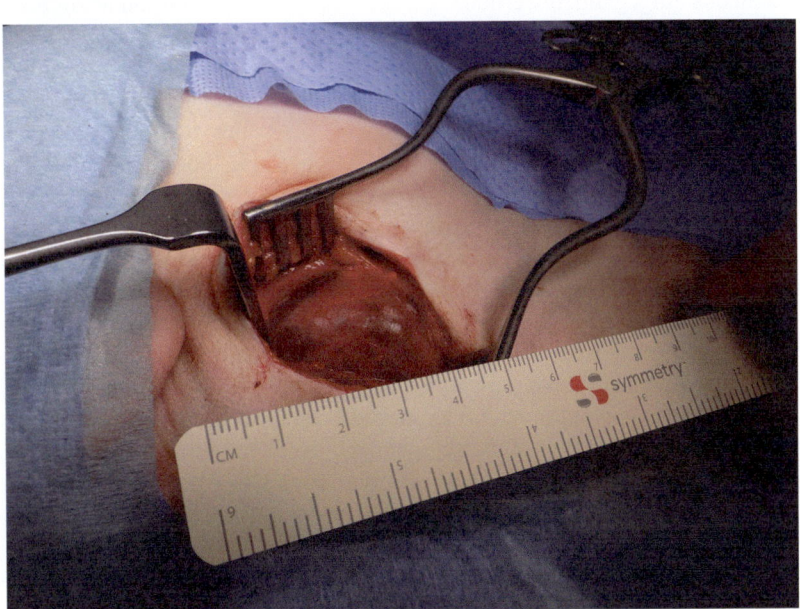

der Zystengang bis in das Tonsillenbett zieht. Bei Entzündungen ist eine antibiotische Therapie, z. B. mit Amoxicillin, indiziert.

- **Therapeutisches Vorgehen**

Die Therapie von medianen und lateralen Halszysten/-fisteln ist operativ. Bei akuter Infektion sollte präoperativ eine Antibiotikatherapie erfolgen.

- **Monitoring/Verlauf**

Postoperativ wird eine stationäre Überwachung bei Risiko der Hämatombildung empfohlen.

- **Prognose**

Gute Prognose bei vollständiger Exstirpation. Rezidive sind nur nach inkompletter Resektion zu erwarten und daher selten (0–5 %).

- **Prävention**

Es handelt sich um embryonale Fehlbildungen, präventive Maßnahmen sind daher nicht möglich.

- **Qualitätssicherung**

Die Therapie sollte dem Facharztstandard entsprechen und anhand vorhandener Leitlinien wissenschaftlicher Fachgesellschaften durchgeführt werden.

- **Ausblick**

Die Therapie von medianen und lateralen Halszysten mit Sklerotherapeutika, wie z. B. OK-432, wird untersucht; prospektive randomisierte Studien fehlen bisher.

12.2 Naevi der Gesichtshaut

Im Bereich des Gesichts kann annähernd das vollständige Spektrum an Naevi des gesamten Hautinteguments auftreten. In diesem Abschnitt soll auf melanozytäre Naevi und den Naevus flammeus eingegangen werden.

12.2.1 Grundlagen

Bei melanozytären Nävi handelt es sich um gutartige Proliferationen der Melanozyten, die kongenital oder erworben sein können. Klinisch zeigen sich flache oder leicht erhabene, hell- bis mittelbraune Flecken. Abzugrenzen ist u. a. der Spitz-Nävus, der häufig eine stark rötliche Komponente hat. Neben Hauttyp und familiärer Prädisposition ist das Risiko anhängig von UV-Exposition und Sonnenbränden im Kindesalter. Bei zahlreichen bräunlichen Hyperpigmentierungen perioral sollte an das **Peutz-Jeghers-Syndrom** gedacht werden. Bei klinisch unauffälligen Naevi und Fehlen von Risikofaktoren sind meist keine Kontrollen notwendig, bei Auffälligkeiten (rasche Progression, kongenitale Riesennaevi) sollten sie dermatoskopisch untersucht werden.

Der **Naevus flammeus** (Feuermal) ist eine angeborene, meist unilateral und segmental auftretende Fehlbildung, die sich zunächst als hellrotes Erythem äußert und häufig im Bereich des 1. und 2. Trigeminusasts auftritt. Er ist bedingt durch eine verminderte Dichte von sympathischen Nervenfasern, die zu einer Dilatation oberflächlicher Kapillaren führt. Bei Geburt ist ein unregelmäßig geformter, scharf begrenzter blassroter Fleck typisch, dessen Durchmesser im Laufe der ersten Lebensjahre zunimmt und sich dunkelrot bis blaurot (Portweinfleck) färbt. Ab dem Jugendalter kann ein aktives Wachstum mit dunkelroten Knötchen und Knoten hinzukommen. Eine spontane Regression tritt nicht auf. Bei Kindern mit periokulär gelegenem Naevus flammeus sind aufgrund eines deutliche erhöhten Glaukomrisikos halbjährliche augenärztliche Untersuchungen (Funduskopie) indiziert.

Abgegrenzt werden vom Naevus flammeus muss der **Naevus flammeus simplex** (Storchenbiss), ein scharf begrenztes hellrosa Erythem, das im Bereich von Glabella, Stirnmitte, Augenlidern oder nuchal lokalisiert ist. Der Naevus flammeus simplex ist durch eine Dilatation oberflächlicher Kapillaren bedingt. Er ist im Gegensatz zum Naevus flammeus median lokalisiert und zeigt eine deutliche, häufig komplette Regredienz bis zum 2. Lebensjahr, wobei bei nuchaler Lokalisation eine Persistenz häufiger ist.

Hiervon abzugrenzen ist das **Sturge-Weber-Syndrom** (Prävalenz 1:50.000). Bei Vollausprägung ist es gekennzeichnet durch einen ein- oder beidseitigen Naevus flammeus im Bereich des 1. (oder 2.) Trigeminusasts, eine ipsilaterale leptomeningeale Gefäßmalformation und ein ipsilaterales Glaukom durch Angiom der Aderhaut des Auges, beruhend auf einer somatischen Mutation im *GNAQ*-Gen auf Chromosom 9q21. Inkomplette Formen der Erkrankung sind häufig. Die Lokalisation des Naevus flammeus korreliert mit der zerebralen Mitbeteiligung. Der Naevus kann Lippen, Zahnfleisch und Mundschleimhaut miteinbeziehen. Das Risiko für eine intrazerebrale und retinale Beteiligung ist am höchsten (75 %) bei Lokalisation des Nävus im Bereich des 1. Trigeminusasts. Aufgrund intrazerebraler Verkalkungen und Atrophie kann eine schwere oft therapieresistente Epilepsie ab dem 2. Lebensmonat auftreten, auch kontralateral zum Gesichtsnaevus auftretende Hemiplegien sind möglich. Zudem besteht häufig eine mentale Retardierung. Bei diagnostiziertem Sturge-Weber-Syndrom sollten regelmäßige neuropädiatrische Untersuchungen erfolgen. Mittels MRT kann die leptomeningeale Raumforderung diagnostiziert werden, im CT sieht man charakteristische intrazerebrale Verkalkungen.

12.2.2 Therapie

- **Therapieziel**

Das Therapieziel besteht abhängig von der Entität in Diagnosesicherung bzw. Vermeidung von ästhetischen und funktionellen Komplikationen. Bei sich veränderndem melanozytärem Naevus (unproportioniertes Flächen- oder Dickenwachstum, zunehmende Farbänderung bzw. -inhomogenität) sollte die vollständige Exzision zur histologischen Kontrolle erfolgen. Eine relative OP-Indikation besteht für Naevi, die die ästhetische Erscheinung des Gesichts oder Funktionen (Visus) besonders beeinträchtigen. Bei Indikation aus rein ästhetischen Gründen sollte eine Operation nur erfolgen, wenn eine realistische Verbesserung der Ästhetik zu erwarten ist.

- **Therapieprinzip**

Bei gegebener Operationsindikation bei melanozytären Naevi erfolgt die Exzision und falls nötig Defektdeckung.

Ein Naevus flammeus kann bei ästhetischer Beeinträchtigung mit dem Farbstofflaser behandelt werden.

Beim Sturge-Weber-Syndrom ist symptomabhängig eine antikonvulsive Therapie und eine operative Therapie des Glaukoms indiziert.

- **Therapeutisches Vorgehen**

Bei melanozytären Naevi erfolgt meist eine einzeitige Exzision mit Direktverschluss bei ausreichender Hautmobilität oder Verschiebelappenplastik. Bei sehr großen kongenitalen Naevi können serielle Exzisionen im Abstand von ca. 4–8 Monaten, Hautexpansionen und Vollhauttransplantation notwendig werden.

Bei Naevus flammeus im Gesichtsbereich ist eine Therapie mit dem Farbstofflaser meist indiziert. Bei einem Naevus flammeus simplex mit fehlender Abblassung und Persistenz über das 3. Lebensjahr hinaus kann ebenfalls bei Therapiewunsch eine Therapie mit dem Farbstofflaser erwogen werden. In der Regel wird ein gepulster Farbstofflaser (585 nm) verwendet, bei Kleinkindern muss der Eingriff aufgrund der Schmerzhaftigkeit in Vollnarkose erfolgen.

Bei Sturge-Weber-Syndrom ist eine frühzeige operative Therapie des Glaukoms nach augenärztlicher Indikation gegeben. Bei fehlender Besserung der epileptischen Anfälle unter antikonvulsiver Therapie ist ggf. ein neurochirurgischer Eingriff (Epilepsiechirurgie) indiziert.

- **Monitoring/Verlauf**

Nach operativen Eingriffen wird ein Monitoring bezüglich potenzieller postoperativer Komplikationen (kutane Infektionen, Wundheilungsstörungen, hypertrophe Narben bzw. Keloide) empfohlen.

- **Prognose**

Melanozytäre Naevi können entarten und müssen daher im Erwachsenenalter kontrolliert werden.

- **Prävention**

Die Prävention nicht angeborener melanozytärer Naevi kann durch Schutz vor UV-Exposition erfolgen.

- **Qualitätssicherung**

Die Therapie sollte dem Facharztstandard entsprechen und anhand vorhandener Leitlinien wissenschaftlicher Fachgesellschaften durchgeführt werden.

12.3 Infantile Hämangiome und lymphatische Malformationen

Vaskuläre Anomalien werden entsprechend der Klassifikation der International Society for the Study of Vascular Anomalies (ISSVA) eingeteilt, die Gefäßtumoren und Gefäßmalformationen unterteilt (▶ eTab. 12.1).

12.3.1 Infantile Hämangiome

12.3.1.1 Grundlagen

Gefäßtumore sind durch eine Proliferation der Endothelzellen charakterisiert, die bei Gefäßmalformationen nicht vorliegt. Der häufigste Gefäßtumor ist das **infantile Hämangiom** (IH), das bei 4–5 % aller Säuglinge auftritt. Mädchen sind häufiger betroffen als Jungen (3:1), zudem sind IH häufiger bei hellhäutiger Abstammung und Frühgeborenen mit einem Geburtsgewicht < 1000 g (bis zu 30 %). Die Antigenstruktur des IH ähnelt dem Plazentagewebe und Anomalien der Plazenta stellen einen Risikofaktor für das Auftreten von IH dar. Zum Zeitpunkt der Geburt imponieren die klassischen IH nie als Tumor, es können jedoch Vorläuferläsionen, wie

z. B. Teleangiektasien oder Makulae, vorhanden sein. Typischerweise werden IH in den ersten Tagen oder Wochen nach Geburt sichtbar und vergrößern sich. Diagnostisch muss die Abgrenzung von anderen benignen (▶ eOverview 12.1) und malignen Gefäßtumoren und vaskulären Malformationen erfolgen. Das IH zeigt in Gegensatz zu vaskulären Malformationen zunächst eine Proliferationsphase (erste 6–9 Lebensmonate) (▶ eAbb. 12.2), woraufhin eine Übergangsphase und die Involutionsphase folgt, die bei 80–90 % der Kinder im Alter von 4 Jahren abgeschlossen ist. Meist liegen unkomplizierte IH (> 85 %) vor, komplizierte IH sind durch funktionelle Beeinträchtigung, Ulzeration, weitere Komplikationen, wie z. B. extrakutane Manifestationen, assoziierte Fehlbildungen und langfristige ästhetische Beeinträchtigung, gekennzeichnet. Bei durch Anamnese und Klinik eindeutig diagnostiziertem unkompliziertem IH ist meist keine weitere Diagnostik erforderlich. In den übrigen Fällen ist die Diagnostik abhängig von der Lage und Größe (▶ eTab. 12.2).

12.3.1.2 Therapie

- **Therapieziel**

Die Ziele der Therapie von komplizierten IH sind ein frühzeitiger Wachstumsstopp, beschleunigte Rückbildung, Vorbeugung von funktionell und ästhetisch beeinträchtigenden Komplikationen sowie beschleunigte Abheilung einer Ulzeration.

- **Therapieprinzip**

Unkomplizierte IH benötigen keine Therapie. Therapie der Wahl bei komplizierten IH ist die orale Propranololtherapie. Andere Therapieverfahren, wie Lasertherapie oder Operation, sollten ausschließlich bei fehlender Besserung unter Propranololtherapie eingesetzt werden.

- **Therapeutisches Vorgehen**

Vor dem Einsatz von Propranolol bei IH muss auch bei einem gesunden Säugling und unauffälliger Familienanamnese hinsichtlich angeborener Herz-Kreislauf-Erkrankungen ein EKG durchgeführt werden. Bei therapiebedürftigen IH kann als Fertigarzneimittel ein Saft mit 3,75 mg/ml Propranololhydrochlorid oder alternativ eine standardisierte Magistralrezeptur (Propranolol-Hydrochlorid-Saft 5 mg/ml, NRF 11.142) verordnet werden. Die Therapie wird einschleichend mit einer Dosis von 1 mg/kg/d zu oder kurz nach den Mahlzeiten begonnen und im stationären Setting täglich, im ambulanten Setting wöchentlich auf die Zieldosis 2(–3) mg/kg/d, verteilt auf 2, in begründeten Fällen 3 Einzeldosen gesteigert. Die Therapie mit Propranolol sollte mindestens 6 Monate erfolgen. Bei ca. 15 % der Fälle kommt es nach Absetzen der Therapie zu einem erneuten Wachstum des IH, das meist jedoch gering ist und daher nur selten zur erneuten Therapie zwingt. Eine Behandlung bis zum 12. Lebensmonat ist mit einem geringeren Rückfallrisiko assoziiert. Andere Therapieverfahren, die nur bei fehlender Besserung unter Propranololtherapie bei fortbestehender Behandlungsindikation oder Kontraindikationen gegen eine Propranololtherapie eingesetzt werden sollten, zeigt ◘ Tab. 12.1.

- **Monitoring/Verlauf**

Kinder mit IH sollten regelmäßig fachärztlich gesehen werden, um den Verlauf zu kontrollieren und die Therapie zu initiieren oder entsprechend anzupassen. Bei der Behandlung von IH muss die Propranololdosis im Verlauf (in der Regel alle 4 Wochen) an das zunehmende Gewicht des Kindes angepasst werden.

- **Prognose**

Bei IH mit und ohne Therapie können funktionelle und/oder ästhetisch unbefriedigende Residuen verbleiben, die mittels Lasertherapie oder operativer Therapie behandelt werden können.

- **Prävention**

Präventive Maßnahmen sind nicht möglich.

- **Qualitätssicherung**

Die Therapie sollte dem Facharztstandard entsprechen und anhand vorhandener Leitlinien wissenschaftlicher Fachgesellschaften durchgeführt werden. Eine AWMF-S2k-Leitlinie zu Infantilen Hämangiomen im Säuglings- und Kleinkindesalter liegt vor.

Tab. 12.1 Therapieverfahren zur Behandlung von infantilen Hämangiomen bei Unverträglichkeit oder Nichtansprechen auf die systemische Propranololtherapie

Therapieverfahren	Besonderheiten der Therapie
Therapie mit selektiven β-Blockern (Nadolol oder Atenolol, systemisch), Off-label-Use	Hydrophil und daher nicht zentral wirksam
Kortikosteroidtherapie (systemisch)	Kann in Kombination mit Propranol eingesetzt werden, z. B. bei Obstruktion der oberen Atemwege
Kryotherapie	Erfolgt im Kontaktverfahren, nur bei kleinen Hämangiomen (< 1 cm und < 3–4 mm Dicke)
Topische Therapie mit β-Blockern (Timolol, Propranolol), Off-label-Use	Am ehesten für lokalisierte, oberflächliche infantile Hämangiome, systemische Wirkungen möglich
Farbstofflaser-/Blitzlampentherapie zur Behandlung von Hämangiomresiduen	Behandlung von Hämangiomresiduen nach dem 4. Lebensjahr (d. h., nachdem die spontane Regression weitgehend abgeschlossen ist); sollte bei kleinen Läsionen in Lokalanästhesie durchgeführt werden, bei größeren in Vollnarkose
Nd:YAG-Laser-Therapie zur Behandlung von Hämangiomresiduen nach dem 4. Lebensjahr	Therapie perkutan unter Eiskühlung oder intraläsional über Quarzfasern in Vollnarkose
Operative Therapie	Selten indiziert, erfolgt v. a. zur Beseitigung von Hämangiomresiduen nach dem 4. Lebensjahr, da die Regression weitgehend abgeschlossen ist. Sehr selten als ultima ratio bei lebensbedrohlichen Situationen, z. B. subglottisches Hämangiom mit akutem Stridor des Säuglings und Notwendigkeit zur Tracheotomie

12.3.2 Lymphatische Malformationen

12.3.2.1 Grundlagen

Vaskuläre Malformationen entstehen pränatal während der Gefäßbildung und können Arterien, Venen, Lymphgefäße und Kapillaren betreffen. Sie sind definitionsgemäß bei Geburt vorhanden.

Lymphatische Malformationen (LM) sind besonders häufig im Kopf-Hals-Bereich lokalisiert und betreffen dabei v. a. Hals, Zunge und Mundboden. Die genaue Pathogenese ist unklar. Typisch sind schmerzlose, weiche, komprimierbare Raumforderungen, an der Schleimhaut können typische Vesikel sichtbar sein (▶ eAbb. 12.3). Morphologisch zeigen sich ein- oder mehrkammrige, mit Lymphflüssigkeit gefüllte Hohlräume, die in Form und Größe variieren. Abhängig von der Zystengröße erfolgt die Unterteilung in makrozystische (> 1 cm), mikrozystische (< 1 cm) und gemischte LM. Die Inzidenz von LM wird auf 1,2 pro 1000 Neugeborene geschätzt, eine Geschlechtsspezifität besteht nicht. Bereits bei Geburt vorhanden, weisen LM üblicherweise ein dem Körperwachstum proportionales, langsames Wachstum auf. Als Folge von Infektionen, Traumata und Hormonumstellungen ist eine akute Größenzunahme möglich. Die Beschwerdesymptomatik ist abhängig von Größe und Lokalisation und reicht von symptomlosen Raumforderungen bis zu schwerster lebensbedrohender Symptomatik. Mittels Sonografie können Lage, Größe und Perfusion beurteilt werden. Es zeigt sich meist eine honigwabenartige Struktur von echofreien Zysten, wobei Einblutungen mit echoarmen Binnenechos vorliegen können. In Abhängigkeit von Größe und Lokalisation sollte eine MRT erfolgen. Hier sind LM in der Regel hypointens in der T1-Wichtung, können nach Einblutung in die Zysten aber auch hyperintens erscheinen. Bei ausgedehnten LM ist eine Diagnose bereits pränatal durch Sonografie und MRT möglich.

12.3.2.2 Therapie

■ Therapieziel

Ziel einer Therapie von LM ist im optimalen Fall die komplette Resektion oder Sklerosierung, falls unmöglich, ist es die Vermeidung von Funktionseinschränkungen und ästhetischen Einschränkungen.

■ Therapieprinzip

Die häufigsten Therapieformen bei LM sind die chirurgische Resektion und die Sklerosierung mit verschiedenen Sklerotherapeutika (◘ Tab. 12.2). Eine Sklerotherapie ist insbesondere bei makrozystischen LM und makrozystischen Komponenten von gemischten LM effektiv. In Fallberichten konnte ein positiver Therapieeffekt einer systemischen Off-label-Therapie mit Rapamycin auf ausgedehnte LM gezeigt werden.

■ Therapeutisches Vorgehen

Das therapeutische Vorgehen bei LM muss individuell nach Größe, Lokalisation und Symptomatik entschieden werden. Bei großen zervikofazialen LM kann durch Planung einer EXIT-Prozedur („ex-utero intra-partum treatment") das Risiko von Komplikationen und insbesondere von Atemwegsobstruktionen bei Geburt reduziert werden. Bei der EXIT-Prozedur werden im Rahmen einer Sectio caesarea die oberen Atemwege des Neugeborenen noch vor Unterbindung der Nabelschnur inspiziert, sodass unter Aufrechterhaltung der plazentaren Perfusion eine Intubation oder Tracheotomie des Neugeborenen erfolgen kann.

Eine vollständige Resektion ist v. a. bei großen mikrozystischen und gemischten LM im Kopf-Hals-Bereich häufig nicht möglich, die funktionelle und ästhetische Rekonstruktion sollte beachtet werden. Bei inkompletter Resektion ist eine erneute deutliche Vergrößerung der LM wahrscheinlich. Bei der Sklerotherapie von lymphatischen Malformationen wird unter sonografischer Kontrolle Zystenflüssigkeit abpunktiert und ein Sklerotherapeutikum intraläsional injiziert (◘ Tab. 12.2).

Bei fehlender sinnvoller Therapieoption sollten regelmäßigen Verlaufskontrollen erfolgen. Infektionen im Kopf-Hals-Bereich können zu einer plötzlich einsetzenden Größenprogredienz der LM führen, eine zeitnah initiierte Antibiotikatherapie führt in solchen Fällen häufig zu einer Regredienz der Symptomatik.

◘ **Tab. 12.2** Sklerotherapeutika zur Behandlung von lymphatischen Malformationen. Die aufgeführten Sklerotherapeutika sind für diese Indikation nicht zugelassen. Der Off-Label-Use und die potenziellen Risiken der Therapie mit der jeweiligen Substanz müssen daher ausführlich aufgeklärt werden

Medikament	Dosis	Vermuteter Mechanismus	Mögliche Komplikationen
OK-432 (Picibanil)	0,01 mg/ml, max. 20 ml	Zerstörung der Endothelzellen der Lymphgefäße, immunmodulatorischer Effekt, Entzündung	Schwellung, Erythem, Schmerzen, Fieber
Doxycyclin	5–20 mg/ml, max. 20–100 ml	Entzündlicher Prozess, der zu Fibrose und Involution der Zysten führt, Inhibition von Matrixmetalloproteinasen Suppression der VEGF-induzierten Angio- und Lymphangiogenese	Schmerzen an der Injektionsstelle, Erythem, Ödeme, fraglich Zahnverfärbung
Bleomycin	1 mg/ml, max. 15–20 mg bzw. 0,25–0,6 mg/kg	Zerstörung und Ablösung von Endothelzellen, Lumenverengung und -okklusion, Entzündung	Grippeähnliche Symptome, Erythem, Ödem, Hautpigmentation, vorübergehender Haarverlust, fraglich Lungentoxizität

- **Monitoring/Verlauf**

Kinder mit LM sollten regelmäßig fachärztlich gesehen werden, um den Verlauf zu kontrollieren und die Therapie zu initiieren oder entsprechend anzupassen.

- **Prognose**

Bei LM ist die Prognose abhängig von Lokalisation, Größe und Typ der LM. Mikrozystische und gemischte LM sind in der Regel prognostisch ungünstiger.

- **Prävention**

Präventive Maßnahmen sind nicht möglich.

- **Qualitätssicherung**

Die Therapie sollte dem Facharztstandard entsprechen und anhand vorhandener Leitlinien wissenschaftlicher Fachgesellschaften durchgeführt werden. Patienten mit lymphatischen Malformationen sollten an spezialisierten Zentren behandelt werden.

- **Ausblick**

Eine AWMF-Leitlinie zu Gefäßmalformationen ist aktuell in Vorbereitung.

12.4 Erkrankungen der Halslymphknoten

12.4.1 Grundlagen

Zervikale Lymphadenopathien (insbesondere vergrößerte okzipitale, nuchale und zervikale Lymphknoten > 1,5 cm) sind bei Kindern sehr häufig und treten ohne Geschlechtspräferenz auf. In den meisten Fällen kann zunächst abgewartet werden. Am häufigsten ist eine reaktive Hyperplasie bei viralen Infekten und anderen Infektionen, jedoch können auch maligne, lymphoproliferative, immunologische und endokrine Erkrankungen ursächlich sein (▶ eOverview 12.2). Zervikale Metastasen solider Tumoren sind bei Kindern selten. Supraklavikuläre vergrößerte Lymphknoten sollten in der Regel abgeklärt werden. In diesem Abschnitt soll auf die Diagnostik und OP-Indikation bei Erkrankungen der Halslymphknoten eingegangen werden. Es wird auf die Kapitel Infektiologie, Stoffwechselerkrankungen und Onkologie verwiesen.

- **Diagnostik**

Zunächst sollte eine ausführliche Anamnese bezüglich folgender Parameter erfolgen: Dauer der Lymphknotenvergrößerung, Gewichtsverlust, Fieber, Halsschmerzen, Gelenkbeschwerden, Kontakte zu anderen Personen mit ähnlicher Symptomatik oder bekannter infektiöser Erkrankung, Kontakt zu Tieren, Aufnahme unpasteurisierter Milch (Brucellose), nichtdurchgegartes Fleisch (Toxoplasmose), Zahnstatus, Vergrößerung der Tonsillen, Hautläsionen, Zeckenbisse, Medikamente, Auslandsaufenthalte, Impfungen, Medikamenteneinnahmen, Vorerkrankungen, Verletzungen.

Die körperliche Untersuchung sollte die Inspektion (Rötung, Induration der Haut), HNO-ärztliche Spiegeluntersuchung inklusive orientierendem Zahnstatus und Palpation der Lymphknotenstationen (Verschieblichkeit, Druckdolenz) umfassen. Charakteristisch für vergrößerte Lymphknoten im Kindesalter ohne Krankheitswert sind weiche, gut verschiebliche, bohnenförmige, schmerzlose Lymphknoten < 1–1,5 cm. Die Sonografie ist bildgebendes Mittel der Wahl. Eine vermehrte zentrale Durchblutung des Lymphknotens bzw. Einschmelzung deuten auf infektiöse Ursachen hin; während aufgehobene Lymphknotengrundstruktur, runde Form und peripheres Durchblutungsmuster auf maligne Erkrankungen hinweisen können. In Einzelfällen kann ein MRT erfolgen. Die Verdachtsdiagnose ergibt sich aus Anamnese und klinischer Untersuchung. Bei pathologischen Lymphknotenvergrößerungen, die nicht durch einfache Infektionen erklärbar sind, sollte eine weiterführende laborchemische Diagnostik durchgeführt werden (▶ eOverview 12.3).

Falls eine bakterielle Infektion vorliegt oder die Diagnose nicht gesichert werden kann, könnte eine probatorische Antibiotikatherapie für 7–14 Tage erfolgen. Bei fehlender Besserung, Größenpersistenz über mehr als 4–6 Wochen oder schneller Progredienz mit Auftreten von B-Symptomen sollte eine diagnostische Halslymphknotenexstirpation zur histopathologischen, mikrobiologischen und molekularbiologischen Diagnostik durchgeführt werden (▶ eAbb. 12.4). Alternativ kann bei Jugendlichen eine Stanzbiopsie in Lokalanästhesie erfolgen. Eine Feinnadelpunktion sollte nicht erfolgen, da Lymphome nicht sicher ausgeschlossen werden können.

12.4.2 Therapie

- **Therapieziel**

Bei Lymphknotenabszedierung ist eine chirurgische Entlastung notwendig, ansonsten erfolgt die Therapie abhängig von der Grunderkrankung (▶ Kinder-Infektiologie und -Onkologie).

- **Therapieprinzip, therapeutisches Vorgehen, Monitoring und Prävention**

Abhängig von der Grunderkrankung (▶ Kinder-Infektiologie und -Onkologie).

? Fragen zur Wiederholung

1. Ein 5-jähriger Junge wird aufgrund einer prall-elastischen Raumforderung in der Medianlinie des Halses vorgestellt. Sie diagnostizieren das Vorliegen einer medianen Halszyste. Welche Aussage zu diesem Krankheitsbild trifft nicht zu?
    a. Therapie der Wahl ist die Exstirpation.
    b. Eine sekundäre Fistelbildung ist häufig Folge von Punktionen.
    c. Mediane Halszysten sind Relikte des Ductus thyreoglossus.
    d. Bei der operativen Entfernung sollte eine Teilresektion des Zungenbeins erfolgen.
    e. Mediane Halszysten können bei inkompletter Verschmelzung der Schlundbögen entstehen.
2. Welche Aussage zu lymphatischen Malformationen und ihrer Therapie trifft nicht zu?
    a. Eine Sklerotherapie kann insbesondere bei makrozystischen lymphatischen Malformationen durchgeführt werden.
    b. Lymphatische Malformationen sind meist im Kopf-Hals-Bereich lokalisiert.
    c. Das Antibiotikum Doxycyclin kann zur Sklerosierung von lymphatischen Malformationen verwendet werden.
    d. Propranolol ist effektiv zur Therapie von lymphatischen Malformationen.
    e. Bei großen zervikofazialen LM kann durch eine EXIT-Prozedur das Risiko von Komplikationen verringert werden.
3. Was ist nicht charakteristisch für das Sturge-Weber-Syndrom?
    a. Naevus flammeus.
    b. Katarakt.
    c. Angiome im Bereich der Choroidea.
    d. Glaukom.
    e. Leptomeningeale Angiomatose.

Weiterführende Literatur

AWMF-Leitlinie Infantile Hämangiome im Säuglings- und Kleinkindesalter, AWMF-Register Nr. 006/100

AWMF-Leitlinie Lymphknotenvergrößerung, AWMF-Register Nr. 025-020

ISSVA classification. https://www.issva.org/classification

Ott H et al (2019) Multidisziplinäre Langzeitbetreuung und zeitgemäße chirurgische Therapie kongenitaler melanozytärer Nävi – Empfehlungen des Netzwerks Nävuschirurgie. J Dtsch Dermatol Ges 17(10):1005–1017

Quintanilla-Dieck L, Penn EB Jr. (2018) Congenital Neck Masses. Clin Perinatol 45(4):769–785

Updyke KM, Khachemoune A (2017) Port-Wine Stains: A Focused Review on Their Management. Drugs Dermatol 16(11):1145–1151

Wiegand S, Dietz A (2021) Vaskuläre Malformationen im HNO-Bereich. Laryngorhinootologie 100(1):65–76

Speicheldrüsenkrankheiten

Claus Wittekindt

Inhaltsverzeichnis

13.1 Kongenitale Erkrankungen – 137

13.2 Entzündungen des Parenchyms – 137
13.2.1 Virale Sialadenitis – 137
13.2.2 Bakterielle Sialadenitis – 137
13.2.3 Chronisch rezidivierende Parotitis des Kindesalters – 138
13.2.4 Obstruktive Sialadenitis – 139
13.2.5 Immunsialadenitis bzw. juveniles Sjögren-Syndrom – 139

13.3 Lokalisierte Raumforderungen – 140
13.3.1 Hämangiome – 140
13.3.2 Gefäßfehlbildungen – 140
13.3.3 Akute Lymphadenitis – 141
13.3.4 Granulomatöse Infektion – 141
13.3.5 Benigne Tumore – 142
13.3.6 Maligne Tumore – 142

Literatur – 143

Ergänzende Information Die elektronische Version dieses Kapitels enthält Zusatzmaterial, auf das über folgenden Link zugegriffen werden kann https://doi.org/10.1007/978-3-662-65542-9_13.

© Springer-Verlag GmbH Deutschland, ein Teil von Springer Nature 2024
B. Stiller et al. (Hrsg.), *Kardiologie – Pneumologie – Allergologie – HNO*, Therapie der Krankheiten im Kindes- und Jugendalter, https://doi.org/10.1007/978-3-662-65542-9_13

Grundlagen

Erkrankungen der Speicheldrüsen im Kindesalter sind selten. An Besonderheit kommt eine andere Verteilung von Diagnosen im Vergleich zu Adulten hinzu und die Therapieempfehlungen können ebenfalls erheblich differieren. Raumfordernde Läsionen sind, im Gegensatz zum Erwachsenenalter, überwiegend dem Formenkreis von Fehlbildungen, Hämangiomen oder abszedierten entzündlichen Läsionen zuzuordnen (◘ Abb. 13.1); demgegenüber sind benigne Tumore bei Erwachsenen am häufigsten. Von den entzündlichen Läsionen spielt die juvenile Parotitis im Kindesalter die bedeutendste Rolle, eine Erkrankung, die im Erwachsenenalter nahezu unbekannt ist. Demgegenüber steht die häufigste entzündliche Läsion im Erwachsenenalter, das Steinleiden der großen Kopfspeicheldrüsen, die wiederum im Kindesalter eine Rarität ist. Speicheldrüsenerkrankungen im Kindesalter stellen daher für den Therapeuten eine besondere Herausforderung dar. Die Seltenheit epithelialer Neoplasien im Kindesalter bedingt das Fehlen anerkannter Therapiealgorithmen. Daher ist für Kinder mit echten Neoplasien der Speicheldrüsen die Behandlung in überregionalen Zentren erforderlich und der Einschluss in klinischen Studien zur Dokumentation von

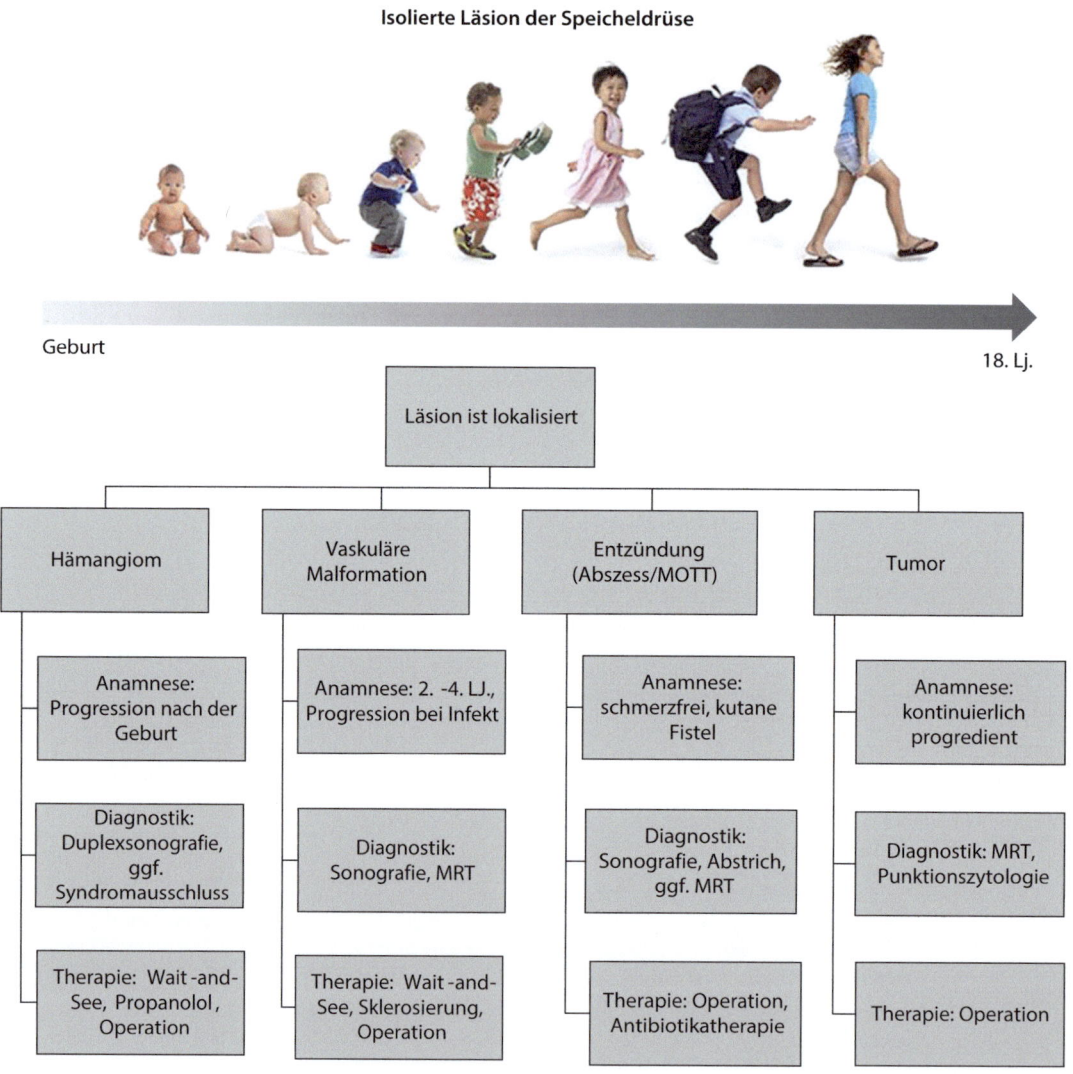

◘ Abb. 13.1 Isolierte Läsion der Speicheldrüse

Langzeitergebnissen nach der Therapie besonders wichtig.

> **Speicheldrüsenerkrankungen**
> - Primäre Läsionen in der Speicheldrüse sind im Kindesalter eine Seltenheit
> - Speicheldrüsenerkrankungen im Kindesalter können grundsätzlich in 2 Kategorien unterteilt werden:
>   - Raumfordernde Läsionen sind häufiger vaskulären oder entzündlichen Ursprungs als echte epitheliale Neoplasien
>   - Bei Vorhandensein einer epithelialen Neoplasie der Speicheldrüse ist die Wahrscheinlichkeit für Malignität sehr viel höher als bei Erwachsenen

13.1 Kongenitale Erkrankungen

Hier können seltene Erkrankungen, die beispielsweise die Speichelzusammensetzung betreffen, wie das Prader-Willi-Syndrom, genannt werden oder die seltene Hypo- bzw. Aplasie der Speicheldrüsen. Einige Fälle sind in der Literatur berichtet. Kombinationen mit anderen ektodermalen Malformationen, z. B. der Tränenwege und der Zähne sind erwähnenswert. Eine extrem seltene hereditäre Erkrankung ist das Lacrimo-auriculo-dento-digitale-Syndrom mit Aplasie der Speicheldrüsen in Kombination mit z. B. Ertaubung und Fehlbildungen der Ohrmuschel. Eine seltene Fehlbildung des 1. Kiemenbogens ist die Duplikatur des äußeren Gehörgangs. Klinisch äußert sich die Fehlbildung meist als Fistel unter dem Ohr und zeigt sich intraoperativ als Ohr-Hals-Fistel bzw. Gehörgangsduplikatur (Wittekindt et al. 2001).

13.2 Entzündungen des Parenchyms

13.2.1 Virale Sialadenitis

Die Inkubationszeit bei Mumps beträgt 2–3 Wochen und die Patienten sind vor Ausbruch der Symptome bereits infektiös. Bedeutsam ist, dass die Parotitis nicht notwendigerweise Teil der Mumpsinfektion ist und ca. 30 % der Infektionen asymptomatisch bleiben. Dennoch ist die Parotitis in der Mehrzahl der Fälle Leitsymptom der Erkrankung.

13.2.1.1 Therapie

- **Therapieziel**

Restitutio ad integrum.

- **Therapieprinzip**

Die Behandlung erfolgt symptomatisch.

- **Therapeutisches Vorgehen**

Symptomatische Therapie (antiphlogistisch, antipyretisch).

- **Monitoring/Verlauf**

Ggf. Laborkontrollen.

- **Prognose**

Orchitis und Infertilität sind eine Komplikation der Erkrankung; weitaus gefährlicher ist die Meningitis in 5 % der Fälle und Enzephalitis in 1 % der berichteten Erkrankungen. Eine einseitige Taubheit ist mögliche Folge einer Mumpsinfektion und wurde in den 1950er Jahren mit einer Auftretenswahrscheinlichkeit von 0,05 % berichtet. Komplikationen sind mit dem Erkrankungsalter signifikant ansteigend.

- **Prävention**

Trotz Impfprogramm werden endemische Ausbrüche berichtet und weiterhin bestehen hinsichtlich Vakzination die Besonderheiten, dass die Serokonversion in bis zu 20 % der geimpften Kinder ausbleibt, bzw. die Protektion unzureichend ist (Ramanathan et al. 2018).

- **Qualitätssicherung**

Fachliche Befähigung hinsichtlich der Ausführung von Leistungen der Ultraschalldiagnostik.

13.2.2 Bakterielle Sialadenitis

Selten ist die neonatale suppurative Parotitis, die unmittelbar nach Geburt durch Schwellung und Rötung der Speicheldrüse klinisch diagnostiziert wird. Bemerkenswert ist, dass beim Vermeiden einer oro-gastralen Sondenfütterung die Erkrankung fast nicht beobachtet wurde.

In höherem Alter sind bakterielle Infektionen der Speicheldrüsen bei Kindern eine Rarität.

13.2.2.1 Therapie

- **Therapieziel**

Restitutio ad integrum.

- **Therapieprinzip**

Die Behandlung erfolgt durch Antibiotika- und Flüssigkeitsgabe.

- **Therapeutisches Vorgehen**

Gabe von z. B. Aminopenicillin.

- **Monitoring/Verlauf**

Klinische Kontrollen.

- **Prognose**

Die Prognose ist gut.

- **Prävention**

Präventive Maßnahmen sind nicht bekannt.

- **Qualitätssicherung**

Fachliche Befähigung hinsichtlich der Ausführung von Leistungen der Ultraschalldiagnostik.

13.2.3 Chronisch rezidivierende Parotitis des Kindesalters

Die chronisch rezidivierende Parotitis, auch juvenile Parotitis genannt, ist die häufigste entzündliche Speicheldrüsenerkrankung bei Kindern und Heranwachsenden. Die Pathogene der Erkrankung ist bisher nicht entschlüsselt. Möglicherweise liegt eine angeborene Fehlbildung des Ausführungsgangsystems vor; Hinweis hierauf ergibt sich z. B. aus der Beobachtung eineiiger Zwillinge mit jeweiliger Erkrankung und gleichförmigen Veränderungen der Ausführungsgänge (Wittekindt et al. 2000). Die Erkrankung manifestiert sich normalerweise zwischen dem 3. und 6. Lebensjahr, Jungen sind deutlich häufiger betroffen. Bis zur Jahrtausendwende liegen Literaturberichte über chirurgische Therapiekonzepte vor, die im Wesentlichen aus der Entfernung der betroffenen Drüse bestanden. Die Komplikationsrate dabei ist jedoch erheblich. Bekanntermaßen sistieren die Symptome mit Eintritt der Pubertät in einem hohen Prozentsatz. Verlässliche Langzeituntersuchungen liegen jedoch nicht vor. Die Diagnose gelingt anhand der typischen Klinik mit rezidivierenden bakteriellen Infektionen der Ohrspeicheldrüse einer Seite und typischen sonografischen Veränderungen in Form multipler echoarmer Raumforderungen im Drüsenparenchym (▶ eAbb. 13.1). Das Ausmaß der sonomorphologischen Veränderungen korreliert mit der Häufigkeit zukünftiger entzündlicher Episoden.

13.2.3.1 Therapie

- **Therapieziel**

Symptomkontrolle bis zur Ausheilung.

- **Therapieprinzip**

Antibiotikagabe im Schub, ggf. endoskopisch assistierte Spülung und Dilatation.

- **Therapeutisches Vorgehen**

Medikamentengabe; bei häufigen Schüben ist eine Sialendoskopie indiziert.

- **Monitoring/Verlauf**

Für die Erkrankung ist typisch, dass nach Einleitung antibiotischer Therapie innerhalb weniger Tage Symptomfreiheit erreichbar ist.

- **Prognose**

In den letzten 10 Jahren wurden zahlreiche Literaturberichte nach Einführung der Miniaturendoskopie der Speicheldrüsen publiziert, wonach sich die Häufigkeit bakterieller Infektionen nach einer endoskopischen Intervention reduziert (Geisthoff et al. 2022).

- **Prävention**

Präventive Maßnahmen sind nicht bekannt.

- **Qualitätssicherung**

Fachliche Befähigung hinsichtlich der Ausführung von Leistungen der Ultraschalldiagnostik.

13.2.4 Obstruktive Sialadenitis

Eine seltene Form bakterieller Infektion des Parenchyms ist die obstruktive Sialadenitis, die im Erwachsenenalter häufig ist (Steinleiden/Sialolithiasis). Obstruktive Sialadenitiden als Folge von Gangveränderungen oder von Steinbildungen im Ausführungsgangsystem sind bei Kindern ebenfalls beschrieben (▶ eAbb. 13.2).

13.2.4.1 Therapie

- **Therapieziel**

Beseitigung der Ursache, der Stenose bzw. Obstruktion durch Steine.

- **Therapieprinzip**

Als neue Möglichkeit steht die minimal-invasive Therapie mit Miniaturendoskopen zur Verfügung (▶ eAbb. 13.2).

- **Therapeutisches Vorgehen**

Im Kindesalter erfolgt die Therapie in Allgemeinnarkose.

- **Monitoring/Verlauf**

Die Heilung kann durch die Gabe von Sialogoga, speichelanregende Mittel, wie Bonbons, Kaugummis, Zitrone, unterstützt werden.

- **Prognose**

Bei Beseitigung der Ursache ist die Prognose gut.

- **Prävention**

Präventive Maßnahmen analog zur Vermeidung von Nierensteinen sind bei Speichelsteinen nicht bekannt.

- **Qualitätssicherung**

Die endoskopische Therapie der Speicheldrüsen steht nur an wenigen Zentren zur Verfügung.

13.2.5 Immunsialadenitis bzw. juveniles Sjögren-Syndrom

Die Erkrankung ist sehr selten und möglicherweise häufig fehldiagnostiziert. Betroffene haben rezidivierende Schwellungen der Glandula parotis; okuläre und orale Symptome sind weniger wahrscheinlich. Die Diagnose wird u. a. durch typische Veränderungen der Ohrspeicheldrüse in der Ultraschalluntersuchung erhärtet. Die Veränderungen ähneln dabei den parenchymatösen Veränderungen bei der juvenilen Parotitis (▶ Abschn. 13.2.3). Im Kindesalter führt die Speicheldrüsenbiopsie häufig nicht zu einem typischen histologischen Ergebnis. Empfohlen ist im Bedarfsfall die Biopsie der Glandula parotis.

13.2.5.1 Therapie

- **Therapieziel**

Symptomkontrolle, zeitgerechte Einleitung einer Therapie gegen Hyposalivation und bei Tumorentstehung.

- **Therapieprinzip**

Die Behandlung ist primär symptomatisch. In seltenen Fällen ist die Gabe von Immunsuppressiva notwendig.

- **Therapeutisches Vorgehen**

Kombination von systemischer immunsuppressiver Therapien zur Kontrolle der autoimmunen Aktivität und lokale Maßnahmen. Die Therapie richtet sich nach Befallmuster und Aktivitätsgrad der Erkrankung.

- **Monitoring/Verlauf**

Patienten mit einem juvenilen Sjögren-Syndrom bedürfen einer regelmäßigen kinderrheumatologischen Betreuung.

- **Prognose**

Beim juvenilen Sjögren-Syndrom besteht ein erhöhtes Mortalitätsrisiko. Erstmanifestationsalter, männliches Geschlecht, extraglandulärer Befall, Vaskulitis, positive anti-La/SSB-Titer, niedriges C4 und Kryglobulinämie wurden als Risikofaktoren analysiert.

- **Prävention**

Präventive Maßnahmen sind nicht bekannt.

- **Qualitätssicherung**

Bei Verdacht auf ein juveniles Sjögren-Syndroms ist die frühzeitig Überweisung in ein Zentrum indiziert.

13.3 Lokalisierte Raumforderungen

13.3.1 Hämangiome

Das Hämangiom ist der häufigste Gefäßtumor beim Neugeborenen (▶ Kap. 12). Vaskuläre Malformationen sind demgegenüber keine echten Neoplasien, sondern angeborene Fehlbildungen meist der lymphatischen Gefäße. Ein Auftreten bei syndromalen Erkrankungen ist typisch. Das infantile Hämangiom ist sehr häufig, die Diagnose wird typischerweise im ersten Lebensjahr apparent. Die Kopf-Hals-Region ist Prädilektionsstelle. Bei ausgedehntem Befund muss das PHACE-Syndrom[1] ausgeschlossen werden. Proliferierende Hämangiome der Speicheldrüsen sind hauptsächlich in der Parotis lokalisiert.

13.3.1.1 Therapie
Wegen des Risikos für Blutung, Deformierung, Infektion ist eine Therapie beim proliferierenden Hämangiom der Parotis meist indiziert. Auf eine Biopsie kann bei typischem Befund in MRT und Sonografie verzichtet werden.

- **Therapieziel**

Involution, Vermeidung von Funktionsdefiziten.

- **Therapieprinzip**

Vermeidung einer Operation.

- **Therapeutisches Vorgehen**

Die Erstlinientherapie ist die systemische Gabe von Propranolol mit Ansprechraten von über 90 % (▶ eAbb. 13.3 und ▶ Kap. 12). Intraläsionale Therapie (Glukokortikoide/Laserthearpie) sind ebenso wie die Operation nur noch bei Kontraindikation oder Versagen der β-Blockergabe indiziert.

- **Monitoring/Verlauf**

Sonografische Verlaufskontrollen.

- **Prognose**

Die Ansprechraten auf eine Arzneimitteltherapie sind gut.

- **Prävention**

Nicht bekannt.

- **Qualitätssicherung**

Fachliche Befähigung hinsichtlich der Ausführung von Leistungen der Ultraschalldiagnostik.

13.3.2 Gefäßfehlbildungen

Gefäßfehlbildungen sind gleichfalls in bis zu $\frac{2}{3}$ der Fälle im Kopf-Hals-Bereich lokalisiert, dabei können die großen Kopfspeicheldrüsen befallen sein. Die Einteilung nach ISSVA folgt nach betroffenem Gefäß (Arterie, Vene, Lymphgefäß oder gemischt; ▶ Kap. 12), Flussgeschwindigkeit (high vs. low flow) und Lumen (mikro- vs. makrozystisch). Klinisch apparent werden ausgedehnte Läsionen bereits beim Ultraschall vor der Geburt. Typisch sind jedoch Wachstumsschübe nach Verlust der maternalen Antikörper im Rahmen von banalen Infekten, z. B. zwischen dem 2. und 4. Lebensjahr – typischerweise wird eine Läsion in diesem Alter diagnostiziert.

13.3.2.1 Therapie

- **Therapieziel**

Das Therapieziel variiert in Abhängigkeit vom individuellen Fehlbildungsausmaß.

- **Therapieprinzip**

Zeitgerechte Einleitung einer operativen, alternativ sklerosierenden, Therapie bei kosmetischer und funktioneller Beeinträchtigung.

- **Therapeutisches Vorgehen**

Wenn Kosmetik und/oder Funktion beeinträchtigt sind, besteht die Indikation zur Therapie. Kleine Läsionen können exzidiert werden, größere Läsionen werden sklerosiert (z. B. mit attenuierten Streptokokkenlysaten, Picibanil oder Polidocanol), wenn die Operation zu hohe Risiken für Funktionsverlust hat (▶ eAbb. 13.4).

- **Monitoring/Verlauf**

Ultraschallkontrollen, ggf. Schichtbildgebung im Verlauf.

---

[1] „Posterior fossa anomalies, hemangioma, arterial anomalies, cardiac anomalies and eye anomalies".

- **Prognose**

Mikrozystische bzw. ausgedehnte Läsionen können häufig nur symptomatisch bzw. palliativ behandelt werden.

- **Prävention**

Frühzeitige Diagnose, ggf. intrauterin.

- **Qualitätssicherung**

Behandlung in spezialisierten Zentren.

13.3.3 Akute Lymphadenitis

Episoden von Lymphknotenschwellung auch in der Parotis sind im Kindesalter nicht ungewöhnlich, die Gl. parotis hat 15–20 Lymphknoten. Ein Fokus ist häufig nicht feststellbar. In der Gl. submandibularis sind keine Lymphknoten lokalisiert.

13.3.3.1 Therapie

- **Therapieziel**

Restitutio ad integrum.

- **Therapieprinzip**

Medikamentengabe zur Vermeidung einer Notwendigkeit operativer Therapie.

- **Therapeutisches Vorgehen**

Bei progredienten Beschwerden oder ansteigenden Infektparametern nach hochdosierter Antibiotikagabe und bildmorphologischem Hinweis auf Abszess kann eine chirurgische Drainage notwendig werden. Die Indikation zur Drainage wird jedoch wegen der Nähe zum N. facialis zurückhaltender gestellt als bei eingeschmolzenen Halslymphknoten.

- **Monitoring/Verlauf**

Sonografische Verlaufskontrollen.

- **Prognose**

Bei Arzneimitteltherpie ist die Indikation zur Operation selten.

- **Prävention**

Zeitgerechte Initiierung der Medikamententherapie.

- **Qualitätssicherung**

Fachliche Befähigung hinsichtlich der Ausführung von Leistungen der Ultraschalldiagnostik.

13.3.4 Granulomatöse Infektion

Die Tuberkulose simuliert ein Neoplasma durch einen langsam wachsenden schmerzfreien Lymphknoten. Bei der atypischen Mykobakteriose („mycobacteria other than tuberculosis", MOTT) besteht im Gegensatz zur Tbc kein Bezug zur sozioökonomischen Faktoren. Die Inzidenz der Tuberkulose fällt, jedoch sind Infektionen mit atypischen Mykobakterien ansteigend. Die Inzidenz kann mit unter 10 pro 1.000.000 im Kindesalter abgeschätzt werden. Bemerkenswert sind bei den betroffenen Kindern der gute Allgemeinzustand sowie die Symptomlosigkeit der Infektion (Schönfeld et al. 2013). Klinisch zeigt sich eine harte Schwellung eines intraglandulären Lymphknotens, typischerweise der Gl. parotis oder dorsal der Gl. submandibularis. Die Läsion neigt dazu, spontan kutane Fisteln zu bilden und kann unbehandelt für Monate oder Jahre bestehen bleiben. Aus Untersuchungen in Israel ist bekannt, dass nach langer Beobachtungsdauer Spontanremissionen wahrscheinlich sind. Die Katzen-Kratz-Krankheit ist eine Differenzialdiagnose, sie wird konservativ behandelt.

13.3.4.1 Therapie

- **Therapieziel**

Ausheilung der Infektion.

- **Therapieprinzip**

Die chirurgische Exzision, die zur mikrobiologischen Analyse mit Antibiogramm genutzt werden sollte, und anschließende Mono- bzw. Kombinationsmedikamententherapie kommt in Betracht.

- **Therapeutisches Vorgehen**

Die klinische Entscheidung hängt von den Symptomen und Begleitaffektionen der Infektion ab.

- **Monitoring/Verlauf**

Sonografische Kontrollen, ggf. Schichtbildgebung. Entzündungsparameter sind wenig hilfreich.

- **Prognose**

Eine komplette chirurgische Exzision in Nähe des N. facialis ist mit einem hohen Risiko für postoperative bleibende Nervenschädigung vergesellschaftet.

- **Prävention**

Nicht bekannt.

- **Qualitätssicherung**

Behandlung in spezialisierten Zentren.

13.3.5 Benigne Tumore

Systematische Erfassungen zu epithelialen Tumoren im Kindesalter sind in der Literatur nicht vorliegend, auch an großen Zentren sind diese Erkrankungen Raritäten. An Besonderheit ist zu erwähnen, dass geschätzt über 80 % in der Altersgruppe > 10 Jahre anzutreffen sind. Mit Abstand am häufigsten ist die Gl. parotis betroffen. Der mit Abstand häufigste benigne epitheliale Tumor ist das pleomorphe Adenom, es wird nur jenseits des 10. Lebensjahres diagnostiziert. Eine punktionszytologische Feindiagnostik kann präoperativ durchgeführt werden. Bemerkenswert ist, dass wenn eine epitheliale tumoröse Läsion in der Speicheldrüse vermutet wird, diese mit weit höherer Wahrscheinlichkeit später maligne klassifiziert wird als bei Erwachsenen.

> **Cave**
> Bei inkompletter Exzision resultieren beim pleomorphen Adenom später Impfmetastasen (Wittekindt et al. 2007).

13.3.5.1 Therapie

- **Therapieziel**

Komplette Entfernung.

- **Therapieprinzip und therapeutisches Vorgehen**

Benigne Tumoren werden durch Operation behandelt. Der Tumor muss in toto, unter Erhalt des N. facialis entfernt werden, ggf. erfolgt zuvor eine Punktion oder auch eine Biopsie – bei Verdacht auf ein pleomorphes Adenom sollte ein Biopsie unbedingt vermieden werden.

- **Monitoring/Verlauf**

Sonografische Verlaufskontrollen.

- **Prognose**

Keine Rezidive bei kompletter Entfernung.

- **Prävention**

Nicht bekannt.

- **Qualitätssicherung**

Wegen der Nähre zum N. facialis werden die Behandlungen in spezialisierten Zentren durchgeführt.

13.3.6 Maligne Tumore

Für die malignen Speicheldrüsentumoren wurde in Finnland das mediane Erkrankungsalter (n = 10 in 20 Jahren!) mit etwa 14 Jahren abgeschätzt (Aro et al. 2012). Die WHO-Klassifikation beinhaltet jedoch über 20 verschiedene histologische Entitäten; im Kindesalter ist überwiegend das mukoepidermoide Karzinom beschrieben, gefolgt von Azinuszellkarzinom und adenoidzystischem Karzinom. Diese drei Entitäten sind für 80–90 % der Erkrankungsfälle verantwortlich. In einer amerikanischen Datenbank waren jedoch bis zu 10 % aller Malignome in den Speicheldrüsen Rhabdomyosarkome. Maligne Lymphome werden auch gelegentlich in der Speicheldrüse diagnostiziert und zählen, genau wie das Rhabdomyosarkom, nicht zu den epithelialen Speicheldrüsentumoren.

13.3.6.1 Therapie

- **Therapieziel**

Entfernung des Malignoms in toto.

- **Therapieprinzip**

Die Behandlung beim Speicheldrüsenkarzinom besteht aus Parotidektomie mit Entfernung der intraparotidealen Lymphknoten und einer Lymphadenektomie („Neck dissection").

- **Therapeutisches Vorgehen**

Eine Operation erfolgt regelhaft erst nach vorheriger Biopsie, denn Malignome der Speicheldrüsen sind Raritäten und zahlreiche Differenzialdiagnosen kommen in Betracht.

- **Monitoring/Verlauf**

Onkologische Nachsorge in Zentren.

- **Prognose**

Sowohl für die Durchführung der Neck dissection als auch für adjuvante Radiotherapie liegen keine gesicherten Daten über den Benefit vor. In einer retrospektiven amerikanischen Untersuchung ist beschrieben, dass je geringer das Ausmaß einer Tumorresektion, desto höher das lokale Therapieversagen ist (Orvidas et al. 2000). Für einzelne Subentitäten, wie z. B. das Azinuszellkarzinom, sind jedoch hohe Tumorkontrollraten, auch ohne Neck dissection und ohne adjuvante Therapie, beschrieben. Eine Besonderheit liegt bei N.-facialis-Infiltration vor. Auch hier ist die R0-Resektion unbedingt anzustreben. Zeitgleich kann in einem entsprechend spezialisierten Zentrum die neurale Rekonstruktion des N. facialis mit guten kosmetischen Ergebnissen erfolgen – insbesondere bei Kindern. Aus einer amerikanischen retrospektiven Arbeit aus 2010 ist das 5- und 10-Jahres-Überleben mit einer Rate von 93 und 84 % angegeben, das 5-Jahres-DFS insgesamt mit 10 % weniger (n = 61, Beobachtungsdauer 50 Jahre!). Grundsätzlich sind im Kindesalter auch bei lokalem Therapieversagen jedoch hohe Gesamtüberlebensraten erreichbar; dies kann insbesondere für die Diskussion, ob adjuvante Radiotherapie indiziert ist oder nicht, hilfreich sein (Kupferman et al. 2010).

- **Prävention**

Nicht bekannt.

- **Qualitätssicherung**

Behandlung in spezialisierten Zentren.

? Fragen zur Wiederholung

1. Welche Besonderheit trifft für Speicheldrüsenkrankheiten im Kindesalter zu?
    a. Speicheldrüsenkrankheiten im Kindesalter sind etwa gleich häufig wie bei Erwachsenen.
    b. Bakterielle Infektionen sind im Kindesalter eine Seltenheit.
    c. Das pleomorphe Adenom (der häufigste benigne Tumor) kommt im Kindesalter so gut wie nicht vor.
    d. Maligne Neoplasien haben im Vergleich zu Erwachsenen eine schlechtere Prognose.
    e. Sialolithiasis (Steinleiden) ist rein endoskopisch bei Kindern nicht behandelbar.
2. Die atypische Mykobakteriose
    a. … wird allein konservativ behandelt.
    b. … heilt meist spontan aus.
    c. … hat eine ansteigende Inzidenz.
    d. … korreliert häufig mit reduziertem Allgemeinzustand.
    e. … wird bei Auftreten in der Nähe zum N. facialis eher operiert als z. B. ein eingeschmolzenen Halslymphknoten.
3. Für Erkrankungen der Gefäße und Speicheldrüsen trifft nicht zu:
    a. Lymphatische Malformationen können sklerosiert werden.
    b. Lymphatische Malformationen können operiert werden.
    c. Ausgedehnte Läsionen können manchmal nur palliativ behandelt werden.
    d. β-Blocker können erstaunliche Erfolge beim Hämangiom bewirken.
    e. Lymphatische Malformationen sind echte Neoplasien.

Interessenkonflikt Es bestehen keine Interessenkonflikte.

Literatur

Aro K, Leivo I, Grénman R, Mäkitie A (2012) Paediatric salivary gland cancer in Finland. Int J Pediatr Otorhinolaryngol 76(9):1304–1307. https://doi.org/10.1016/j.ijporl.2012.05.024

Geisthoff U, Droege F, Schulze C, Birk R, Rudhart S, Maune S, Stuck B, Hoch S (2022) Treatment of juvenile recurrent parotitis with irrigation therapy without anesthesia. Eur Arch Otorhinolaryngol 279(1):493–499. https://doi.org/10.1007/s00405-021-06928-w

Kupferman M, de la Garza G, Santillan A, Williams M, Varghese B, Huh W, Roberts D, Weber R (2010) Outcomes of pediatric patients with malignancies of the major salivary glands. Ann Surg Oncol 17(12):3301–3307. https://doi.org/10.1245/s10434-010-1165-2

Orvidas LJ, Kasperbauer JL, Lewis JE, Olsen KD, Lesnick TG (2000) Pediatric parotid masses. Arch Otolaryngol Head Neck Surg 126(2):177–184. https://doi.org/10.1001/archotol.126.2.177

Ramanathan R, Voigt EA, Kennedy RB, Poland GA (2018) Knowledge gaps persist and hinder progress in eliminating mumps. Vaccine 36(26):3721–3726. https://doi.org/10.1016/j.vaccine.2018.05.067

Schönfeld N, Haas W, Richter E, Bauer TT, Bös L, Castell S, Hauer B, Magdorf K, Matthiessen W, Mauch H, Reuss A, Rüsch-Gerdes S, Zabel P, Dalhoff K, Schaberg T, Loddenkemper R (2013) Recommendations for diagnosis and treatment of nontuberculous mycobacterioses of the German Central Committee against tuberculosis and the German Respiratory Society. Pneumologie 67(11):605–633. https://doi.org/10.1055/s-0033-1344790

Wittekindt C, Jungehülsing M, Fischbach R, Landwehr P (2000) Chronic recurrent parotitis in childhood in monozygotic twins. Magnetic resonance sialography. HNO 48(3):221–225. https://doi.org/10.1007/s001060050036

Wittekindt C, Schöndorf J, Stennert E, Jungehülsing M (2001) Duplication of the external auditory canal: a report of three cases. Int J Pediatr Otorhinolaryngol 58(2):179–184. https://doi.org/10.1016/s0165-5876(01)00424-4

Wittekindt C, Streubel K, Arnold G, Stennert E, Guntinas-Lichius O (2007) Recurrent pleomorphic adenoma of the parotid gland: analysis of 108 consecutive patients. Head Neck 29(9):822–828. https://doi.org/10.1002/hed.20613

Erkrankungen des Ohrs

Assen Koitschev und Christiane Koitschev

Inhaltsverzeichnis

14.1 Fehlbildungen des Ohrs – 147
14.1.1 Fehlbildungen des äußeren Ohrs – 147
14.1.2 Isolierte Fehlbildungen des Mittel- und Innenohrs – 148

14.2 Ohrverletzungen und Fremdkörper, Zerumen – 149
14.2.1 Fremdkörper, Zeruminalpfropf – 149
14.2.2 Ohrmuschel-, Gehörgang- und Trommelfellverletzungen – 149
14.2.3 Frakturen des Felsenbeins – 150

14.3 Entzündungen des Ohrs – 150
14.3.1 Entzündungen der Ohrmuschel – 150
14.3.2 Entzündungen des Gehörgangs – 151
14.3.3 Entzündungen des Mittelohrs – 151

14.4 Otosklerose – 157

14.5 Erkrankungen von Innenohr, Gleichgewichtsorgan und Hörbahn – 157
14.5.1 Schallempfindungsschwerhörigkeit und Tinnitus – 157
14.5.2 Sprachförderung – 158
14.5.3 Otogener Schwindel – 158
14.5.4 Fazialisparese – 158

14.6 Grundzüge der pädaudiologischen Diagnostik und Therapie – 158
14.6.1 Grundlagen – 158

Ergänzende Information Die elektronische Version dieses Kapitels enthält Zusatzmaterial, auf das über folgenden Link zugegriffen werden kann https://doi.org/10.1007/978-3-662-65542-9_14.

© Springer-Verlag GmbH Deutschland, ein Teil von Springer Nature 2024
B. Stiller et al. (Hrsg.), *Kardiologie – Pneumologie – Allergologie – HNO*, Therapie der Krankheiten im Kindes- und Jugendalter, https://doi.org/10.1007/978-3-662-65542-9_14

14.7 Hörgeräte, implantierbare Hörsysteme und Cochleaimplantate – 161
14.7.1 Hörgeräte/Hörsysteme – 161
14.7.2 Implantierbare Hörgeräte/Hörsysteme – 162
14.7.3 Cochleaimplantate – 162

Literatur – 163

14.1 Fehlbildungen des Ohrs

Eine unauffällige Anatomie der Ohrmuscheln gehört zum ästhetischen Ideal und kann im Gegenzug bei Auffälligkeiten zur sozialen Ausgrenzung führen. Diese kommt besonders häufig im Grundschulalter, aber auch während der Pubertät vor.

Die meisten echten Fehlbildungen des Ohrs sind auf Störungen der embryonalen Umwandlung der Kiemenbögen und -taschen in die komplexe Anatomie des Kopfes und Halses zurückzuführen. Dieses Stadium läuft früh in der Schwangerschaft ab. Daher sollte eine bei der Geburt festgestellte Malformation des Ohrs stets ein Anlass sein, nach weiteren Fehlbildungen im Kopf-Hals-Bereich zu fahnden.

14.1.1 Fehlbildungen des äußeren Ohrs

Symmetrisch anliegende Ohrmuscheln bilden einen Winkel zwischen 25 und 40° in Relation zum lateralen Schädelknochen und eine Faltung mit nach kranial Y-förmigen Ausläufern – die Anthelix.

14.1.1.1 Deformitäten

14.1.1.1.1 Abstehende Ohrmuschel
Die Ohrmuschelform wird durch die Faltung ihres elastischen Knorpels bestimmt. Eine abstehende Ohrmuschel wird als Otapostasis bezeichnet. Die häufigste Ursache einer abstehenden Ohrmuschel ist ein Überschuss im Cavum conchae und/oder eine unzureichende Faltung der Anthelix.

- **Therapieziel**

Herstellung einer dem Wunschbild des Patienten/der Familie entsprechenden symmetrischen Ohrmuschelform.

- **Therapieprinzip**

Chirurgische Umformung der Knorpelanlage der Ohrmuschel.

- **Therapeutisches Vorgehen**

Die Korrektur der Ohrmuschelform bei Kindern erfolgt typischerweise vor der Einschulung, um eine psychosoziale Belastung in der neuen Umgebung zu vermeiden. Es handelt sich um eine chirurgische Maßnahme, bei der die Knorpelanlage durch geeignete Schnitt- und Ritztechniken modifiziert wird. Die neue Form wird durch Nähte fixiert und muss über einige Wochen postoperativ vor einer Traumatisierung geschützt werden.

Der Eingriff ist streng genommen medizinisch nicht indiziert. Die Notwendigkeit muss daher der Familie sehr gut erläutert und bei den Kostenträgern im Voraus beantragt werden.

- **Prognose**

Das Ergebnis einer Ohrmuschelplastik lässt sich erst nach 6 Monaten abschließend beurteilen. In geübten Händen wird in >90 % der Fälle ein zufriedenstellendes und stabiles Ergebnis erreicht.

14.1.1.1.2 Stark deformierte oder fehlende Ohrmuschel
Eine stark veränderte oder gar nicht vorhandene Ohrmuschel wird als Mikrotie bzw. Anotie bezeichnet. Je nach Ausprägung der Fehlbildung werden Grad I–III unterschieden, wobei Grad III einer vollständig fehlenden Anlage der Ohrmuschel und des Gehörgangs entspricht. Bei dieser sog. „großen" Ohrfehlbildung ist typischerweise das Mittelohr und in Einzelfällen auch das Innenohr mitbetroffen. Die Folge einer ein- oder beidseitig fehlenden Anlage des Gehörgangs ist eine Schallleitungsschwerhörigkeit von bis zu 60 dB. Bei einer unauffälligen Innenohranlage ist die Schallempfindung dagegen normal.

- **Therapieziel**

Herstellung einer ästhetisch akzeptablen Ohrmuschel und eines symmetrischen beidseitigen Gehörs.

- **Therapieprinzip**

Beide Therapieziele lassen sich je nach Ausprägung der Fehlbildung in unterschiedlichem Alter erreichen. Bei normaler Innenohrfunktion ist mittels eines Knochenleitungshörgeräts eine sofortige Hörverbesserung bereits im Säuglingsalter möglich. Der chirurgische Aufbau einer Ohrmuschel ist dagegen erst im Alter von 10–12 Jahren sinnvoll.

▪ **Therapeutisches Vorgehen**

Bei einer großen Ohrfehlbildung mit Atresie des Gehörgangs ist die operative Herstellung eines funktionsfähigen Schallleitungsapparats in der Regel nicht möglich. Daher haben sich verschiedene aktive Hörimplantate (▶ Abschn. 14.6) bewährt, die bereits ab dem 5. Geburtstag eine Schallleitung zum Innenohr über den Schädelknochen oder durch eine Ankopplung an mobile Strukturen im Mittelohr gewährleisten.

Der Aufbau einer Ohrmuschel ist entweder durch den Einsatz von körpereigenem Rippenknorpel oder eines Polymergerüsts möglich. Diese nur wenigen Kompetenzzentren vorbehaltene Prozedur erfordert in der Regel mehrere operative Schritte.

Eine künstliche Ohrmuschel (Epithese) spielt im Kindesalter keine Rolle.

▪ **Prognose**

Die Prognose der Hörverbesserung mittels eines aktiven Hörimplantats, entsprechend einem teilimplantierbaren Hörgerät, ist sehr gut, wobei die technologische Entwicklung der letzten Jahre eine Erweiterung und Optimierung der Implantatpalette verspricht.

Der Aufbau der Ohrmuschel mit Rippenknorpel kann durch Resorption des Materials im Verlauf der Jahre an Stabilität und Form verlieren. Dies ist bei künstlichem Material nicht zu erwarten. Dessen Nachteil ist jedoch eine mögliche Abstoßung des Polymergerüsts.

14.1.1.2 Zysten, Sinus und Fisteln der Ohrregion

Die Begriffe Zyste, Fistel und Sinus sind genau definiert:
- Zyste: abgeschlossene epithelisierte Höhle ohne Verbindung zur inneren oder äußeren Oberfläche des Körpers;
- Sinus: epithelisierter Gang mit einseitiger Öffnung in der Regel zur Hautoberfläche;
- Fistel: epithelisierter Gang mit beidseitiger Öffnung entweder zur inneren (Schleimhaut) und/oder äußeren Oberfläche (Haut) des Körpers.

Alle 3 Fehlbildungen entstehen am Ohr infolge von Störungen der Rückbildung der Kiemenbögen/-taschen. Sie können sehr komplex ausgeprägt sein und fallen in der Regel durch lokale Entzündungen auf. In Einzelfällen sind sie mit einem genuinen Cholesteatom (▶ Abschn. 14.3.3) vergesellschaftet.

▪ **Therapieziel**

Vollständige Entfernung der epithelisierten Fehlbildung.

▪ **Therapieprinzip**

Aufsuchen und konsequentes Herauspräparieren der fehlgebildeten Struktur unter Schonung der normalen Anatomie.

▪ **Therapeutisches Vorgehen**

Die operative Therapie erfolgt idealerweise im nicht entzündeten Stadium, weil dadurch das Erkennen der teilweise sehr kleinen oder verzweigten Gänge erleichtert wird. Die genaue Diagnostik mittels Bildgebung (Sonografie und MRT) ist sehr hilfreich und bei komplexen Fehlbildungen obligat. Die Erfahrung des Operateurs bezüglich der embryologischen Entstehung und Behandlung dieser Fehlbildungen ist für den Erfolg der Operation ganz entscheidend.

▪ **Prognose**

Bei vollständiger Entfernung ist die Behandlung der Fehlbildung abgeschlossen. Rezidive sind in der Regel auf verbliebene Reste des Epithels und deren erneute Entzündung zurückzuführen und müssen operativ revidiert werden.

14.1.2 Isolierte Fehlbildungen des Mittel- und Innenohrs

Das Leitsymptom einer isolierten Fehlbildung des Mittel- bzw. Innenohrs ist eine Schwerhörigkeit. Auf Grund der zahlreichen Differenzialdiagnosen einer Schwerhörigkeit und deren variabler Behandlung sollte ein Verdacht frühzeitig abgeklärt werden (▶ Abschn. 14.6).

▪ **Therapieziel**

Herstellung eines symmetrischen beidseitigen Gehörs.

▪ **Therapieprinzip**

Je nach Fehlbildung reichen die Optionen von einer konventionellen Hörgeräteversorgung über klassische chirurgische Maßnahmen zur Herstellung des Schallleitungsapparats (Ossikuloplastik, Tympanoplastik) bis zum Einsatz von aktiven Hörimplantaten oder einem Cochlea- oder Hirnstammimplantat (▶ Abschn. 14.7).

- **Therapeutisches Vorgehen**

Das Vorgehen orientiert sich an der Ausprägung der Fehlbildung. Bei allen Überlegungen spielt der Zeitfaktor eine zentrale Rolle, da die Sprachentwicklung vom Hörvermögen in den ersten Lebensjahren abhängt. Dies gilt insbesondere für bilaterale Fehlbildungen.

- **Prognose**

Bei optimaler Versorgung ist die Prognose im Sinne der normalen sprachlichen und kognitiven Entwicklung sehr gut.

14.2 Ohrverletzungen und Fremdkörper, Zerumen

Ohrverletzungen kommen bei Kindern häufig vor. Sie entstehen am häufigsten durch unsachgemäße Verwendung von Wattestäbchen oder anderer Gegenstände.

Streng genommen ist ein Zeruminalpfropf kein Fremdkörper, kann aber die gleiche Behandlung erforderlich machen. Ein Kopftrauma kann zu direkten Verletzungen der Ohrmuschel, aber auch zu einer Fraktur des Felsenbeins führen.

14.2.1 Fremdkörper, Zeruminalpfropf

- **Therapieziel**

Entfernung des Fremdkörpers bzw. Zeruminalpfropfs.

- **Therapieprinzip**

Atraumatische Entfernung unter Sicht. Zerumen schützt den Gehörgang gegen Feuchtigkeit und Fremdkörper und sollte keinesfalls unter übertriebenen Hygieneabsichten mit Wattestäbchen entfernt werden!

- **Therapeutisches Vorgehen**

Ein kleiner Fremdkörper kann bis zum Trommelfell vorfallen und in der Biegung des Gehörgangs stecken bleiben. Bereits die Untersuchung kann schmerzhaft sein, sodass eine Manipulation am Gehörgang nur unter Narkose zu empfehlen ist. Eine Traumatisierung des Kindes sollte vermieden werden, um spätere Kontrolluntersuchungen nicht zu sabotieren.

Der Fremdkörper bzw. der Zeruminalpfropf muss mit einem geeigneten Instrument (z. B. Häkchen) extrahiert werden. Der Versuch, den Fremdkörper mit einer Pinzette anzufassen, führt regelmäßig zum Vorschieben des Objekts in die Tiefe des Gehörgangs.

Festes Zerumen kann durch die Applikation von 3 %-H_2O_2-Ohrentropfen über 5 Tage aufgeweicht und bei kooperativen Kindern anschließend mit einer Kürette entfernt bzw. unter Sicht abgesaugt oder ausgespült werden.

- **Prognose**

Die Fremdkörperentfernung ist meistens folgenlos möglich. Kleinere oberflächliche Verletzungen heilen spontan ab. In jedem Fall sollte eine begleitende Perforation des Trommelfells ohrmikroskopisch ausgeschlossen werden.

14.2.2 Ohrmuschel-, Gehörgang- und Trommelfellverletzungen

Ohrmuschelverletzungen können bereits bei Bagatelltraumen im Kindergarten entstehen. Kleinere offene Verletzungen sind nur bei klaffender Wunde bzw. freiliegendem Knorpel zu versorgen. Problematischer sind Othämatome, die fluktuierend unter der Haut der Ohrmuschelvorderseite in Erscheinung treten. Diese sollten unbedingt zeitnah entlastet werden, da ansonsten eine Entzündung mit Perichondritis und bleibender Ohrmuscheldeformation droht.

- **Therapieziel**

Wiederherstellung der intakten Ohrmuschel.

- **Therapieprinzip**

Chirurgische Wundversorgung nach den Regeln der plastischen Chirurgie. Bei Othämatom Entlastung und Drainage.

- **Therapeutisches Vorgehen**

Die Operation findet bei Kindern in der Regel in Narkose statt. Die Wundversorgung sollte ggf.

mehrschichtig erfolgen und die Wiederherstellung der normalen dreidimensionalen Struktur der Ohrmuschel beachten. Bei Amputaten ist auf Grund der sehr schlechten peripheren Durchblutung für Kühlung und eine möglichst schnelle Versorgung ohne Abwarten von Nüchternzeiten zu sorgen.

Bei Othämatomen erfolgt die Entlastung typischerweise von retroaurikulär, wobei anschließend eine Drainage und Ausformung der Ohrmuschelkontur mit Druckverband zur Rezidivprophylaxe erforderlich wird.

Wegen der Entzündungsgefahr sollten größere Ohrmuschelverletzungen zusätzlich mit einem knorpelgängigen Antibiotikum (z. B. Clindamycin) behandelt werden.

- **Prognose**

Die Prognose ist bei rechtzeitiger und kompetenter Versorgung sehr gut. Komplikationen können durch Entzündungen und Nekrosen entstehen. Eine vollständige Ohrmuschelamputation ist selten und hat eine schlechte Prognose.

14.2.3 Frakturen des Felsenbeins

Längs- oder Querfrakturen des Felsenbeines entstehen im Rahmen von schweren Kopfverletzungen. Bei Kindern sind auf Grund der noch nicht geschlossenen Schädelnähte die Frakturlinien nicht immer evident. Typische Symptome sind eine Schwerhörigkeit, Oto- bzw. Pseudorhinoliquorrhö, Schwindel mit Nystagmus, Fazialisparese. Bei der Querfraktur sind die Strukturen des Labyrinths und der Verlauf des N. facialis fast immer betroffen.

- **Therapieziel**

Vermeiden von Komplikationen, Wiederherstellung der audiovestibulären Funktion und der Funktion des N. facialis.

- **Therapieprinzip**

Überwachung des Patienten, Schwellungsprophylaxe, bei akuter Fazialisparese im Einzelfall chirurgische Dekompression des Nerven.

- **Therapeutisches Vorgehen**

Das Vorgehen orientiert sich an dem Gesamtzustand des Patienten. In der Regel weist die bildgebende Diagnostik den Weg für die einzelnen therapeutischen Schritte. Eine notfallmäßige Versorgung ist nur bei einer Indikation zur Dekompression des N. facialis erforderlich. Zur Meningitisprophylaxe sollte eine Therapie mit liquorgängigen Antibiotika erfolgen.

- **Prognose**

Die Prognose von Längsfrakturen ist viel besser als die einer Querfraktur. Bei einer posttraumatischen Ertaubung sollte unbedingt eine Rehabilitation mittels eines Cochleaimplantats diskutiert werden. Auf Grund der Gefahr einer posttraumatischen Obliteration der Cochlea ist die zeitnahe Überwachung des Verlaufs mittels MRT essenziell.

14.3 Entzündungen des Ohrs

14.3.1 Entzündungen der Ohrmuschel

Eine Entzündung der Ohrmuschel entsteht meist über bakterielle Eintrittspforten z. B. nach Trauma oder Ohrmuschelpiercing. Typische Symptome sind Schmerzen, Rötung und Schwellung, wobei diese bei einer Perichondritis das Ohrläppchen aussparen.

Beim Erysipel, als lokale Streptokokkeninfektion der Haut, ist die gesamte Ohrmuschel beteiligt und eine klar abgegrenzte Rötung zu erkennen.

> Die Grenzen der Rötung sollten mit einem Stift am Patienten angezeichnet werden, um den Erfolg der Behandlung erkennen zu können.

- **Therapieziel**

Ausheilen der Entzündung.

- **Therapieprinzip**

Systemische und lokale Applikation von geeigneten Antibiotika. Bei Abszessbildung oder Furunkel ist eine Drainage indiziert.

- **Therapeutisches Vorgehen**

Gabe von systemischen knorpelgängigen Antibiotika (z. B. Ceftacidim, Clindamycin). Lokale

Applikation von antibiotikahaltigen Salben bzw. Antiseptika und Analgetika.

- **Prognose**

Bei immunkompetenten Kindern ist die Prognose sehr gut.

14.3.2 Entzündungen des Gehörgangs

Eine Entzündung des Gehörgangs ist sehr viel häufiger und schwieriger zu behandeln als Entzündungen der Ohrmuschel. Die häufigste Ursache ist eine sog. Badeotitis bzw. Zerumen obturans. In vielen Fällen ist die Entzündung des Gehörgangs aber auch die Folge einer perforierenden Mittelohrentzündung mit Sekretion. Daher besteht die wichtigste diagnostische Aufgabe darin, die Quelle der Entzündung zu identifizieren.

Eine lokalisierte Entzündung kann auch zur Bildung eines Furunkels führen. Dieses muss im Einzelfall chirurgisch drainiert werden.

> Ist schon die Einführung des Ohrtrichters sehr schmerzhaft und der Gehörgang zugeschwollen, liegt meistens eine primäre Otitis externa vor.

- **Therapieziel**

Ausheilen der Entzündung, Analgesie.

- **Therapieprinzip**

Lokale und ggf. systemische, mikrobiologisch adäquate Antibiotikagabe sowie Analgesie.

- **Therapeutisches Vorgehen**

Es ist sinnvoll, vor Beginn der antibiotischen Therapie einen Abstrich zur mikrobiologischen Erregerbestimmung aus dem Gehörgang zu entnehmen. Eine lokale Therapie ist am wirkungsvollsten, wenn sie nach Säuberung des Gehörgangs in Form eines Salbenstreifens appliziert wird. Eine Alternative ist die Gabe von antibiotischen Ohrentropfen, wobei diese bei starker Schwellung und Sekretbildung kaum ihre lokale Wirkung entfalten können.

- **Prognose**

Die Prognose ist generell gut. Bei einer Infektion mit resistenten Erregern (meistens Pseudomonas) ist mit Rezidiven zu rechnen. Strikte Wasserkarenz mit Ausföhnen des Gehörgangs kann vorteilhaft sein. Ziel ist es, die gesunde Flora und die normale Zerumenbildung des Gehörgangs zu rehabilitieren.

14.3.3 Entzündungen des Mittelohrs

Akute und chronische Entzündungen des Mittelohrs gehören zu den häufigsten Erkrankungen des Kindes. Bis zum 7. Geburtstag ist jedes Kind statistisch mindestens einmal betroffen. Chronische und rezidivierende Verläufe verursachen eine Schallleitungsschwerhörigkeit, die sich negativ auf die Sprachentwicklung auswirken kann.

14.3.3.1 Akute Otitis media

14.3.3.1.1 Akute eitrige Otitis media

Eine akute Otitis media ist am häufigsten im Rahmen von Infekten der oberen Atemwege zu beobachten und kann ein- oder beidseitig auftreten. Die erste Phase der Entzündung geht mit einem Paukenerguss und starken Ohrenschmerzen einher. Diese kann innerhalb von wenigen Stunden in eine eitrige Entzündung mit hohem Fieber übergehen, die sich unter Perforation des Trommelfells spontan entleeren kann. Eine Remission ist nach der Spontanperforation innerhalb weniger Stunden zu erwarten.

- **Therapieziel**

Schmerz- und Fieberfreiheit, Vermeidung von Komplikationen.

- **Therapieprinzip**

Systemische Gabe von Analgetika bzw. Antipyretika und bei Bedarf Antibiotika.

- **Therapeutisches Vorgehen**

Innerhalb der ersten 24(–48)h der Erkrankung wird ein Verzicht auf Antibiotika empfohlen. Eine Ausnahme stellen Säuglinge und Kinder mit bilateraler Otitis dar. Die Analgesie und Fiebersenkung wird am schnellsten durch Ibuprofensaft (Nurofen) erreicht. Eine Antibiotikafabe verkürzt geringfügig die Dauer der Erkrankung, kann aber auch zu subakuten Verläufen führen, bei denen sich Komplikationen erst nach Absetzen der Antibiotika manifestieren.

Als häufige Erreger finden sich:
- Streptococcus pneumoniae,
- Haemophilus influenzae,
- Streptococcus pyogenes,
- Moraxella catarrhalis,
- Staphylococcus aureus.

Antibiotikum der 1. Wahl ist Amoxillin. Alternativ können Cephalosporine zum Einsatz kommen. Bei einer Allergie ist eine individuelle Entscheidung unter Berücksichtigung des möglichen Erregerspektrums erforderlich.

- **Prognose**

Die Prognose einer unkomplizierten akuten Otitis media ist sehr gut. Bei wiederholtem Auftreten und/oder persistierendem Paukenerguss sind operative Optionen (Adenotomie, Paukendrainage) zu diskutieren.

14.3.3.1.2 Komplikationen einer akuten Otitis media

Die Komplikationen einer Mittelohrentzündung ergeben sich aus der anatomischen Nähe der Pauke zum Gehirn, Innenohr, Gesichtsnerven etc. Sie können in extra- und intrakranielle Manifestationen unterteilt werden. Intrakranielle Komplikationen können nur mittels eines MRT sicher ausgeschlossen werden.

Eine Mastoiditis beschreibt die Beteiligung der Schleimhaut des Warzenfortsatzes bei einer eitrigen Mittelohrentzündung. Erst nach Durchbruch des Eiters durch den Knochen bildet sich als Komplikation ein Subperiostalabszess, wodurch die typische retroaurikuläre Schwellung und abstehende Ohrmuschel entstehen.

Die Entzündung kann außerdem zu einer Thrombose des Sinus sigmoideus, zu einer meningealen Reizung bzw. diffusen Meningitis, Enzephalitis oder einem Hirnabszess führen.

Eine Beteiligung des Labyrinths wird durch eine Schallempfindungsschwerhörigkeit und Schwindel mit Nystagmus erkennbar. Außerdem kann die Funktion des Gesichtsnerven beeinträchtigt sein.

In sehr seltenen Fällen kann bei einer Beteiligung der Pyramidenspitze das sog. Gradenigo-Syndrom entstehen, bei dem neben einer Trigeminusreizung eine N. abducensparese mit Diplopie auffällt.

- **Therapieziel**

Beseitigung von potenziell septischen Herden und Vermeidung von Langzeitfolgen bzw. fatalem Ausgang.

- **Therapieprinzip**

Bei einer subperiostalen Abszessbildung am Mastoid ist die Drainage mittels Mastoidektomie erforderlich (◘ Abb. 14.1). Dagegen ist die Drainage eines Hirnabszesses nur im Einzelfall sinnvoll.

Zusätzlich ist eine breite systemische Antibiotikagabe und bei Verdacht auf Sinusthrombose eine Antikoagulation erforderlich. Bei einer Labyrinthitis oder Fazialisparese ist eine Kortikoidgabe nach Abklingen der akuten Phase der Entzündung sinnvoll.

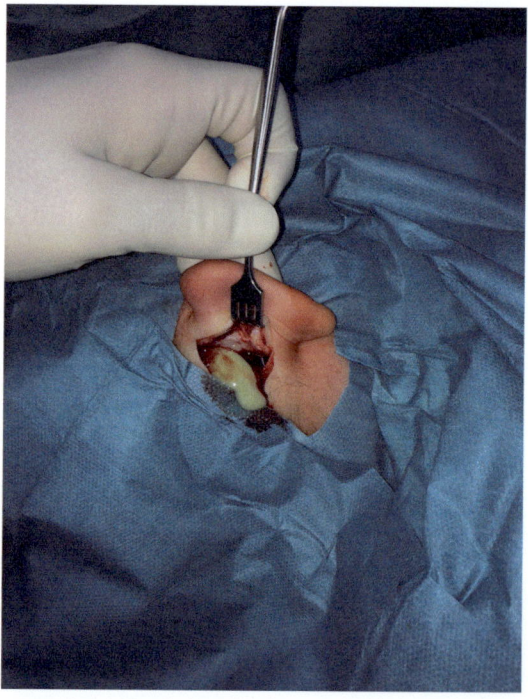

◘ **Abb. 14.1** Entlastung eines subperiostalen Abszesses bei einer akuten Mastoiditis

■ **Therapeutisches Vorgehen**
Bei klinischem Verdacht auf eine operationsbedürftige Komplikation sollte das Kind möglichst schnell einer adäquaten bildgebenden Diagnostik in einem kompetenten Zentrum zugeführt und nüchtern gehalten werden. Eine stationäre Aufnahme mit sofortigem Beginn der i.v.-Antibiose und eine zeitnahe Vorstellung bei einem HNO-Arzt sind zu empfehlen.

■ **Prognose**
Die Prognose ist bei rechtzeitiger und entschlossener Intervention gut. Bei einer schweren Meningitis oder Enzephalitis ist ein komplizierter oder sogar letaler Verlauf nicht auszuschließen.

Bei einer Labyrinthitis mit Ertaubung droht eine Fibrose der Cochlea, die eine spätere Versorgung mit einem Cochleaimplantat zur Rehabilitation des Gehörs unmöglich machen kann. Daher sind zeitnahe audiologische und bildgebende Kontrollen (MRT) im Verlauf essenziell.

14.3.3.1.3 Hämorrhagische Myringitis („Grippeotitis")

Die hämorrhagische Myringitis ist im Kindesalter sehr selten. Es handelt sich um eine Entzündung des Trommelfells mit Bildung von Blutblasen, die nach dem Platzen für eine blutige Otorrhö sorgen. Die Entzündung ist sehr schmerzhaft und auf Grund ihrer wahrscheinlich viralen Genese nicht durch Antibiotika zu beherrschen.

■ **Therapieziel**
Schmerzlinderung, Entlastung des Mittelohrs von toxischen Substanzen, Vermeidung von Innenohrschäden bzw. einer bakterieller Superinfektion.

■ **Therapieprinzip**
Gabe von Analgetika und Virustatika (Aziclovir), neuroprotektive Gabe von Kortikoiden, Paukendrainage, im Einzelfall systemische Antibiose.

■ **Therapeutisches Vorgehen**
Sofortige Gabe von Analgetika und Virustatika, Parazentese und ggf. Paukendrainage bei Innenohrdepression.

■ **Prognose**
Die akute Entzündung klingt nach 7–10 Tagen ab. Bei einer Innenohrbeteiligung ist mit bleibenden Hörschäden zu rechnen.

14.3.3.2 Chronische Otitis media, Tubenfunktionsstörungen

Eine chronische Otitis media beschreibt einen Zustand der prolongierten Erkrankung der Mittelohrschleimhaut, die in der Regel durch eine Fehlfunktion der Eustachischen Röhre verursacht wird. Mögliche Folgen sind:
- Ein persistierender oder rezidivierender Paukenerguss,
- eine dauerhafte Perforation des Trommelfells,
- eine Verklebung der Pauke (Adhäsivprozess),
- eine Knocheneiterung (Cholesteatom).

14.3.3.2.1 Chronische Otitis media, Paukenerguss

Eine Dysfunktion der Mittelohrbelüftung bzw. -Drainage führt in der Regel zunächst zur Bildung eines Paukenergusses. Je länger der Paukenerguss persistiert, umso dickflüssiger und klebriger ist seine Konsistenz. Daraus ergibt sich klinisch eine Schallleitungsschwerhörigkeit unterschiedlicher Ausprägung und längerfristig der Verlust der Stabilität des Trommelfells.

■ **Therapieziel**
Wiederherstellung der Paukenbelüftung bzw. Drainage – „Hilfe zur Selbsthilfe".

■ **Therapieprinzip**
Die Pauke wird durch Drainage des Sekrets entlastet und die Belüftung mittels Tubentraining bzw. Entfernung von vergrößerten Adenoiden im Nasenrachen verbessert.

■ **Therapeutisches Vorgehen**
Das Vorgehen orientiert sich am klinischen Befund und kann zuerst **konservativ** erfolgen:
- Topische Kortikoide als Spray,
- „Nasenballon" zur Autoinflation (z. B. Otovent).

Bei deutlicher Hörminderung über mehr als 3 Monate ist ein chirurgisches Vorgehen erforderlich, da ansonsten mit Sprachentwicklungsverzögerungen bzw. Kommunikationsdefiziten zu rechnen ist.

Das **chirurgische Vorgehen** beinhaltet:
- einen Trommelfellschnitt (Parazentese) ggf. mit anschließender Paukendrainage (Paukenröhrchen) (▶ Video 14.1),
- eine Adenotomie (Rachenmandelentfernung),
- fakultativ eine Tonsillenverkleinerung (Tonsillotomie).

Die primär eingesetzte Paukendrainage (Paukenröhrchen) besteht entweder aus Metall (Gold oder Titan) oder Polymeren (◘ Abb. 14.2). Diese wird typischerweise nach ca. 10–12 Monaten spontan abgestoßen. Je nach Modell liegt das Risiko einer verbleibenden Perforation des Trommelfells bei 2–10 %. Dieses Risiko nimmt mit der Häufigkeit postoperativer Entzündungsepisoden mit Otorrhö zu.

In ca. 5–10 % der Patienten ist das genannte Vorgehen nicht ausreichend, sodass eine erneute bzw. langfristige Paukendrainage erforderlich ist. Hierfür sind speziell konstruierte Paukenröhrchen verfügbar.

In seltenen Fällen ist das Risiko einer persistierenden Otorrhö so hoch, dass auf die Einlage von Paukendrainagen verzichtet werden sollte. Bei diesen Kindern ist die primäre Versorgung mit Hörgeräten zu empfehlen. Hierzu gehören z. B. Kinder mit Trisomie 21 mit ihren sehr engen Gehörgängen oder Patienten mit primärer ziliärer Dyskinesie (PCD).

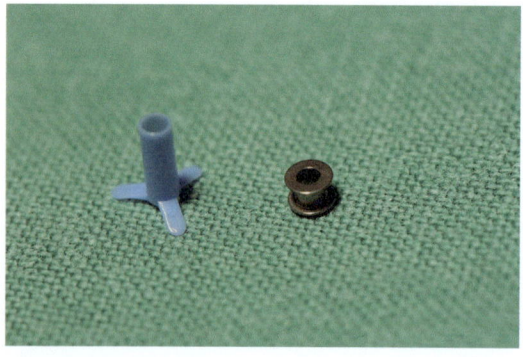

◘ **Abb. 14.2** Beispiele von Paukendrainagen aus Silikon (*blau*) und Titan

- **Prognose**

Die Prognose der Erkrankung hängt von vielen Faktoren ab. Einige der wichtigsten sind:
- Alter (mit zunehmendem Alter ist eine spontane Besserung zu erwarten),
- Risikofaktoren (z. B. Raucher im Haushalt),
- Jahreszeit,
- Besuch einer Kindertagesstätte,
- familiäre Prädisposition,
- Fehlbildungen (z. B. Lippen-Kiefer-Gaumen-Spalte) oder genetische Ursachen (z. B. PCD),

Bei einer rechtzeitigen und adäquaten Therapie ist die Prognose sehr gut. In weit über 95 % der Kinder ist mit einer folgenlosen Ausheilung und Stabilisierung der Mittelohrfunktion im Grundschulalter zu rechnen.

14.3.3.2.2 Chronische adhäsive Otitis media

Eine dauerhaft schlechte Belüftung der Pauke führt neben der Bildung eines Paukenergusses auch zum Verlust der Stabilität des Trommelfells. Nach Resorption des Ergusses kann das atrophe Trommelfell tapetenartig mit der Innenwand der Pauke verwachsen und damit dauerhaft die Mobilität des Schallleitungsapparats beeinträchtigen. Im Einzelfall kann daraus eine Auflösung der Gehörknöchelchen resultieren.

- **Therapieziel**

Lösen und Stabilisieren des Trommelfells, Wiederherstellung einer belüfteten Pauke.

- **Therapieprinzip**

Das Trommelfell wird chirurgisch von der Unterlage gelöst und in der gewünschten Position stabilisiert.

- **Therapeutisches Vorgehen**

Bei weniger ausgeprägten Fällen kann eine Parazentese, Ausspülen der Pauke mit steriler physiologischer Kochsalzlösung und das Einsetzen einer Langzeitdrainage genügen. Bei älteren Kindern kann zusätzlich eine Ballondilatation der Eustachi-Röhre über den Nasen-Rachen-Raum in Narkose sinnvoll sein.

Bei fortgeschrittenen Adhäsionen ist die vollständige Lösung und Rekonstruktion des Trommelfells mittels eines Knorpeltransplantats aus dem Tragus erforderlich. Diese Operation erfolgt minimal invasiv durch den Gehörgang.

- **Prognose**

Bei normaler Anatomie der Schädelbasis ist die Prognose günstig. Sie hängt wesentlich vom Alter des Kindes und der Unterstützung durch Autoinflation („Tubentraining") ab.

14.3.3.2.3 Chronische Otitis media perforata, Trommelfelldefekt

Eine akute Otitis media kann sich durch eine spontane Trommelfellperforation drainieren. Bei ungünstiger Prädisposition bleibt die Heilung der Perforation aus. Ein persistierender Trommelfelldefekt kann auch nach einer Verletzung oder dem Einsatz von Paukendrainagen entstehen.

Da am Rand eines Trommelfelldefekts die Mittelohrschleimhaut und das Plattenepithel des äußeren Teils des Trommelfells unmittelbar und ohne natürlichen Übergang aufeinandertreffen, ist mit entzündlichen Reaktionen zu rechnen. Deshalb ist dieser Zustand als **chronische Otitis media** definiert.

- **Therapieziel**

Wiederherstellung der Integrität des Trommelfells und damit der natürlichen Abgrenzung der Mitteohrschleimhaut vom Plattenepithel der äußeren Haut.

- **Therapieprinzip**

Das Trommelfell ist sehr dünn und relativ schlecht durchblutet. Dadurch ist, insbesondere bei chronischen Entzündungen, seine Selbstheilungskraft gering. Für die Rekonstruktion ist daher eine Transplantation von zusätzlichem Gewebe erforderlich (Tympanoplastik). Das Gewebe wird als freies Transplantat entnommen und muss bradytroph (damit länger überlebensfähig) und mesenchymalen (dem Bestimmungsort entsprechenden) Ursprungs sein.

- **Therapeutisches Vorgehen**

Eine Tympanoplastik im Kindesalter sollte durch spezialisierte Ohrchirurgen mit langjähriger Erfahrung vorgenommen werden. Die Operation erfolgt in Narkose und richtet sich nach den Erfordernissen des individuellen Falls. Als Transplantate kommen Knorpel sowie Knorpel- oder Muskelhaut in Frage. Sollten die Gehörknöchelchen ebenfalls betroffen sein, werden diese mittels körpereigenem Material oder speziellen Mittelohrprothesen (aus Titan oder Keramik) rekonstruiert.

- **Prognose**

In erfahrenen Händen ist je nach verwendetem Material mit einer Ausheilung des Trommelfells in 85–95 % der Ersteingriffe zu rechnen. Es darf nicht übersehen werden, dass die Operation zwar das Trommelfell aber nicht die gesamte Pauke saniert. Daher sind erneute Otitiden bzw. Rezidivperforationen des Trommelfells nicht auszuschließen. Bei ungünstiger Prädisposition sind nicht selten wiederholte Eingriffe erforderlich.

14.3.3.2.4 Chronische Otitis media epitympanalis, Cholesteatom

Der Begriff Cholesteatom („Perlgeschwulst") beschreibt eine abgekapselte Plattenepithelansammlung innerhalb eines mesenchymalen Bereichs (z. B. im Mastoid). Der Begriff entstammt ursprünglich einer onkologischen Nomenklatur, da bei seiner historischen Definition der biologische Vorgang der Cholesteatomentstehung nicht bekannt war. Inzwischen sind die früher fatal verlaufenden Komplikationen seiner Progression rechtzeitig erkennbar und gut beherrschbar.

Im Kindesalter sind grundsätzlich 2 Formen des Cholesteatoms abgrenzbar – das genuine (angeborene) und das erworbene Cholesteatom.

- Das **genuine Cholesteatom** ist genau genommen keine Entzündung, sondern eine Fehlbildung, bei der versprengte embryonale Plattenepithelanteile im Mastoid oder Mittelohr verbleiben. Diese sind in der Regel zunächst asymptomatisch und machen sich erst im Verlauf von Jahren durch ihre Größenzunahme und die damit verbundenen Komplikationen bemerkbar. Diese Art des Cholesteatoms ist sehr selten und schwierig zu sanieren.

- Das **erworbene Cholesteatom** ist relativ häufig und entsteht im Unterschied zum Cholesteatom des Erwachsenen in den meisten Fällen auf dem Boden eines Adhäsivprozesses. Daher ist die Sanierung einer Otitis media adhäsiva als Prophylaxe eines Cholesteatoms zu werten. Bei einigen Kindern kann, wie auch bei Erwachsenen typisch, die Plattenepithelinvasion im Bereich des Pars flaccida des Trommelfells (epitympanal) beginnen, woraus sich die Bezeichnung „Otitis media epitympanalis" ableitet. In allen Fällen ist jedoch mit einem teils aggressiven osteolytischen Wachstum des Plattenepithels zu rechnen, woraus sich eine absolute Indikation zur operativen Sanierung ableitet. Die typischen Symptome sind eine schmerzfreie foetide Otorrhö und eine Hörminderung.

- **Therapieziel**

Sichere und vollständige Elimination des Plattenepithels aus dem Mastoid und die Wiederherstellung der funktionalen Integrität des Ohrs unter Schaffung eines trockenen und sich selbst reinigenden Gehörgangs.

- **Therapieprinzip**

Die Sanierung erfolgt nach den chirurgischen Prinzipien der Mittelohrchirurgie und umfasst immer 2 wesentlich Schritte:
1. Sanierung des Situs durch Entfernen des Plattenepithels,
2. Rekonstruktion des Mittelohrs, Trommelfells und Gehörgangs.

Die beiden Schritte können in einer Operation oder auch im Abstand von 12–18 Monaten („Staging") erfolgen. Der bisherige „Goldstandard" der Cholesteatomsanierung bei Kindern definiert in den meisten Fällen einen zweiten Kontrolleingriff („second look") im Abstand von mindesten einem Jahr. Zusätzlich ist eine langfristige klinische und MRT-Nachsorge über mindestens 5 Jahre zum Ausschluss eines Rezidivs bzw. Residuums erforderlich.

- **Therapeutisches Vorgehen**

Die operative Sanierung erfordert spezielle Kenntnisse der Anatomie des Felsenbeins und langjährige Erfahrung mit der Ohrchirurgie bei Kindern. Das Epithel breitet sich bei Kindern entlang kleinster Knochenspalten aus und ist daher besonders schwierig zu entfernen. Die sorgfältige Überprüfung aller verdächtigen Lokalisationen im Mastoid unter Schonung der wichtigen Strukturen des Innenohrs und des Gesichtsnerven ist die Grundlage der Sanierung. Danach folgt die Rekonstruktion der Anatomie des Mittelohrs, wobei körpereigenes Material aus der Ohrmuschel (Knorpel und Perichondrium) sowie Muskelfaszie und Knochenmehl verwendet werden können. Für die Rekonstruktion der Gehörknöchelchen stehen vielfältige Modelle von Mittelohrprothesen (in der Regel aus Titan) für den teilweisen (bei erhaltenem Oberbau des Steigbügels) oder vollständigen Ersatz zur Verfügung.

- **Prognose**

Die Prognose der Erkrankung ist maßgeblich von der Erfahrung des Ohroperateurs abhängig. Die im Rahmen des Ersteingriffs angewandte Sorgfalt ist von entscheidender Bedeutung, da bei noch intakter Anatomie die natürliche Ausbreitung des Plattenepithels chirurgisch verfolgt und saniert werden kann. Es lassen sich grundsätzlich 2 pathologische Zustände im Verlauf der Nachsorge unterscheiden: ein Cholesteatomrest und ein Rezidiv.
- Die häufigere Variante eines **Cholesteatomrestes** ergibt sich aus der Progression von bei der ersten Operation verbliebenen Epithelanteilen. Diese können viele Jahre klinisch unentdeckt bleiben und in der Tiefe des Mastoids für Komplikationen sorgen. Seit ca. 15 Jahren besteht die Möglichkeit, solche Reste mittels hochauflösender MRT mit diffusionsgewichteten Sequenzen zu visualisieren.
- Ein **Cholesteatomrezidiv** ist dagegen meistens für den HNO-Arzt klinisch erkennbar und durch eine Hörminderung oder Otorrhö symptomatisch.

Aus der älteren Literatur ergibt sich auch in sehr erfahrenen Händen für die Cholesteatomchirurgie eine Revisionshäufigkeit von bis zu 30%. Der Einsatz von Endoskopen zur Überprüfung von schlecht einsehbaren Regionen und die MRT-Nachsorge haben in den letzten Jahren zu einer Verbesserung der Langzeitergebnisse beigetragen.

14.4 Otosklerose

Die Otosklerose beschreibt eine bisher ätiologisch unklare Knochenumbauerkrankung des Labyrinths, die zu einer kombinierten Schwerhörigkeit bis zur Ertaubung führen kann. Die Erkrankung kommt vereinzelt auch bei Kindern und Jugendlichen vor und muss von einer angeborenen Fehlbildung des Steigbügels im Mittelohr abgegrenzt werden.

- **Therapieziel**

Hörverbesserung, symmetrisches Gehör.

- **Therapieprinzip**

Bei einer Schallleitungskomponente der Schwerhörigkeit ist ein künstlicher Steigbügelersatz möglich. Alternativ ist eine Versorgung mit einem Hörgerät zu empfehlen.

14.5 Erkrankungen von Innenohr, Gleichgewichtsorgan und Hörbahn

Erkrankungen des Innenohrs und der dazugehörigen Nervenbahnen werden durch Schwerhörigkeit, bei Kindern seltener auch durch Tinnitus oder Schwindel manifest. Eine Schallempfindungsschwerhörigkeit muss bei Kindern frühzeitig diagnostiziert und behandelt werden (▶ Abschn. 14.6 und 14.7). Ein unauffälliger Befund im Neugeborenenhörscreening (UNHS) stellt dabei keine Garantie für ein bleibend normales beidseitiges Hörvermögen des Kindes dar. Immer wieder kommt es vor, dass insbesondere einseitige Schwerhörigkeiten erst im Kleinkindalter oder vor der Einschulung entdeckt werden.

Bei einigen Krankheitsbildern, wie z. B. der konnatalen CMV-Infektion oder bei einer Malformation des Innenohrs, sind einseitige, bis zur Ertaubung fortschreitende Hörverschlechterungen im Verlauf der ersten Lebensjahre sogar relativ häufig. Der erste Hinweis auf eine Hörverschlechterung kommt meist von den Eltern und sollte stets ernst genommen werden. Bei Jugendlichen kommt gelegentlich eine ein- oder beidseitige psychogene Schwerhörigkeit bei objektiv normalem Hörvermögen vor. Daher ist die Überprüfung der Diagnose mit objektiven und subjektiven Methoden in jedem Alter unerlässlich.

14.5.1 Schallempfindungsschwerhörigkeit und Tinnitus

Eine Schallempfindungsschwerhörigkeit kann u. a. folgende Ursachen haben:
- genetisch (syndromal und nichtsyndromal),
- toxisch (z. B. Aminoglykosidantibiotika),
- traumatisch (z. B. Knalltrauma),
- idiopathisch (z. B. Hörsturz),
- Malformation (z. B. erweiterter Ductus endolymphaticus).

Spezielle Risiken für eine Schwerhörigkeit bei Neugeborenen bestehen u. a. bei
- einer Frühgeburtlichkeit,
- familiärer Prädisposition (genetisch),
- konnataler Infektionen (CMV, Lues, Röteln, Toxoplasmose etc.),
- Alkohol-/Drogenembryopathie,
- perinataler Asphyxie,
- Hirnblutung.

- **Therapieziel**

Normaler Verlauf der Sprachentwicklung und Kommunikation.

- **Therapieprinzip**

Erleichterung der akustischen Wahrnehmung durch geeignete Hilfsmittel (▶ Abschn. 14.7). Eine meist beidseitige Versorgung mit Hörgeräten ist bei Kindern bereits bei leichtgradigen Schwerhörigkeiten indiziert. Bei ein- oder beidseitiger Taubheit bzw. an Taubheit grenzender Schwerhörigkeit muss die Indikation für eine Cochleaimplantation durch ein Zentrum mit entsprechender Expertise geprüft werden. Die über die Versorgung mit Hörsystemen hinausgehenden therapeutischen Optionen sind bei Innenohrerkrankungen bislang sehr limitiert und unspezifisch, da die zugrunde liegenden Pathomechanismen noch weitgehend unbekannt sind. In Zukunft darf auf der Grundlage einer immer besseren Bildgebung und genetischen Diagnostik eine Erweiterung der therapeutischen Optionen erwartet werden.

14.5.2 Sprachförderung

Kinder mit höhergradiger Schwerhörigkeit benötigen zusätzlich zu der frühzeitigen Versorgung mit dem jeweils geeigneten Hörsystem eine intensive und langfristige logopädische Hör- und Sprachtherapie, um einer audiogenen Sprachentwicklungsstörung vorzubeugen bzw. diese zu behandeln. Der aktuelle Heilmittelkatalog (2018) bildet diese Indikation bei den Störungen der Sprache unter dem Schlüssel „SP4" ab.

Zusätzlich profitieren die Kinder und deren Familien von einer pädagogischen Hörfrühförderung, die regional unterschiedlich über entsprechende Frühförderstellen oder in Angliederung an die Schwerhörigenschulen und -kindergärten organisiert ist. Eine langjährige Anbindung an den Facharzt für Pädaudiologie bzw. ein Cochleaimplantatzentrum und/oder den Pädakustiker ist für die Koordination aller Maßnahmen unbedingt erforderlich.

14.5.3 Otogener Schwindel

Der otogene Schwindel sollte klinisch unbedingt von der Vielzahl weiterer Schwindelursachen im Kindesalter abgegrenzt werden. Der typische vestibuläre Drehschwindel wird von Übelkeit und einem horizontalen Nystagmus begleitet. Die möglichen Ursachen können von einem Trauma über Entzündungen bis zum Hörsturz reichen und bedürfen einer entsprechenden fachärztlichen Behandlung.

- **Therapieziel**

Normalisierung des Gleichgewichts.

- **Therapieprinzip**

Symptomatische Behandlung mit Antivertiginosa (z. B. Vomex-Zäpchen), Ruhigstellung und Unterstützung der vestibulären Kompensation.

- **Prognose**

Bei einem einseitigen kompletten Ausfall des Gleichgewichtsorgans ist mit einer weitgehenden Kompensation innerhalb von 4 Wochen zu rechnen.

14.5.4 Fazialisparese

Eine Fazialisparese kann entweder als Begleitsymptom einer Erkrankung (z. B. einer Otitis media oder posttraumatisch) oder singulär als sog. Bell-Parese bzw. kongenital z. B. im Rahmen von Syndromen vorkommen.

- **Therapieziel**

Wiederherstellung der Beweglichkeit der Gesichtsmuskulatur, insbesondere des Lidschlusses.

- **Therapieprinzip**

Die Behandlung hängt primär von der Ursache der Parese ab. Eine kongenitale Parese lässt sich nicht kausal therapieren. Im Gegensatz dazu ist eine posttraumatische oder entzündliche Parese mit konservativen Mitteln behandelbar bzw. im Einzelfall chirurgisch zu entlasten.

- **Therapeutisches Vorgehen**

Bei einer entzündlichen Parese ist die Gabe von geeigneten Antibiotika bzw. Virustatika in Kombination mit einer Kortisongabe (1 mg/kg) i.v. zu empfehlen. Posttraumatische Paresen werden nach dem Zeitpunkt des Auftretens in protrahierte und Sofortparesen unterschieden. Bei der letzteren ist die chirurgische Dekompression des Nervs bei entsprechendem radiologischen Befund zu diskutieren.

- **Prognose**

Die Prognose einer erworbenen Fazialisparese bei Kindern ist günstig.

14.6 Grundzüge der pädaudiologischen Diagnostik und Therapie

14.6.1 Grundlagen

Die Diagnostik kindlicher Hörstörungen stellt einen Kernbereich des Fachgebiets „Stimm-, Sprach- und kindliche Hörstörungen" (früher: Facharzt für Phoniatrie und Pädaudiologie) dar. Da sich nicht nur permanente, sondern auch die im Vorschulalter häufigen passageren Hörstörungen sowohl auf den Spracherwerb als auch auf die kognitive Entwicklung der betroffenen Kinder auswirken können, dürfen sie nicht über längere Zeit unbemerkt bleiben. Der erste Verdacht auf eine Hörstörung wird häufig von den Eltern geäußert, die sich meist primär an ihren Kinderarzt wenden. Viele Pädiater sind darüber hinaus aktiv in die Durchführung des Neugeborenenhörscreenings eingebunden und sollten daher mit den Grundzügen der pädaudiologischen Diagnostik und Therapie vertraut sein.

- **Ziel der Diagnostik und Therapie**

Ziel der gesamten pädaudiologischen Diagnostik ist es, kindliche Hörstörungen in jeder Altersstufe frühestmöglich zu erkennen, um hörverbessernde Maßnahmen (▶ Abschn. 14.7) einleiten zu können. Dies ist umso dringlicher, wenn bereits Sprachentwicklungsstörungen oder kognitive Beeinträchtigungen vorliegen. Da nicht wenige der häufigeren Syndrome, wie z. B. das Down-Syndrom, Risikofaktoren für das Auftreten von Mittel- und/oder Innenohrschwerhörigkeiten darstellen, ist eine präventive pädaudiologische Betreuung dieser Kinder sinnvoll.

- **Diagnostisches Prinzip**

Die pädaudiologische Diagnostik erfordert stets eine Kombination aus mehreren diagnostischen Bausteinen. Da jeder Baustein für sich mit einer alters- und methodenabhängigen diagnostischen Unsicherheit behaftet ist, kann nur über eine Kombination der einzelnen Verfahren sowie ggf. durch wiederholte Untersuchungen die nötige diagnostische Sicherheit erreicht werden. Dies trifft insbesondere auf das Neugeborenenhörscreening und die ggf. nachfolgende Diagnostik im ersten Lebensjahr zu (◐ Abb. 14.3). Während die Diagnose noch durch Folgeuntersuchungen abgesichert und präzisiert wird, kann eine Versorgung mit Hörgeräten bereits eingeleitet werden. Eine enge Zusammenarbeit zwischen Pädaudiologen, Pädakustikern und den Eltern ist hierbei unverzichtbar.

- **Diagnostisches/therapeutisches Vorgehen**

Folgende diagnostische Verfahren kommen altersabhängig zum Einsatz:

a. Universelles Neugeborenenhörscreening (UNHS) und Diagnostik im Säuglingsalter
Das UNHS dient der Erkennung ein- oder beidseitiger Hörstörungen ab einem Hörverlust von 35 dB in einem Stufenschema möglichst bis zur 12. Lebenswoche und wird im „Gelben Heft" dokumentiert.
   - Erstmessung: bis zum 3. Lebenstag, bei Frühgeborenen bis zum errechneten Geburtstermin
   Automatisierte Messung der transitorischen evozierten otoakustischen Emissionen (TEOAE) und/oder der auditorisch evozierten Hirnstammpotenziale (AABR, automated auditory brainstem response) mit tragbaren Messgeräten möglichst im Spontanschlaf. Bei Vorliegen von Risikofaktoren (▶ Abschn. 14.5.1) soll bereits in der ersten Stufe eine AABR-Messung erfolgen.
   - Kontroll-AABR bei auffälligem Erstbefund spätestens bis zur U2.
   Bei auffälliger Kontroll-AABR: Pädaudiologische Diagnostik bis zur 12. Lebenswoche.

> Die Meldung und Nachverfolgung (Tracking) der im UNHS auffälligen Kinder wird über länderspezifische Trackingzentralen koordiniert!

b. Pädaudiologische Diagnostik im Kleinkindalter
Folgende diagnostische Schritte gehören zur Routine:
   - Fremdanamnese (Eltern),
   - Otoskopie, Mund-Rachen-Inspektion (Adenoide, submuköse Gaumenspalte?).
   - Subjektive Hörprüfungen im Freifeld und/oder mit Kopf- oder Einsteckhörern:
     – Verhaltensaudiometrie: bis 2 Jahre; Beobachtung von Reflexen und Reaktionen auf akustische Reize,
     – konditionierte Spielaudiometrie: ca. 2–4 Jahre,
     – Sprachaudiometrie: ab ca. 3 Jahre.
   - Objektive Hörprüfverfahren:
     – Impedanzmessung: Tympanometrie, Stapediusreflex,

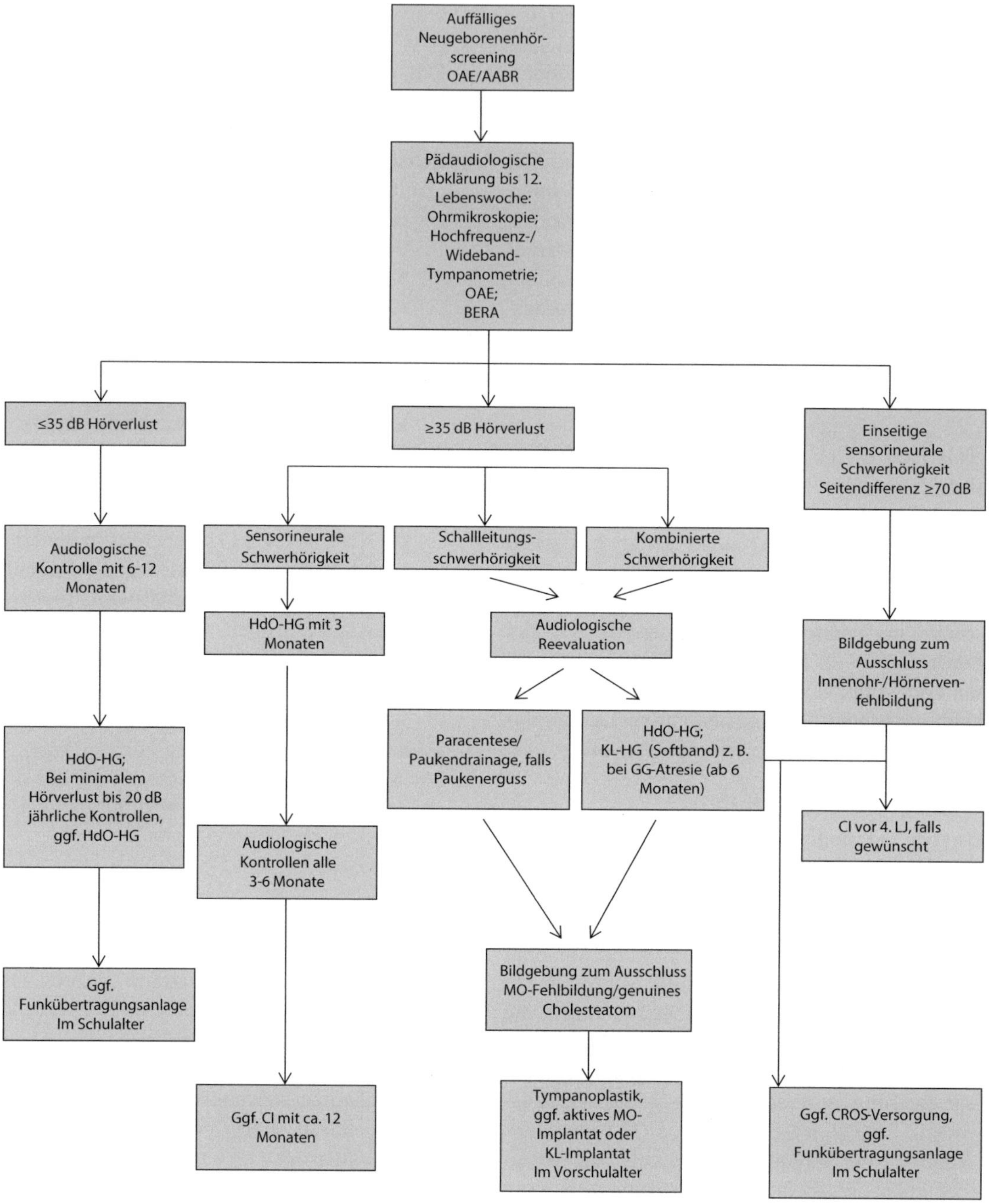

◘ **Abb. 14.3** Pädaudiologische Versorgung. *BERA* Brainstem Evoked Response Audiometry; *CI* Cochleaimplantat; *CRO* Contralateral Routing of Signal; *HdO* hinter dem Ohr; *HG* Hörgeräte; *KL* Knochenleitung; *MO* Mittelohr; *OAE* otoakustische Emissionen. (Mod. nach Läßig et al. 2018)

- otoakustische Emissionen,
- Brainstem Evoked Response Audiometry (BERA): „Goldstandard" zur quantitativen Bestimmung des Hörverlusts bei jungen und/oder unkooperativen Kindern; Durchführung in Spontanschlaf, Sedierung (Chloralhydrat, Melatonin) oder Narkose; frequenzspezifische Messungen möglich.

- **Prävention**

Lärm stellt heutzutage eine der häufigsten Ursachen für erworbene Hörschäden auch bei Kindern dar. Lärmschutz in Verbindung mit intensiver Aufklärung ist daher insbesondere im Jugendalter von großer Bedeutung. Im stationären Bereich ist die ototoxische Wirkung verschiedener Medikamente (u. a. Aminoglykoside, Platinzytostatika) zu beachten. Ist ihr Einsatz unvermeidbar, so muss dieser mittels Medikamentenspiegelbestimmungen und audiologischem Monitoring überwacht werden.

- **Qualitätssicherung und Ausstattung**

Für spezielle pädaudiologische Untersuchungen ist eine den gültigen Normen entsprechende räumliche und apparative Ausstattung erforderlich.

> Im Rahmen der pädiatrischen U-Untersuchungen erfolgende Hörtests bedürfen bei auffälligem Ergebnis immer der zeitnahen Abklärung durch den Facharzt für Sprach-, Stimm- und kindliche Hörstörungen!

14.7 Hörgeräte, implantierbare Hörsysteme und Cochleaimplantate

Eine Schallempfindungsschwerhörigkeit ist bisher nicht kausal behandelbar. Verschiedene technische Optionen stehen zur Hörverbesserung und Unterstützung der lautsprachlichen Kommunikation zur Verfügung. Die Geräte lassen sich in 2 große Gruppen unterscheiden: Hörsysteme und Hörimplantate.

Bei den Hörimplantaten differenziert man zwischen (teil)implantierbaren Mittelohr- oder Knochenleitungshörsystemen und Cochleaimplantaten.

14.7.1 Hörgeräte/Hörsysteme

Die Nutzung eines Hörgeräts setzt eine ausreichende Hörfunktion des Innenohrs und eine normale Anatomie des Ohrs voraus. Das Hörgerät nimmt die akustischen Signale der Umgebung auf und gibt sie nach Verstärkung über einen im Gehörgang befindlichen Lautsprecher („Hörer") an das Mittelohr weiter. Das Signal wird dabei durch spezielle Algorithmen so vorverarbeitet, dass wichtige Informationen (z. B. Sprache) aus den Umgebungsgeräuschen herausgefiltert werden.

Hörsysteme sind bei fast allen Kindern mit einer Schwerhörigkeit ohne großen Aufwand einsetzbar und stellen damit die Versorgung der ersten Wahl dar.

- **Therapieziel**

Symmetrisches beidseitiges Hören und eine normale Sprachentwicklung.

- **Therapieprinzip**

Hörunterstützung durch Schallverstärkung und Herausfiltern des Sprachsignals aus der Geräuschkulisse.

- **Therapeutisches Vorgehen**

Hörsysteme werden Kindern durch den Facharzt für Pädaudiologie/HNO verordnet. Das durch geeignete subjektive und/oder objektive audiometrischer Messungen bestimmte Hörvermögen wird in der Verordnung dokumentiert. Die eigentliche Anpassung der Hörsysteme erfolgt durch spezialisierte Pädakustiker. Zusätzlich benötigen die Kinder meist eine drahtlose Übertragungsanlage (früher: FM-Anlage) zum Einsatz in der Regel- oder Schwerhörigenschule. Moderne Hörsysteme verfügen darüber hinaus über eine multimodale Konnektivität via „Bluetooth". Einem schwerhörigen Kind stehen auch weitere Hilfsmittel wie z. B. häusliche Lichtsignalanlagen zu.

- **Prognose**

Bei adäquater Förderung ist die schulische Karriere eines schwerhörigen Kindes mit der eines normalhörigen vergleichbar. Trotzdem sollte die Berufsberatung von Jugendlichen das Risiko der Hörverschlechterung bzw. weitere Faktoren, wie z. B. Lärm am Arbeitsplatz, berücksichtigen.

14.7.2 Implantierbare Hörgeräte/Hörsysteme

In seltenen Fällen, z. B. bei Fehlbildungen des Gehörgangs oder rezidivierenden Entzündungen ist ein konventionelles Hörsystem nicht einsetzbar.

Implantierbare Hörsysteme sind eine relative neue Entwicklung und entweder für den Einsatz im Mittelohr oder am Schädelknochen vorgesehen. Sie setzen genauso wie die konventionellen Hörsysteme eine ausreichende Hörleistung des Innenohrs voraus. Alle aktuell für Kinder zugelassenen Systeme bestehen aus einem inneren, implantierbaren und einem äußeren, hinter dem Ohr getragenen Teil. Bisher sind keine voll implantierbaren Systeme für Kinder zugelassen. Der äußere Teil enthält die Batterie, das Mikrophon und die Elektronik des Systems.

Die Mittelohrhörsysteme sind so konstruiert, dass akustische Signale mechanisch an mobile Strukturen im Mittelohr, z. B. an die Gehörknöchelchen, weitergegeben werden. Damit wird der sonst notwendige „Hörer" des Hörsystems entbehrlich und ein Hören auch bei fehlendem Gehörgang ermöglicht.

Ein sog. Knochenleitungshörsystem sitzt dagegen direkt am Schädel und überträgt das Signal, ähnlich einer Stimmgabel, direkt an beide Innenohren. Dadurch ist die Ankopplung des Signals sehr einfach, aber auch wenig seitenspezifisch. Knochenleitungssysteme können bereits im 1. Lebensjahr an einem Stirnband, Kopfbügel oder am Klebeadapter eingesetzt werden. Dies ist so lange erforderlich, bis die Kinder das zugelassene Implantationsalter von aktuell 5 Jahren erreicht haben.

- **Therapieziel**

Wiederherstellung der Hörleistung bei anspruchsvollen anatomischen Situationen.

- **Therapieprinzip**

Übertragung von akustischen Signalen unter Umgehung von anatomischen Hindernissen.

- **Therapeutisches Vorgehen**

Die Indikationsstellung für ein implantierbares Hörsystem erfolgt in spezialisierten Zentren unter sorgfältiger Abwägung aller Risiken und nach detaillierter bildgebender Diagnostik. Die häufigste Indikation für ein implantierbares Hörsystem bei Kindern stellt eine Malformation dar.

- **Prognose**

In der Regel ist die Innenohrfunktion bei einer Malformation des Außen- und Mittelohrs normal. Damit ist eine sehr gute Rehabilitation des Hörvermögens mittels eines Hörimplantats möglich. Die Zuverlässigkeit der Implantate ist nach den Erfahrungen der letzten 20 Jahre sehr hoch.

14.7.3 Cochleaimplantate

Im Gegensatz zu allen anderen apparativen hörverbessernden Lösungen sind die Cochleaimplantate (CI) keine Hörhilfe, sondern stellen einen „Ersatz" der Hörschnecke dar. Das CI ist eine bionische Prothese, die direkt an die neuronale Struktur der Spiralganglien im Modiolus der Cochlea ankoppelt. Die Voraussetzung hierfür ist das Vorhandensein einer physiologisch intakten Nervenleitung zum Hirnstamm sowie einer funktionsfähigen Repräsentation im akustischen Kortex. Diese Voraussetzungen müssen bei Kindern durch eine umfangreiche Diagnostik (MRT, Hirnstammaudiometrie, Elektrocochleografie etc.) gesichert werden.

Der gesamte Vorgang der Diagnostik, Beratung, Implantation, (Re)habilitation, Förderung und lebenslangen Nachsorge erfolgt in sog. CI-Zentren als spezialisierten Einrichtungen und ist in einer umfangreichen Leitlinie (AWMF Reg. Nr. 017-071, 2020) zusammengefasst.

- **Therapieziel**

Wiederherstellung des verlorenen Hörsinns und Ermöglichung der lautsprachlichen Kommunikation.

- **Therapieprinzip**

Elektrische Stimulation der Ganglienzellen des Hörnervs in der Cochlea.

Therapeutisches Vorgehen

Der eigentlichen Implantation geht ein häufig langwieriger Diagnostik- und Beratungsprozess voraus. Dabei werden u. a. die Details der zukünftigen Nachsorge und die Auswahl des technischen Produkts mit der Familie besprochen. Für den langfristigen Erfolg einer Implantation sind die individuellen Voraussetzungen und die Kooperation der Familien sehr wichtig.

Das CI besteht aus einem implantierbaren Gehäuse mit einem Führungskabel, an dessen Ende mehrere winzige Elektroden in kurzen Abständen platziert sind. Bei der Operation wird der Elektrodenträger über einen Schnitt hinter der Ohrmuschel durch einen Zugang zwischen Gesichtsnerv und Gehörknöchelchen in die basale Windung der Cochlea minimal invasiv eingeführt. Postoperativ wird die korrekte Lage des Implantats radiologisch dokumentiert.

Nach einem kurzen stationären Aufenthalt kann der Aktivierungsprozess des Implantats in der Regel 4 Wochen später beginnen. Zu Beginn werden die einzelnen Elektroden vorsichtig unter Beobachtung der kindlichen Reaktionen elektrisch angesteuert. Insbesondere bei prälingual tauben Kindern ist dieser mehrjährige Anpassungsprozess die anspruchsvolle Aufgabe spezialisierter Klinikaudiologen und muss intensiv sprachtherapeutisch begleitet werden.

Prognose

Der Erfolg der CI-Versorgung bei Kindern variiert sehr stark in Abhängigkeit von den medizinischen Begleitumständen, der Förderintensität und -qualität sowie vom Alter bei der Erstimplantation. Die besten Ergebnisse erreichen Kinder ohne weitere Belastungsfaktoren, wie z. B. syndromale Erkrankungen, die vor dem 2. Geburtstag implantiert wurden. In Deutschland ist inzwischen die bilaterale Versorgung als Standard definiert.

Bei optimalem Verlauf und bestmöglicher Unterstützung erreichen die Kinder ähnliche kommunikative und schulische Fähigkeiten wie ihre normalhörenden Altersgenossen.

❓ Fragen zur Wiederholung

1. Welche Aussage zur akuten Mittelohrentzündung ist falsch? (Einfachauswahl)
   a. Meist viral bedingt.
   b. Die Erreger wandern meist von den oberen Luftwegen über die Tube ins Mittelohr.
   c. Es kommt zu starken Ohrenschmerzen und Schwerhörigkeit.
   d. Auch eine hämatogene Entzündung des Mittelohrs ist möglich.
   e. Im Verlauf kann es zu Perforation des Trommelfells kommen.
2. Welche Erkrankung des äußeren Gehörgangs führt recht häufig zur Hörminderung? (Einfachauswahl)
   a. Otitis media.
   b. Morbus Meniere.
   c. Hörsturz.
   d. Cerumen obturans.
   e. Cholesteatom.
3. Bei einem kleinen Kind gerät eine Perle in den äußeren Gehörgang. Wie verhalten Sie sich? (Einfachauswahl)
   a. Sofortiges Ausspülen des Gehörgangs mit lauwarmem Wasser.
   b. Sofortige Entfernung mit einer Pinzette.
   c. Sofortige Entfernung mit einem Sauger.
   d. Abwarten, da der Fremdkörper meist in der Nacht aus dem Gehörgang fällt.
   e. Fremdkörper steckenlassen und Überweisung zum HNO-Arzt.

Interessenkonflikt Die Autoren versichern, dass keine Interessenskonflikte bestehen.

Literatur

Läßig AK, Kettern L, Kugelstadt S et al (2018) Hörgeräteversorgung im Kindesalter. HNO 66:783–796

Weiterführende Literatur

Ciuman RR (2015) Paukendrainage und Mittelohrbelüftung: Indikationen, Komplikationen und deren Behandlung [Middle ear drainage and ventilation: indications, complications and their treatment]. Klin Padiatr 227(2):54–60. https://doi.org/10.1055/s-0034-1398537

Fischer M, Dietz A (2015) Die akute Otitis externa und ihre Differenzialdiagnosen [Acute external otitis and its differential diagnosis]. Laryngorhinootologie 94(2):113–125. https://doi.org/10.1055/s-0034-1396837 (quiz 126–8)

Grundmann T (2020) Chirurgische Therapie komplexer Fehlbildungen des kindlichen Ohrs [Surgical management of high-grade ear malformations in childhood]. HNO 68(6):401–406. https://doi.org/10.1007/s00106-020-00831-2

Hardman J, Muzaffar J, Nankivell P, Coulson C (2015) Tympanoplasty for Chronic Tympanic Membrane Perforation in Children: Systematic Review and Meta-analysis. Otol Neurotol 36(5):796–804. https://doi.org/10.1097/MAO.0000000000000767

Hoberman A et al (2022) Tympanostomy Tubes or Medical Management for Recurrent Acute Otitis Media. N Engl J Med 386(19):1868. https://doi.org/10.1056/NEJMx210020. Erratum for: Hoberman A et al (2021). N Engl J Med. 384(19):1789–1799

Jalali MM, Motasaddi M, Kouhi A, Dabiri S, Soleimani R (2017) Comparison of cartilage with temporalis fascia tympanoplasty: A meta-analysis of comparative studies. Laryngoscope 127(9):2139–2148. https://doi.org/10.1002/lary.26451

Koitschev A, Behringer P, Bögner D, Amrhein P, Winkler P, von Kalle T (2013) Does diffusion-weighted MRI (DW-MRI) change treatment strategy in pediatric cholesteatoma? Acta Otolaryngol 133(5):443–448. https://doi.org/10.3109/00016489.2012.743173

Leichtle A, Hoffmann TK, Wigand MC (2018) Otitis media – Definition, Pathogenese, Klinik, Diagnose und Therapie [Otitis media: definition, pathogenesis, clinical presentation, diagnosis and therapy]. Laryngorhinootologie 97(7):497–508. https://doi.org/10.1055/s-0044-101327 (Erratum in: Laryngorhinootologie 97(7):E2)

Linder TE (1999) Otorrhö bei Paukenröhrchen [Otorrhea in myringotomy tubes]. HNO 47(2):75–76. https://doi.org/10.1007/s001060050362

Mattheis S, Siegert R (2006) Techniken der Otoplastik [Techniques in otoplasty]. HNO 54(8):643–652. https://doi.org/10.1007/s00106-006-1412-9 (quiz 653–4)

Miller S, Jungheim M, Ptok M (2014) Erstspracherwerbsforschung und Spracherwerbstheorien [First language acquisition research and theories of language acquisition]. HNO 62(4):242–248. https://doi.org/10.1007/s00106-014-2855-z

Morris P (2012) Chronic suppurative otitis media. BMJ Clin Evid 2012:507

Müller J (2017) Bilaterale Cochleaimplantatversorgung [Bilateral cochlear implants]. HNO 65(7):561–570. https://doi.org/10.1007/s00106-017-0370-8

Pethe W, Begall K (2012) Fehlbildungen der ersten Kiemenfurche – eine Übersicht [Anomalies of the first branchial cleft – a review]. Laryngorhinootologie 91(6):356–361. https://doi.org/10.1055/s-0031-1291353

Piras G, Sykopetrites V, Taibah A, Russo A, Caruso A, Grinblat G, Sanna M (2021) Long term outcomes of canal wall up and canal wall down tympanomastoidectomies in pediatric cholesteatoma. Int J Pediatr Otorhinolaryngol 150:110887. https://doi.org/10.1016/j.ijporl.2021.110887

Thomas JP, Volkenstein S, Minovi A, Dazert S (2013) Aktuelle Aspekte des kindlichen Cholesteatoms [Current aspects of paediatric cholesteatomas]. HNO 61(5):380–387. https://doi.org/10.1007/s00106-012-2641-8

Atemwege

Inhaltsverzeichnis

Kapitel 15   **Fehlbildungen der Atemwege – 167**
Tobias Ankermann und Nicolaus Schwerk

Kapitel 16   **Asthma bronchiale – 173**
Antje Schuster

Kapitel 17   **Bronchopulmonale Dysplasie (BPD) – 189**
Tobias Ankermann und Ann Carolin Longardt

Kapitel 18   **Mukoviszidose – 197**
Matthias Kappler, Friedrich Bootz und Matthias Griese

Kapitel 19   **Primäre ziliäre Dyskinesie (Primary Ciliary Dyskinesia, PCD) – 221**
Tobias Ankermann und Nicolaus Schwerk

Kapitel 20   **Non-CF-Bronchiektasien – 227**
Tobias Ankermann und Nicolaus Schwerk

Kapitel 21   **Atelektase – 235**
Tobias Ankermann und Nicolaus Schwerk

Kapitel 22   **Bronchiolitis obliterans – 239**
Nicolaus Schwerk und Tobias Ankermann

Kapitel 23   **Interstitielle Lungenerkrankungen (Childhood Interstitial Lung Disease, ChILD) – 245**
Nicolaus Schwerk und Tobias Ankermann

Kapitel 24   **Pneumothorax – 251**
Nicolaus Schwerk und Tobias Ankermann

Kapitel 25 **Fremdkörperaspiration** – 257
Tobias Ankermann, Nicolaus Schwerk und Christian Sittel

Kapitel 26 **Atemwegsinfektionen** – 263
Michael Barker

Fehlbildungen der Atemwege

Tobias Ankermann und Nicolaus Schwerk

Inhaltsverzeichnis

15.1 Grundlagen – 168

15.2 Therapie – 168

Literatur – 171

Ergänzende Information Die elektronische Version dieses Kapitels enthält Zusatzmaterial, auf das über folgenden Link zugegriffen werden kann https://doi.org/10.1007/978-3-662-65542-9_15.

© Springer-Verlag GmbH Deutschland, ein Teil von Springer Nature 2024
B. Stiller et al. (Hrsg.), *Kardiologie – Pneumologie – Allergologie – HNO*, Therapie der Krankheiten im Kindes- und Jugendalter, https://doi.org/10.1007/978-3-662-65542-9_15

15.1 Grundlagen

Unter dem Begriff Atemwege werden luftleitende anatomische Strukturen verstanden (Nase, Nasennebenhöhlen, Mittelohr, Pharynx, Larynx, Trachea, Bronchien). Die Lunge bzw. das Lungenparenchym wird – obwohl auch lufthaltig (Alveolen) – häufig von den Atemwegen abgegrenzt. Begrifflich unterschieden werden die oberen Atemwege kranial des Larynx von den unteren Atemwegen kaudal des Larynx. Funktionell werden extrathorakale von intrathorakalen Veränderungen unterschieden.

Angeborene intrathorakale Fehlbildungen werden zusammenfassend auch als kongenitale thorakale (KTM) bzw. kongenitale pulmonale (KPM) Malformationen („congenital thoracic malformations", CTM, „congenital pulmonary malformations", CPM) bezeichnet; Fehlbildungen der oberen Atemwege einschließlich der Trachea s. ▶ Kap. 9, 10 und 11. Es können große Atemwege (Trachea, Bronchien), kleine Atemwege (Bronchiolen) und das Lungenparenchym (Alveolen und/oder Interstitium) isoliert oder in Kombination, auch mit kardiovaskulären Fehlbildungen, betroffen sein (▶ eOverview 15.1).

KTM fallen meist in der pränatalen Sonografie in der 20.–30. SSW auf. Einige bilden sich im Laufe der Schwangerschaft spontan zurück, andere nehmen an Ausdehnung zu. Somit sind sowohl zur Planung des Geburtsmodus und Geburtsorts (spezialisiertes Zentrum) sowie zur Entscheidung hinsichtlich des Vorgehens sequenzielle sonografische Untersuchungen und bei Hinweisen auf Komplikationen, wie z. B. Hydrops, Mediastinalverschiebung, Wachstum mit Kompression intrathorakaler Strukturen, ggf. auch eine pränatale MRT sinnvoll. Eine sichere Zuordnung angeborener Lungenfehlbildungen zu einer histologischen Entität ist weder in der pränatalen Sonografie oder MRT noch in der postnatalen Bildgebung möglich. Daher wurde für KTM ohne bzw. vor histologischer Zuordnung eine rein deskriptive Nomenklatur vorgeschlagen (Bush 2001, 2017; Griffin et al. 2008; ▶ eTabelle 15.1).

■ Symptomatik, Diagnostik

Der Zeitpunkt, die Art und das Ausmaß von **Symptomen** bei Säuglingen mit KTM variieren erheblich und hängen wesentlich von der Lokalisation, der Ausdehnung, dem Vorhandensein weiterer Fehlbildungen sowie Komplikationen im Verlauf ab. Viele Kinder sind unmittelbar nach Geburt, aber auch im weiteren Verlauf, völlig asymptomatisch, was die Entscheidung für oder gegen eine chirurgische Intervention erheblich erschwert (▶ eAlgorithmus 15.1). Mögliche klinische Manifestationen sind Zeichen erhöhter Atemarbeit (thorakale Einziehungen, Nasenflügeln, Tachypnoe), eine Zyanose oder Zeichen einer Herzinsuffizienz.

Zeitpunkt und Art der **Diagnostik** bei Kindern mit pränatal diagnostizierter KTM hängen im Wesentlichen von der vermuteten Entität und der Ausdehnung derselben sowie vom Vorhandensein und der Ausprägung klinischer Symptome nach der Geburt ab. Prinzipiell muss vor jeder Untersuchung die Fragestellung und insbesondere die sich ableitende therapeutische Konsequenz klar festgelegt werden. So reicht bei einem asymptomatischen Kind je nach KTM eine konventionelle Thoraxröntgenaufnahme, eine Ultraschalluntersuchung oder eine Echokardiografie zum Ausschluss einer Rechtsherzbelastung nach der Geburt primär aus. Eine Schichtbildgebung sollte bei Auftreten von Symptomen oder im Alter von 6–9 Monaten erfolgen, sofern eine Operation in Betracht gezogen wird. Eine MRT ist zur Darstellung solider oder flüssigkeitsgefüllter Strukturen indiziert, jedoch nicht geeignet, um das Lungenparenchym angemessen zu beurteilen. Hierzu ist die hochauflösende Computertomografie, meistens mit Kontrastmittel, die Methode der ersten Wahl. Leitlinien, die Zeitpunkt und die Empfehlungen zu Art der Diagnostik sowie zum therapeutischen Vorgehen vorgeben, existieren gegenwärtig nicht.

15.2 Therapie

■ Therapieziel

Sicherstellung einer anhaltend guten gesundheitlichen Verfassung, einer normalen Entwicklung und einer möglichst altersentsprechenden körperlichen Aktivität des Kindes sowie Vorbeugung bzw. Therapie von evtl. auftretenden Komplikationen. Die alleinige Wiederherstellung der anatomischen Struktur und Funktion der Atemwege ist nur gerechtfertigt, wenn das Kind durch die Fehlbildung bedingte Beschwerden hat oder

Komplikationen drohen, die den genannten Zielen entgegenstehen.

- **Therapieprinzip**

Abgesehen vom Lungensequester (bei kardialer Volumenbelastung) sowie den bronchogenen Zysten und „congenital cystic adenomatoid malformation" (CCAM)-Typ 1 und 4 (befürchtetes Entartungsrisiko) gibt es keine angeborene Fehlbildung, die per se behandelt werden muss, sofern die Betroffenen keine Symptome aufweisen. Auf der anderen Seite erfordert jede Fehlbildung eine therapeutische Maßnahme, wenn diese mit Symptomen einhergeht. In diesem Fall sind primär chirurgische und ggf. auch interventionelle Verfahren Grundlage der Therapie von KTM.

Bei pränataler Diagnose einer konnatalen parenchymatösen Lungenfehlbildung mit bspw. einem Hydrops kann zum Versuch der Verkleinerung eine Gabe von Betamethason (Standarddosis 2×12 mg i. m. an die Mutter) erwogen werden (Übersicht bei David et al. 2016). Pränatal können interventionell thorakoamniotische Shunts und endoskopische operative Verfahren durchgeführt werden. Perinatal kann unter erhaltener plazentarer Versorgung eine klinische Beurteilung und Intervention durch in der Methode erfahrene Teams durchgeführt werden („ex utero intrapartum treatment", EXIT-Manöver). Der pränatale Einsatz von Sklerotherapien und Radiofrequenzablationen ist in Einzelfällen beschrieben (Abbasi et al. 2020).

Klinisch unauffällige Kinder mit normaler Entwicklung, normaler körperlicher Aktivität und fehlenden Risikomarkern können auch ohne Therapie als Beobachtungspatienten geführt werden (Annunziata et al. 2019).

- **Therapeutisches Vorgehen**

Die Therapie von angeborenen Fehlbildungen hängt von der Klinik und den bildgebenden Befunden ab. Bei Störung des Atemgastransports bzw. der Atmung ist eine frühe bzw. sofortige interventionelle oder operative Therapie erforderlich. Bei klinisch unbeeinträchtigten Kindern sind ein abwartendes Vorgehen und ggf. eine sekundäre operative Intervention möglich. Bei der nicht immer einfachen Entscheidung sind neben der Symptomatik und der Größe und Ausdehnung (z. B. Ausfüllen des Hemithorax, beidseitiger Befund, Zysten >6 cm gelten als Warnzeichen für ein primäres Pulmoblastom), u. a. auch ein sehr seltenes Entartungsrisiko (CCAM-Typ 1 und 4, bronchogene Zyste) zu berücksichtigen. Vorliegende Daten zeigen, dass $<5\,\%$ der nicht primär neonatal operativ versorgten angeborenen Fehlbildungen im Verlauf wegen sich entwickelnden Symptomen und Komplikationen (insbesondere Infektionen) sekundär operiert wurden. Dies rechtfertigt ein abwartendes Vorgehen ohne Intervention, wobei nur wenige Langzeitdaten mit Beobachtungszeiträumen >20 Jahren publiziert sind (Stanton et al. 2009). In die Entscheidung zu abwartendem Verhalten muss eingehen, dass die Komplikationsrate von Eingriffen bei symptomatischen Kindern höher ist und die Konversionsrate von thorakoskopischen zu offenen durch Thorakotomie durchgeführten Eingriffen größer ist (Bush 2017).

Zur Risikostratifizierung im Hinblick auf eine Entartung bzw. das Vorliegen eines primären Pulmoblastoms kann bei großzystischen thorakalen Malformationen die diagnostische Aufarbeitung von zu Malignomen prädisponierenden Erkrankungen hilfreich sein (z. B. MEN 2b, Mutationen im *DICER1*-Gen).

> Wichtig ist es zu betonen, dass bei kleinzystischen (<2 cm Durchmesser) thorakalen Malformationen keine Assoziation zu Neoplasien beschrieben wurde.

Insofern entfällt hier ein wichtiges Argument pro Operation, wenn die Kinder symptomlos sind.

Zur klinischen Entscheidungsfindung zu einer Intervention können auch die Ergebnisse einer retrospektiven Untersuchung herangezogen werden, die 112 Kinder mit einem primären pulmonalen Blastom und 103 mit einer nichtmalignen KTM verglich. Diese Untersuchung zeigte, dass Faktoren, die für die Diagnose einer nichtmalignen KTM hinweisend sind, die pränatale Diagnose, der Nachweis eines atypischen versorgenden Gefäßes, ein postnataler asymptomatischer Verlauf und fokale Überblähungen sind. Auf ein primäres pulmonales Blastom wiesen eine bilaterale oder multisegmentale Beteiligung hin (Feinberg et al. 2016). Bei Entscheidung zu einer elektiven Operation ist auch der optimale Zeitpunkt bei sich unauffällig entwickelnden Kindern ohne klinische Symptome Gegenstand der Diskussion (diskutiert wird der 3.–12. Lebensmonat, Übersicht bei Annunziata et al. 2019). Angeborene Lungenfehlbildungen wie kongenital hyperluzide Lungenlappen oder kleinere Zysten bedürfen häufig keiner Therapie.

> Bei Kindern ohne klinische Symptome, mit altersentsprechender Entwicklung, normaler körperlicher Aktivität und fehlenden Risikofaktoren/Risikozeichen (Ausfüllen des Hemithorax, beidseitiger Befund und/oder multisegmentale Beteiligung, Zysten >6 cm) für das äußerst geringe Risiko einer malignen Entartung, sollte von einer Intervention abgesehen und die Kinder weiterhin beobachtet werden.

Die Entscheidung zu einer Operation sollte im Dialog mit Kinderchirurgen und Eltern im Einzelfall besprochen werden. Vorliegende Daten zeigen, dass zunehmend thorakoskopische Verfahren zum Einsatz kommen (Rothenberg et al. 2015; Adams et al. 2017).

- **Monitoring/Verlauf**

Die Verlaufskontrolle von Fehlbildungen der unteren Atemwege und kongenitalen Lungenfehlbildungen erfolgt unmittelbar postoperativ durch Thoraxröntgenaufnahmen, Thoraxsonografie und evtl. Schichtbilddiagnostik (CT/MRT). Mit Erreichen des 3.–4. Lebensjahres ist der Versuch von Lungenfunktionsuntersuchungen (Spirometrie, Bodyplethysmografie) sinnvoll. Kinder mit KTM, die nicht operiert oder interventionell behandelt worden sind und sich normal entwickeln, sollten jährlich klinisch und mittels Lungenfunktion untersucht werden.

- **Prognose**

Sowohl nach operativer Intervention als auch bei asymptomatischen konservativ Behandelten finden sich bei einem Großteil der Patienten eine normale Entwicklung und (fast) normale Lungenfunktionsparameter. Tatsächlich ist die Prognose von Fehlbildungen der Atemwege und KTM im Einzelfall aber von der histologischen Entität, dem Ausmaß der operativen Intervention und Begleiterkrankungen abhängig (Davenport und Eber 2012; Hall und Stanton 2017; Leblanc et al. 2017). Kinder mit angeborenen Lungenfehlbildungen, die unmittelbar postnatal oder im ersten Lebensjahr operiert wurden, zeigen im Vergleich zu Kindern, die aufgrund von Inguinalhernien operiert wurden, im Verlauf häufiger obstruktive Ventilationsstörungen und untere Atemwegsinfektionen und sie werden häufiger mit inhalativen Glukokortikoiden und kurzwirksamen β_2-Mimetika behandelt. Sowohl klinische Symptome als auch Medikamentenbedarf nehmen aber ab dem 4. Lebensjahr ab (Calzolari et al. 2016).

- **Prävention**

Eine Prävention von Fehlbildungen der oberen und unteren Atemwege und auch von KTM ist auch aufgrund der unklaren Ätiologie nicht möglich.

? **Fragen zur Wiederholung**
1. Welche Aussage zur Diagnostik von konnatalen thorakalen Malformationen (KTM) ist richtig?
   a. Eine pränatale Sonografie ermöglicht die Zuordnung einer KTM zu einer histologischen Entität.
   b. Eine pränatale MRT ermöglicht die Zuordnung einer KTM zu einer histologischen Entität.
   c. Unmittelbar postnatal ermöglicht eine MRT eine Zuordnung zu einer histologischen Entität.
   d. Unmittelbar postnatal ermöglicht eine Dopplersonografie die Identifikation eines einen Sequester versorgenden Gefäßes.
   e. Pränatal darstellbare und bei Geburt noch vorhandene zystische Veränderungen sind in der Thoraxübersichtsröntgenaufnahme sicher zu erkennen.
2. Wann ist bei angeborenen Fehlbildungen der Lunge und Atemwege ein operatives oder interventionelles Vorgehen unmittelbar postnatal notwendig?
   a. Bei verzögerter postnataler Anpassung
   b. Bei Störung des Atemgastransportes und/oder der Atmung
   c. Bei pränataler Dystrophie
   d. Bei Frühgeburtlichkeit
   e. Bei Geburt durch Sectio caesarea

3. Als Warnzeichen für ein pulmonales Blastom bei pränatal diagnostizierten pulmonalen Fehlbildungen gilt/gelten
   a. Multiple kleinzystische Veränderungen, die auf einen Lungenlappen begrenzt sind
   b. Singuläre Zysten
   c. Unilaterale Ausdehnung
   d. Bilaterale Ausdehnung
   e. Multiple kleinzystische Veränderungen in mehr als einem Lungenlappen

Literatur

Abbasi N, Morency AM, Langer JC et al (2020) Fetal Sclerotherapy for Hydropic Congenital Cystic Adenomatoid Malformations of the Lung Refractory to Steroids: A Case Report and Review of the Literature. Fetal Diagn Ther 47:24–33. https://doi.org/10.1159/000497143

Adams S, Jobson M, Sangnawakij P et al (2017) Does thoracoscopy have advantages over open surgery for asymptomatic congenital lung malformations? An analysis of 1626 resections. J Pediatr Surg 52:247–251. https://doi.org/10.1016/j.jpedsurg.2016.11.014

Annunziata F, Bush A, Borgia F et al (2019) Congenital Lung Malformations: Unresolved Issues and Unanswered Questions. Front Pediatr 7:239. https://doi.org/10.3389/fped.2019.00239

Bush A (2001) Congenital lung disease: a plea for clear thinking and clear nomenclature. Pediatr Pulmonol 32:328–337. https://doi.org/10.1002/ppul.1126

Bush A (2017) Evidence-based approach to congenital thoracic malformations. Arch Dis Child 102:1095. https://doi.org/10.1136/archdischild-2017-313708

Calzolari F, Braguglia A, Valfrè L et al (2016) Outcome of infants operated on for congenital pulmonary malformations. Pediatr Pulmonol 51:1367–1372. https://doi.org/10.1002/ppul.23472

Davenport M, Eber E (2012) Long term respiratory outcomes of congenital thoracic malformations. Seminars Fetal Neonatal Med 17:99–104. https://doi.org/10.1016/j.siny.2012.01.011

David M, Lamas-Pinheiro R, Henriques-Coelho T (2016) Prenatal and postnatal management of congenital pulmonary airway malformation. Neonatology 110:101–115. https://doi.org/10.1159/000440894

Feinberg A, Hall NJ, Williams GM et al (2016) Can congenital pulmonary airway malformation be distinguished from Type I pleuropulmonary blastoma based on clinical and radiological features? J Pediatr Surg 51:33–37. https://doi.org/10.1016/j.jpedsurg.2015.10.019

Griffin N, Devaraj A, Goldstraw P et al (2008) CT and histopathological correlation of congenital cystic pulmonary lesions: a common pathogenesis? Clin Radiol 63:995–1005. https://doi.org/10.1016/j.crad.2008.02.011

Hall NJ, Stanton MP (2017) Long-term outcomes of congenital lung malformations. Semin Pediatr Surg 26:311–316. https://doi.org/10.1053/j.sempedsurg.2017.09.001

Leblanc C, Baron M, Desselas E et al (2017) Congenital pulmonary airway malformations: state-of-the-art review for pediatrician's use. Eur J Pediatr 176:1559–1571. https://doi.org/10.1007/s00431-017-3032-7

Rothenberg SS, Middlesworth W, Kadennhe-Chiweshe A et al (2015) Two decades of experience with thoracoscopic lobectomy in infants and children: standardizing techniques for advanced thoracoscopic surgery. J Laparoendosc Adv Surg Tech Part A 25:423–428. https://doi.org/10.1089/lap.2014.0350

Stanton M, Njere I, Ade-Ajayi N et al (2009) Systematic review and meta-analysis of the postnatal management of congenital cystic lung lesions. J Pediatr Surg 44:1027–1033. https://doi.org/10.1016/j.jpedsurg.2008.10.118

Weiterführende Literatur

Carlens J (2022) Angeborene Erkrankungen der unteren Atemwege. In: Vogelberg C, Seidenberg J (Hrsg) Pädiatrische Pneumologie. De Gruyter, Boston, Berlin, S 235–246

Eber E (2014) Fehlbildungen der Atemwege. In: von Mutius E, Gappa M, Eber E, Frey U (Hrsg) Pädiatrische Pneumologie, 3. Aufl. Springer, Berlin Heidelberg, S 356–382

Asthma bronchiale

Antje Schuster

Inhaltsverzeichnis

16.1 Grundlagen – 174

16.2 Therapie – 175

Literatur – 186

Ergänzende Information Die elektronische Version dieses Kapitels enthält Zusatzmaterial, auf das über folgenden Link zugegriffen werden kann https://doi.org/10.1007/978-3-662-65542-9_16.

© Springer-Verlag GmbH Deutschland, ein Teil von Springer Nature 2024
B. Stiller et al. (Hrsg.), *Kardiologie – Pneumologie – Allergologie – HNO*, Therapie der Krankheiten im Kindes- und Jugendalter, https://doi.org/10.1007/978-3-662-65542-9_16

16.1 Grundlagen

Asthma bronchiale ist klinisch gekennzeichnet durch rezidivierende Atemnot aufgrund reversibler bronchialer Obstruktion, typischerweise begleitet von exspiratorischen trockenen Rasselgeräuschen (Giemen, Brummen), verlängertem Exspirium und trockenem Husten. Es gibt verschiedene Asthmaphänotypen; bei pädiatrischen Patienten besteht in den allermeisten Fällen ein IgE-vermitteltes allergisches Asthma, und typisch ist auch eine Komorbidität mit anderen allergischen Erkrankungen (Nahrungsmittelallergie, atopisches Ekzem, allergische Rhinokonjunktivitis). Pathophysiologisch liegt dem allergischen Asthma eine chronische bronchiale Typ-2-Inflammation mit Eosinophilie zugrunde, die zu der bronchialen Hyperreagibilität führt. Typische Auslöser für akute Asthmasymptome sind spezifische Allergenexposition, aber auch unspezifische Stimuli wie körperliche Belastung, respiratorische Infektionen, inhalative Reizstoffe (Tabakrauch!) und psychische Faktoren. Die deutschsprachigen Asthmaleitlinien beschreiben alle wesentlichen Aspekte der Erkrankung und dienen auch als Grundlage der Ausführungen dieses Kapitels (Bundesärztekammer et al. 2020; Lommatzsch et al. 2023).

Die Verdachtsdiagnose eines Asthma bronchiale wird primär klinisch anhand einer wegweisenden Anamnese bzw. eines typischen körperlichen Untersuchungsbefunds bei Atemnot mit trockenen Rasselgeräuschen im Exspirium gestellt. Im Intervall sind die Kinder in der Regel beschwerdefrei, und sie fallen auch bei der körperlichen Untersuchung oftmals nicht durch pathologische Befunde auf. Das relevante Instrument zur Diagnosestellung ist die Lungenfunktionsdiagnostik (▶ eAbb. 16.1). Der asthmatypische Lungenfunktionsbefund ist die obstruktive Ventilationsstörung mit verminderter Einsekundenkapazität (FEV_1), vermindertem Tiffeneau-Index und verminderten exspiratorischen Flussraten. Um die diagnostisch geforderte (Teil)reversibilität der obstruktiven Ventilationsstörung zu überprüfen, wird dann eine Reversibilitätstestung durchgeführt, üblicherweise durch Inhalation von 2 Hüben des Bronchodilatators Salbutamol mit anschließender Kontrolle der Lungenfunktion; bei Zunahme der FEV_1 um $\geq 12\%$ bzw. $\geq 200\,ml$ nach der Inhalation ist die Diagnose eines Asthma bronchiale als wahrscheinlich anzusehen. Bei Kindern und Jugendlichen ist die primäre Ruhelungenfunktion jedoch in den meisten Fällen normal. Dann wird im Lungenfunktionslabor durch eine sog. unspezifische bronchiale Provokationstestung versucht, eine obstruktive Ventilationsstörung zu provozieren und damit die bronchiale Hyperreagibilität nachzuweisen. Ein solcher unspezifischer Provokationstest erfolgt z. B. durch eine 7-minütige Laufbelastung auf dem Laufband oder durch standardisierte stufenweise Inhalation bronchokonstriktiver Substanzen (Histamin, Methacholin) mit nachfolgender Lungenfunktionskontrolle.

Zu ergänzen ist die Asthmadiagnostik in der Pädiatrie um eine Allergiediagnostik, zusätzlich zur diesbezüglichen Anamnese, per Haut-Prick-Test oder Bestimmung allergenspezifischer IgE-Antikörper im Serum, denn häufig liegt bei Kindern und Jugendlichen eine Allergie auf inhalative Allergene (z. B. Hausstaubmilben, Pollen, Tierhaare) dem Asthma bronchiale zugrunde. Wertvolle diagnostische Hinweise auf eine allergische Atemweginflammation liefert auch die Messung des exhalierten NO (FeNO).

Schwierig ist es, die Diagnose Asthma bronchiale im Säuglings-/Kleinkind- und Vorschulalter zu stellen. Hier scheitert die Forderung nach lungenfunktionsdiagnostischer Sicherung der Asthmadiagnose oftmals an der noch fehlenden Kooperationsfähigkeit jüngerer Kinder. Gerade junge Kinder machen häufig obstruktive Bronchitiden durch, die in der Regel mit respiratorischen Virusinfektionen mit guter Prognose assoziiert sind; der Symptomatik kann aber auch ein frühkindliches Asthma zugrunde liegen. Mit letzter Sicherheit lässt sich die Asthmadiagnose bei jungen Kindern nicht stellen. Wichtig ist die sorgfältige Anamneseerhebung, denn die Wahrscheinlichkeit für das Vorliegen eines Asthma bronchiale ist erhöht, wenn Allergien in der Eigen- und/oder Familienanamnese vorliegen und wenn bei den jungen Kindern das typische Symptom Giemen auch im infektfreien Intervall auf andere Stimuli hin (z. B. körperliche Belastung, Tabakrauchexposition, Allergenexposition) auftritt.

Die Liste der Asthmadifferenzialdiagnosen schließt infektiöse Ursachen, angeborene Fehlbildungen des Atemwegstrakts, eine Mukoviszidose, eine Fremdkörperaspiration und eine dysfunktionelle respiratorische Symptomatik ein.

16.2 Therapie

- **Therapieziel**

Das langfristige Therapieziel ist es, den betroffenen Kindern und Jugendlichen eine uneingeschränkte Teilhabe an altersgemäßer Lebensführung zu ermöglichen. Dies wird beschrieben mit dem zentralen Begriff einer geforderten guten „Asthmakontrolle" (▶ Monitoring). Asthmanfälle („Exazerbationen") sollen im Verlauf nicht auftreten. Selbstverständlich ist bei der langfristigen medikamentösen Einstellung auch die Vermeidung therapieinduzierter Nebenwirkungen ein hohes Gebot.

- **Therapieprinzip**

Da dem Asthma bronchiale eine chronische bronchiale Inflammation zugrunde liegt, ist die antiinflammatorische Behandlung die Säule der Dauertherapie. Die wichtigsten antiinflammatorischen Asthmatherapeutika sind inhalative Kortikosteroide (ICS). Bei allergischem Asthma, das im Kindes- und Jugendalter in den meisten Fällen vorliegt, kommen allergologische Therapieprinzipien hinzu: Allergenkarenz und ggf. allergenspezifische Immuntherapie (AIT). Bei einem akuten Asthmaanfall gilt es, in ruhiger und umsichtiger Weise die akute Atemnot zu effizient zu behandeln und die O_2-Versorgung des Körpers sicherzustellen.

- **Therapeutisches Vorgehen**

Das therapeutische Vorgehen basiert in seiner Intensität auf einer strukturierten Einschätzung der Symptomlast.

- **Akuter Asthmaanfall**

> Alle Asthmapatienten sollten von ihrem Behandler mit einem schriftlichen „Asthmanotfallplan" ausgestattet sein, der für den Fall eines akuten Asthmaanfalls die in Selbsthilfe durchzuführenden Erstmaßnahmen strukturiert auflistet und Notfalltelefonnummern aufführt.

Zu den ersten Selbsthilfemaßnahmen gehören das Einnehmen atmungserleichternder Körperhaltungen (Kutschersitz, Torwartstellung) und die Atmung mit dosierter Lippenbremse. Die erste medikamentöse Maßnahme ist die inhalative Verabreichung von 2–4 Hüben eines Bronchodilatators per Dosieraerosol und Spacer, in der Regel wird hier das β_2-Sympathomimetikum (SABA, „short-acting beta-agonist") Salbutamol empfohlen. Die SABA-Gabe kann alle 10–20 min wiederholt werden. In der initialen medizinischen Versorgung ist es ratsam, den Schweregrad des Asthmaanfalls ◘ Tab. 16.1 einzuschätzen.

Nach dem Schweregrad richtet sich das weitere therapeutische Vorgehen (Initialtherapie: ◘ Abb. 16.1). Wenn beim mittelschweren bis schweren Asthmaanfall kein ausreichendes Ansprechen auf die SABA-Inhalationen 2-mal in Folge zu verzeichnen ist, so ist die nächste medikamentöse Maßnahme die systemische Verabreichung eines Kortikosteroids, oral oder i.v.; bewährt hat sich die Gabe von Prednisolon 1–2 mg/kgKG. Beim schweren Asthmaanfall ist eine zusätzliche inhalative bronchodilatatorische Therapie mit dem Parasympatholytikum Ipratropiumbromid indiziert, alle 6–8 h jeweils 2(–4) Hübe des Dosieraerosols. Wenn O_2-Sättigungswerte von <92 % vorliegen, soll eine Supplementierung von Sauerstoff per Maske oder Nasenbrille erfolgen, mit einer Zielsättigung von >94 %.

Bei unzureichender Wirksamkeit all dieser initialtherapeutischen Maßnahmen wird zur weitergehenden medikamentösen Therapie – natürlich unter adäquater Überwachung – die Gabe von Magnesiumsulfat i.v. empfohlen (25–50 mg/kgKG, max. 2 g, über 20–30 min. i.v., 1-mal/Tag). Hingegen sind i.v.-verabreichte β_2-Sympathomimetika und Theophyllin im therapeutischen Algorithmus angesichts ihrer fragwürdigen Wirksamkeit und ihres Nebenwirkungspotenzials nur noch als Ultima Ratio indiziert, wenn es unter Umständen gilt, eine Beatmung zu vermeiden. Bei lebensbedrohlichem Asthmaanfall, refraktärer Hyoxämie/Hyperkapnie, Erschöpfung oder Bewusstseinsstörung ist eine intensivmedizinische Versorgung unumgänglich. Nach überstandenem Asthmaanfall ist die Langzeittherapie zu überprüfen und ggf. zu intensivieren.

Tab. 16.1 Einschätzung des Schweregrads eines Asthmaanfalls bei Kindern/Jugendlichen. (Aus: Bundesärztekammer et al. 2020, mit freundlicher Genehmigung Ärztliches Zentrum für Qualität in der Medizin)

	Leichter bis mittelschwerer Anfall	Schwerer Anfall	Lebensbedrohlicher Anfall
Symptome	Unvermögen einen längeren Satz während eines Atemzuges zu vollenden		Erschöpfung, Konfusion
Klinische Zeichen			
Atemfrequenz	<30/min	>5 Jahre: >30/min 2–5 Jahre: >40/min	>5 Jahre: >30/min 2–5 Jahre: >40/min Auch Bradypnoe oder Apnoe möglich
Atemmuster	– Verlängerte Ausatmung – Zeichen der Dyspnoe: Einziehungen, Nasenflügeln – Trockene Rasselgeräusche im Exspirium: Giemen und Brummen		– Zeichen der Dyspnoe: Einziehungen, Nasenflügeln – Trockene Rasselgeräusche im Exspirium: Giemen und Brummen – Auch fehlendes Atemgeräusch („stille Lunge") möglich
Apparative Zeichen			
Blutdruck	Normoton		Hypoton
PEF (wenn am Gerät geschult)	<80 und >50 % des persönlichen Bestwerts	<50 % des persönlichen Bestwerts	Ggf. nicht messbar
Pulsoxymetrie	$SaO_2 \geq 92\%$	$SaO_2 <92\%$ Zyanose	

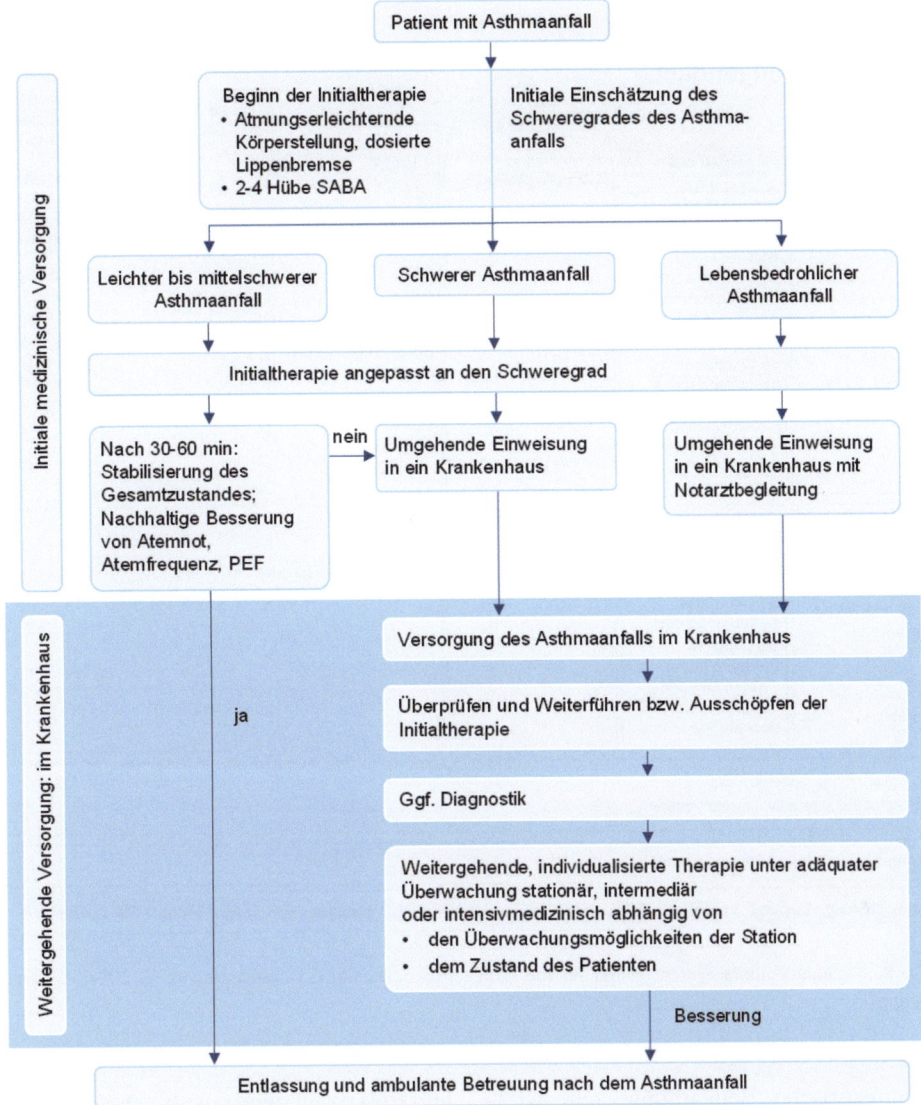

Abb. 16.1 Versorgung eines Asthmaanfalls bei Kindern/Jugendlichen. (Aus: Bundesärztekammer et al. 2020, mit freundlicher Genehmigung Ärztliches Zentrum für Qualität in der Medizin)

▪▪ Langzeittherapie

Die Langzeitbehandlung von Kindern und Jugendlichen mit Asthma bronchiale erfolgt nach dem Leitsatz „So viel wie nötig, so wenig wie möglich".

Die medikamentöse Dauertherapie wird je nach Krankheitslast gemäß einem therapeutischen Stufenschema stufenweise in ihrer Therapieintensität gesteigert (Bundesärztekammer et al. 2020; Hansen et al. 2020; Lommatzsch et al. 2023; ◘ Abb. 16.2). Entscheidungskriterium für die Notwendigkeit des Übergangs auf eine höhere Therapiestufe ist v. a. die Asthmakontrolle (◘ Abb. 16.3). Nach mindestens 3 Monaten stabiler Asthmakontrolle auf einer Therapiestufe kann ggf. ein „Step-down", d. h. ein Übergang auf eine niedrigere Stufe erwogen werden.

Da das klinische Krankheitsbild des Asthma bronchiale auf einer chronischen bronchialen Inflammation beruht, ist die wichtigste Maßnahme in der Langzeittherapie die

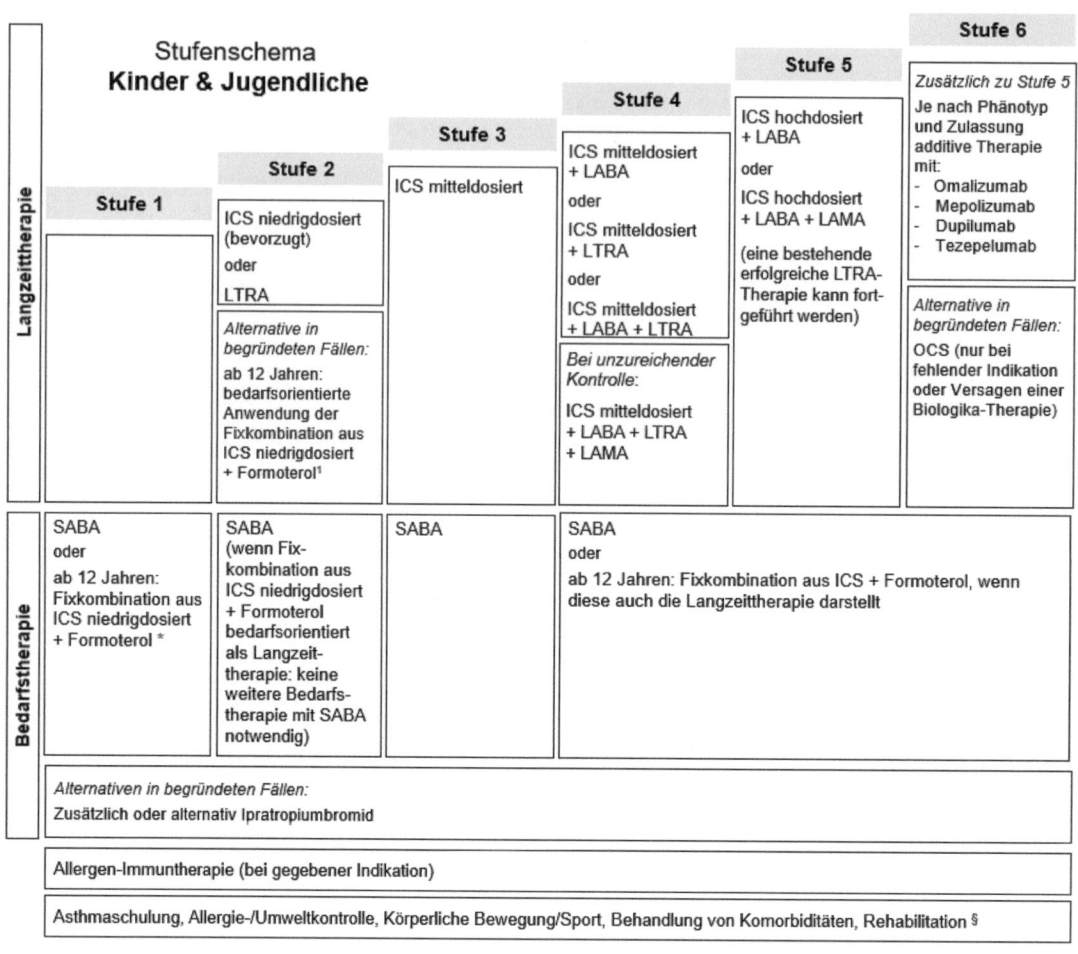

Abb. 16.2 Medikamentöses Stufenschema für die Langzeittherapie. (Aus: Lommatzsch et al. 2023, mit freundlicher Genehmigung)

antiinflammatorische Behandlung. Die wichtigsten antiinflammatorischen „Controller" sind inhalative Kortikosteroide (ICS). Auch Leukotrien(rezeptor)antagonisten (LTRA) sind antiinflammatorisch wirksam, allerdings deutlich schwächer als ICS. In höheren Therapiestufen werden in der Dauertherapie als Bronchodilatatoren inhalative langwirksame β-Sympathomimetika (LABA) eingesetzt: Zur Verfügung stehen Salmeterol (Gabe 2-mal täglich), Formoterol (Gabe 2-mal täglich) und Vilanterol (Gabe 1-mal täglich). Des Weiteren steht die Substanz Tiotropiumbromid als langwirksames bronchodilatatorisches Anticholinergikum („long-acting muscarinic-antagonist", LAMA; Gabe 1-mal täglich) zur Verfügung. Bei unzureichender Asthmakontrolle unter adäqua- tem Einsatz all dieser medikamentösen Maßnahmen liegt definitionsgemäß ein schweres Asthma vor. Heutzutage ist für diese erfreulicherweise vergleichsweise kleine Gruppe im Kindes- und Jugendalter eine Dauertherapie mit oralen Kortikosteroiden (OCS) nahezu obsolet. Für diese Patienten stehen uns nun Biologicals zur Verfügung: In erster Linie Omalizumab als Anti-IgE-Antikörper und Dupilumab als Anti-IL4/IL13-Rezeptorantikörper, desweiteren Mepolizumab als Anti-IL5-Antikörper sowie Tezepelumab als TSLP-Antikörper.

Stufe 1 Nur bei Kindern mit sehr selten auftretender Asthmasymptomatik wird man auf die Empfehlung einer Dauertherapie verzichten (◘ Abb. 16.2). Hier wird dann im sporadisch

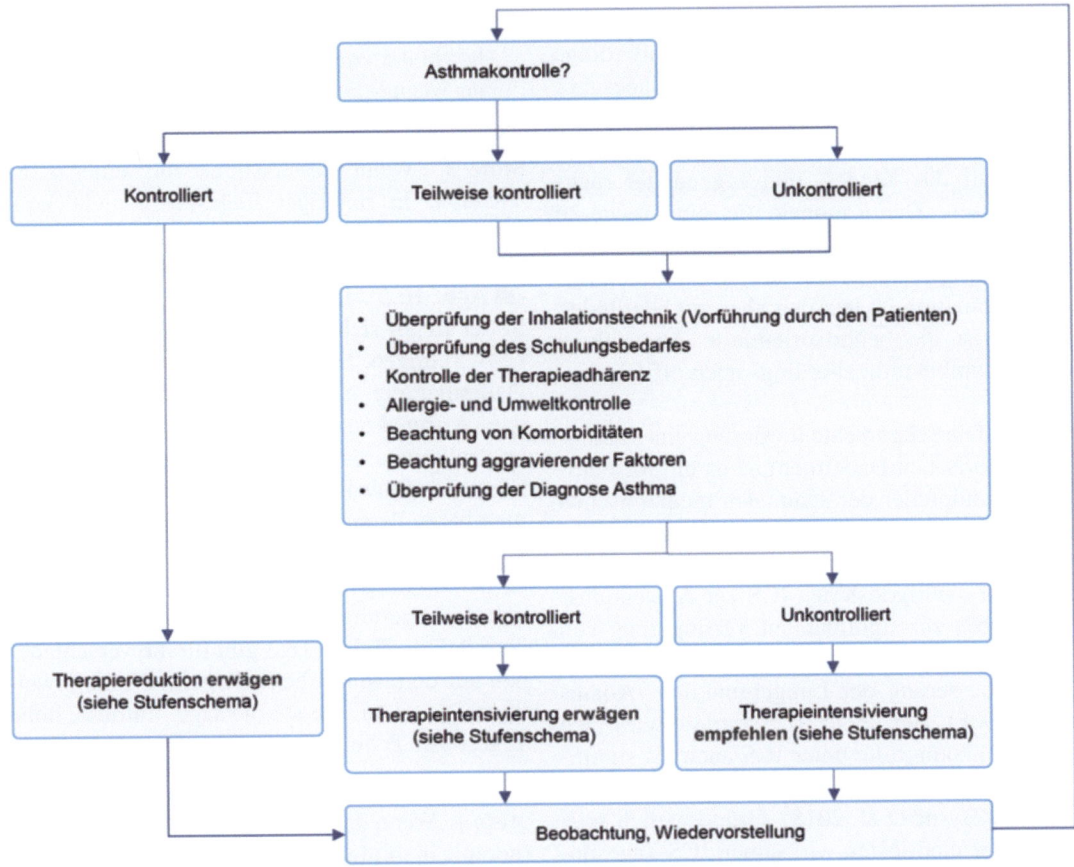

◨ **Abb. 16.3** Therapieanpassung orientiert an der Asthmakontrolle. (Aus: Bundesärztekammer et al. 2020, mit freundlicher Genehmigung Ärztliches Zentrum für Qualität in der Medizin)

auftretenden Bedarfsfall ein Bronchodilatator, in der Regel ein SABA, angewendet werden. Eine zu häufig genutzte SABA-Anwendung birgt Gefahren für die Patienten, da SABA die Asthmasymptome kaschieren, die zugrundeliegende Entzündung jedoch unbehandelt bleibt und sich damit das Exazerbationsrisiko erhöht. Ein wichtiges Kriterium zur Beurteilung der Asthmakontrolle ist daher auch die Frage nach Benutzung der Bedarfsmedikation. In den letzten Jahren zeigten mehrere große klinische Studien mit Patienten mit leichtem Asthma, die teilweise nicht nur mit Erwachsenen, sondern teilweise auch unter Einschluss von Jugendlichen ab 12 Jahren durchgeführt wurden, dass eine bedarfsorientiert verabreichte Fixkombination aus ICS + Formoterol mit einer geringeren Rate schwerer Exazerbationen assoziiert war, als wenn die Bedarfstherapie nur mit einem SABA durchgeführt wurde (z. B. O'Byrne et al. 2018).

Daher wird nun in Stufe 1 alternativ zu SABA für Patienten ab 12 Jahren die Fixkombination aus ICS + Formoterol zur bedarfsorientierten Therapie empfohlen, wobei natürlich zu beachten ist, dass bei Anwendung der Fixkombination die vorgegebene Tagesmaximaldosis nicht überschritten werden darf. Die internationale GINA-Leitlinie geht sogar noch weiter als die deutschsprachigen Leitlinien: Sie empfiehlt sogar für alle Asthmapatienten ab 12 Jahren in jeder Therapiestufe, präferenziell zur Bedarfstherapie die ICS-Formoterol-Fixkombination zu benutzen, und sie betont auch für jüngere Kinder die Notwendigkeit einer Sicherstellung einer ICS-Therapie, wenn SABA verabreicht werden (Global Initiative for Asthma 2021).

Die Empfehlung einer ICS-Formoterol-Fixkombinations-Bedarfstherapie ist allerdings nicht für alle Therapiestufen im Kindesalter robust mit klinischen Studien belegt, teilweise wird hier aus an Erwachsenen gewonnenen Daten auf das Kindes- und Jugendalter rückgeschlossen. Die Rationale für eine moderne Bedarfstherapie nicht nur mit einem Bronchodilatator, sondern mit der ICS-Formoterol-Fixkombination ist letztlich aber gut begründet. Derzeit ist die bedarfsorientierte Anwendung der Fixkombination allerdings noch off-label.

Stufe 2 Die zeitgerechte Initiierung einer antiinflammatorischen Dauertherapie ist ein wesentlicher Grundpfeiler der adäquaten medizinischen Betreuung von Asthmapatienten (◘ Abb. 16.2). Vorzugsweise kommt hier eine regelmäßige Therapie mit niedrigdosierten ICS zur Anwendung. ICS führen zur signifikanten Verringerung von Asthmasymptomen und Exazerbationen sowie zur Verbesserung der Lungenfunktion (Adams et al. 2008). Bei leichtem Asthma erwies sich die Asthmakontrolle unter ICS auch als signifikant besser als unter rein bedarfsorientierter Therapie (O'Byrne et al. 2018). Grundsätzlich sollte mit der niedrigsten wirksamen ICS-Tagesdosis behandelt werden. In dem Wissen, dass bei manchen Patienten allerdings eine regelmäßige Dauertherapie mit ICS nicht durchsetzbar ist – sei es wegen grundsätzlicher Adhärenzproblematik oder „Kortisonangst" – gibt es auch in Stufe 2 in begründeten Fällen bei Patienten ab 12 Jahren die Möglichkeit einer rein bedarfsorientierten Behandlung, dann aber mit einem Kombinationspräparat aus ICS + Formoterol.

Nachgeordnet ist in Stufe 2 alternativ zu ICS auch eine Monotherapie mit dem schwächer antiinflammatorisch wirksamen LTRA Montelukast möglich, die der ICS-Behandlung allerdings unterlegen ist (Chauhan und Ducharme 2012); zudem gibt es Hinweise auf neuropsychiatrische Nebenwirkungen einer Dauertherapie mit Montelukast, von Albträumen bis hin zu fraglich erhöhter Suizidalität (Arzneimittelkommission der deutschen Ärzteschaft 2019). Bei Jugendlichen ab 15 Jahren wird eine Monotherapie mit Montelukast auch angesichts des schlechteren Wirkprofils nur eingesetzt, wenn ernsthafte Gründe gegen eine ICS-Dauertherapie vorliegen.

> ICS sind der Grundpfeiler der Dauertherapie. Es gilt das Prinzip „So viel wie nötig, so wenig wie möglich".

Stufe 3 Wenn das Asthma mit einer ICS-Therapie in niedriger Tagesdosis nicht kontrolliert werden kann, soll eine Erhöhung der ICS-Dosis auf eine mittlere Tagesdosis erfolgen (◘ Abb. 16.2). Die mittlere Tagesdosis gilt als in der Regel sicher bezüglich systemischer Nebenwirkungen. Nichtsdestotrotz sind unter ICS-Dauertherapie nicht nur die Erfolgsparameter wie Asthmakontrolle und Lungenfunktion zu kontrollieren, sondern grundsätzlich auch das Körperlängenwachstum, um mit einem leicht messbaren Parameter etwaige negative Einflüsse von ICS möglichst auszuschließen; insbesondere bei höheren ICS-Dosierungen sind Wachstumsverzögerung und leichte Wachstumseinbuße möglich. ◘ Tab. 16.2 gibt für die verschiedenen auf dem Markt befindlichen ICS die jeweiligen Dosen an, die als niedrige, mittlere, hohe Tagesdosis gelten.

Stufe 4 Wenn das Asthma mit einer ICS-Monotherapie in mittlerer Tagesdosis nicht kontrolliert werden kann, erfolgt der Übergang auf die Therapiestufe 4 (◘ Abb. 16.2). Auch hier werden die ICS in mittlerer Tagesdosis eingesetzt, jedoch in Erweiterung durch Kombination mit einem LABA oder/und dem LTRA Montelukast. Ob zuerst die Kombination mit dem LABA oder mit dem LTRA eingesetzt wird, bleibt dem Verordner überlassen; in die Überlegungen zur Wahl des ersten Add-on-Therapeutikums mag einfließen, dass beim LABA, auf das viele Kinder und Jugendliche sehr gut ansprechen, die bronchodilatatorische Wirkung, beim LTRA hingegen eine (schwache) antiinflammatorische Wirkung maßgeblich ist. Bei auch unter ICS/LABA/LTRA unzureichender Asthmakontrolle wird eine erweiterte Kombinationstherapie mit dem LAMA Tiotropiumbromid (1-mal täglich 5 µg inhalativ) durchgeführt. Alle Optionen der Stufe 4 sollten genutzt werden, ehe der Übergang auf Stufe 5 erfolgt.

Bei Start einer Dauertherapie bei unkontrolliertem Asthma ist der Beginn auf Stufe 4 mit ICS + LABA sinnvoll, weil so in der Regel eine rasche Symptomkontrolle zu erzielen ist; dann

Tab. 16.2 Vergleichstabelle der Dosierungen inhalativer Kortikosteroide (ICS) für Kinder und Jugendliche. (Aus: Bundesärztekammer et al. 2020, mit freundlicher Genehmigung Ärztliches Zentrum für Qualität in der Medizin)

Wirkstoff (ICS); Dosis pro Tag in Mikrogramm	Niedrige Dosis		Mittlere Dosis		Hohe Dosis	
	Kinder <12 Jahre	Jugendliche 12–18 Jahre	Kinder <12 Jahre	Jugendliche 12–18 Jahre	Kinder <12 Jahre	Jugendliche 12–18 Jahre
Beclometasondipropionat (BDP) – Standardpartikelgröße	≤200	≤200*	>200–400	>200–400[a]	–[a]	–[a]
Beclometasondipropionat (BDP) – feine Partikelgröße	≤100	≤100*	>100–200	>100–200[a]	–[a]	–[a]
Budesonid	≤200	≤200[a]	>200–400	>200–400[a]	–[a]	–[a]
Ciclesonid	–	80	–	160	–	>160
Fluticasonfuroat	–	–	–	100	–	>100
Fluticasonpropionat	≤100	≤100	>100–200	>100–250	>200	>250
Mometasonfuroat	–	200	–	400	–	>400

[a] Bei BDP und Budesonid bestehen aus Sicht der NVL-Autoren Sicherheitsbedenken im Hinblick auf die Plasmaspiegel. Daher gleichen die Dosisangaben der Jugendlichen denen der Kinder jeweils für den niedrigen und mittleren Dosisbereich. Im hohen Dosisbereich werden die genannten Wirkstoffe von der Leitliniengruppe eher nicht empfohlen (deshalb dort auch keine Dosisangaben).

ist im Verlauf allerdings eine baldige Reduktion der Therapieintensität anzustreben.

> Eine Therapie mit LABA oder LAMA ohne begleitende ICS-Behandlung ist strikt kontraindiziert, da LABA und LAMA keine antiinflammatorischen Wirkungen haben und eine allein bronchodilatatorische Behandlung ein erhöhtes Mortalitäts- und Morbiditätsrisiko birgt.

Um einer ungewollten LABA-Monotherapie vorzubeugen, ist anstelle der Verordnung zweier verschiedener Inhalationssysteme die Verordnung eines ICS-LABA-Fixkombinationspräparats indiziert.

Bei jugendlichen Asthmatikern ab 12 Jahren gibt es anstelle der beschriebenen Behandlung ab Stufe 4 noch eine weitere therapeutische Option: Das sog. SMART-Konzept (**s**ingle inhaler **m**aintenance **a**nd **r**eliever **t**herapy). Hierbei wird eine Fixkombination aus ICS + Formoterol sowohl zur regelmäßigen Dauertherapie als auch zur bedarfsorientierten Therapie eingesetzt. Ein Vorteil dieses Behandlungskonzepts ist sicherlich dessen Einfachheit mit Wegfallen der Verwechslungsgefahr der Inhalatoren durch die Patienten. In klinischen Studien hat sich das Konzept sehr gut bewährt: Es gab unter SMART weniger Exazerbationen als unter konventioneller Dauertherapie, und die ICS-Gesamtdosis erwies sich – entgegen den Befürchtungen – unter SMART als geringer (Cates und Karner 2013; Kew et al. 2013).

Stufe 5 Stufe 4 und 5 werden im Stufentherapieschema klar voneinander getrennt, denn in Stufe 4 erfolgt die ICS-Dauertherapie in der bezüglich systemischer Nebenwirkungen sicheren mittleren Tagesdosis, während in Stufe 5 ICS in hoher Tagesdosis, mit erhöhtem Risiko systemischer Nebenwirkungen, eingesetzt werden (◘ Abb. 16.2). Steigerung der ICS-Menge auf eine hohe Tagesdosis hat in der Regel nur eine äußerst begrenzte Steigerung der erwünschten Wirkung zur Folge, während sich das Risiko für unerwünschte Effekte deutlich erhöht (Beasley et al. 2019). Wenn das Asthma jedoch auf Stufe 4 nicht kontrolliert werden kann, muss der Übergang auf die Stufe 5 erfolgen. Die hochdosierten ICS werden auf Stufe 5 stets in Kombination mit anderen Asthmatherapeutika (LABA, LTRA, LAMA) eingesetzt.

Spätestens ab Stufe 5 besteht definitionsgemäß ein „schweres Asthma": Laut NVL liegt bei Kindern und Jugendlichen ein schweres Asthma vor, „wenn bei sachgerecht und adäquat durchgeführter Therapie mit dem Ziel einer guten Asthmakontrolle dauerhaft (> 6 Monate) eine Add-on-Therapie mit einem langwirkenden Anticholinergikum (LAMA) oder einem monoklonalen Antikörper erfolgen und/oder eine hohe ICS-Tagesdosis verabreicht werden muss".

Vom wahren „schweren Asthma" ist das „schwer-behandelbare" Asthma abzugrenzen. Bei letzterem spielen weniger die de facto vorliegende Krankheitsschwere eine entscheidende Rolle als vielmehr andere Faktoren wie schlechte Adhärenz, unzureichende Allergen- oder Schadstoffkarenz (Cave Tabakrauchexposition!), fehlerhafte Inhalationstechnik oder relevante Komorbiditäten. Spätestens ab Übergang in Stufe 5 müssen diese Faktoren daher sorgfältig überprüft werden und Differenzialdiagnosen sicher ausgeschlossen sein.

Stufe 6 Hier stehen uns derzeit in der Pädiatrie vier Biologika zur Verfügung (◘ Abb. 16.2). Sie werden in 2- bis 4-wöchigen Abständen s. c. verabreicht. Die meisten klinischen Erfahrungen bestehen mit dem **Anti-IgE-Antikörper Omalizumab**, welcher die Bindung von freiem IgE an dessen Zielzellen (z. B. Mastzellen) und deren konsekutive Aktivierung verhindert. Eine Reihe klinischer Studien mit Omalizumab beim schweren kindlichen Asthma wies eine signifikante Reduktion der Exazerbationshäufigkeit durch die Behandlung nach, daneben auch eine Verbesserung der Asthmasymptomatik. Eine Behandlung mit Omalizumab ist möglich beim schweren allergischen IgE-vermittelten perennialen Asthma, welches mit einem ganzjährig relevanten Allergen assoziiert ist. Die Omalizumabdosierung ist abhängig von Körpergewicht und IgE-Spiegel im Serum. Eine mögliche seltene Nebenwirkung ist das Auftreten einer Anaphylaxie.

Das zweite für die Pädiatrie verfügbare Biologikum ist der **Anti-IL4/IL13-Rezeptorantikörper Dupilumab**, welcher in der Pädiatrie auch für die schwere atopische Dermatitis eingesetzt werden kann. Für die Anwendung von Dupilumab beim schweren Asthma im Kindes- und Jugendalter gibt es inzwischen auch zahlreiche Daten, die die Sicherheit und die gute Wirksamkeit hinsichtlich Exazerbationen, Lungenfunktion und Asthmakontrolle belegen. Zugelassen ist Dupilumab als Add-on-Erhaltungstherapie bei schwerem Asthma mit Typ-2-Inflammation – gekennzeichnet durch eine erhöhte Anzahl der Eosinophilen im Blut (d. h. $\geq 150/\mu l$) und/oder eine erhöhte exhalierte Stickstoffmonoxidfraktion (FeNO), wenn das Asthma trotz Behandlung mit mittel- bis hochdosierten ICS plus einem weiteren zur Erhaltungstherapie angewendeten Arzneimittel unzureichend kontrolliert ist.

Schwächer als zu Omalizumab bzw. Dupilumab ist die Datenlage zu dem **Anti-IL5-Antikörper Mepolizumab**; die Daten zu Wirksamkeit und Sicherheit beruhen überwiegend auf Daten erwachsener Asthmatiker. Der relevanteste Therapieeerfolg unter Mepolizumab ist ebenfalls eine Reduktion der Exazerbationshäufigkeit. Mepolizumab ist zugelassen für schweres refraktäres eosinophiles Asthma.

Als viertes Biologikum steht für die Pädiatrie **Tezepelumab**, ein **TSLP-Antikörper**, zur Verfügung. Tezepelumab wirkt möglicherweise unabhängig davon, ob eine Typ-2-Inflammation vorliegt. Im Gegensatz zu den anderes drei in der Pädiatrie verfügbaren Biologika, die für die Indikation schweres Asthma ab 6 Jahren zugelassen sind, ist Tezepelumab erst ab 12 Jahren zugelassen. Nichtsdestotrotz ist hier auch die Datenlage für Jugendliche noch begrenzt.

Noch unklar ist bislang, über welchen Zeitraum eine Behandlung mit Biologika durchgeführt werden sollte. Eine Mindesttherapiedauer von 4 Monaten erscheint sinnvoll, um den Therapieerfolg angemessen überprüfen zu können. Auf jeden Fall ist – nach sorgfältiger Indikationsstellung – eine regelmäßige Reevaluation der Behandlung erforderlich.

Allergenspezifische Immuntherapie (AIT)

Bei allergischem Asthma ist die Indikation zu einer AIT in Erwägung zu ziehen, wenn eine nachweislich allergische Komponente der Asthmasymptomatik besteht, d. h., wenn eine spezifische IgE-vermittelte allergische Sensibilisierung besteht und es bei Allergenexposition zu klinischen Symptomen kommt. Die Datenlage nach wissenschaftlichem Goldstandard für den Erfolg einer AIT beim kindlichen Asthma ist nicht besonders robust; es gibt jedoch eine Reihe positiver Studien, und insbesondere retrospektive Real-World-Analysen weisen deutlich auf einen positiven Therapieeffekt hin (Jutel et al. 2020; Vogelberg et al. 2020). Allerdings ist die Verordnung einer AIT nicht trivial, da die Bewertung der auf dem Markt verfügbaren Therapeutika zur subkutanen und sublingualen Immuntherapie nicht nur allergenspezifisch, sondern aufgrund der heterogenen Zusammensetzung der Produkte sogar produktspezifisch erfolgen muss. Auf der Website der DGAKI (Deutsche Gesellschaft für Allergologie und Klinische Immunologie) werden regelmäßig aktualisierte Tabellen mit produktspezifischen Bewertungen auf Basis der vorhandenen, publizierten Evidenz veröffentlicht.

Prinzipien der inhalativen Therapie

Die meisten Asthmatherapeutika werden inhalativ verabreicht. Zur Verfügung stehen dabei verschiedene Inhalationssysteme: Vernebler für Feuchtinhalationen, Dosieraerosole (in aller Regel unter Verwendung eines Spacers zu benutzen), sog. „Autohaler" und Pulverinhalatoren. Die Wirkstoffdeposition im Bronchialsystem ist von der Auswahl und der korrekten Anwendung des Inhalationssystems abhängig.

> Welches Inhalationssystem verordnet wird, muss sich auch nach den kognitiven und motorischen Fähigkeiten des Kindes richten. Bei der Verschreibung müssen das Kind und seine Eltern unbedingt die Handhabung des Inhalationssystems nach entsprechender Unterweisung einüben.

Es empfiehlt sich, die Inhalationstechnik bei den Wiedervorstellungen auch regelhaft zu kontrollieren, um das Einschleichen von Fehlern auszuschließen.

Eine Hilfestellung zur Auswahl geeigneter Inhalationssysteme bei jungen Kindern ist in ◘ Tab. 16.3 wiedergegeben. Die aufwändigen Feuchtinhalationen stellen keineswegs das beste Inhalationskonzept dar, sondern sind nur in begründeten Ausnahmefällen indiziert. Dosieraerosole + Spacer sind in jedem Lebensalter anwendbar, bei unter 2-Jährigen über eine weiche Gesichtsmaske, wobei aber frühestmöglich

Tab. 16.3 Zur Auswahl geeigneter Inhalationssysteme bei jungen Kindern. (Aus: Bundesärztekammer et al. 2020, mit freundlicher Genehmigung Ärztliches Zentrum für Qualität in der Medizin)

Alter	Dosieraerosol + Spacer[a]	Autohaler	Pulverinhalator	Vernebler Alternative in begründeten Fällen
< 2 Jahre	++ (Maske)	––	––	++ (Maske)
2–4 Jahre	++ (Mundstück)	––	––	++ (Mundstück)
4–6 Jahre	++ (Mundstück)	(+)	(+)[b]	++ (Mundstück)

Nicht alle Systeme sind für die jeweilige Altersgruppe zugelassen (siehe Fachinformationen).
[a] In Notfallsituationen oder z. B. vor dem Sport kann ein Dosieraerosol auch ohne Spacer eingesetzt werden, wenn eine gute Koordination vorausgesetzt werden kann.
[b] Einzelne Systeme ab 4 Jahre zugelassen: individuelle Eignung prüfen.
++: geeignet; (+): bedingt geeignet; ––: nicht geeignet

die Umstellung auf die Inhalation per Mundstück erfolgen soll, da die Nasenatmung per Gesichtsmaske die bronchiale Deposition reduziert. Atemzugausgelöste „Autohaler" und Pulverinhalatoren sind sehr praktisch und gewährleisten eine gute bronchiale Deposition; sobald das Kind diese mit ausreichend hoher inspiratorischer Atemstromstärke anzuwenden vermag, ist eine Umstellung darauf sinnvoll. Für die Anwendung im Asthmaanfall sind Pulverinhalatoren nicht geeignet.

Nach Inhalation eines ICS sollen der Mund ausgespült, die Zähne geputzt oder etwas getrunken werden, um eine Resorption des Kortikosteroids über die Mukosa in Mund/Rachen zu vermeiden; darauf sind Kinder und Eltern unbedingt hinzuweisen.

■ **Monitoring und Verlauf**

Als Faustregel ist es sinnvoll, Kinder und Jugendliche mit Asthma bronchiale in 3- bis 6-monatigen Abständen zu Verlaufskontrollen zu sehen; im individuellen Fall mögen jedoch andere Intervalle sinnvoll sein. Obligatorisch gehört die Überprüfung der Asthmakontrolle zum routinemäßigen Monitoring. Der Grad der Asthmakontrolle wird durch 4 einfache Fragen bezüglich des klinischen Verlaufs in den letzten 4 Wochen erfragt:
1. Traten tagsüber Asthmasymptome auf?
2. Führten Asthmasymptome zu nächtlichem Erwachen?
3. Musste die Bedarfsmedikation (ein Bronchodilatator zur Symptomlinderung) benutzt werden?
4. Gab es die Notwendigkeit einer Aktivitätseinschränkung durch das Asthma?

Gefordert wird für das Kindes- und Jugendalter, dass keines dieser Kriterien mit „Ja" beantwortet wird; nur dann liegt ein gut kontrolliertes Asthma vor. Bei nur teilweise kontrolliertem (1–2 Kriterien positiv) oder unkontrolliertem (3–4 Kriterien positiv) Asthma muss nach der gründlichen Reevaluation der Situation (Adhärenz, Inhalationstechnik, Allergen-/Schadstoffexposition, …) dann ggf. eine Therapieintensivierung erfolgen (▶ eKasuistik 16.1). Bei guter Asthmakontrolle hingegen kann im Verlauf eine Reduktion der Therapieintensität erwogen werden. Selbstverständlich ist bei der regelmäßigen Anamneseerhebung auch die Verträglichkeit der verordneten Therapie zu erfragen; insbesondere angesichts der weitverbreiteten Ängste vor Kortikosteroiden ist die diesbezügliche Thematisierung und Information nicht zuletzt zur Sicherstellung der Adhärenz wichtig.

Ein Monitoring der Lungenfunktion gehört ebenfalls zur regelmäßigen Verlaufskontrolle. Sinnvoll ist häufig auch eine zusätzliche Hyperreagibilitätstestung im Verlauf (wobei sich im Kindes- und Jugendalter primär eine 7-minütige Laufbelastung anbietet), um den Therapieerfolg lungenfunktionsdiagnostisch zu überprüfen. Die GINA-Leitlinie (Global Initiative for Asthma) unterscheidet 2 Domänen der Asthmakontrolle: zum einen die Symptomkontrolle, die durch die 4 oben aufgeführten Fragen abgebildet wird, und zum anderen das Risiko für eine zukünftige Verschlechterung des Asthma. Eine erniedrigte FEV$_1$ im Lungenfunktionstest ist als Risikofaktor für das Auftreten eines Asthmaanfalls anzusehen, ebenso wie z. B. eine fortgesetzte Tabakrauch- oder Allergenexposition (▶ https://ginasthma.org/wp-content/uploads/2021/05/GINA-Main-Report-2021-V2-WMS.pdf).

Als weiterer Mosaikstein für das Monitoring bei allergischem Asthma kann die Messung des exhalierten NO (FeNO) genannt werden, welches bei fortbestehender bronchialer Inflammation erhöht ist und unter suffizienter antiinflammatorischer Behandlung in der Regel < 20 ppb liegt. Bei Kindern und jungen Erwachsenen erhobene Daten zeigen an, dass die Einbeziehung des FeNo in das Monitoring die Exazerbationshäufigkeit senkte (Petsky et al. 2016); eine aktuelle prospektive klinische Studie konnte die Überlegenheit der Einbeziehung von FeNO in das Langzeitmanagement gegenüber dem rein klinischen Parameter der Asthmakontrolle allerdings nicht bestätigen (Turner et al. 2022).

Zu beachten ist im Verlauf auch das für den individuellen Patienten relevante Allergenspektrum und eine evtl. Saisonalität der Erkrankung. Bei reinen Allergien auf Pollen von frühblühenden Bäumen und/oder Gräsern/Roggen mag ggf. nur im Frühjahr/Sommer eine Dauertherapie erforderlich sein; andere Patienten mit perennialem Asthma und zusätzlicher Pollenallergie mögen ggf. zur Pollenflugzeit eine Therapieintensivierung benötigen.

> Das maßgebliche Kriterium für die Therapiesteuerung ist die Asthmakontrolle, die strukturiert mittels 4 Fragen zu den Symptomen der letzten 4 Wochen erfasst wird.

- **Prognose**

Asthma bronchiale als chronische Erkrankung ist heutzutage zwar gut zu behandeln, jedoch nicht heilbar. Viele Patienten hoffen, dass sich ihr Asthma im Laufe ihrer Teenagerjahre „auswächst". Der natürliche Verlauf ist unterschiedlich: Während ein Teil der Kinder sein Asthma verliert, verbessert es sich bei anderen, kann aber auch unverändert weiterbestehen und sich sogar verschlechtern. Im individuellen Fall lässt sich kaum eine Vorhersage treffen. Grundsätzlich haben Kinder mit nur leichtem Asthma eine bessere Prognose, während Kinder mit schwerem Asthma ein höheres Risiko für ein weiterbestehendes Asthma im Erwachsenenalter haben (Tai 2016). Zu den Risikofaktoren für eine Asthmapersistenz gehören früher Krankheitsbeginn, schwere Erkrankung, ausgeprägte bronchiale Hyperreagibilität, Tabakrauchexposition, Atopie, elterliches Asthma, weibliches Geschlecht. Demgegenüber hat die Mehrzahl der Säuglinge und Kleinkinder mit rein infektgetriggerter „Asthmasymptomatik" eine günstige Prognose.

- **Prävention**

Die Daten des Zentralinstituts für die kassenärztliche Versorgung in der Bundesrepublik Deutschland belegen eine Asthmadiagnoseprävalenz bei Kindern und Jugendlichen von ca. 5 %; es handelt sich also um eine häufige Erkrankung. Als wirksame Maßnahme zur Primär- und Sekundärprävention ist v. a. der Schutz vor Tabakrauchexposition, der bereits intrauterin beginnen sollte, zu nennen. Ansonsten gelten die allgemeinen Empfehlungen zur Allergieprävention (▶ Kap. 1). Bei bestehendem Asthma gilt es, bei Ermöglichung einer normalen Teilhabe an altersgemäßen Aktivitäten Verschlechterungen der Asthmakontrolle oder gar Asthmaanfälle zu verhüten. Hier ist es essenziell, patientenspezifische Risikofaktoren für eine Verschlechterung der Asthmakontrolle zu identifizieren und eine adäquate Dauertherapie mit regelmäßigem Monitoring zu gewährleisten.

- **Qualitätssicherung**

Angesichts der hohen Prävalenz und Inzidenz von Asthma im Kindes- und Jugendalter sind intensive Bemühungen um die Optimierung der Versorgung angezeigt. Die sorgfältige Ausarbeitung von Leitlinien gemäß wissenschaftlicher Evidenz nach definiertem Regelwerk der awmf (Arbeitsgemeinschaft der Wissenschaftlichen Medizinischen Fachgesellschaften) sowie deren Distribution hat die Optimierung der koordinierten Akut- und Langzeitversorgung zum Ziel; Leitlinien sind ein wichtiges Instrument zur Qualitätssicherung. Ob formelle gesundheitspolitische Maßnahmen wie das DMP („disease management program") Asthma die Qualität ärztlicher Versorgung verbessern können, sei dahingestellt.

? Fragen zur Wiederholung

1. Welches Kriterium spricht bei rezidivierenden respiratorischen Beschwerden dafür, dass ein Asthma bronchiale als Grunderkrankung vorliegt?
   a. Eine lungenfunktionsdiagnostisch nachgewiesene fixierte obstruktive Ventilationsstörung
   b. Exspiratorische trockene Rasselgeräusche bei der Auskultation
   c. Eine Verbesserung der FEV_1 um 15 % nach siebenminütiger Laufbelastung
   d. Eine Nickelallergie in der Eigenanamnese
   e. Eine Erniedrigung des exhalierten NO (FeNO)

2. Welche Aussage zur Therapie des Asthma bronchiale ist richtig?
   a. Bei Kindern unter 12 Jahren sollte der Einsatz inhalativer Kortikosteroiden nach Möglichkeit vermieden werden.
   b. Therapeutisch anzustreben ist die regelmäßige mindestens 2-mal täglich durchzuführende Inhalation mit einem kurzwirksamen β_2-Sympathomimetikum.
   c. Bei schwerem Asthma kommen TNF-Inhibitoren zum Einsatz.
   d. Im Asthmamanagement ist bei gegebener Befundkonstellation auch eine allergenspezifische Immuntherapie (AIT) vorgesehen.
   e. Leukotrienrezeptorantagonisten sollten nur in Kombination mit einem langwirksamen β2-Sympathomimetikum verordnet werden.

Interessenkonflikt Antje Schuster erhielt in den vergangenen 5 Jahren Honorare für Referenten- oder Beratertätigkeit von den Firmen ALK-Abelló, AstraZeneca, Berlin-Chemie; die übliche Bezeichnung „Interessenkonflikte" benutzt die Autorin angesichts der gegenstandslos unterstellenden Konnotation bewusst nicht.

Literatur

Adams NP et al (2008) Fluticasone versus Placebo for chronic asthma in adults and children. Cochrane Database Syst Rev. https://doi.org/10.1002/4651858.CD003135.pub4

Arzneimittelkommission der deutschen Ärzteschaft (AkdÄ) (2019) Information der britischen Arzneimittelbehörde zu Montelukast: Risiko von neuropsychiatrischen Reaktionen. Drug Safety Mail 2019–59

Beasley R et al (2019) Inhaled corticosteroid therapy in adult asthma. Time for a new therapeutic dose terminology. Am Rev Resp Crit Care Med 12:1471–1477

Bundesärztekammer (BÄK), Kassenärztliche Bundesvereinigung (KBV), Arbeitsgemeinschaft der Wissenschaftlichen Medizinischen Fachgesellschaften (AWMF) (2020) Nationale VersorgungsLeitlinie Asthma – Langfassung, 4. Aufl. www.asthma.versorgungsleitlinien.de, https://www.leitlinien.de/themen/asthma/pdf/asthma-4aufl-vers1-lang.pdf

Cates CJ, Karner C (2013) Combination formoterol and budesonide as maintenance and reliever therapy versus current best practice (including inhaled steroid maintenance), for chronic asthma in adults and children. Cochrane Database Syst Rev. https://doi.org/10.1002/14651858.CD007313.pub3

Chauhan BF, Ducharme FM (2012) Anti-leukotriene agents compared to inhaled corticosteroids in the management of recurrent and/or chronic asthma in adults and children. Cochrane Database Syst Rev. https://doi.org/10.1002/14651858.CD002314.pub3

Global Initiative for Asthma (2021) Global Strategy for Asthma Management and Prevention. https://ginasthma.org/wp-content/uploads/2021/05/GINA-Main-Report-2021-V2-WMS.pdf

Hansen G, Grychtol R, Schuster A (2020) Medikamentöse Langzeittherapie des Asthma bronchiale bei Kindern und Jugendlichen – neue Aspekte. Monatsschr Kinderheilkd 168:995–1007

Jutel M, Bruggenjurgen B, Richter H, Vogelberg C (2020) Real-world evidence of subcutaneous allergoid immunotherapy in house dust mite-induced allergic rhinitis and asthma. Allergy 75(8):2050–2058

Kew KM et al (2013) Combination formoterol and budesonide as maintenance and reliever therapy versus combination inhaler maintenance for chronic asthma in adults and children. Cochrane Database Syst Rev. https://doi.org/10.1002/14651858.CD009019.pub2

Lommatzsch M, Crie CP, deJong G et al (2023) S2k-Leitlinie zur fachärztlichen Diagnostik und Therapie von Asthma 2023. Pneumologie 77:461–543 (AWMF-Registernr.: 020-009)

O'Byrne PM et al (2018) Inhaled combined budesonide-formoterol as needed in mild asthma. N Engl J Med 378(20):1865–1876

Petsky LL, Kew KM, Chang AB (2016) Exhaled nitric oxide levels to guide treatment for children with asthma. Cochrane Database Syst Rev. https://doi.org/10.1002/14651858.CD011439.pub2

Tai A (2016) Strengths, pitfalls, and lessons from longitudinal childhood asthma cohorts of children followed up into adult life. Biomed Res Int. https://doi.org/10.1155/2016/2694060

Turner S, Cotton S, Wood J, Bell V, Raja EA, Scott NW, Morgan H, Lawrie L, Emele D, Kennedy C, Scotland G, Fielding S, MacLennan G, Norrie J, Forrest M, Gaillard EA, de Jongste J, Pijnenburg M, Thomas M, Price D (2022) Reducing asthma attacks in children using exhaled nitric oxide (RAACENO) as a biomarker to inform treatment strategy: a multicentre, parallel, randomised, controlled, phase 3 trial. Lancet Resp Med 10(6):584–592

Vogelberg C, Brüggenjürgen B, Richter H, Jutel M (2020) House dust mite immunotherapy in Germany: real-world adherence to a subcutaneous allergoid and a sublingual tablet. Allergo J Int 30(5):183–191

Bronchopulmonale Dysplasie (BPD)

Tobias Ankermann und Ann Carolin Longardt

Inhaltsverzeichnis

17.1 Grundlagen – 190

17.2 Therapie – 190

Literatur – 196

Ergänzende Information Die elektronische Version dieses Kapitels enthält Zusatzmaterial, auf das über folgenden Link zugegriffen werden kann https://doi.org/10.1007/978-3-662-65542-9_17.

© Springer-Verlag GmbH Deutschland, ein Teil von Springer Nature 2024
B. Stiller et al. (Hrsg.), *Kardiologie – Pneumologie – Allergologie – HNO*, Therapie der Krankheiten im Kindes- und Jugendalter, https://doi.org/10.1007/978-3-662-65542-9_17

17.1 Grundlagen

Die 1967 von Northway et al. erstbeschriebene bronchopulmonale Dysplasie (BPD) ist eine in der Perinatalphase beginnende mit Frühgeburtlichkeit assoziierte chronische Lungenerkrankung (Northway et al. 1967).

Ursache der BPD ist neben einer genetischen Suszeptibilität eine komplexe Interaktion der Unreife und exogenen perinatalen Faktoren. **Pathophysiologisch** liegen der BPD als Folge der im Vordergrund stehenden Störung der Lungenentwicklung, des Surfactantmangels (mit konsekutivem Atemnotsyndrom), der Einfluss sekundärer Noxen wie Infektionen (Chorioamnionitis, postnatale Pneumonie), Beatmung und Sauerstofftoxizität eine Verringerung der alveolaren Oberfläche, emphysematöse Veränderungen, eine Verdickung der Alveolarmembran (Fibrose) und Veränderungen der pulmonalen Gefäßarchitektur zugrunde (Übersicht bei Thébaud et al. 2019).

Bei sehr kleinen Frühgeborenen (< 28 SSW) liegt die **Inzidenz** der BPD je nach Zentrum, Definition und untersuchter Population zwischen 20–75 % (Thébaud et al. 2019). Sauerstoffbedarf bei Entlassung, also eine klinisch mittelschwere und schwere BPD (▶ eTab 17.1), tritt in Deutschland bei bis zu 20 % der Kinder an der Grenze zur Lebensfähigkeit (23.–24. SSW), bei Geburt jenseits von 28. SSW aber sehr selten auf (Göpel und Herting 2010).

- **Diagnostik, Einteilung, Symptomatik**

> Die Diagnose einer BPD wird anhand des Sauerstoffbedarfs bzw. der Art der Atemunterstützung ab dem 28. Lebenstag und/oder im postmenstruellen Alter von 36 Wochen gestellt.

Auch die Einteilung in leichte, mittelgradige und schwere BPD erfolgt klinisch durch das Ausmaß der Atemunterstützung mit 36 Schwangerschaftswochen (SSW) bzw. bei Entlassung aus der perinatalen Versorgung (▶ eTab 17.1).

Die BPD wird historisch und nach dem vorherrschenden Pathomechanismus in „neue BPD" und alte BPD unterteilt:
- **Neue BPD**: Schädigung durch v. a. Störung des Wachstums der Lunge in der kanalikulären und sakkulären Phase der Lungenentwicklung. Klinisch stehen eher Giemen, Atemnot, Sekretretention, nächtlicher Husten und bronchiale Hyperreagibilität und Einschränkung der Lungenfunktion im Vordergrund.
- **Alte BPD**: Schädigung v. a. durch Sauerstoff und Beatmung. Klinisch zeigt sich im Verlauf eher eine respiratorische Globalinsuffizienz, es kommt zu Heimsauerstoffversorgung und Entwicklung einer pulmonal arteriellen Hypertonie.

17.2 Therapie

- **Therapieziel**

Therapieziel ist zum einen bei Frühgeborenen die Inzidenz einer BPD zu verringern, zum anderen die Sekundärmorbidität für Atemwegserkrankungen zu verringern sowie eine möglichst normale Entwicklung der Frühgeborenen zu erreichen.

- **Therapieprinzip**

Bei der Therapie der BPD sind postnatale Interventionen bei frühgeborenen Kindern zur Prävention einer BPD von der Behandlung der etablierten BPD abzugrenzen. Eine kausale einzelne Therapie, die das Auftreten einer BPD verhindert oder zu einer Heilung der manifesten BPD führt, steht gegenwärtig nicht zur Verfügung. Wichtigstes Therapieprinzip ist die Reduktion invasiver und traumatisierender Interventionen in der neonatalen Versorgung. Bei manifester BPD besteht die Therapie in der supportiven Behandlung der manifesten Lungenerkrankung und Vermeidung einer weiteren Lungenschädigung.

- **Therapeutisches Vorgehen**

Übersicht zur Therapie gibt ◘ Abb. 17.1 (▶ eAlgorithmus 17.1).

- **Interventionen bei Frühgeborenen, um die Ausbildung einer BPD zu verhindern**

Die initiale Versorgung ist, wenn möglich, mittels nCPAP (nasal. CPAP) und Vermeidung von Intubation und Beatmung (mit oder ohne Surfactantgabe) durchzuführen. Eine Intubation sollte nur bei Frühgeborenen erfolgen, die

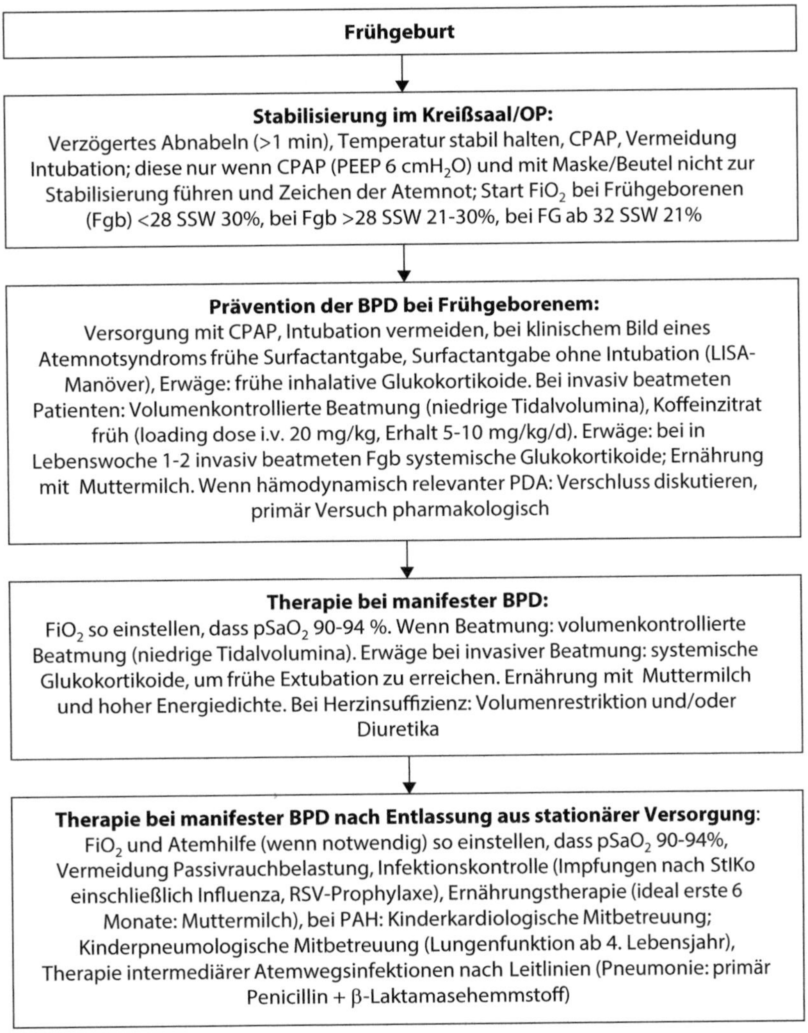

◘ Abb. 17.1 Therapeutische Synopsis

Frühgeburt

↓

Stabilisierung im Kreißsaal/OP:
Verzögertes Abnabeln (>1 min), Temperatur stabil halten, CPAP, Vermeidung Intubation; diese nur wenn CPAP (PEEP 6 cmH$_2$O) und mit Maske/Beutel nicht zur Stabilisierung führen und Zeichen der Atemnot; Start FiO$_2$ bei Frühgeborenen (Fgb) <28 SSW 30%, bei Fgb >28 SSW 21-30%, bei FG ab 32 SSW 21%

↓

Prävention der BPD bei Frühgeborenem:
Versorgung mit CPAP, Intubation vermeiden, bei klinischem Bild eines Atemnotsyndroms frühe Surfactantgabe, Surfactantgabe ohne Intubation (LISA-Manöver), Erwäge: frühe inhalative Glukokortikoide. Bei invasiv beatmeten Patienten: Volumenkontrollierte Beatmung (niedrige Tidalvolumina), Koffeinzitrat früh (loading dose i.v. 20 mg/kg, Erhalt 5-10 mg/kg/d). Erwäge: bei in Lebenswoche 1-2 invasiv beatmeten Fgb systemische Glukokortikoide; Ernährung mit Muttermilch. Wenn hämodynamisch relevanter PDA: Verschluss diskutieren, primär Versuch pharmakologisch

↓

Therapie bei manifester BPD:
FiO$_2$ so einstellen, dass pSaO$_2$ 90-94 %. Wenn Beatmung: volumenkontrollierte Beatmung (niedrige Tidalvolumina). Erwäge bei invasiver Beatmung: systemische Glukokortikoide, um frühe Extubation zu erreichen. Ernährung mit Muttermilch und hoher Energiedichte. Bei Herzinsuffizienz: Volumenrestriktion und/oder Diuretika

↓

Therapie bei manifester BPD nach Entlassung aus stationärer Versorgung:
FiO$_2$ und Atemhilfe (wenn notwendig) so einstellen, dass pSaO$_2$ 90-94%, Vermeidung Passivrauchbelastung, Infektionskontrolle (Impfungen nach StIKo einschließlich Influenza, RSV-Prophylaxe), Ernährungstherapie (ideal erste 6 Monate: Muttermilch), bei PAH: Kinderkardiologische Mitbetreuung; Kinderpneumologische Mitbetreuung (Lungenfunktion ab 4. Lebensjahr), Therapie intermediärer Atemwegsinfektionen nach Leitlinien (Pneumonie: primär Penicillin + β-Laktamasehemmstoff)

---

nicht mittels Maskenbeatmung und konsekutiver nichtinvasiver Atemunterstützung (z. B. nCPAP, nIPPV, nHFO) zu stabilisieren sind (Sweet et al. 2019). Eine Gabe von Surfactant sollte früh und wenn möglich mittels LISA („less invasive surfactant administration") durchgeführt werden (Abiramalatha et al. 2022). Durch die Surfactantgabe werden die Wahrscheinlichkeit einer Beatmung und der Gabe hoher inspiratorischer O$_2$-Konzentrationen reduziert. Wenn eine Beatmung notwendig ist, sollte diese volumenkontrolliert mit möglichst niedrigen Tidalvolumina durchgeführt werden (Principi et al. 2018; Madar et al. 2021; Abiramalatha et al. 2022).

Nichtinvasive Beatmung (NIV), Gabe von Stickoxid (NO) und Atemunterstützung mit niedrigen Zielwerten für die pulsoxymetrisch gemessene O$_2$-Sättigung (pSaO$_2$ 85–89 % vs. 91–95 %) sind mit einer verringerten BPD-Prävalenz mit 36 postmenstruellen Wochen assoziiert. Post-hoc-Analysen zeigen aber auch eine erhöhte neurologische Sekundärmorbidität und Sterblichkeit (Saugstad und Aune 2011; Abiramalatha et al. 2022). Die Gabe von NO sollte Frühgeborenen mit nachgewiesener pulmonaler Hypertonie vorbehalten sein und bei einem Gewicht < 1000 g nur in Ausnahmen angewendet werden (Sweet et al. 2019).

Zu den pharmakologischen Interventionen gehört die Gabe von **Koffein** (Koffeinzitrat, loading dose 20 mg/kgKG, danach Erhaltungsdosis 5–10 mg/kgKG/Tag). Für die Koffeingabe ist eine erleichterte Extubation und verringerte Inzidenz der BPD nachgewiesen. Die Gabe ist insbesondere bei invasiv beatmeten Frühgeborenen zu erwägen, kann aber auch das Risiko für eine Intubation verringern (Sweet et al. 2019; Moschino et al. 2020).

Für die Gabe von **Vitamin A** wurde eine geringe Reduktion der Prävalenz der BPD nachgewiesen. Aufgrund der fehlenden Effekte auf die pulmonale Langzeitmorbidität, Sterblichkeit und die bisher nur für die intramuskuläre Gabe gezeigten Effekt ist Vitamin A derzeit keine Standardtherapie (Abiramalatha et al. 2022).

Eine weitere Option, die erwogen werden kann, ist die frühe Gabe von inhalativen **Glukokortikoiden** (z. B. Beclomethason, Budesonid, Fluticasonpropionat), die aber in einzelnen Untersuchungen zu einer erhöhten Mortalität geführt hat (Shah et al. 2017; Sweet et al. 2019). Die systemische Gabe von Glukokortikoiden (z. B. Dexamethason, Hydrocortison) wird derzeit bei Frühgeborenen, die in der 1.–2. Lebenswoche noch invasiv beatmet werden, als Option gesehen, kann allerdings zu einem schlechteren neurologischen Outcome führen (Sweet et al. 2019). Aufgrund einer prospektiven DBPC-Studie mit prophylaktischer i.v.-Gabe von niedrig dosiertem Hydrokortison (2 × 0,5 mg/kgKG/Tag für 7 Tage, gefolgt von 1 × 0,5 mg/kgKG/Tag für 3 Tage) in den ersten 10 Lebenstagen an Frühgeborene < 28. SSW, die eine signifikant niedrigere BPD-Rate in der Interventionsgruppe ohne Unterschiede in der psychomentalen Entwicklung und ohne Unterschied in neurologischen Befunden zeigen konnte, ist eine frühe systemische Gabe von Hydrokortison zur Zeit allerdings weiterhin Gegenstand der Diskussion (Baud et al. 2016).

Supportive Maßnahmen bei der Versorgung von Frühgeborener, für die keine Evidenz für eine verringerte BPD-Prävalenz besteht, die aber zur ganzheitlichen Versorgung gehören und zur Verringerung der Sekundärmorbidität führen, sind in der folgenden ▶ Übersicht aufgeführt.

Supportive Maßnahmen[1]
- Körpertemperatur stabil halten zwischen 36,5–37,5 °C
- Parenterale Ernährung, Beginn am 1. Lebenstag mit Aminosäuren und Fetten (individuelle Steuerung nach Bilanz und ESPGHAN-Leitlinien; Lapillonne et al. 2019; Moltu et al. 2021)
- So früh wie möglich enterale Fütterung mit Muttermilch (Vermeidung einer Ernährung mit Formulanahrung)
- Bei Kreislaufinstabilität: Monitoring des Blutdrucks und wenn nötig Therapie (Katecholamine) zur Aufrechterhaltung altersentsprechender Gewebsperfusion (normaler Blutdruck)
- Bei Nachweis eines hämodynamisch relevanten persistierenden Ductus arteriosus (PDA) pharmakologischer Versuch eines Verschlusses mit z. B. Ibuprofen
- Antibiotische Therapie nur bei gegebener Indikation und so kurz wie möglich („antibiotic stewardship")
- Screening auf Ureaplasmen
- Hämoglobinkonzentration sollte in akzeptablem Zielbereich sein:
  – für Frühgeborene mit schweren kardiopulmonalen Komplikationen 12 g/dl (Hämatokrit 36 %),
  – für Frühgeborene mit Sauerstoffbedarf 11 g/dl (Hämatokrit 30 %),
  – für stabile Frühgeborene. ohne Sauerstoffbedarf 7 g/dl (Hämatokrit 25 %)
- „Optimal handling", kalkulierte Analgesie bei invasiven Prozeduren

---

[1] Mod. nach Sweet et al. (2019); National Institute for Health und Care Excellence (2019).

■ ■ Therapie der manifesten BPD

Therapieprinzip der manifesten BPD ist eine symptomatische Behandlung der Lungenerkrankung und Vermeidung von Folgeschäden durch Reduktion invasiver und traumatisierender Interventionen.

Die Gabe von **Sauerstoff** (O_2, Low-Flow, High-Flow, CPAP) in häuslicher Umgebung ermöglicht eine frühere Entlassung aus der klinischen Betreuung, verbessert das Längenwachstum und reduzierte in einzelnen Untersuchungen Kosten. Die Anwendung senkt zudem den pulmonalen Widerstand. Die O_2-Gabe hat unabhängig vom Schweregrad einer BPD keinen Effekt auf die neurologische oder psychosoziale Entwicklung oder den Endpunkt „Verhinderung eines Todesfalls". Trotz fehlender Evidenz wird empfohlen pulsoxymetrisch gemessene Sauerstoffsättigungen < 90 % zu vermeiden.

Die Gabe von inhalativen β_2-Mimetika und die Anwendung inhalativer Glukokortikoide hat keinen Einfluss auf Lungenfunktion und Prognose einer BPD. Die Gabe von Diuretika führt bei manifestem pulmonalem Ödem zu einer Verbesserung der Lungenmechanik. Derzeit wird eine Indikation nur bei der Therapie einer eventuell zusätzlich bestehenden Herzinsuffizienz oder einer pulmonal arteriellen Hypertension (PAH) gesehen.

> Bei Nachweis einer relevanten PAH bei BPD ist eine kinderkardiologische Mitbetreuung notwendig.

Bei Vorliegen einer PAH sind eine normale O_2-Sättigung und ein normaler O_2-Partialdruck bei Bedarf durch Gabe von zusätzlichem Sauerstoff anzustreben. Die Gabe von Sildenafil, Prostazyklinen oder Endothelinrezeptorantagonisten sollte erst nach Ausschluss von kardialen und vaskulären Komorbiditäten (z. B. diastolische linksventrikuläre Dysfunktion, anatomische Shunts, Stenosen der Pulmonalvenen, systemische Kollateralen) erfolgen. Zur pharmakologischen Therapie der PAH bei BPD gibt es nur spärliche nicht kontrollierte Interventionsstudien, sodass die Betreuung an Zentren mit Erfahrung mit diesem Krankheitsbild erfolgen sollte.

In Abhängigkeit vom Schweregrad der Lungenerkrankung ist aufgrund der erhöhten Atemarbeit bei Kindern mit BPD von einem erhöhten Energieumsatz auszugehen. Die Steuerung der Ernährung sollte anhand der Messung von Länge, Gewicht und Kopfumfang idealerweise gemeinsam mit Ernährungstherapeuten erfolgen.

Nach der Entlassung aus der stationären Versorgung ist ein wichtiges Element der Betreuung Frühgeborener mit BPD eine Infektionskontrolle. So ist eine Grundimmunisierung entsprechend STIKO-Empfehlungen durchzuführen. Kinder mit BPD sollten gegen Influenza geimpft werden. Die passive Immunisierung gegen RSV ist entsprechend den Leitlinien durchzuführen: Nach der deutschen AWMF-Leitlinie sollen Frühgeborene im Alter von ≤ 24 Lebensmonaten zum Beginn der RSV-Saison, die wegen mittelschwerer oder schwerer bronchopulmonaler Dysplasie/chronischer Lungenerkrankung in den letzten 3 Monaten vor Beginn der RSV-Saison (Beginn in der Regel ab Anfang November) mit Sauerstoff behandelt oder beatmet wurden, eine Palivizumabprophylaxe erhalten. Frühgeborene mit einem Gestationsalter von ≤ 28 + 6 Schwangerschaftswochen im Alter von ≤ 6 Monaten können eine Palivizumabprophylaxe erhalten (Liese et al. 2023; Übersicht zur Therapie bei Mandell et al. 2019; Ankermann und Longardt 2021). Seit 2024 ist mit Nirsevemab ein weiterer monoklonaler Antikörper zur passiven Immunisierung bei Kindern unter 2 Jahren in Deutschland zugelassen. Stellenwert und Bedeutung bei Risikokindern sind noch nicht abschließend zu bewerten.

> Wichtigstes Therapieprinzip der BPD ist die Vermeidung invasiver und traumatisierender Interventionen in der neonatalen Versorgung. Bei manifester BPD besteht die Therapie in der supportiven Behandlung der manifesten Lungenerkrankung und Vermeidung einer weiteren Lungenschädigung.

■ Monitoring/Verlauf

Die Betreuung von Frühgeborenen mit mittelschwerer und schwerer BPD erfolgt je nach Beschwerdebild interdisziplinär (z. B. Kinderarzt, Neuropädiater, Kinderkardiologe, Kinderpneumologe, Kindergastroenterologe, Physiotherapeut, Ergotherapeut, Ernährungsfachkraft, Frühförderung und ambulante Krankenpflege bzw. sozialmedizinische Nachsorge; ◘ Tab. 17.1).

Tab. 17.1 Untersuchungen im Rahmen der kinderpneumologischen Nachsorge bei BPD (zur Definition des Schweregrades der BPD; ▶ Text). Vorstellungen richten sich nach klinischen Erfordernissen. Sinnvoll sind Vorstellungen z. B. mit korrigiert 3 Monaten, dann mit 6 Monaten und je nach Verlauf mit 12, 18 und 24 Monaten. In Abhängigkeit vom Verlauf sind dann jährliche Vorstellungen zu einem Versuch für eine Spirometrie ab einem Alter von 3 Jahren sinnvoll. Die Betreuung von Frühgeborenen mit BPD erfolgt je nach Klinik durch verschiedene Berufsgruppen gemeinsam (Kinderarzt, Kinderkardiologe, Kinderpneumologe, Neuropädiater, Ernährungsberatung, Frühförderung, Physiotherapie u. a.). (Aus: Ankermann und Longardt 2021, mit freundl. Genehmigung)

	Leichte BPD	Moderate BPD	Schwere BPD
Anamnese	Bei jeder Vorstellung		
Körperliche Untersuchung	Bei jeder Vorstellung		
Pulsoximetrie, tagsüber	Bei jeder Vorstellung		
Lungenfunktionsuntersuchung[a]	Versuch ab 3. Lebensjahr, dann jährlich		
BGA	Nur bei Bedarf; bei klinischen Zeichen einer Ventilations-, Diffusions- oder Perfusionsstörung	Bei klinischen Zeichen einer Ventilations-, Diffusions- oder Perfusionsstörung. Bei Heimsauerstofftherapie, Atemhilfe oder Tracheotomie bei jeder Vorstellung	
Echokardiographie	Bei nachgewiesener pulmonaler Hypertonie (PAH) Anbindung Kinderkardiologie	Bei nachgewiesener pulmonaler Hypertonie (PAH) Anbindung Kinderkardiologie. Wenn bei Entlassung keine PAH nachweisbar ist, sollte im 3. Lebensmonat echokardiographisch der Ausschluss einer PAH erfolgen	
Röntgenthoraxaufnahme/CT-Thorax	Bei klinischem Bedarf		
Bronchoskopie	Bei Hinweisen auf fixe oder dynamische Atemwegsstenose, Bedarf der Analyse der pulmonalen Kolonisation, bei Tracheotomie		
pH-Metrie/Impedanzmessung des Ösophagus	Bei Hinweisen auf GÖR		
Pulsoximetrie nachts	Bei Hinweis auf Apnoen, OSAS		
Analyse des Sensibilisierungsmusters (sIgE, Haut-Prick-Test)	Bei familiärer Atopie, atopischer Dermatitis oder obstruktive Ventilationsstörung durch spezifische/unspezifische Auslöser[b]		
Schweißtest[c]	Bei klinischem Verdacht auf CF		
Ausschluss Immundefekt[d]	Bei anamnestischen und/oder klinischen Hinweisen		

GÖR gastroösophagealer Reflux (z. B. Regurgitation, Aspirationsereignisse, persistierende schwere obstruktive Ventilationsstörung, rezidivierende Pneumonien), *OSAS* obstruktives Schlafapnoesyndrom

[a] Lungenfunktionsuntersuchungen ≤ 2 Jahren nur bei spezifischen Fragestellungen, wenn verfügbar. Ab 3. Lebensjahr: Versuch Spirometrie und Bodyplethysmographie mit Laufbelastung und Broncholysetest mit Salbutamol. Komplexe Leistungsdiagnostik (Spiroergometrie u. a.) ab dem Schulalter bei Einschränkung der körperlichen Belastbarkeit erwägen

[b] Obstruktive Ventilationsstörung und/oder Husten durch unspezifische Auslöser wie Kälte, körperliche Belastung, Aufwirbeln von Staub (u. a.) und spezifische Auslöser wie Allergene

[c] Schweißchloridbestimmung auch bei negativem zystische Fibrose (CF)-Screening und klinischem Verdacht (z. B. Fettstühle, hypochlorämische Azidose, schwere untere Atemwegsinfektionen, Gedeihstörung)

[d] Anamnestische Hinweise nach Akronymen *ELVIS* (Infektionen mit ungewöhnlichen Erregern, ungewöhnlicher Lokalisation, ungewöhnlichem Verlauf, ungewöhnlicher Intenstät, ungewöhnlicher Anzahl = Summe von Infektionen) oder *GARFIELD* (Granulome, Autoimmunität, rezidivierendes Fieber, ungewöhnliche Ekzeme, Lymphoproliferation, chronische Darmentzündung)

Prognose

Folgen der BPD jenseits der perinatalen Versorgung sind u. a. Rehospitalisierungen mit Atemwegsinfektionen, ein gestörtes Lungenwachstum, intermittierende obstruktive Ventilationsstörungen, eingeschränkte Lungenfunktion, pulmonale Hypertension und Entwicklung einer chronischen Atemwegserkrankung mit z. T. respiratorischer Partialinsuffizienz und bei schweren Formen auch eine erhöhte Inzidenz verzögerter statomotorischer Entwicklung und neurologische Folgeerkrankungen (Doyle und Anderson 2009; Sillers et al. 2020).

Prävention

Eine Prävention der BPD stellen alle Maßnahmen dar, die eine frühe Geburt bzw. extrem frühe Geburt und eine intrauterine Wachstumsretardierung verhindern. Die pränatale Gabe von Glukokortikoiden (bis 34. SSW) verbessert die Lungenreifung, reduziert die postnatale Morbidität und reduziert neonatale Komplikationen und verringert die Mortalität von Kindern, die mit 22–34 SSW geboren werden. Die pränatale Gabe von Glukokortikoiden führt allerdings durch Verbesserung der Überlebenschancen dieser Kinder zu zahlenmäßig höheren BPD-Zahlen und hat bei Frühgeborenen > 25 SSW nur einen geringen Einfluss auf die Prävalenz (Roberts et al. 2017; Übersicht bei Higgins et al. 2018).

❓ Fragen zur Wiederholung

1. Ihnen wird ein Frühgeborenes der 26. SSW im Alter von 6 Lebensmonaten vorgestellt. Anhand welcher Kriterien können Sie die Diagnose einer bronchopulmonalen Dysplasie stellen?
   a. Die Diagnose kann anhand des Thoraxröntgenbildes in der 36. SSW oder des Thoraxröntgenbildes bei Entlassung spätestens am 56. Lebenstag gestellt werden.
   b. Die Diagnose kann anhand eines unmittelbar postnatal angefertigten Thoraxröntgenbildes in Synopsis mit dem zusätzlichen Sauerstoffbedarf unmittelbar nach der Erstversorgung gestellt werden.
   c. Die Diagnose einer BPD kann nur in der 36. postmenstruellen Woche oder bei Entlassung spätestens am 56. Lebenstag bei Frühgeborenen gestellt werden, die maschinell beatmet worden sind.
   d. Die Diagnose der BPD wird gestellt unter Berücksichtigung des Gestationsalters anhand des Sauerstoffbedarfes in der 36. postmenstruellen Woche oder bei Entlassung, wenn die Entlassung vor der 36. SSW erfolgt.
   e. Die Diagnose wird in Abhängigkeit von der Art der Zufuhr zusätzlichen Sauerstoffs in der 36. postmenstruellen Woche gestellt.

2. Welche Aussage zu Interventionen, die das Auftreten einer bronchopulmonalen Dysplasie bei Frühgeborenen verhindern, ist falsch?
   a. Die initiale Versorgung ist – wenn möglich – mittels nCPAP und Vermeidung von Intubation und Beatmung (mit oder ohne Surfactantgabe) durchzuführen.
   b. Wenn eine Beatmung notwendig ist, sollte diese primär mittels Hochfrequenzoszillation durchgeführt werden.
   c. Wenn eine Beatmung notwendig ist, sollte diese volumenkontrolliert mit möglichst niedrigen Tidalvolumina durchgeführt werden.
   d. Eine Gabe von Surfactant sollte früh und – wenn möglich – mittels LISA („less invasive surfactant administration") durchgeführt werden.
   e. Als pharmakologische Intervention ist die Gabe von Koffeinzitrat sinnvoll.

3. Welche Intervention gehört nicht zu den therapeutischen Interventionen zur Prävention der BPD?
   a. Vermeidung einer invasiven Beatmung über intratrachealen Tubus
   b. Frühe Surfactantgabe über LISA
   c. P. o.-Gabe von Koffein
   d. P. o.-Gabe von Vitamin A
   e. Bei notwendig werdender Beatmung Beatmungsmodus volumenkontrolliert

Literatur

Abiramalatha T, Ramaswamy VV, Bandyopadhyay T et al (2022) Interventions to Prevent Bronchopulmonary Dysplasia in Preterm Neonates: An Umbrella Review of Systematic Reviews and Meta-analyses. JAMA Pediatr 176:502–516. https://doi.org/10.1001/jamapediatrics.2021.6619

Ankermann T, Longardt AC (2021) Langzeitmanagement bei bronchopulmonaler Dysplasie. Monatsschrift Kinderheilkd 169:569–581. https://doi.org/10.1007/s00112-021-01202-z

Baud O, Maury L, Lebail F et al (2016) Effect of early low-dose hydrocortisone on survival without bronchopulmonary dysplasia in extremely preterm infants (PREMILOC): a double-blind, placebo-controlled, multicentre, randomised trial. Lancet 387:1827–1836. https://doi.org/10.1016/s0140-6736(16)00202-6

Doyle LW, Anderson PJ (2009) Long-term outcomes of bronchopulmonary dysplasia. Seminars Fetal Neonatal Med 14:391–395. https://doi.org/10.1016/j.siny.2009.08.004

Göpel W, Herting E (2010) Was macht das Deutsche Frühgeborenen-Netzwerk? Geburtshilfe Frauenheilkd 70:328–329

Higgins RD, Jobe AH, Koso-Thomas M et al (2018) Bronchopulmonary Dysplasia: Executive Summary of a Workshop. J Pediatr 197:300–308. https://doi.org/10.1016/j.jpeds.2018.01.043

Lapillonne A, Bronsky J, Campoy C et al (2019) Feeding the Late and Moderately Preterm Infant: A Position Paper of the European Society for Paediatric Gastroenterology, Hepatology and Nutrition Committee on Nutrition. J Pediatr Gastroenterol Nutr 69:259–270. https://doi.org/10.1097/mpg.0000000000002397

Liese J, Forster J, Herting E et al (2023) S2k-Leitlinie „Leitlinie zur Prophylaxe von schweren Erkrankungen durch Respiratory Syncytial Virus (RSV) bei Risikokindern. https://register.awmf.org/assets/guidelines/048-012l_S2k_Prophylaxe-von-schweren-Erkrankungen-durch-Respiratory-Syncytial-Virus-RSV-bei-Risikokindern_2023-09

Madar J, Roehr CC, Ainsworth S et al (2021) European Resuscitation Council Guidelines 2021: Newborn resuscitation and support of transition of infants at birth. Resuscitation 161:291–326. https://doi.org/10.1016/j.resuscitation.2021.02.014

Mandell EW, Kratimenos P, Abman SH et al (2019) Drugs for the Prevention and Treatment of Bronchopulmonary Dysplasia. Clin Perinatol 46:291–310. https://doi.org/10.1016/j.clp.2019.02.011

Moltu SJ, Bronsky J, Embleton N et al (2021) Nutritional management of the critically ill neonate: a position paper of the ESPGHAN committee on nutrition. J Pediatr Gastroenterol Nutr 73:274–289. https://doi.org/10.1097/mpg.0000000000003076

Moschino L, Zivanovic S, Hartley C et al (2020) Caffeine in preterm infants: where are we in 2020? ERJ Open Res. https://doi.org/10.1183/23120541.00330-2019

National Institute for Health and Care Excellence (NICE) NIfHaCE (2019) Specialist neonatal respiratory care for babies born preterm. www.nice.org.uk/guidance/ng124

Northway WH Jr., Rosan RC, Porter DY (1967) Pulmonary disease following respirator therapy of hyaline-membrane disease. Bronchopulmonary dysplasia. N Engl J Med 276:357–368. https://doi.org/10.1056/nejm196702162760701

Principi N, Di Pietro GM, Esposito S (2018) Bronchopulmonary dysplasia: clinical aspects and preventive and therapeutic strategies. J Transl Med 16:36. https://doi.org/10.1186/s12967-018-1417-7

Roberts D, Brown J, Medley N et al (2017) Antenatal corticosteroids for accelerating fetal lung maturation for women at risk of preterm birth. Cochrane Database Syst Rev. https://doi.org/10.1002/14651858.CD004454.pub3

Saugstad OD, Aune D (2011) In search of the optimal oxygen saturation for extremely low birth weight infants: a systematic review and meta-analysis. Neonatology 100:1–8. https://doi.org/10.1159/000322001

Shah VS, Ohlsson A, Halliday HL et al (2017) Early administration of inhaled corticosteroids for preventing chronic lung disease in very low birth weight preterm neonates. Cochrane Database Syst Rev. https://doi.org/10.1002/14651858.CD001969.pub4

Sillers L, Alexiou S, Jensen EA (2020) Lifelong pulmonary sequelae of bronchopulmonary dysplasia. Curr Opin Pediatr 32:252–260. https://doi.org/10.1097/mop.0000000000000884

Sweet DG, Carnielli V, Greisen G et al (2019) European Consensus Guidelines on the Management of Respiratory Distress Syndrome – 2019 Update. Neonatology 115:432–450. https://doi.org/10.1159/000499361

Thébaud B, Goss KN, Laughon M et al (2019) Bronchopulmonary dysplasia. Nat Rev Dis Primers 5:78. https://doi.org/10.1038/s41572-019-0127-7

Weiterführende Literatur

Jobe AH, Bancalari E (2001) Bronchopulmonary dysplasia. Am J Respir Crit Care Med 163:1723–1729. https://doi.org/10.1164/ajrccm.163.7.2011060

Mukoviszidose

Matthias Kappler, Friedrich Bootz und Matthias Griese

Inhaltsverzeichnis

18.1 Grundlagen – 198

18.2 Therapie – 199

Literatur – 217

Ergänzende Information Die elektronische Version dieses Kapitels enthält Zusatzmaterial, auf das über folgenden Link zugegriffen werden kann https://doi.org/10.1007/978-3-662-65542-9_18.

© Springer-Verlag GmbH Deutschland, ein Teil von Springer Nature 2024
B. Stiller et al. (Hrsg.), *Kardiologie – Pneumologie – Allergologie – HNO*, Therapie der Krankheiten im Kindes- und Jugendalter, https://doi.org/10.1007/978-3-662-65542-9_18

18.1 Grundlagen

Die zystische Fibrose (CF) erhält ihren deutschen Namen „Mukoviszidose" aus der Beschreibung der Pathophysiologie: Die Fließeigenschaft (Viskosität) der vom Körper in den exokrinen Drüsen gebildeten Sekrete (griech. Mukos) ist herabgesetzt. Ursächlich sind Veränderungen im Cystic Fibrosis Conductance Regulator(CFTR)-Gen, die zu einem veränderten Salz- und Flüssigkeitstransport über Zellmembranen führen und die exokrinen Drüsen im Sinne einer Multiorganerkrankung betreffen. Besondere Bedeutung haben dabei 2 Organsysteme:
- Das respiratorische System mit dem Fokus auf der Lungenbeteiligung, die bei den meisten Patienten Morbidität und Mortalität bestimmt.
- Der Verdauungstrakt mit dem Fokus auf der exokrinen Pankreasinsuffizienz, die bei über 90 % der Patienten vorliegt. Durch die Retention der Verdauungssekrete finden sich dann die namensgebenden Zysten und eine Fibrose des Pankreas.

Die CF ist in Deutschland mit einer Prävalenz von etwa 1:2500 eine häufige „seltene Erkrankung" und die häufigste autosomal rezessiv vererbte früh lebensbegrenzende Erkrankung bei Kaukasiern, unter denen die Heterozygotenfrequenz bei 1:20 bis 1:25 liegt. In Deutschland leben über 8000 Patienten und jährlich werden etwa 300 Kinder mit der Erkrankung geboren.

- **Diagnostik**

Seit 2016 gibt es in Deutschland flächendeckend das **neonatale Screening** auf CF. Untersucht wird der getrocknete Blutstropfen der Filterkarte im Rahmen des bereits etablierten Neugeborenenscreenings zunächst auf das immunreaktive Trypsinogen (IRT). Sehr hohe Werte > 99,9. Perzentile gelten direkt als CF-Screening positiv. Bei hohen Werten > 99. Perzentile wird das pankreasassoziierte Protein (PAP) bestimmt und, wenn dieses erhöht ist, eine molekulargenetische Untersuchung der 31 häufigsten Mutationen durchgeführt. Finden sich 1 oder 2 Mutationen, gilt das Kind ebenfalls als CF-Screening positiv. IRT-Werte ≤ 99. Perzentile gelten direkt als CF-Screening negativ. Der hier beschriebene Screeningalgorithmus wird weltweit nur in Deutschland angewendet und führt zu einer hohen Zahl falsch positiver Screeningergebnisse, nur ca. 20 % der im Screening positiven Kinder haben eine CF.

> Besonders häufig ist ein falsch negatives Screeningresultat bei Kindern mit Mekoniumileus. Jeder neonatale Ileus beim Reifgeborenen bedeutet daher zwingend den Verdacht auf CF und muss auch bei negativem neonatalem Screening abgeklärt werden. Wenn ein Schweißtest aufgrund des Alters noch nicht möglich ist, sollte direkt eine molekulargenetische Untersuchung durchgeführt werden.

Für Familien mit positivem neonatalen Screening entsteht eine erhebliche Belastung. Es ist daher essenziell, dass in den Zentren, in denen der Schweißtest als Diagnostik angeboten wird, geklärt ist, dass bei Kontaktaufnahme der Schweißtest am gleichen oder folgenden Tag durchgeführt werden kann und dass ein erfahrener Behandler mit der Familie spricht (Gesenhues et al. 2024).

Der **Schweißtest** ist diagnostischer Goldstandard (▶ eOverview 18.1). Schweißteste sollen nur in CF-Zentren durchgeführt werden, in denen es genügend Erfahrung mit der Untersuchung und auch der Erkrankung gibt. Einen guten Überblick der personellen und technischen Voraussetzung sowie der Durchführung und Interpretation gibt die deutsche S2-Leitlinie, die zur Zeit überarbeitet wird (Naehrlich et al. 2013).

> Für die CF-Diagnose muss mindestens ein diagnostischer Hinweis vorliegen (positives Screening, Geschwisterkind mit CF oder klinischer Hinweis) und eine CFTR-Funktionsstörung nachgewiesen sein mittels zweimalig positivem Schweißtest, nasaler Potenzialdifferenzmessung (NPD) oder intestinaler Kurzschlussstrommessung (ICM) oder dem Nachweis zweier mukoviszidoseverursachenden CFTR-Mutationen (▶ eOverview 18.2).

Klinische Hinweise auf CF, die „wie früher" auch bei negativem Neonatalscreening zu diagnostischen Maßnahmen führen sollten sind:
- Neonataler Ileus (Mekoniumileus beim Reifgeborenen),

- chronisch-rezidivierende pulmonale Infekte und unklare Lungenfunktionsstörungen,
- Gedeihstörung unklarer Ätiologie,
- voluminöse, stinkende, fetthaltige Stühle,
- Rektumprolaps,
- unklare Elektrolytentgleisungen im Säuglingsalter mit hypochlorämischer Alkalose,
- Gerinnungsstörungen mit Hypovitaminose,
- chronische emphysematische oder obstruktive Lungenerkrankung,
- Bronchiektasen,
- chronische nasale Poliposis,
- unklare Hepato- und Pankreatopathie,
- Infertilität (v. a. bei männlichen Patienten).

18.2 Therapie

CF-Patienten führen ein ganz normales Leben, daher hat sich im amerikanischen Sprachraum die Bezeichnung „people with CF" durchgesetzt. Wenn sich die Frage stellt „Kann/darf ein CF-Patient dies oder jenes machen?" sollte die Antwort fast immer „Ja" sein. Andererseits muss bekannt sein, dass CF eine Krankheit ist, die unbehandelt einen sehr schweren, meist früh tödlichen Verlauf nimmt. CF kann nicht geheilt, aber sehr gut und effektiv behandelt werden. Die Patienten und die Familien können etwas gegen die Krankheit tun, die Behandler müssen es. Dabei muss bewusst sein, dass nicht jeder schicksalhafte Verlauf schuldhaft herbeigeführt wird und nicht jeder Patient in gleicher Weise auf die Behandlung anspricht.

Therapieziel
Normale körperliche und geistige Entwicklung, normale auxologische Messergebnisse (keine CF-Perzentilen!), zeitgerechter Pubertätseintritt. Besuch von Kita, Kindergarten, Schule, Sportverein. Freunde, Reisen. Berufsausbildung, Studium, Partnerschaft, Familiengründung.

Erstes Ziel für neudiagnostizierte Familien: gesund mit 18 Jahren, definiert z. B. als normale exspiratorische Einsekundenkapazität (FEV_1).

Therapieprinzip
Die Betreuung muss kontinuierlich in einem spezialisierten Zentrum mit erfahrenem multidisziplinärem Behandlerteam erfolgen. Die täglich zu verrichtende Behandlung ist aufwändig und stellt daher eine erhebliche Therapielast für die Familien dar. Damit die Familien diese Last tragen können, benötigen sie häufig Unterstützung, auch aus dem CF-Team. Die Struktur des Teams muss daher neben medizinischen Spezialisten auch andere Berufsgruppen umfassen, insbesondere Sozialpädagogen, Psychologen und Physiotherapeuten. Die Bedeutung von „Empowerment" von Patienten und Familien wird zunehmend erkannt (Malone et al. 2019). Wichtige Aspekte sind das Zusammenspiel eines verantwortungsvollen, verlässlichen Behandlerteams mit der Familie, die ebenfalls Verantwortung übernimmt und im Dialog eine Stimme hat. Dadurch werden gemeinsame Entscheidungen möglich, die im Verlauf tragfähig sind.

Die Therapie folgt 3 Prinzipien:
- Basistherapie: prophylaktische Behandlung und Vermeidung von Komplikationen,
- Therapie von Exazerbationen,
- frühzeitiges Erkennen und Behandeln von Komplikationen.

▪▪ Basistherapie
Die Basistherapie zielt vornehmlich auf die Gesunderhaltung der Lunge ab, da die Komplikationen der Lungenerkrankung bei CF mit über 90 % die weitaus häufigste Ursache der Mortalität bei CF-Patienten sind.

Die vorbeugende Behandlung der Lunge ist vergleichbar mit dem täglichen Zähneputzen. Das bei Geburt gesunde Organ Lunge wird, vereinfacht gesagt, durch die tägliche Behandlung gesund gehalten. Die Therapie wird 365 Tage im Jahr durchgeführt. Sie besteht aus 5 Komponenten:
- Inhalation zur Sekretverflüssigung,
- Physiotherapie zur Sekretmobilisation,
- Therapie mit Modulatoren der CFTR-Funktion, falls mutationsspezifisch verfügbar,
- antibiotische Therapie,
- guter Ernährungszustand.

Die Inhalationstechniken und die Physiotherapie müssen zunächst von den Eltern erlernt werden. Dafür sind mehrere Übungsstunden mit erfahrenen Physiotherapeuten notwendig. Das Inhalationsgerät muss besonderen Anforderungen genügen – angesichts der Bedeutung der Lungengesundheit für die Prognose müssen Geräte verschrieben werden, deren Tauglichkeit bei CF gezeigt wurde. Leider erleben wir es immer wieder, dass Patienten mit minderwertigen Inhalationsgeräten versorgt werden. Die Gerätschaften zur Inhalation müssen in hygienisch einwandfreiem Zustand sein, die Eltern müssen dafür geschult werden. Inhalation und Physiotherapie sollten kombiniert werden, um Zeit zu sparen.

Aufklärung, Schulung, Anleitungen

Ein wichtiger Aspekt der CF-Therapie ist die Aufklärung der Betroffenen, angepasst an die jeweiligen Erfordernisse. Gespräche sind hierbei eine wichtige Komponente, ein Beispiel ist das sog. Erstgespräch oder später im Verlauf das Gespräch mit Jugendlichen über Fertilität. Zeitpunkte und Inhalte dieser Gespräche sollten im CF-Zentrum festgelegt sein. Darüber hinaus sind schriftliche Verfahrensanweisungen (z. B. Hygiene im Alltag, Hygiene des Inhalationsgerätes) sehr hilfreich.

Therapeutisches Vorgehen

Das therapeutische Vorgehen differiert in Abhängigkeit vom Zielorgan.

Lunge

Die Basistherapie der Lunge wird täglich durchgeführt. Die 4 Säulen der Lungenbehandlung bei CF sind die ersten 4 Komponenten der bereits beschriebenen Basistherapie.

Inhalation Während das Oberflächenepithel bei Gesunden den periziliären Flüssigkeitsfilm auf eine Höhe reguliert, die den Zilienschlag und eine effektive mukoziliäre Clearance ermöglicht, führt die Abwesenheit von ausreichender CFTR-Funktion bei CF-Patienten zu einer gestörten Sekretion von Salz und Wasser, einer gestörten Regulierung des periziliären Flüssigkeitsfilms und zu einer gestörten mukoziliären Clearance. Die Akkumulation von Mukus führt dann zu Infektion, Inflammation und Bronchiektasie (Frizzell und Hanrahan 2012).

Die tägliche Inhalation führt zur Verflüssigung des Sekrets. Dieser Effekt wurde, in Kombination mit Physiotherapie verstärkt, mittels Radionuklidu ntersuchungen gezeigt (Sutton et al. 1988). Wir führen sie als Nassinhalation mit NaCl-Lösung mit einer geringen Menge Salbutamol

Tab. 18.1 Typische CF-Basisinhalationstherapie nach Diagnosestellung

	Morgens	Abends
NaCl 0,9 %	5 ml	5 ml
Salbutamoltropfen	3	3
Dauer	15 min	15 min
Physiotherapie	Gleichzeitig	Gleichzeitig

zweimal täglich durch (Tab. 18.1). Dabei ist der Effekt der Sekretverflüssigung umso höher, je höher die NaCl Konzentration ist (Robinson et al. 1997). Beginn mit 0,9 %igem NaCl, eine Steigerung ist zunächst auf 3 %, dann auf 6 % möglich. Wird die höhere NaCl-Konzentration nicht vertragen, kann ohne Probleme eine niedrigere Konzentration verwendet werden.

Ebenfalls sekretolytisch wirkt die Inhalation von Dornase α, die zusätzlich einmal täglich ab dem Alter von ca. 2 Jahren inhaliert werden kann (Zulassung ab dem 5. Lebensjahr).

Das verwendete Inhalationsgerät muss geeignet sein und bezüglich CF-Therapie erprobt. Die Tröpfchengröße sollte zwischen 1 und 5 μm liegen, die Inhalette muss sterilisierbar sein. Wir empfehlen bis zum Alter von 10 Jahren einen Düsenvernebler, ab dann kann auf einen Membranvernebler umgestellt werden. Bei der Umstellung sollte nicht die gleiche Menge Inhalat in kürzerer Zeit vernebelt werden, sondern in der gleichen Zeit wie bisher eine größere Menge. Säuglinge und Kinder bis ca. 2 Jahre inhalieren mit einer Maske, ab dann sollte auf ein Mundstück umgestellt werden, um die Lungendeposition zu erhöhen.

Die Inhalation muss bei Kindern von Erwachsenen begleitet werden, damit die richtige Inhalationstechnik angewendet wird; diese muss regelmäßig (1- bis 4-mal/Monat) von einem CF-erfahrenen Physiotherapeuten überprüft werden.

Physiotherapie Die Physiotherapie dient der **Sekretmobilisation**. Viele Techniken können während der Inhalationsbehandlung angewendet werden. Wir unterscheiden passive Techniken von aktiven Techniken, wobei letztere meist vorzuziehen sind. Diese müssen erlernt werden und die Ausführung muss immer wieder überprüft werden. Ein bekanntes Beispiel ist die autogene Drainage, mit der es den Patienten gelingt, Sekret zu mobilisieren und aus der Lunge heraus zu befördern. Andere aktive Techniken arbeiten mit Geräten, die die Atemluft durch Druckschwankungen in Schwingung versetzen (Flutter, Cornett) und durch diese endobronchiale Perkussion Sekret lockern oder Geräten, die durch Widerstand die kollabierenden Atemwege schienen (BA-Tube, PEP-System) und so zur Entblähung beitragen können. Für kränkere Patienten kommen auch passive Techniken in Frage (reflektorische Atemtherapie) oder im Einzelfall Geräte, die den Thorax von außen oszilieren (Schüttelweste). Auch die physiotherapeutischen Maßnahmen können Nebenwirkungen haben und müssen von erfahrenen Behandlern überprüft werden.

Sport ist ebenfalls eine sehr gute Möglichkeit, Sekret in der Lunge zu mobilisieren. Dabei ist es egal, welche Sportart ausgeübt wird, Hauptsache, es macht Spaß, weshalb Mannschaftssportarten bevorzugt werden. Training mit den Eltern ist auf Dauer nicht hilfreich, ebenso wenig dürfen die Ziele zu hochgesteckt sein oder militärisch angegangen werden. Weil Sport seit jeher für CF-Patienten empfohlen wird, fehlen allerdings kontrollierte Studien, die den positiven Einfluss von Sport auf den Langzeitverlauf von CF Patienten klar belegen (Radtke et al. 2017).

Antibiotische Therapie Die Zusammensetzung des Lungenmikrobioms bei Gesunden und die Unterschiede zu CF-Patienten sind noch weitestgehend ungeklärt. Bei den grampositiven Bakterien, meist bereits im Kleinkindesalter nachweisbar, sind v. a. *S. aureus* und *H. influencae* zu nennen, bei den gramnegativen v. a. *P. aeruginosa*. Die Lunge von CF-Patienten wird bereits sehr früh von Keimen kolonisiert, die dort bei Gesunden nicht nachweisbar sind und das ist der erste Grund, diese Bakterien antibiotisch zu behandeln. Der negative Einfluss einer chronischen bakteriellen Besiedelung ist aber auch schon sehr früh in großen Studien bestätigt worden (Kerem et al. 1990). Die Applikation von Antibiotika ist systemisch per os oder intravenös und auch inhalativ möglich.

Für die antibiotische Dauerbehandlung gegen grampositive Besiedelung haben sich verschiedene Antibiotika in therapeutischer Dosierung (z. B. Amoxicillin + Clavulansäure oder Cefadroxil) über Jahrzehnte bewährt. Fast immer gelingt es, die entsprechenden Keime fernzuhalten. Resistenzentstehung wird nicht beobachtet und die Behandlung wird fast immer gut vertragen, häufig kann es zu Behandlungsbeginn aber zu vorrübergehenden intestinalen Beschwerden kommen. Die Behandlung mittels Dauerantibiotikum ist umstritten und wird von vielen Zentren nicht empfohlen, wobei mittlerweile klar ist, dass mikrobiologische Nachweise von Staphylokokken mit antibiotischer Behandlung seltener und Pseudomonaden nicht häufiger beobachtet werden (Rosenfeld et al. 2020). Außerdem deuten einige Untersuchungen auf einen schlechteren Verlauf bei chronischer Besiedelung der Atemwege mit *S. aureus* hin (Junge et al. 2016; Ramsey et al. 2014).

Antibiotika kommen darüber hinaus bei Infekt, bei Exazerbation, bei neuem Keimnachweis (Eradikationstherapie), bei jeglicher klinischen Verschlechterung oder Gewichtsproblemen und bei chronischer bakterieller Besiedelung (Suppressionstherapie) zum Einsatz.

Eine dauerhafte Therapie mit Makrolid wird von uns nicht empfohlen. Die positiven Effekte dieser Behandlung sind eher der antibiotischen Behandlung und weniger der immunmodulatorischen Therapie zuzuschreiben, wobei es hier bei Staphylokokken häufig zu Resistenzentwicklung kommt (Southern et al. 2012).

▪▪ Ernährungszustand

> Es gibt einen klaren Zusammenhang zwischen Ernährungszustand, Lungenfunktion und Überlebenswahrscheinlichkeit.

Der erste Hinweis darauf ergab sich bereits in den 1980er Jahren bei einem systematischen Vergleich von US-amerikanischen CF-Patienten mit den Patienten des CF-Zentrums in Toronto (Corey et al. 1988). In weiteren großen Untersuchungen konnte dieser Zusammenhang bestätigt werden (Konstan et al. 2003), auch aus den deutschen Registerdaten (Steinkamp und Wiedemann 2002), und der Ernährungszustand konnte schließlich als unabhängiger Prognosefaktor sowohl für Morbidität als auch Mortalität etabliert werden (Sharma et al. 2001).

Die Energiebilanz bei CF ist ungünstig: einer reduzierten Aufnahme (Malabsorption bei Pankreasinsuffizienz, gestörtem mukosalem Transport und Leberfunktionsstörung) steht ein erhöhter Kalorienverbrauch gegenüber (Inflammation, Atemmuskulatur, Appetitminderung, ggf. Verluste durch Glukosurie), sodass Untergewicht keine Seltenheit ist. Deshalb gibt es eine ganze Reihe von etablierten Maßnahmen, die zur Gewichtsverbesserung erwogen werden können; hierfür muss es in jedem CF-Zentrum eine schriftliche, klare Vorstellung geben, wann und wie genau diese – in Absprache mit dem Patienten/den Eltern – eingesetzt werden sollen.

> **Beispiele für Interventionsmöglichkeiten bei ungenügendem Ernährungsstatus**
> (Andere Erkrankungen wie Zöliakie müssen bedacht und ausgeschlossen werden!)
> - Standardberatung (Erstgespräch, jeder Ambulanzbesuch)
> - Anamnese der Esssituation, evtl. mit Videoanalyse
> - Fragebogen
> - Beratung der Eltern ohne Kind/Beratung des Kindes ohne Eltern
> - Ausgabe von Broschüren, spezieller Eltern-Info-Bogen
> - Ernährungs- und Enzymprotokoll; Einzelfälle: Chymotrypsinmessung, 72-h-Fettausscheidung
> - Zusatznahrung, Sondennahrung, Supplemente
> - Ernährungsschulung, Enzymschulung
> - Gewichtsvertrag mit dem Kind abschließen (Gewichtsziele, Essverhalten)
> - Psychosomatische Intervention (ambulant/stationär)
> - Ggf. Diabetesberatung
> - Stationäre Aufnahme, Rehabilitationsmaßnahme
> - Invasiver Ernährungssupport (Sonde, PEG)

■■ Virusinfektexazerbation

Klinische Verschlechterung mit Schnupfen, vermehrtem Husten und evtl. Temperaturerhöhung sind meist auf Virusinfektionen zurückzuführen, die in mindestens der Hälfte der Fälle nachweisbar sind. Bei CF-Patienten können Virusinfektionen, gezeigt insbesondere RSV und Influenza, die Immunantwort auf verschiedene Weise dahingehend ändern, dass bereits in der Lunge existierende Bakterien überhandnehmen, dass sekundäre bakterielle Infektionen ermöglicht werden oder dass eine neue Besiedelung mit CF-typischen Pathogenen stattfindet (*P. aeruginosa*) (Kiedrowski und Bomberger 2018). Daher ist, auch wenn „nur" ein Virusinfekt vermutet wird, nach unserer Erfahrung eine zusätzliche antibiotische (inhalative) Therapie über 10–14 Tage empfehlenswert. Bei Säuglingen bis zum 3. Lebensmonat Tobramycin 2×40 mg/Tag, dann 2×80 mg/Tag, im Schulalter 2×160 mg bis 2×300 mg/Tag.

> Generell gilt: Jede Verschlechterung bezüglich Klinik, Labor, Radiologie, Lungenfunktion oder Gewicht muss durch zusätzliche Therapie behandelt werden. Mögliche Ursachen müssen gesucht werden und spezifisch behandelt werden. Oft wird die Ursache der Verschlechterung aber nicht erkannt und eine unspezifische, oft probatorische Behandlungsintensivierung ist nötig – mit vorgezogener klinischer Kontrolle.

Bei klinischer Verschlechterung im Rahmen einer Exazerbation ist häufig eine massive Intensivierung der Therapie mit frühzeitigen Kontrollen nötig, je nach Heftigkeit der Exazerbation nach 1–6 Wochen. Zur Verlaufsbeobachtung kann es sinnvoll sein, Rückmeldung per Telefon oder E-Mail einzuholen, um das Prozedere anpassen zu können. Ziel der intensivierten Behandlung ist die Wiedererlangung der Lungenfunktion zum Zeitpunkt vor der Exazerbation. Wenn dies zum Beispiel nach 4 Wochen Doppeltherapie mit inhalativem Antibiotikum plus oralem Ciprofloxacin nicht gelungen ist, sind weitere Eskalationen notwendig: i.v.-Antibiose über 3 Wochen, stationäre Aufnahme, mehrere i.v.-Therapien hintereinander. Die letzteren, intensiveren Maßnahmen kommen bei deutlicher Verschlechterung primär zum Einsatz.

▪▪ Neuer Keimnachweis – Eradikationstherapie

Wenn in mikrobiologischen Proben von CF-Patienten neue CF-typische Keime nachgewiesen werden, wird normalerweise versucht, diese Keime zeitnah zu eradizieren. Eine längerfristige Besiedelung erschwert die Eradikation. In der Literatur finden sich viele verschiedene Eradikationsschemata, nach unserer Erfahrung haben sich folgende Strategien bewährt:

S. aureus kann, sofern keine dauerantibiotische Behandlung durchgeführt wird, durch eine 14-tägige Behandlung mit einer Vielzahl von Antibiotika fast immer erfolgreich behandelt werden, die als Tabletten oder Saft zur Verfügung stehen (z. B. Amoxicillin + Clavulansäure, Cephadroxil).

P. aeruginosa wird nach deutscher S3-Leitlinie entweder inhalativ mit Tobramycin über 4 Wochen oder über 3 Wochen kombiniert mit oralem Ciprofloxacin plus inhalativem Colistin behandelt. Wenn die Inhalation nicht möglich ist oder eine Exazerbation vorliegt, sollte eine intravenöse Doppelbehandlung über 3 Wochen erwogen werden. Ein P.-aeruginosa-Erstnachweis wird von uns allerdings intensiver behandelt. Zunächst über 3 Wochen „doppelt", entweder oral und inhalativ (z. B. Ciprofloxacin und Tobramycin) oder, v. a. bei kleinen Kindern und Säuglingen doppelt intravenös (z. B. Ceftazidim oder Meropenem und Tobramycin oder ggf. Colistin). Im Anschluss ein Jahr lang „einfach" z. B. inhalativ (Tobramycin 2×80 bis 2×300 mg/Tag über 6 Wochen, eine Woche Pause, dann wieder 6 Wochen und so weiter) oder jeweils nach 2 Wochen wechselnd alternierend mit Ciprofloxacin enteral und inhalativem Antibiotikum wie Tobramycin oder Colistin. Bei erneutem Nachweis wird die anfängliche Doppelbehandlung intensiviert oder verlängert oder intravenös durchgeführt. Bei weiteren Nachweisen können komplizierte Schemata mit rollierend eingesetzten Antibiotika angewendet werden, die in jedem CF-Zentrum lokal entwickelt vorliegen. Als erfolgreiche Eradikation betrachten wir durchgehend negative mikrobiologische Nachweise und fallende Antikörper über 2 Jahre nach Erstnachweis (Kappler et al. 2014).

Parallel zur antibiotischen Eradikation von P. aeruginosa erscheint eine Nasenbehandlung, auch bei fehlendem Nachweis im Nasensekret sinnvoll. Nasendusche, wenn vom Alter her möglich; zunächst mit NaCl 0,9 % 250 ml/Nasenloch, im Anschluss 50 ml mit 2 Mega Colistin, davon je 25 ml in die Nasenhaupthöhlen einbringen; bei Säuglingen und Kleinkindern mittels Nasenverneblerset zum Anschluss an handelsübliche Inhalationskompressoren mit NaCl 5,85 % 5 ml per Nasenloch, dann Colistin 3 ml in 7 ml NaCl 5,8 % (oder direkt in das Nasenloch einbringen). Während der Doppelbehandlung täglich, im Anschluss z. B. einmal pro Woche.

Ein Anstieg der Pseudomonasantikörper soll nach der deutschen Leitlinie (Müller et al. 2013) bei negativer Mikrobiologie über wenigstens 3 Wochen antibiotisch behandelt werden, wenn eine Exazerbation vorliegt, andernfalls soll weitere mikrobiologische Diagnostik angestrebt werden. Im Gegensatz dazu behandeln wir den Antikörperanstieg bei negativer Mikrobiologie grundsätzlich über 3 Wochen doppelt, weil nach unserer Erfahrung ein Antikörperanstieg einem mikrobiologischen Nachweis häufig vorangeht.

S. aureus-MRSA ist bei CF-Patienten mit hoher Erfolgswahrscheinlichkeit dauerhaft zu eradizieren, wenn die Therapie frühzeitig eingeleitet wird. Wir empfehlen folgende Maßnahmen (Kappler et al. 2016):

- 3 Wochen i.v.-Doppeltherapie nach Antibiogramm,
- gleichzeitig inhalative Therapie mit Vancomycin (2×25 mg),
- an den ersten und letzten 5 Tagen zusätzlich topische Therapie (Nasensalbe, Ganzkörperwaschungen),
- weitere 6 Wochen inhalative Therapie mit Vancomycin,
- parallel dazu 6 Wochen doppelte orale Behandlung nach Antibiogramm, ein Antibiotikum 2-wöchig wechselnd mit einem weiteren Antibiotikum.

Vor Therapiebeginn Abstriche der Kontaktpersonen, die im positiven Fall über 3 Woche doppelt oral plus topisch über 5 Tage behandelt werden. Bei erneutem MRSA-Nachweis sind weitere antibiotische Maßnahmen angezeigt.

B. cepacia ist primär resistent gegen Colistin, Tobramycin und Fosfomycin und schwierig zu eradizieren. Direkt nach Nachweis sollte eine intravenöse doppelte antibiotische Behandlung über 3 Wochen eingeleitet werden, idealerweise ergänzt um ein orales Antibiotikum nach Antibiogramm (meist Cotrimoxazol). Im Anschluss 6–12 Monate orale Therapie entsprechend Antibiogramm.

Atypische Mykobakterien und ***Inquilinus limosus*** sind ebenfalls problematische Keime, die, unter Berücksichtigung des Antibiogramms, mittels antibiotischer Therapie über mindestens 1 Jahr eradiziert werden sollten.

▪▪ Chronischer Keimnachweis – Suppressionstherapie

Bei chronischer Besiedelung mit *P aeruginosa* (Definition anhand der Leeds-Kriterien mit mehr als 2 der letzten 4 mikrobiologischen Untersuchungen positiv, (Lee et al. 2003)) wird eine dauerhafte antibiotische Behandlung idealerweise inhalativ empfohlen (Castellani et al. 2018). Hierfür stehen mehrere Substanzen zur Verfügung: Tobramycin (2×160 bis 2×300 mg), Colistin (2×1 bis 2×2 Mega), Aztreonam (3×75 bis 3×150 mg) und Levofloxacin (2×240 mg).

> Je nach Gesundheitszustand und der für einen stabilen Lungenfunktionsverlauf erforderlichen Therapie kann die Suppressionsbehandlung alternierend (2 oder 4 Wochen on/off), durchgehend, wechselnd/rollierend zwischen 2 oder mehr Substanzen oder ergänzt durch zusätzliche Behandlung mit Chinolonen oder regelmäßigen intravenösen Behandlungen durchgeführt werden.

Tobramycin und Colistin stehen auch als Trockenpulverinhalat zur Verfügung; nach unseren Erfahrungen ist die Nassinhalation allerdings vorzuziehen. Die Pulverinhalation kann aber eine Alternative sein, wenn Patienten keine Zeit zur Inhalation aufbringen wollen. Die Technik der Pulverinhalation muss für eine effektive Deposition, idealerweise in der Physiotherapie, erlernt werden.

Die Auswahl der Antibiotika für i.v.-Therapien richtet sich nach den bisherigen Erfahrungen mit diesen Medikamenten bei diesem Patienten, nach evtl. bestehenden Unverträglichkeiten und nach der Keimsituation. Das Antibiogramm kann auch berücksichtigt werden, spielt aber eine untergeordnete Rolle (Aaron et al. 2005).

▪▪ Lungenblutung

Lungenblutungen sind mit einer Inzidenz von etwa einer Episode pro 100 Patientenjahren eine „relativ häufige" Komplikation bei CF-Patienten, durch die sich zeigt, dass in der Lunge etwas nicht in Ordnung ist; differenzialdiagnostisch ist eine Ösophagusvarizenblutung bei (evtl. noch unbekannter Leberbeteiligung) zu bedenken. Man unterscheidet eine kleine Blutung (<50 ml) mit meist unklarer Lokalisation von einer mittleren Blutung (50–200 ml), bei der die Blutungsseite rechts oder links meist vom Patienten angegeben werden kann, von einer großen Blutung (>200 ml), die auch zu Anämisierung und Blutdruckabfall führen kann.

Folgende Maßnahmen werden bei kleiner Blutung durchgeführt: zusätzliche antibiotische Behandlung (z. B. Ciprofloxacin 25 mg/kgKG p. o. oder i.v.-Doppeltherapie bei stationärer Aufnahme für 14 bis 20 Tage), Vitamin K 10 mg p. o. täglich für 5–10 Tage auch bei normalen Gerinnungswerten, evtl. Tranexamsäure (bis 3×1000 mg bei Erwachsenen, bei häufigeren Blutungen dauerhaft). Im akuten Fall reizende Inhalationen pausieren (hochprozentiges NaCl, Dornase α), ebenso die Physiotherapie für 1–2 Tage.

> **Cave**
> Eine akute Lungenblutung führt bei den Patienten häufig instinktiv zu einem ungünstigen Vermeidungsverhalten: durch weniger Thoraxbewegung, weniger Physiotherapie/Sport, weniger Inhalation und weniger autogene Drainage wird versucht, weitere Blutung zu verhindern. Das in der Lunge verbleibende Blut ist aber der ideale Nährboden für bakterielle Infektionen!

Spätestens bei einer mittleren Blutung erfolgt die stationäre Aufnahme, O_2-Gabe, Lagerung (nicht blutende Seite oben) und intravenöse antibiotische Behandlung. Eine Bronchoskopie ist nicht hilfreich, evtl. hilft ein CT zur Blutungslokalisation weiter. Bei Persistenz der Blutung sind weitere intensivmedizinische Maßnahmen notwendig: Gerinnungsoptimierung (Thrombozytenkonzentrat, wenn Thrombozyten <50.000, Vitamin K i.v., wenn Quick <50 %, Erythrozytenkonzentrate, Eptacog alfa i.v. 90–120 µg/kg KG (in 2 min)), und v. a. zur definitiven Behandlung die interventionelle Angiographie mit Embolisierung.

▪▪ Pneumothorax

Ein Spontanpneumothorax ist eine seltene Komplikation bei CF-Patienten, die häufiger auftritt, wenn die Lungenkrankheit fortgeschritten und der Ernährungszustand schlecht ist. Bei jeder pulmonalen Verschlechterung sollte der Pneumothorax als mögliche Verdachtsdiagnose in Betracht gezogen werden; wenn zusätzlich thorakale Schmerzen vorliegen, sollte immer eine radiologische Diagnostik durchgeführt werden. Die therapeutischen Maßnahmen unterscheiden sich nicht grundsätzlich vom Management eines Spontanpneumothorax beim ansonsten Lungengesunden; bei ausgeprägtem Pneumothorax sollte zeitnah eine Thoraxdrainage gelegt werden, neben einer Schmerzmedikation ist eine zusätzliche antibiotische Behandlung (z. B. i.v.-Doppeltherapie) sinnvoll. Die Inhalationstherapie wird weitergeführt, die Physiotherapie ebenfalls, aber moderat unter Verzicht auf Methoden mit hohem exspiratorischem Druck. Beim ersten Pneumothorax wird die Pleurodese nicht primär angestrebt; bei Persistenz oder Rezidiv ist sie aber meist sinnvoll, sie sollte dann in Absprache mit dem Transplantationszentrum von den dortigen Thoraxchirurgen durchgeführt werden (Flume et al. 2010).

▪▪ Allergisch pulmonale Aspergillose (ABPA)

Eine ABPA ist eine häufige Komplikation bei CF-Patienten und muss als Differenzialdiagnose bei jeder klinischen Verschlechterung in Betracht gezogen werden, die sich nicht durch antibiotische Behandlung bessert. Die ursprünglichen Diagnosekriterien sind kompliziert, nach unserer Erfahrung ist der entscheidende Parameter der Anstieg des gesamt-IgE (Gothe et al. 2017). Eine Verdopplung ist ein deutlicher Hinweis, oft werden aber Werte vom 10- bis 20-fachen der oberen Norm erreicht. Typisch sind neben einem meist deutlichen Abfall der Lungenfunktion und einer Obstruktion auch bei der Auskultation flaue Infiltrate in der Thoraxröntgenaufnahme (elchgeweihartig) und eine Erhöhung der Eosinophilen im Blutbild. Weiterhin liegt oft bereits mindestens eine ABPA-Episode in der Anamnese vor, es gibt eine IgE- und IgG-vermittelte Sensibilisierung gegen Aspergillen und, als Nebenkriterium, können Aspergillen im Sputum nachweisbar sein. Meist sind aber nicht alle genannten Kriterien erfüllt.

In den meisten Empfehlungen wird eine Steroidbehandlung über einen längeren Zeitraum (über 3–6 Monate) als wichtigster Therapiepfeiler angesehen, wobei es keine kontrollierten Untersuchungen dazu gibt sondern nur Fallserien (Agarwal et al. 2006). Nach unseren Untersuchungen besteht der wichtigste Therapieanteil allerdings aus der systemischen antimykotischen Behandlung (Itraconazol Tabletten 10 mg/kg KG; Itraconazol-Saft 5 mg/kg KG in 2 ED, Spiegelkontrollen nach 14 Tagen und regelmäßig im Verlauf) für mindestens ein Jahr nach ABPA-Episode. Zusätzlich werden aufgrund unserer Erfahrungen von uns in den ersten 3 Wochen ein Steroid und ein zusätzliches Antibiotikum gegeben, letzteres um den durch die ABPA schlecht belüfteten und sich mit CF-Sekreten füllenden Lungenabschnitt unter Stero-

□ Tab. 18.2 Therapie der ABPA

	Decortin (mg/kgKG)	Ciprofloxacin (mg/kgKG)	Itraconazol p. o. (mg/kg KG)[a]
1. bis 3. Tag	2	25	10
5 Tage	1	25	10
5 Tage	0,5	25	10
5 Tage	0,25	25	10
Tag 20: klinische Kontrolle, Thoraxröntgenaufnahme	–	–	10 (erste Spiegelkontrolle)

[a] Itraconazol Tabletten 10 mg/kg KG; Itraconazol-Saft 5 mg/kg KG

idtherapie prophylaktisch pseudomonaswirksam zu behandeln (Gothe et al. 2020; Tab. 18.2).

Ob eine Therapie mit Omalizumab in der Zukunft für die ABPA-Behandlung bei CF-Patienten eine Rolle spielen wird, ist noch nicht abschließend geklärt (Jat et al. 2018).

Respiratorisches Versagen, Sauerstoffgabe, nichtinvasive Beatmung

Mit Fortschreiten der Lungenerkrankung kommt es im Verlauf zu respiratorischem Versagen, meist zunächst nur mit O_2-Bedarf. Die chronische Hypoxie ist bei CF, wie auch bei anderen chronischen Lungenerkrankungen, durch eine Supplementierung mit Sauerstoff über weite Strecken zu kompensieren. Der richtige Zeitpunkt zum Beginn der Therapie ist bisher unzureichend untersucht. Um nächtliche, durch Hypoventilation bedingte Hypoxie erkennen zu können, ist eine nächtliche Messung der O_2-Sättigung bei Patienten mit fortgeschrittener Lungenerkrankung regelmäßig indiziert.

Möglicherweise ist ein positiver Einfluss auf die Mortalität nur bei einer täglichen O_2-Therapiedauer von mehr als 15 h zu erwarten. Ebenso sollte auch unter Belastungsbedingungen die O_2-Sättigung überprüft werden, da als Ziel der O_2-Therapie nicht nur der Ausgleich der Hypoxämie in Ruhe, sondern auch eine Verbesserung der Leistungsfähigkeit unter Belastung anzustreben ist. Die Therapie kann bei einem O_2-Bedarf von bis zu 2 l/min über einen Konzentrator erfolgen; für höhere Flussraten ist eine Versorgung durch Flüssigsauerstoff erforderlich. Beide Systeme werden auch ambulant, z. B. zur Unterstützung körperlicher Bewegung angewandt.

Bei fortgeschrittener Lungenerkrankung mit Hypoxämie und Hyperkapnie kann es wegen nächtlicher Hypoventilation zu Störungen der Schlafarchitektur mit Einschränkung der Leistungsfähigkeit am Tage kommen. Eine Maskenbeatmung mit positivem Druck kann bei diesen Patienten eine subjektive Besserung des Allgemeinzustands bewirken. Die Langzeitauswirkung dieser Therapie auf die Prognose der Patienten ist bisher nicht hinreichend untersucht. Maskenbeatmung wird auch bei Patienten mit zunehmender respiratorischer Globalinsuffizienz als Überbrückung für eine anschließende Transplantation genutzt; auch hier fehlen jedoch kontrollierte Studien über die Effizienz dieser Maßnahme. Meist bessert sich in erster Linie die Oxygenierung, wohingegen die Hyperkapnie als Folge der schweren alveolären Hypoventilation im Terminalstadium der Erkrankung schwer zu beeinflussen ist. Darüber hinaus ist die zeitliche Anwendung durch Physiotherapie und Ernährung limitiert.

Lungentransplantation

Nachdem die ersten Lungentransplantationen bei Patienten mit CF schon vor 25 Jahren durchgeführt wurden, hat sich diese Therapie für Patienten mit einer sehr limitierten Überlebenswahrscheinlichkeit etabliert. Als Technik kommt in der Regel die bilaterale sequenzielle Doppellungentransplantation zur Anwendung. Das perioperative Mortalitätsrisiko beträgt etwa 10–15 %. Komplikationen der Transplantation sind v. a. chronische Abstoßung/Bronchiolitis obliterans (BO), Infektionen und lymphoproliferative Erkrankungen. Die 5-Jahres-Überlebensrate beträgt durchschnittlich 60–70 % und ist von einer Reihe von Faktoren von Seiten des Empfängers und Spenders sowie der Erfahrung des Transplantationszentrums abhängig.

Entscheidend ist der richtige Zeitpunkt zur Aufnahme auf die Warteliste. Wird der Patient zu früh transplantiert, verliert er Lebenszeit, kommt er zu spät auf die Liste, ist er zu krank für Evaluation und/oder Operation. Es ist daher zu empfehlen, Patienten, für die eine Transplantation in Frage kommen, frühzeitig und danach regelmäßig in einem Transplantationszentrum vorzustellen.

Therapie mit Modulatoren

Derzeit (Stand Mai 2024) gibt es 4 mutationsspezifische „neue" Medikamente zur Behandlung von CF und es sind > 90 % der Patienten (ab dem Zulassungsalter) damit behandelbar. Diese CFTR-Modulatoren (Ivacaftor, Lumacaftor, Tezacaftor und Elexacaftor und ihre Kombinationen) wirken mutationsspezifisch direkt am CFTR-Molekül mit teilweise erheblicher Verbesserung der Lungenfunktion um bis zu 15 % und des gesamten klinischen Verlaufs (Middleton et al. 2019). Dabei unterscheidet man Potenziatoren, die einen vorhandenen CFTR-Kanal aktivieren von Korrektoren, die die richtige Herstellung des CFTR-Kanals unterstützen.

Die Medikamente sind gut verträglich und haben wenige Nebenwirkungen (Griese et al. 2021), sind aber eine zusätzliche Medikation, d. h. die oben beschriebene Basistherapie muss beibehalten werden; inwieweit das so bleibt, wird derzeit untersucht. Aufgrund der mutationsspezifischen Wirkung sollte bei jedem Patienten der Genotyp bekannt sein; die Medikamente sollten für jeden Patienten, der geeignet ist, in Betracht gezogen werden. An Langzeitnebenwirkungen sind vor allem Blutdruckerhöhungen bekannt. Für viele Patienten sind die neuen Therapien ein absoluter „Game-changer".

Das erste zugelassene Medikament war für Patienten mit Gating-Mutationen (Klasse III, etwa 5 % aller CF-Patienten) im Cystic Fibrosis Transmembrane Conductance Regulator (*CFTR*)-Gen, **Ivacaftor**, mit herausragender Wirksamkeit. Der Zustand der Patienten bessert sich häufig deutlich, die FEV_1 verbessert sich im Schnitt um mehr als 10 %, es kommt zu einer Wirkung auf den gesamten Körper inklusive einer Änderung der Chloridkonzentration im Schweißtest in Richtung normal.

Ebenso wirksam ist die **Dreifachkombination**, die die Korrektoren **Tezacaftor** und **Elexacaftor** und den Potenziator **Ivacaftor** kombiniert und bei allen Patienten mit wenigstens einer dF508-Mutation ab dem Alter von 2 Jahren angewendet werden kann. Von der Dreifachkombination können wesentlich mehr Patienten profitieren, da eine dF508-Mutation bei über 85 % der Patienten in Deutschland vorliegt. Eine Auswertung der deutschen Registerdaten (Sutharsan et al. 2023) zeigt die erhebliche Langzeitwirkung. Die Zweifachkombination Lumacaftor/Ivacaftor ist derzeit ab 1 Jahr zugelassen und wird, auch wenn sie weniger wirksam ist, bei jüngeren Kindern eingesetzt, bei denen der Behandlungserfolg nicht überzeugend ist.

Nebenwirkungen wie zum Beispiel erhöhte Leberenzymwerte oder Hautausschlag sind häufig vorübergehend und führen nur selten dazu, dass die Medikamente dauerhaft abgesetzt werden müssen.

HNO

Die chronische Rhinosinusitis (CRS) kommt bei fast allen CF-Patienten vor, wobei bis zu 50 % der Patienten an einer Polyposis nasi leiden (▶ Kap. 9). Dies stellt weniger ein diagnostisches als vielmehr ein therapeutisches Problem dar. Die CRS weist das Bild einer chronischen Entzündung (Schleimhautödem) mit Mukostase und eitriger Sekretion auf. Daneben können erhebliche Nasenatmungsbehinderung und Geruchs- und Geschmackstörungen auftreten.

Das Therapieziel besteht in der Herstellung einer freien Nasenluftpassage und Wiederherstellung der mukoziliären Clearence durch Abschwellung der Schleimhaut und der Beseitigung der Entzündung und der Keimbesiedlung. Da die Dysosmie eine periphere Ursache hat wird sie mitbehandelt.

Die mechanische Reinigung und Spülung der Nasenhöhlen mit einer Nasendusche mit NaCl 0,9 %, sterilem Meerwasser oder Emsersalzlösungen sind meist nur beschränkt wirksam und bei ausgeprägter Polyposis nicht möglich. Im Anschluss an die Spülung kann mit der gleichen Technik auch eine lokale antibiotische Therapie durchgeführt werden, insbesondere, wenn entsprechende mikrobiologische Ergebnisse dies nahelegen (Colistin). Systematische Untersuchungen dazu gibt es nicht. Abschwellende Nasentropfen sind, wenn überhaupt, nur über wenige Tage sinnvoll, lokale Steroidapplikation (z. B. Budesonid oder Mometason) über 4 Wochen kann zur Polypenbehandlung unter HNO-Kontrolle erfolgreich sein.

Gelegentlich ist die operative Sanierung der Nasennebenhöhlen und der Nasengänge unausweichlich. Dazu wird heute die Methode der funktionellen endoskopischen Sinuschirurgie (FESS) bei Kindern über 5 Jahren angewandt. Einfache Polypektomien zeigen jedoch eine hohe Rezidivrate. Eine perioperative antibiotische pseudomonaswirksame Behandlung ist in jedem Fall gerechtfertigt, auch bei negativer Mikrobiologie (z. B. i.v.-Doppeltherapie 1 Woche vor und 2 Wochen nach dem Eingriff). Meist bessert sich die durch die Verlegung der Nasenhaupthöhle durch Polypen verursachte Hypo- und Anosmien nach Eingriffen.

Eine raumfordernde Mukozele muss nach genauer bildgebender Abklärung mit Magnetresonanztomographie (MRT) operativ drainiert werden, um eine Störung der Gesichtsentwicklung oder z. B. eine intraorbitale Ausdehnung mit nachfolgender Augenmotilitätsstörung zu verhindern.

Mekoniumileus

Ca. 20 % der CF Patienten leiden unter einem neonatalen Ileus. Pathophysiologisch ursächlich hierfür ist, dass die Bauchspeicheldrüse mit der Produktion von Verdauungsenzymen bereits in der 20. Gestationswoche beginnt. Geschluckte Bestandteile der Amnionflüssigkeit und abgeschilferte Darmschleimhaut müssen verdaut werden. Kommt es in utero bereits früh zur Pankreasunterfunktion, bleiben diese Bestandteile unverdaut und der luminale Inhalt wird durch die fehlende Sekretion von Bikarbonat nicht neutralisiert; der Eiweißgehalt des Mekoniums ist deutlich erhöht und damit auch die Klebrigkeit; der Weitertransport von Darminhalt wird behindert. Man unterscheidet den

- unkomplizierten Mekoniumileus: zähes Mekonium verstopft das Darmlumen, ohne dass es zur Perforation kommt, vom
- komplizierten Mekoniumileus, wo es zum kompletten Ileus mit proximaler Dilatation, konsekutiver Perforation und distalem Hungerdarm kommt.

Mittels Ultraschalluntersuchung werden ab der 20. Schwangerschaftswoche in mindestens 50 % der Fälle bereits pränatal Auffälligkeiten entdeckt (dilatierter, hyperechoreicher Darm und/oder Verkalkungen). Häufig wird beiden Eltern dann ein molekulargenetisches Screening empfohlen und, wenn wenigstens ein Elternteil CF-Merkmalsträger ist, nach genetischer Beratung, bereits eine pränatale Diagnostik durchgeführt. Dann sollten alle 6 Wochen Ultraschallkontrollen durchgeführt und die Geburt in einem tertiären Zentrum mit assoziierter CF-Ambulanz geplant werden (Sathe und Houwen 2017).

Klinisch sind die Kinder nach der Geburt meist einige Stunden unauffällig. Als Zeichen des Ileus fehlt der Mekoniumabgang (Definition >48 h), es entwickeln sich ein geblähtes Abdomen, (galliges) Erbrechen, klinische Verschlechterung, Sepsis. Die grundsätzliche therapeutische Richtung entscheidet sich danach, ob eine Perforation vorliegt (komplizierter Mekoniumileus) oder nicht (unkomplizierter Mekoniumileus).

> Erste Maßnahme bei Verdacht auf Mekoniumileus muss die Röntgenleeraufnahme p.a. und in Linksseitenlage sein. Erst wenn eine Perforation ausgeschlossen ist, erfolgt der Kolonkontrasteinlauf mit dem therapeutisch versucht wird, die Obstruktionsproblematik zu beheben. Gleichzeitig werden dabei andere Ursachen für eine distale Darmobstruktion (Ileum-Kolon-Atresie, Morbus Hirschsprung) ausgeschlossen.

Unkomplizierter Mekoniumileus: Nach adäquater i.v.-Flüssigkeitszufuhr und prophylaktischer Antibiotikagabe erfolgt die Therapie mittels Gastrografineinlauf (Verdünnung mit $\frac{3}{4}$ Aqua zu $\frac{1}{4}$ Gastrografin). Erfolgsrate in der Hand eines erfahrenen Radiologen etwa 50 %, Komplikation: Perforation, Sepsis. Führt dies nicht zum Erfolg, ist ebenso wie beim komplizierten Mekoniumileus eine chirurgische Therapie durchzuführen.

Komplizierter Mekoniumileus: Operative Therapie mittels Enterotomie und anterograder Spülung des obstruierten Ileums, je nach Situs kann eine Adhäsiolyse, Darmresektion, Stomie oder Anastomose notwendig werden. Dilatierte Darmabschnitte müssen meist reseziert werden, eine Ausleitung aufgrund des Kalibersprungs ist meist unumgänglich, ideal ist die Seit-zu-End-Anastomose modifiziert nach Bishop-Koop. Ein doppelläufiger Anus präter (AP) hat u. a. den Nachteil, dass zur Ernährung des distalen Darmabschnitts Stuhl umgefüllt werden muss. Die AP-Rückverlagerung sollte nach Kontrastdarstellung, nicht zu früh durchführt werden, damit der distale Darmabschnitt nach Aufholwachstum keinen Kalibersprung mehr aufweist, ein Gewicht des Kindes >5,0 kg hat sich bei uns bewährt (Abb. 18.1 und ▶ eAlgorithmus 18.1).

Die Langzeitprognose für CF-Patienten nach Mekoniumileus ist heutzutage vergleichbar mit der von CF-Patienten ohne Mekoniumileus (Kappler et al. 2009), wenngleich es auch aktuell immer noch Hinweise auf gehäufte komplizierte Verläufe gibt (Padoan et al. 2019; Tan et al. 2019).

Exokrine Pankreasinsuffizienz

Das Sekret der Bauchspeicheldrüse mit Bikarbonat und Verdauungsstoffen kann vom Pankreas nicht sezerniert werden, weil es zu zäh ist. Es bilden sich kleine, mit Sekret gefüllte Zysten und konsekutiv Narben bzw. eine Fibrose. Die Veränderungen im Pankreas sind daher für die

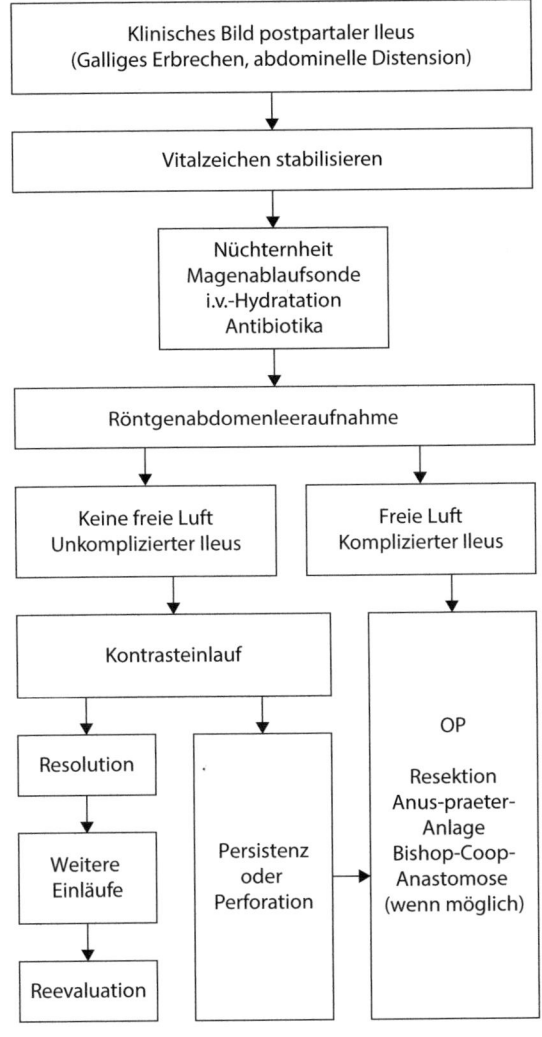

 Abb. 18.1 Therapeutischer Entscheidungsalgorithmus bei Mekoniumileus

Bezeichnung der Erkrankung als zystische Fibrose (CF) ursächlich. Diagnostiziert wird die Pankreasinsuffizienz durch die Bestimmung der humanen Pankreaselastase im Stuhl mittel ELISA, die Normwerte gelten nach dem ersten Lebensmonat. Andere Untersuchungen (Chymotrypsin, Stuhlfettbestimmungen u. ä.) sind nicht mehr durchzuführen. Im Ultraschall imponiert die Bauchspeicheldrüse echoreich, der Befund ist allerdings unspezifisch.

Die Pankreaserkrankung beginnt meist bereits vor der Geburt. Etwa 50 % der Neugeborenen und > 80 % der einjährigen CF-Patienten sind pankreasinsuffizient. In Abhängigkeit von der Mutation bleiben etwa bis 5–10 % der CF-Patienten pankreassuffizient. Die Therapie der Unterfunktion besteht in der Substitution der fehlenden Verdauungsenzyme. Diese werden zu jeder Mahlzeit gegeben, sodass die mikroverkapselten Enzyme im Magen mit der Nahrung vermischt werden können, um dann im Duodenum freigesetzt zu werden. Bei der Frage der Menge an Enzymen richtet man sich üblicherweise nach den Lipaseeinheiten und dem Fettgehalt der Nahrung. Der Bedarf ist allerdings individuell sehr unterschiedlich und es gibt daher verschiedene Dosierrichtlinien (Tab. 18.3).

Eltern und Betreuer müssen lernen, die Enzymdosis ohne Taschenrechner festzulegen, und auch ihren bisherigen Erfahrungswerten zu vertrauen. Die Wirksamkeit der Enzymsubstitutionsbehandlung ist klinisch anhand von Körpergewicht, Größe und klinischen Symptomen (Malabsorptionssymptome wie Bauchschmerzen, Diarrhö, klebriger Stuhl, Blähung, aufgetriebenes Abdomen, Heißhunger) zu prüfen (Smyth et al. 2014).

Die Enzymsupplemente tierischen Ursprungs haben ein Wirkoptimum im neutralen pH-Bereich. Bei zu geringer Enzymwirkung kann es sinnvoll sein, den intestinalen pH durch Gabe von Protonenpumpenhemmern zu beeinflussen (1–3 mg/kgKG). Enzyme pflanzlichen Ursprungs werden als Alternative angeboten, ihre Wirkung ist aber meist nicht so gut.

 Tab. 18.3 Dosierempfehlungen für Pankreasenzymsupplemente, bezogen auf Einheiten der Lipase

Neugeborenes	300–600(–1000) IE/g Nahrungsfett für gestillte Säuglinge Startdosis 2000 IE Lipase pro 100 ml Nahrung
Pro Gramm Nahrungsfett	(500–)2000(–4000) IE/g Nahrungsfett
Pro Mahlzeit	500–2500 IE/kg Körpergewicht
Pro kg Körpergewicht	< 10.000 IE/kg Körpergewicht/Tag (Gefahr fibrosierende Kolonopathie)

Tab. 18.4 Substitution fettlöslicher Vitamine

	Alter (Jahre)	Dosis (pro Tag)
Vitamin A (**Cave:** Schwangerschaft)	0–2	4000 IE
	3–4	6000 IE
	5–8	8000 IE
	>8	10.000 IE
Vitamin D	Immer	1000 IE
Vitamin E	0–6	100 mg
	>6	200 mg
Vitamin K (nur bei Bedarf)	<1	2 mg/Woche
	1–8	4 mg/Woche
	>8	10 mg/Woche, bei Bedarf täglich

Ziel der Behandlung sind normale, perzentilen- und zeitgerechte Gewichtszunahme und entsprechendes Wachstum der Patienten. Die Substitution der fehlenden Verdauungsenzyme ist der entscheidende Schritt in der intestinalen Behandlung, es bleiben aber andere Aspekte der bei CF vorliegenden komplexen Verdauungsstörung unberücksichtigt wie die Funktionalität intestinaler Sekrete und die mukosale Durchlässigkeit.

Die Substitution von fettlöslichen Vitaminen gehört zur Standardtherapie der CF (Tab. 18.4). Die Einnahme erfolgt mit fetthaltiger Nahrung und Enzymsubstitution. Spiegelkontrollen von Vitamin A, D und E im Serum sollten wenigstens jährlich durchgeführt werden und die Dosierung ggf. angepasst werden.

Pankreatitis

Von Ausnahmen abgesehen, bekommen nur pankreassuffiziente Patienten eine Pankreatitis, die häufig rezidiviert. Sie tritt bei >10% der pankreassuffizienten Patienten auf und ist manchmal durch besondere Verhaltensweisen auslösbar (Alkoholgenuss, u. U. auch kleine Mengen). Die Pankreatitis bei CF-Patienten verläuft meist leicht, sodass üblicherweise keine intensivmedizinischen Maßnahmen erforderlich sind. Eine moderat fettarme Diät ist einer Nahrungspause mit parenteraler Ernährung vorzuziehen. Das Auftreten bakterieller Infektionen des Pankreas ist die Hauptursache für Mortalität; eine frühzeitige antibiotische Behandlung ist daher indiziert. Eine leichte Lipaseerhöhung im Serum (bis 3-fach der Norm) alleine ist keine akute Pankreatitis. Hierfür sind zusätzliche klinische Symptome erforderlich wie starke Bauchschmerzen mit Abwehrspannung, Erbrechen, Fieber oder Schock.

Pankreaszysten

Zysten oder besser Pseudozysten des Pankreas werden gelegentlich bei Ultraschall-, CT- oder MRT-Untersuchungen meist als Zufallsbefund entdeckt. Die meisten dieser Patienten sind pankreasinsuffizient. Auch wenn die Zysten erhebliche Größe aufweisen können (Durchmesser von 10 cm), gibt es in der Regel keinen Interventionsbedarf.

CF-assoziierter Diabetes mellitus (CFRDM)

Im Verlauf zunehmend zu wenig Insulin plus eine periphere Insulinresistenz unklarer Ursache führen bei CF-Patienten mit zunehmendem Alter zum CF-assoziierten Diabetes mellitus (Typ III), der langfristig bei allen betroffenen Patienten mit Insulin zu behandeln ist. Dies ist im Alter <10 Jahren fast nie der Fall, bei 20-jährigen ist jeder 5. Patient betroffen, bei 30-jährigen jeder dritte, bei 40-jährigen jeder zweite. Frauen sind häufiger betroffen als Männer.

Meist stellt sich zunächst schleichend eine prädiabetische Stoffwechsellage ein, die noch nicht zu klinischen Symptomen wie Gewichtsabnahme oder Verschlechterung der Lungenfunktion führt. Die empfohlene jährliche Durchführung eines oralen Glukosetoleranztestes (oGTT) ab dem Alter von 10 Jahren kommt daher manchmal zu spät. Ein weiteres Problem ist die typische Beeinflussung der diabetischen Stoffwechsellage durch den Gesundheitszustand, genauer gesagt den Status der lungenbedingten Inflammation; wird dieser verbessert, verbessert sich oft auch die prädiabetische Stoffwechsellage. Anstelle eines jährlichen oGTT haben wir sehr gute Erfahrungen mit der Glukosemessung über 3 Tage bei Auffälligkeiten und der vierteljährlichen Bestimmung des HbA_{1c} als Verlaufsparameter gemacht.

Therapeutisch stehen 3 Behandlungsmöglichkeiten schrittweise zur Verfügung:
- Reduktion der „schnellen" Kohlenhydrate,
- orale Antidiabetika und schließlich
- Insulintherapie.

Diätetische Maßnahmen funktionieren bei langsamem und moderatem HbA_{1c}-Anstieg (bis etwa 10 % über der oberen Norm) meist einige Zeit (Monate bis mehrere Jahre) gut, sind aber keine Dauerlösung. Das Gleiche gilt für die oralen Antidiabetika. Da ein nicht behandelter CFRD mit schlechterem Überleben und reaktiven Hypoglykämien assoziiert ist, sollte eine Normalisierung des Zuckerstoffwechsels angestrebt werden (◘ Tab. 18.5; Moran et al. 2018).

Zunächst sollten Lebensmittel mit einem sehr hohen glykämischen Index (Saft- und Softgetränke, zuckerhaltige Getränke, Milchersatzdrinks wie Reis- oder Haferdrinks, Malzbier, Marmelade, Honig, Trauben, Gummibärchen, Agavendicksaft, Ahornsirup …) gegen zuckerfreie oder -arme Alternativen ausgetauscht werden.

Orale Antidiabetika sollten nur im Frühstadium und nur vorübergehend eingesetzt werden. In Betracht kommen in erster Linie DPP-4-Hemmer (Gliptine). Gliptine erhöhen die Insulinsekretion und vermindern die Glukagonfreisetzung. Die Tabletten werden in der Regel einmal täglich morgens eingenommen. Zu den DPP-4-Inhibitoren gehört Sitagliptin (Xelevia). Gliptine ersetzen in zunehmendem Maße die Therapie mit Sulfonylharnstoffen oder Gliniden. Die Gründe sind ein günstiges Sicherheitsprofil (keine Hypoglykämien) auch bei progredienter Niereninsuffizienz und die gute Verträglichkeit.

> **Insulintherapie**
> - Zunächst supplementäre Insulintherapie (SIT) bzw. prandiale Therapie
>   - Essen: 0,5–1 IU Insulin (vorzugsweise kurzwirkende Insulinanaloga/10–12 g KH) mit dem Ziel der Normoglykämie
>   - Bei Kleinkindern kann die Dosis auch nach dem Essen verabreicht werden
>   - Korrekturdosis: Korrigiert wird auf 120 mg% (ca. 7 mmol/l) mit einem Korrekturfaktor von zunächst 1 IU kurzwirkendes Insulin/50 mg% (ca. 2,5–3 mmol/l)
> - Bei im Verlauf weiter nachlassender Restsekretion wird eine ICT (= intensivierte konventionelle Therapie) sinnvoll:
>   - Basalinsulin abends (vorzugsweise Glargin U 100 bzw. Glargin U 200 oder Deglutec oder Detemir), wenn der Nüchtern-BZ dauerhaft > 125 mg% (6,9 mmol/l) steigt, Beginn mit ca. 0,25 IU/kgKG/Tag

◘ **Tab. 18.5** Normalwerte des Zuckerstoffwechsels

	Normalwerte
Nüchtern-/präprandiale Plasmaglukose (venös)	80–125 mg% (4,4–6,9 mmol/l)
1 h postprandiale Plasmaglukose (venös)	Max. 160(–180) mg% (8,9–10,0 mmol/l)
HbA_{1c}	6,5 bis max. 7,0 % (48–53 mmol/mol)
Ambulantes Glukoseprofil (AGP) über 2–4 Wochen	TIR („Time in Range", Zielbereich 70–180 mg% bzw. 3,9–10 mmol/l) > 70 %

Tab. 18.6 Hepatobiliäre Manifestationen. (Mod. nach Colombo et al. 1999)

	Häufigkeit (%)
Leber	
Asymptomatische Erhöhung von Leberwerten	10–35
Neonatale Cholestase	Selten
Steatose	20–60
Fokale biliäre Zirrhose	11–70
Multilobuläre biliäre Zirrhose	5–15
Gallenblase	
Cholelitiasis und Cholezystitis	1–10
Mikrogallenblase	30
Gallenwege	
Sklerosierende Cholangitis	Selten
Stenose (common bile duct)	<2

Unter Steroidtherapie kann Basalinsulin morgens zusätzlich mit der Einnahme des Steroids verabreicht werden.

So kann entweder eine Therapie mit nur kurzwirkendem Insulin (SIT), eine ICT oder in wenigen Ausnahmen auch eine CSII (Pumpentherapie) notwendig werden. Gewebezuckermesssysteme können bei der Einstellung sehr hilfreich sein. **Hier** wird der Glukosegehalt in der Zwischenzellflüssigkeit des Unterhautfettgewebes rund um die Uhr gemessen; sie sollten angeboten werden, wenn individuelle Therapieziele nicht erreicht werden oder vorrübergehend zur Motivation bzw. Visualisierung des aktuellen Ernährungsverhaltens bzw. des HbA_{1c}. Es bedarf allerdings einer adäquaten Schulung und regelmäßigen diabetologischen Betreuung durch ein in der Nutzung dieser Systeme versiertes Team.

CF-assoziierte Lebererkrankung

Die CF-assoziierte Lebererkrankung betrifft 25–70 % aller CF-Patienten (Tab. 18.6).

Die allermeisten CF-assoziierten Lebererkrankungen verlaufen klinisch unauffällig. Jede anhaltende Auffälligkeit der Leber sollte allerdings frühzeitig und dauerhaft therapiert werden. Bei den Laborwerten ist insbesondere auch auf eine Erhöhung der GLDH zu achten. Sind die Leberwerte >6 Monate erhöht, ist die Behandlung mit Ursodesoxycholsäure in einer Dosierung von (20–)25(–30) mg/kgKG zu beginnen. Ebenso bei palpatorischer Lebervergrößerung >6 Monate oder Auffälligkeiten in der Sonografie. Wenngleich die Evidenz für die Wirksamkeit dieser Therapie anhand großer, placebokontrollierter Studien fehlt, haben wir schwere Verlaufsformen der Lebererkrankung bei CF unter diesem Regime sehr viel seltener beobachtet als früher (Kappler et al. 2012).

Ein Fortschreiten der Lebererkrankungen führt selten zu Komplikationen, insbesondere nur in ganz vereinzelten Fällen zu einer eingeschränkten Syntheseleistung der Leber. Etwas häufiger sind aber Komplikationen durch portale Hypertension zu beobachten. Der meist nur langsam fortschreitende Hypersplenismus führt zu Leukopenie, Anämie und v. a. Thrombozytopenie; anhand letzterem lässt sich der Verlauf am besten verfolgen, in manchen Zentren werden auch Ultraschalluntersuchungen zur Verlaufsbeobachtung eingesetzt (Pfortaderfluss, Elastografie). Häufig sind im Verlauf auch die Globalwerte der Gerinnungsdiagnostik abfallend, ohne dass aber eine Blutungsneigung besteht. Nicht ganz selten sind Ösophagusvarizenblutungen (Tab. 18.7). Diese sind mit einer geringeren Letalität assoziiert als Blutungen bei anderen Lebererkrankungen, sie sind aber dennoch eine dramatische Komplikation.

Distales intestinales Obstruktionssyndrom (DIOS)

Durch zähes Sekret im Darm kommt es zur Ablagerung unverdauter Nahrungsbestandteile und konsekutiv zu einer intestinalen Obstruktion bis hin zum kompletten Ileus. Ein DIOS tritt mit einer Inzidenz von etwa 1 Episode/100 Patientenjahre meist bei Patienten mit Pankreasinsuffizienz auf. Häufigster Auslöser ist die Unterdosierung von Pankreasenzymen, gelegentlich vergesellschaftet mit Dehydratation (Fieber, Sommer, Sport). Die Behandlung ist konservativ, Operationen sind zu vermeiden. In nicht auf CF spezialisierten Krankenhäusern wird hier häufig eine Appendektomie vorgenommen. Bei voroperierten Patienten kann die Abgrenzung zu einem Bridenileus allerdings schwierig sein. Die typische Klinik besteht aus Bauchschmerzen mit

Tab. 18.7 Maßnahmen bei Ösophagusvarizenblutung

	Intensivstation
Akut/Allgemein	Blutentnahme mit Blutgruppe, EK bestellen
	Volumen (Schock, Kreislauf)
	FFP, TK (wenn Thrombozyten < 50.000)
Medikamente	Octreotid oder Somatostatin i.v.-Dauerinfusion (nicht > 1 min unterbrechen) Typische Nebenwirkung: Blutzuckerabfall, regelmäßige BZ-Kontrollen
	Protonenpumpenhemmer i.v. z. B. 2-mal 0,5–1 mg/kgKG
	Prophylaktische antibiotische Therapie senkt die Mortalität (Chavez-Tapia et al. 2011)
Endoskopie	Ösophagus: Bandligatur
	Fundus: Okklusionstherapie mit Histoacryl
Nachsorge	Endoskopie alle 10–12 Tage bis Varizen „eradiziert"
	Endoskopie alle 3–6 Monate, Ligatur bei Rezidiv
	Keine β-Blocker bei CF

palpabler Masse im rechten Unterbauch („Wackerstein") und evtl. beginnenden Ileuszeichen wie galliges Erbrechen. Im Röntgenbild ist meist die Stuhlimpaktion, typisch im terminalen Ileum, zu erkennen und bei längerem Bestehen der Symptomatik auch Hinweise für einen Subileus mit Spiegelbildung. Im letzteren Fall sollten frühzeitig die Kollegen der Kinderchirurgie hinzugezogen werden und eine prophylaktische antibiotische Behandlung begonnen werden, auch wenn die Entzündungszeichen im Labor negativ sind.

Therapieziel ist das erfolgreiche Durchspülen des Darms. Koloskopielösung p. o., 4 l in einigen Stunden und Einläufe lösen das Problem häufig. In hartnäckigen Fällen gilt es, Geduld zu bewahren: Koloskopielösung kann per Sonde verabreicht werden, es können Pausen eingelegt werden, in denen z. B. Suppe gegessen und Sennesprodukte eingenommen werden können. Auch das vorsichtige Einbringen von Kontrastmittel über eine Magensonde (ideal Gastrografin 1:1 verdünnt, 10 ml/h z. B. über Nacht Höchstdosis 7 ml Gastrografin/kg KG) und das anschließend erneute Spülen mit Koloskopielösung können hilfreich sein. Im Endeffekt hilft jede der oben genannten konservativen Methoden, mit der vor Ort ausreichend Erfahrung besteht (Houwen et al. 2010).

▪ ▪ Elektrolytentgleisung

Bei Säuglingen (und manchmal noch bei kleinen Kindern) mit CF kann es zu Salzverlusten über die Haut kommen. Typische Klinik sind Schlappheit und Appetitlosigkeit. Typische Auslöser sind heißes Wetter (Sommer), fieberhafte Erkrankung. Im Labor fällt eine hyponatriämische hypochlorämische Dehydratation mit hypokaliämischer metabolischer Alkalose auf: z. B. Na 129 mmol/l (Norm: 135–145), Cl 89 mmol/l (Norm: 95–110), K 2,4 mmol/l (Norm: 3,1–5,2), pH 7,59, Bikarbonat 28 mmol/l. Ursächlich ist der Chloridverlust über die Haut. Die Niere versucht kompensatorisch, Anionen zurückzuhalten. Dies führt zur Erhöhung von Bikarbonat und damit zur Alkalose. Zum Ausgleich der Alkalose kommt es zur Verschiebung von Wasserstoffionen nach extrazellulär und zum ionenneutralen Austausch von Kalium nach intrazellulär und damit zur Hypokaliämie. Die Therapie besteht in der Substitution von Chlorid. Idealerweise intestinal mit z. B. Elektrolytlösung per Sonde. Zur Berechnung kann es hilfreich sein, sich in Erinnerung zu rufen: 1 Mol NaCl (1000 mmol) entsprechen 58,5 g NaCl. Der Tagesbedarf liegt bei 2–4 mmol/kgKG, der zusätzliche Bedarf im Fall von Salzverlust z. B. bei 2 mmol/kgKG.

Arthropathie

Eine **hypertrophe pulmonale Osteoarthropathie** (HPO) wird bei Patienten mit CF in Form von Trommelschlegelfingern und -zehen beobachtet und ist relativ charakteristisch. Die Auftreibungen können auch an längeren Röhrenknochen beobachtet werden. Dort sind sie oft von einer Arthritis begleitet.

Davon abzugrenzen ist ein anderes Krankheitsbild, die **CF-Arthropathie**; sie kann schubweise oder chronisch schleichend verlaufen. Sie betrifft, oft asymmetrisch und wechselnd, v. a. die großen Gelenke (Knie, Knöchel, Ellenbogen, Schulter, Handgelenk), die häufig gerötet, geschwollen und überwärmt sind. Betroffen sind Patienten unabhängig von der Schwere der Lungenerkrankung.

Die Therapie der HPO und auch der CF-Arthropathie besteht in der rigorosen Behandlung der pulmonalen Erkrankung und die der CF-Arthropathie zusätzlich symptomatisch mit nichtsteroidalen Entzündungshemmern. Bei hartnäckiger Symptomatik kann eine 5-tägige Steroidtherapie (Prednison 1 mg/kgKG) den Durchbruch zur Beschwerdefreiheit bringen.

Im Fall von rezidivierenden oder länger bestehenden Beschwerden müssen Differenzialdiagnosen bedacht werden, insbesondere Erkrankungen aus dem rheumatischen Formenkreis, Lyme-Borreliose u. a. Die bei Tieren beobachtete ciprofloxacininduzierte Osteoarthritis kommt bei Kindern und CF-Patienten nicht in vermehrtem Maße vor. Sie ist eine absolute Rarität und oft auch nicht kausal zu beweisen. Gelenk- oder Sehnenschmerzen unter Chinolontherapie werden aber immer wieder beobachtet.

Monitoring und Verlauf

Regelmäßige Untersuchungen im CF-Zentrum sind mindestens 1-mal im Quartal (4-mal/Jahr) zu empfehlen. Die Untersuchungen umfassen Anamneseerhebung mit Medikamentenanamnese, körperliche Untersuchung, Gewicht, Größe mit Perzentilenvergleich, inklusive BMI-Perzentilvergleich, Lungenfunktion (individuell sehr unterschiedlich, meist ab dem Alter von ca. 4 Jahren möglich), Mikrobiologie (Rachenabstrich bei kleineren Kindern oder wenn kein Sputum expektorierbar ist, sonst Sputum), Laboruntersuchungen (bis zum Alter von 10 Jahren halbjährlich). Eine jährliche Thoraxröntgenuntersuchungen ist auch bei unkompliziertem Verlauf vielerorts üblich.

Prognose

Die Lebenserwartung eines Kindes mit unbehandelter CF beträgt nur einige Jahre. Noch in den 1960iger Jahren sind die meisten CF-Patienten bereits als Kleinkinder gestorben. Stand heute gehen wir davon aus, dass die durchschnittliche Lebenserwartung eines neugeborenen Kindes mindestens 50 Jahre beträgt, wenn es Zugang zur CF-spezifischen Therapie hat.

Wie konnte dieser Erfolg für eine tödlich verlaufende Erkrankung ohne heilende Therapie erreicht werden? Es gab therapeutische Entwicklungen, die geholfen haben, die Krankheit zu kontrollieren und das Fortschreiten der Erkrankung zu verhindern. Der entscheidende Umstand liegt allerdings darin begründet, dass CF als eine komplexe Multisystemerkrankung erkannt wurde, die eine dauerhafte Betreuung durch multidisziplinäre Teams in spezialisierten Zentren benötigt (Kerem und Webb 2014). Die Ergebnisse sind v. a. deshalb so gut, weil es gelungen ist, CF-Behandler aus verschiedenen Berufsgruppen kontinuierlich in die CF-Versorgung einzubinden, sodass in den Zentren ein großer Erfahrungsschatz entstehen konnte. Lokal angepasstes standardisiertes Vorgehen in den Zentren kombiniert mit dem Kümmern um jeden einzelnen Patienten ist ein großer Teil des Erfolgs.

Während unser Ziel früher war, dass CF-Patienten erwachsen werden sollen, ist es heute ganz klar „normale Lungenfunktion mit 18 Jahren". Das erreichen wir bereits bei einer großen Zahl der in CF-Zentren behandelten Patienten. Was sind unsere nächsten Ziele? Was sind gute Prognosefaktoren für eine normale Lungenfunktion mit 30 Jahren? Die beiden wichtigsten, voneinander unabhängigen Prognosefaktoren für den klinischen Verlauf von CF Patienten, für Morbidität und Mortalität sind
1. die Lungenfunktion (Kerem et al. 1992) und
2. der Ernährungszustand (Sharma et al. 2001).

Jeder, der CF-Patienten behandelt, sollte diesbezüglich die Ergebnisse seiner Patienten auch im Vergleich zu anderen Zentren kennen und analysieren und ggf. Maßnahmen zur Verbesserung einleiten. Von dieser Zentrumseinstellung hängt die Prognose der Patienten ab.

- **Prävention**

Generell gehen wir (als Gedankenmodell) davon aus, dass CF-Patienten „strukturell lungengesund" geboren werden, die Basistherapie ist also eine prophylaktische Behandlung, die dazu dient, die Lunge gesund zu erhalten. Es ist wichtig, dass die Patienten dieses Konzept verstehen, denn die menschliche Natur ist für die tägliche, zeitaufwändige Behandlung eher hinderlich. Die Patienten haben kein Krankheitsgefühl und eine einzelne Inhalation führt nicht direkt zu einem besseren Zustand. Ebenso wirkt sich das Weglassen von Behandlung oft über längere Zeit nicht messbar aus.

- - **Hygiene**

Der Kontakt zu grampositiven Bakterien wie *S. aureus* kann im täglichen Leben nicht verhindert werden, daher sind diese Bakterien bereits im Kleinkindealter sehr regelmäßig in respiratorischen Sekreten von CF-Patienten nachweisbar, wenn sie nicht dauerhaft oder wenigstens regelmäßig (bei Nachweis oder respiratorischen Symptomen) behandelt werden. Der Kontakt zu gramnegativen Keimen wie *P. aeruginosa* hingegen ist zumindest bis zu einem gewissen Grad durch hygienische Maßnahmen vermeidbar, sodass damit die Hoffnung verbunden wird, eine Kolonisation der Lunge mit gramnegativen Keimen zu verhindern oder zumindest zu verzögern. Von den vielen Empfehlungen, die in diesem Zusammenhang veröffentlicht wurden (Balfour-Lynn 2021) sind 3 Punkte besonders hervorzuheben:

1. Inhalationsgeräte und ähnliche Hilfsmittel wie Flutter oder Cornett müssen gut gepflegt und keimfrei gehalten werden. Am einfachsten gelingt dies nach unserer Erfahrung durch Säuberung der auseinandergebauten Einzelteile unter fließendem Wasser und anschließender Sterilisation mittels eines Babyflaschensterilisators, evtl. mit Trockenfunktion. Bis zur Verwendung unberührt im Sterilisator lassen oder trocken in einem sauberen Tuch aufbewahren (Hohenwarter et al. 2016).
2. Biofilmbildung von *P. aeruginosa* findet im feuchten Milieu besonders auf entsprechenden Materialien, v. a. in Kunststoffschläuchen statt, daher sollten gewisse Situationen gemieden werden soweit möglich. Dazu zählen mit Wasserpumpen versehene Anlagen wie Aquarien, die von Betroffenen nicht gereinigt werden sollten oder Matschpumpen. Strikt zu meiden sind Whirlpools, in denen Pseudomonaden häufig nachgewiesen werden und auf den Gebrauch von Badeenten sollte aus dem gleichen Grund ebenfalls verzichtet werden. Private Schwimmpools können problematisch sein, wohingegen öffentliche Schwimmbäder zumindest in Deutschland regelmäßig überwacht werden und in Ordnung sind.
3. Der Kontakt zu anderen CF-Patienten ist nicht angeraten, da hier Keimübertragungen häufig vorkommen.

Ein gemeinsam besprochenes schriftliches Hygienekonzept mit konkreten Angaben für den privaten Bereich und den Besuch in der Klinik sollte vorhanden sein.

- **Qualitätssicherung und Ausstattung**

Die Betreuung von CF-Patienten erfolgt in spezialisierten Ambulanzen mit entsprechender Erfahrung, technischer und personeller Ausstattung. Die Spezialambulanzen haben ein eigenes, regional erprobtes Betreuungskonzept, das die ambulante und die stationäre Versorgung von CF-Patienten regelt und sie sind, bei Vorhaltung dieser Voraussetzungen in der Regel vom Mukoviszidose e. V. zertifiziert.

Die Qualitätssicherung erfolgt zunächst durch regelmäßige Eingabe der Patientendaten in das Deutsche Mukoviszidose Register, welches vom Mukoviszidose e. V. seit 1995 betrieben wird und in dem > 6000 CF-Patienten erfasst sind. Jährlich erscheint ein Berichtsband, in dem die Registerdaten verständlich aufbereitet sind, sodass auch Vergleiche zur eigenen Versorgungssituation möglich sind. Die deutschen Registerdaten müssen mit den eigenen Daten verglichen und im CF-Team besprochen werden. Regelmäßige regionale CF-Qualitätszirkel ermöglichen den direkten Erfahrungsaustausch mit anderen CF-Ambulanzen.

Der Behandlungsstandard von CF-Patienten benötigt eine personelle Ausstattung, die an den meisten Einrichtungen leider nicht erreicht ist, da die CF-Betreuung für die Versorgungsträger nicht kostendeckend ist. Dennoch gilt als empfohlene personelle Mindestausstattung eines CF-Zentrums für 150 Patienten (Kerem et al. 2005; Conway et al. 2014):

Oberärztlich	1,5	Ernährungsberatung	1
Assistenzärztlich	1,5	Sozialpädagogik	1
Pflege	3	Apotheke	1
Physiotherapie[a]	3*	Sekretariat	1
Psychologie	1	Daten/Archiv	0,8

[a] Physiotherapeutische Betreuung ist in Deutschland häufig außerhalb der Spezialambulanzen organisiert, dann ist 1 Stelle ausreichend

Der Zugang zu anderen Disziplinen muss ebenfalls möglich sein (Beispiele: Kinderchirurgie, Transplantation, Intensivmedizin, Gynäkologie u. v. a.). Weiterhin sind, in Abhängigkeit von der Aktivität, zusätzliche Studienkoordinatoren notwendig.

Baulich/organisatorisch ist die Trennung der Patienten voneinander, unabhängig vom Keimstatus, zu ermöglichen, es gibt keine gemeinsamen Wartebereiche für CF-Patienten, stationär werden CF-Patienten in Einzelzimmern mit eigener Nasszelle untergebracht (Saiman et al. 2014). Die Verhinderung von Keimübertragung zwischen Patienten erfordert eine genaue Analyse der lokalen Abläufe und einen gut durchdachten Plan, der die örtlichen Besonderheiten berücksichtigt (Schewe et al. 2005).

- **Ausblick**

Die Behandlung von Patienten mit Mukoviszidose hat in den letzten Jahren große Erfolge vorzuweisen, ist aber immer noch im Fluss. Wir haben gelernt, die vorhandenen Medikamente besser einzusetzen, wir behandeln CF-Patienten mit multidisziplinären Teams in spezialisierten Zentren, wir beteiligen uns an der Erforschung und Zulassung neuer Medikamente und Therapieformen. Weitere Neuerungen sind in Aussicht, auch die Gentherapie wird eines Tages kommen.

Wir stellen die Diagnose Mukoviszidose aufgrund des neonatalen Screenings früh, bevor es zu manifesten Organschäden kommt und wir behandeln zunehmend klinisch gesunde Kinder. Das wird die größte Herausforderung der nächsten Zeit, die aufwändige Behandlung trotz der subklinischen Symptomatik durchzusetzen, die Familien für diese Behandlung zu motivieren, aber auch die Behandler. Auch bei diesen entsteht zunehmend der Eindruck, die CF-Behandlung geht von selbst und ein nur fast guter Zustand eines Patienten wird mit „das ist ausreichend gut" zur Kenntnis genommen. Hier gilt es, auf dem erreichbaren Behandlungsstandard zu beharren, den Patienten zuliebe.

Das gilt auch für die Versorgungsstruktur: Die Kostenträger im Gesundheitssystem unterstützen die personalintensive Betreuung von CF-Patienten gerade in der Pädiatrie immer weniger. Auch hier werden wir zunehmend mit einem „das bisherige ist ausreichend" abgespeist, wenn wir bessere Inhalationsgeräte verschreiben wollen oder eine Rehabilitation beantragen. Dieses Problem wird sich ausweiten.

Eine weitere Herausforderung: Bestmögliche CF-Behandlung für alle. Auch für Patienten mit seltenen Mutationen oder ungünstigen Verläufen oder ungünstigem psychosozialem Umfeld.

? Fragen zur Wiederholung
1. Welcher Laborparameter ist entscheidend für die Beurteilung eines Schweißtestes, der wegen Verdacht auf Mukoviszidose durchgeführt wird?
    a. Natrium
    b. Kalium
    c. Chlorid
    d. Phosphor
    e. Bikarbonat (HCO_3)
2. Bei einem Säugling mit neudiagnostizierter Mukoviszidose ist mit großer Wahrscheinlichkeit davon auszugehen, dass folgender Lebensbereich eingeschränkt sein wird:
    a. Lebenserwartung
    b. Schulleistungen
    c. Sportliche Aktivität
    d. Ernährung
    e. Sexualität
3. Die medikamentöse Standardtherapie der Mukoviszidose umfasst heutzutage:
    a. Antibiotika
    b. Virostatika
    c. Diuretika

d. β-Blocker
   e. Immunsuppresiva
4. Um Keimübertragung zwischen Patienten mit Mukoviszidose zu unterbinden, ist welche Maßnahme NICHT geeignet?
   a. Strenge Kohortierung der Patienten
   b. Regelmäßige hygienische Händedesinfektion
   c. Regelmäßige Gassterilisation der Ambulanzzimmer
   d. Engmaschige mikrobiologische Surveillance
   e. Wiederholte Hygieneschulung von Personal und Patienten

Literatur

Aaron SD, Vandemheen KL, Ferris W, Fergusson D, Tullis E, Haase D, Berthiaume Y, Brown N, Wilcox P, Yozghatlian V, Bye P, Bell S, Chan F, Rose B, Jeanneret A, Stephenson A, Noseworthy M, Freitag A, Paterson N, Doucette S, Harbour C, Ruel M, MacDonald N (2005) Combination antibiotic susceptibility testing to treat exacerbations of cystic fibrosis associated with multiresistant bacteria: a randomised, double-blind, controlled clinical trial. Lancet 366:463–471

Agarwal R, Gupta D, Aggarwal AN, Behera D, Jindal SK (2006) Allergic bronchopulmonary aspergillosis: lessons from 126 patients attending a chest clinic in north India. Chest 130:442–448

Balfour-Lynn IM (2021) Environmental risks of Pseudomonas aeruginosa-What to advise patients and parents. J Cyst Fibros 20:17–24

Castellani C, Duff AJA, Bell SC, Heijerman HGM, Munck A, Ratjen F, Sermet-Gaudelus I, Southern KW, Barben J, Flume PA, Hodkova P, Kashirskaya N, Kirszenbaum MN, Madge S, Oxley H, Plant B, Schwarzenberg SJ, Smyth AR, Taccetti G, Wagner TOF, Wolfe SP, Drevinek P (2018) ECFS best practice guidelines: the 2018 revision. J Cyst Fibros 17:153–178

Chavez-Tapia NC, Barrientos-Gutierrez T, Tellez-Avila F, Soares-Weiser K, Mendez-Sanchez N, Gluud C, Uribe M (2011) Meta-analysis: antibiotic prophylaxis for cirrhotic patients with upper gastrointestinal bleeding – an updated Cochrane review. Aliment Pharmacol Ther 34:509–518

Colombo C, Crosignani A, Battezzati PM (1999) Liver involvement in cystic fibrosis. J Hepatol 31:946–954

Conway S, Balfour-Lynn IM, De Rijcke K, Drevinek P, Foweraker J, Havermans T, Heijerman H, Lannefors L, Lindblad A, Macek M, Madge S, Moran M, Morrison L, Morton A, Noordhoek J, Sands D, Vertommen A, Peckham D (2014) European Cystic Fibrosis Society Standards of Care: Framework for the Cystic Fibrosis Centre. J Cyst Fibros 13(Suppl 1):S3–S22

Corey M, McLaughlin FJ, Williams M, Levison H (1988) A comparison of survival, growth, and pulmonary function in patients with cystic fibrosis in Boston and Toronto. J Clin Epidemiol 41:583–591

Flume PA, Mogayzel PJ Jr., Robinson KA, Rosenblatt RL, Quittell L, Marshall BC, Committee Clinical Practice Guidelines for Pulmonary Therapies, Committee Cystic Fibrosis Foundation Pulmonary Therapies (2010) Cystic fibrosis pulmonary guidelines: pulmonary complications: hemoptysis and pneumothorax. Am J Respir Crit Care Med 182:298–306

Frizzell RA, Hanrahan JW (2012) Physiology of epithelial chloride and fluid secretion. Cold Spring Harb Perspect Med 2:a9563

Gesenhues F, Michel K, Greve T, Röschinger W, Gothe F, Nübling J, Feilcke M, Kröner C, Pawlita I, Sattler F, Seidl E, Griese M, Kappler M (2024) Single-centre prospective evaluation of the first 5 years of cystic fibrosis newborn screening in Germany. ERJ Open Res. https://doi.org/10.1183/23120541.00699-2023

Gothe F, Kappler M, Griese M (2017) Increasing Total Serum IgE, Allergic Bronchopulmonary Aspergillosis, and Lung Function in Cystic Fibrosis. J Allergy Clin Immunol Pract 5(e6):1591–1598

Gothe F, Schmautz A, Hausler K, Tran NB, Kappler M, Griese M (2020) Treating Allergic Bronchopulmonary Aspergillosis with Short-Term Prednisone and Itraconazole in Cystic Fibrosis. J Allergy Clin Immunol Pract 8:2608–2614e3

Griese M, Costa S, Linnemann RW, Mall MA, McKone EF, Polineni D, Quon BS, Ringshausen FC, Taylor-Cousar JL, Withers NJ, Moskowitz SM, Daines CL (2021) Safety and Efficacy of Elexacaftor/Tezacaftor/Ivacaftor for 24 Weeks or Longer in People with Cystic Fibrosis and One or More F508del Alleles: Interim Results of an Open-Label Phase 3 Clinical Trial. Am J Respir Crit Care Med 203:381–385

Hohenwarter K, Prammer W, Aichinger W, Reychler G (2016) An evaluation of different steam disinfection protocols for cystic fibrosis nebulizers. J Cyst Fibros 15:78–84

Houwen RH, van der Doef HP, Sermet I, Munck A, Hauser B, Walkowiak J, Robberecht E, Colombo C, Sinaasappel M, Wilschanski M, Espghan Cystic Fibrosis Working Group (2010) Defining DIOS and constipation in cystic fibrosis with a multicentre study on the incidence, characteristics, and treatment of DIOS. J Pediatr Gastroenterol Nutr 50:38–42

Jat KR, Walia DK, Khairwa A (2018) Anti-IgE therapy for allergic bronchopulmonary aspergillosis in people with cystic fibrosis. Cochrane Database Syst Rev. https://doi.org/10.1002/14651858.CD010288.pub3

Junge S, Gorlich D, den Reijer M, Wiedemann B, Tummler B, Ellemunter H, Dubbers A, Kuster P, Ballmann M, Koerner-Rettberg C, Grosse-Onnebrink J, Heuer E, Sextro W, Mainz JG, Hammermann J, Riethmuller J, Graepler-Mainka U, Staab D, Wollschlager B, Szczepanski R, Schuster A, Tegtmeyer FK, Sutharsan S, Wald A, Nofer JR, van Wamel W, Becker K, Peters G, Kahl BC (2016) Factors associated with worse lung function in cystic fibrosis patients with persistent staphylococcus aureus. PLoS ONE 11:e166220

Kappler M, Feilcke M, Schroter C, Kraxner A, Griese M (2009) Long-term pulmonary outcome after meconium ileus in cystic fibrosis. Pediatr Pulmonol 44:1201–1206

Kappler M, Espach C, Schweiger-Kabesch A, Lang T, Hartl D, Hector A, Glasmacher C, Griese M (2012) Ursodeoxycholic acid therapy in cystic fibrosis liver disease – a retrospective long-term follow-up case-control study. Aliment Pharmacol Ther 36:266–273

Kappler M, Nagel F, Feilcke M, Heilig G, Grimmelt A-C, Pawlita I, Irnstetter A, Hildebrandt J, Burmester H, Kroner C, Griese M (2014) Predictive values of antibodies against Pseudomonas aeruginosa in patients with cystic fibrosis one year after early eradication treatment. J Cyst Fibros 13:534–541

Kappler M, Nagel F, Feilcke M, Kroner C, Pawlita I, Naehrig S, Ripper J, Hengst M, von Both U, Forstner M, Hector A, Griese M (2016) Eradication of methicillin resistant Staphylococcus aureus detected for the first time in cystic fibrosis: A single center observational study. Pediatr Pulmonol 51:1010–1019

Kerem E, Webb AK (2014) European cystic fibrosis society standards of care: a road map to improve CF outcome. J Cyst Fibros 13:357–358

Kerem E, Corey M, Gold R, Levison H (1990) Pulmonary function and clinical course in patients with cystic fibrosis after pulmonary colonization with Pseudomonas aeruginosa. J Pediatr 116:714–719

Kerem E, Reisman J, Corey M, Canny GJ, Levison H (1992) Prediction of mortality in patients with cystic fibrosis. N Engl J Med 326:1187–1191

Kerem E, Conway S, Elborn S, Heijerman H, Consensus C (2005) Standards of care for patients with cystic fibrosis: a European consensus. J Cyst Fibros 4:7–26

Kiedrowski MR, Bomberger JM (2018) Viral-bacterial co-infections in the cystic fibrosis respiratory tract. Front Immunol 9:3067

Konstan MW, Butler SM, Wohl ME, Stoddard M, Matousek R, Wagener JS, Johnson CA, Morgan WJ, Investigators, and Fibrosis Coordinators of the Epidemiologic Study of Cystic (2003) Growth and nutritional indexes in early life predict pulmonary function in cystic fibrosis. J Pediatr 142:624–630

Lee TW, Brownlee KG, Conway SP, Denton M, Littlewood JM (2003) Evaluation of a new definition for chronic Pseudomonas aeruginosa infection in cystic fibrosis patients. J Cyst Fibros 2:29–34

Malone H, Biggar S, Javadpour S, Edworthy Z, Sheaf G, Coyne I (2019) Interventions for promoting participation in shared decision-making for children and adolescents with cystic fibrosis. Cochrane Database Syst Rev. https://doi.org/10.1002/14651858.CD012578.pub2

Middleton PG, Mall MA, Drevinek P, Lands LC, McKone EF, Polineni D, Ramsey BW, Taylor-Cousar JL, Tullis E, Vermeulen F, Marigowda G, McKee CM, Moskowitz SM, Nair N, Savage J, Simard C, Tian S, Waltz D, Xuan F, Rowe SM, Jain R, V. X. Study Group. (2019) Elexacaftor-Tezacaftor-Ivacaftor for cystic fibrosis with a single Phe508del allele. N Engl J Med 381:1809–1819

Moran A, Pillay K, Becker D, Granados A, Hameed S, Acerini CL (2018) ISPAD clinical practice consensus guidelines 2018: management of cystic fibrosis-related diabetes in children and adolescents. Pediatr Diabetes 19(Suppl 27):64–74

Müller FM, Bend J, Rietschel E, Abele-Horn M, Ballmann M, Bargon J, Baumann I, Bremer W, Bruns R, Brunsmann F, Fischer R, Geidel C, Hebestreit H, Hirche TO, Hogardt M, Huttegger I, Iling S, Koitschev A, Kohlhäufl M, Mahlberg R, Mainz JG, Möller A, Pfeiffer-Auler S, Puderbach M, Riedler J, Schulte-Hubbert B, Schwarz C, Sedlacek L, Sitter H, Smaczny C, Staab D, Tümmler BR, Vonberg R-P, Wagner TOF, Zerlik J (2013) S3 Leitlinie Lungenerkrankung bei Mukoviszidose, Modul 1: Diagnostik und Therapie nach erstem Nachweis von Pseudomonas aeruginosa (AWMF 026/022). https://www.awmf.org/uploads/tx_szleitlinien/026-022l_S3_Lungenerkrankung_bei_Mukoviszidose_Modul_1_2013-06-abgelaufen.pdf. Zugegriffen: 15. Juli 2021

Naehrlich L, Stuhrmann-Spangenberg M, Barben J, Bargon J, Blankenstein O, Bremer W, Brunsmann F, Buchholz T, Ellemunter H, Fusch C, Gembruch U, Hammermann J, Jacobeit J, Jung A, Keim V, Loff S, Mayr S, Pfeiffer-Auler S, Rossi R, Sitter H, Stern M, Straßburg C, Derichs N (2013) S2-Konsensus-Leitlinie ‚Diagnose der Mukoviszidose' (AWMF 026-023) unter Federführung der Gesellschaft für Pädiatrischen Pneumologie. AWMF online, Accessed 23-MAR-2021

Padoan R, Cirilli N, Falchetti D, Cesana BM, Group Meconium Ileus Project Study (2019) Risk factors for adverse outcome in infancy in meconium ileus cystic fibrosis infants: A multicentre Italian study. J Cyst Fibros 18:863–868

Radtke T, Nevitt SJ, Hebestreit H, Kriemler S (2017) Physical exercise training for cystic fibrosis. Cochrane Database Syst Rev. https://doi.org/10.1002/14651858.CD012578.pub2

Ramsey KA, Ranganathan S, Park J, Skoric B, Adams AM, Simpson SJ, Robins-Browne RM, Franklin PJ, de Klerk NH, Sly PD, Stick SM, Hall GL, Arest CF (2014) Early respiratory infection is associated with reduced spirometry in children with cystic fibrosis. Am J Respir Crit Care Med 190:1111–1116

Robinson M, Hemming AL, Regnis JA, Wong AG, Bailey DL, Bautovich GJ, King M, Bye PT (1997) Effect of increasing doses of hypertonic saline on mucociliary clearance in patients with cystic fibrosis". Thorax 52:900–903

Rosenfeld M, Rayner O, Smyth AR (2020) Prophylactic anti-staphylococcal antibiotics for cystic fibrosis. Cochrane Database Syst Rev. https://doi.org/10.1002/14651858.CD001912.pub5

Saiman L, Siegel JD, LiPuma JJ, Brown RF, Bryson EA, Chambers MJ, Downer VS, Fliege J, Hazle LA, Jain M, Marshall BC, O'Malley C, Pattee SR, Potter-Bynoe G, Reid S, Robinson KA, Sabadosa KA, Schmidt HJ, Tullis E, Webber J, Weber DJ, Foundation Cystic Fibrous, and America Society for Healthcare Epidemiology of (2014) Infection prevention and control guideline for

cystic fibrosis: 2013 update. Infect Control Hosp Epidemiol 35(Suppl 1):S1–S67
Sathe M, Houwen R (2017) Meconium ileus in Cystic Fibrosis. J Cyst Fibros 16(Suppl 2):S32–S39
Schewe D, Kappler M, Griese M (2005) Instructions for infection control in outpatient care of patients with cystic fibrosis. Eur J Med Res 10:345–351
Sharma R, Florea VG, Bolger AP, Doehner W, Florea ND, Coats AJ, Hodson ME, Anker SD, Henein MY (2001) Wasting as an independent predictor of mortality in patients with cystic fibrosis. Thorax 56:746–750
Smyth AR, Bell SC, Bojcin S, Bryon M, Duff A, Flume P, Kashirskaya N, Munck A, Ratjen F, Schwarzenberg SJ, Sermet-Gaudelus I, Southern KW, Taccetti G, Ullrich G, Wolfe S, Society European Cystic Fibrosis (2014) European Cystic Fibrosis Society Standards of Care: Best Practice guidelines. J Cyst Fibros 13(Suppl 1):S23–S42
Southern KW, Barker PM, Solis-Moya A, Patel L (2012) Macrolide antibiotics for cystic fibrosis. Cochrane Database Syst Rev 11:CD2203
Steinkamp G, Wiedemann B (2002) Relationship between nutritional status and lung function in cystic fibrosis: cross sectional and longitudinal analyses from the German CF quality assurance (CFQA) project. Thorax 57:596–601
Sutharsan S, Dillenhoefer S, Welsner M, Stehling F, Brinkmann F, Burkhart M, Ellemunter H, Dittrich AM, Smaczny C, Eickmeier O, Kappler M, Schwarz C, Sieber S, Naehrig S, Naehrlich L, German CF Registry of the Mukoviszidose e.V. and participating CF sites (2023) Impact of elexacaftor/tezacaftor/ivacaftor on lung function, nutritional status, pulmonary exacerbation frequency and sweat chloride in people with cystic fibrosis: real-world evidence from the German CF Registry. Lancet Reg Health Eur. https://doi.org/10.1016/j.lanepe.2023.100690
Sutton PP, Gemmell HG, Innes N, Davidson J, Smith FW, Legge JS, Friend JA (1988) Use of nebulised saline and nebulised terbutaline as an adjunct to chest physiotherapy. Thorax 43:57–60
Tan SMJ, Coffey MJ, Ooi CY (2019) Differences in clinical outcomes of paediatric cystic fibrosis patients with and without meconium ileus. J Cyst Fibros 18:857–862

Primäre ziliäre Dyskinesie (Primary Ciliary Dyskinesia, PCD)

Tobias Ankermann und Nicolaus Schwerk

Inhaltsverzeichnis

19.1 Grundlagen – 222

19.2 Therapie – 223

Literatur – 225

Ergänzende Information Die elektronische Version dieses Kapitels enthält Zusatzmaterial, auf das über folgenden Link zugegriffen werden kann https://doi.org/10.1007/978-3-662-65542-9_19.

© Springer-Verlag GmbH Deutschland, ein Teil von Springer Nature 2024
B. Stiller et al. (Hrsg.), *Kardiologie – Pneumologie – Allergologie – HNO*, Therapie der Krankheiten im Kindes- und Jugendalter, https://doi.org/10.1007/978-3-662-65542-9_19

19.1 Grundlagen

Der Begriff „primäre ziliäre Dyskinesie (primary ciliary dyskinesia, PCD)" steht für eine Gruppe von Erkrankungen, die durch angeborene, genetisch determinierte Funktionsstörungen motiler Zilien verursacht werden. Davon abgegrenzt werden sekundäre Zilienfunktionsstörungen z. B. im Rahmen von Infektionen oder durch Noxen wie Zigarettenrauch. Mittlerweile sind pathogene Mutationen von etwa 50 unterschiedlichen Genen bekannt, welche zu dem klinischen Bild einer PCD führen, was etwa 70 % aller bekannten PCD-Formen ausmacht. Der Erbgang ist fast immer autosomal rezessiv. Die PCD zählt zu den seltenen Erkrankungen. Angaben zur Prävalenz variieren in Abhängigkeit von der untersuchten Population und den verwendeten Diagnosekriterien. In Europa wird die Prävalenz auf etwa 1:10.000 (1:4000–1:50.000) geschätzt (Kuehni et al. 2010; Wallmeier et al. 2020) und ist in Populationen mit hoher Konsanguinitätsrate höher (O'Callaghan et al. 2010). Aufgrund der unspezifischen Symptome aber auch aufgrund der mangelnden Kenntnis über das Krankheitsbild wird die PCD häufig erst sehr spät oder gar nicht diagnostiziert (Kuehni et al. 2010). Motile Zilien der Atemwege tragen durch ihren koordinierten und schnellen Schlag ganz wesentlich zur Selbstreinigung, also zur mukoziliären Clearance, des Respirationstrakts bei. Bei fehlendem oder unkoordiniertem Zilienschlag ist dieser Reinigungsmechanismus erheblich gestört und es kommt zu einer Sekretretention, was wiederum eine chronische Infektion der Atemwege und des Lungenparenchyms begünstigt. In Kenntnis der Funktionsstörung lassen sich sowohl die typischen klinischen Symptome und Befunde als auch die Folgeschäden im Falle einer verspäteten Diagnose und/oder inadäquaten Therapie ableiten.

- **Symptomatik**

Das Hauptsymptom und somit auch das wichtigste Diagnosekriterium der PCD ist ein chronisch feuchter Husten von Geburt an. Bei Fehlen von Husten ist das Vorliegen einer PCD weitgehend ausgeschlossen. Da motile Zilien eine wesentliche Rolle bei der Lateralisation während der Embryonalperiode spielen, liegt bei der PCD in ca. 50 % ein Situs inversus bzw. eine Lateralisationsstörung vor. Betroffene Männer sind aufgrund amotiler bzw. unkoordiniert schlagender Spermien fast immer zeugungsunfähig und bei betroffenen Frauen ist das Risiko für eine Eileiterschwangerschaft signifikant erhöht. Eine PCD kann sich zudem mit Herzvitien (ca. 6–10 %), einem Hydrozephalus (sehr selten) und sehr selten mit einer Retinitis pigmentosa und/oder polyzystischen Nierenerkrankungen (Barbato et al. 2009; Wallmeier et al. 2020) manifestieren.

Ein Großteil der Kinder (70–85 %) entwickelt postnatal ein Atemnotsyndrom, oft mit respiratorischer Insuffizienz und der Notwendigkeit der O_2-Supplementation sowie in schweren Fällen auch einer nichtinvasiven oder invasiven Atemunterstützung. Häufig wird dieses Atemnotsyndrom fälschlicherweise als konnatale Pneumonie interpretiert.

Etwa 80 % der betroffenen Kinder haben von den ersten Lebenstagen an eine chronische Rhinitis. Durch eine chronische Tubenbelüftungsstörung kommt es besonders in den ersten 6 Lebensjahren häufig zu einer Schallleitungsschwerhörigkeit und zu rezidivierenden Otitiden. Später entwickelt sich oft eine chronische Pansinusitis und bei 19–33 % der Patienten eine Polyposis nasi. Betroffene können zudem gehäuft an Pneumonien erkranken. Im Alter von 10 Jahren haben etwa 50 % aller PCD-Patienten mit PCD Bronchiektasen entwickelt, insbesondere wenn die Diagnose zu spät gestellt wurde. Während in den ersten Jahren die „typischen" bakteriellen Atemwegserreger wie Hämophilus influenzae Typ B, nichttypisierbarer Hämophilus, Pneumokokken und Moraxella catarrhalis hauptsächlich für Infektionen der oberen und unteren Atemwege verantwortlich sind, kommt es mit zunehmendem Alter, insbesondere bei Vorliegen von Bronchiektasen, bei manchen Patienten zu einer chronischen Kolonisation mit Pseudomonas aeruginosa. Unbehandelt führt die chronische pulmonale Infektion zu einer kontinuierlichen, irreversiblen Zerstörung des Lungenparenchyms bis hin zum Lungenversagen mit der Notwendigkeit einer Lungentransplantation (Barbato et al. 2009; Werner et al. 2015; Shapiro et al. 2016).

Diagnostik

Derzeit wird eine Diagnostik zum Nachweis bzw. Ausschluss einer PCD bei den in ▶ eOverview 19.1 genannten klinischen Symptomen und Zeichen empfohlen. Als sehr hilfreiches Instrument bei der Frage, ob eine weiterführende Diagnostik erfolgen muss oder nicht, wurde der PICADAR-Score entwickelt. Durch ihn kann mithilfe von anamnestischen Angaben sowie klinischen Symptomen und Befunden das Vorliegen einer PCD sehr wahrscheinlich bzw. ausgeschlossen werden (▶ eTab. 19.1). Jeder Patient, bei dem eine PCD vermutet wird, muss an ein spezialisiertes Zentrum überwiesen werden, welches über alle etablierten diagnostischen Möglichkeiten verfügt (Behan et al. 2016). Zur Diagnostik der PCD stehen die Messung des nasalen Stickoxids (nNO), die Bewegungsanalyse von Zilien mittels Hochgeschwindigkeitsvideomikroskopie (HSVM), die Transmissionselektronenmikroskopie (TEM), die Immunfluoreszenzanfärbung spezifischer Zilienproteine (IF) und genetische Untersuchungen zur Verfügung (▶ eTab. 19.2). Mit keiner der genannten Methoden allein kann eine PCD gesichert bzw. ausgeschlossen werden kann, daher sollten die diagnostischen Verfahren kombiniert angewendet werden (Nüßlein et al. 2013; Lucas et al. 2017; Shapiro et al. 2018).

> Bei einem neonatalen Atemnotsyndrom des reifen Neugeborenen, persistierendem feuchten Husten und/oder persistierender obstruktiver Rhinopathie mit Beginn in den ersten Lebensmonaten, chronischen Otitiden und/oder Situs inversus ist immer an eine PCD zu denken und weitere Diagnostik dringend notwendig (▶ eAlgorithmus 19.1).

19.2 Therapie

Therapieziel

Eine Heilung einer PCD ist gegenwärtig nicht möglich. Ziele der Therapie sind eine Minimierung der Folgen der Störung der mukoziliären Clearance an den oberen Atemwegen, um einem Hörverlust mit Störung der Sprachentwicklung vorzubeugen. An den unteren Atemwegen ist das Ziel das Auftreten von Bronchiektasen bzw. einem irreversiblen Lungenschaden zu vermeiden. Generell ist anzustreben, dass PCD-Patienten eine normale soziale, mentale und motorische Entwicklung sowie eine normale bzw. krankheitsbezogene optimale Lebensqualität haben.

Therapieprinzip

Grundlage der Therapie ist die Verbesserung der Sekretdrainage an oberen und unteren Atemwegen. Angeborene Herzfehler oder eine bestehende Infertilität werden entsprechend den Empfehlungen zu diesen Erkrankungen behandelt (▶ eAlgorithmus 19.1).

Kinder mit PCD sollen entsprechend den Empfehlungen der StIKo geimpft werden. Zusätzlich sollte eine jährliche Impfung gegen Influenza gemeinsam mit den Haushaltsmitgliedern erfolgen.

Die meisten Therapieempfehlungen bei der PCD beruhen auf Expertenmeinungen oder orientieren sich an Empfehlungen zu anderen Krankheitsbildern (z. B. CF, non-CF-Bronchiektasie), da evidenzbasierte Daten nur für wenige Interventionen vorliegen (z. B. für Inhalation mit hypertoner Kochsalzlösung und Dauertherapie mit Azithromycin).

Therapeutisches Vorgehen

Das therapeutische Vorgehen differiert in Abhängigkeit von der Höhe der betroffenen Atemwege.

Obere Atemwege An den oberen Atemwegen sind tägliche nasale Spülungen mit z. B. physiologischer Kochsalzlösung sinnvoll, sofern eine Sekretretention vorliegt, was insbesondere bei Vorschulkindern der Fall ist. Exazerbationen (z. B. Otitis media, akute Rhinosinusitis) sind antibiotisch (kalkuliert mit Penicillin und β-Laktamase-Hemmstoff oder nach Antibiogramm) zu behandeln. Abschwellende Nasentropfen sollten nur zur Kurzzeittherapie angewendet werden, topische Glukokortikoide nur bei gleichzeitig bestehender allergischer Rhinitis und evtl. bei Polyposis nasi. Gegenstand der Diskussion ist die Rolle der Implantation von Paukenröhrchen bei chronischer Otitis mit Erguss und Hörverlust bei Kindern mit PCD. Diese führen zwar zu einer kurzzeitigen Verbesserung des Hörvermögens, bergen aber die Gefahr irreparabler Schäden durch wiederholte Eingriffe. Fast alle nichtoperierten Kinder erlangen außerdem spätestens ab dem Jugendalter ein normales Hörvermögen, voroperierte seltener. Insofern stellt die vorübergehende Versorgung mit Hörgeräten eine deutlich weniger invasive und mit weniger Risiken behaftete Alternative zu Operationen dar.

Untere Atemwege Die Therapie der gestörten mukoziliären Clearance der unteren Atemwege besteht aus einer täglichen Atemphysiotherapie mit aktiven und/oder passiven Techniken zur Verbesserung der Sekretdrainage. Zudem wird tägliche körperliche Aktivität bzw. sportliche Aktivität empfohlen, da eine eingeschränkte körperliche Belastbarkeit bei PCD mit einem schnelleren Verlust der Lungenfunktion verbunden ist und körperliche Aktivität die Sekretdrainage verbessert (Übersicht bei Shapiro et al. 2018). Eine inhalative Therapie mit hypertoner (6 %) Kochsalzlösung ist sinnvoll, ihr Nutzen durch eine kontrollierte Studie belegt (Paff et al. 2017). Bei pulmonalen Exazerbationen (Zunahme von Symptomen wie Husten, Sputumproduktion, Zeichen erhöhter Atemarbeit, Hypoxie, Hämoptysen oder Fieber) ist es sinnvoll, eine kalkulierte antibiotische Therapie mit einem Penicillin ggf. mit einem β-Lactamase-Hemmstoff für 14(–21) Tage bzw. entsprechend Antibiogramm aus Kultur von Proben der unteren Atemwege (Sputum, BAL) durchzuführen. Bei Häufung von Exazerbationen (>3 Episoden/Jahr oder >30 Tage Antibiotikatherapie/Jahr) und/oder ausgedehnten Bronchiektasen wird eine Dauertherapie mit Azithromycin für 6 Monate (10 mg/kg/d an 3 Tagen in der Woche, maximal 250(–500) mg d) empfohlen (Kobbernagel et al. 2020). Bei Erst- oder Neunachweis von Pseudomonas aeruginosa ist eine Eradikationstherapie entsprechend den Empfehlungen zum Vorgehen bei CF-Patienten bzw. non-CF-Bronchiektasie in Erwägung zu ziehen (Übersichten zur Therapie der PCD, s. Barbato et al. 2009; Werner et al. 2015; Shapiro et al. 2018; Raidt et al. 2020; Wallmeier et al. 2020).

- **Monitoring/Verlauf**

Kinder mit PCD sollten alle 3 Monate (bei stabilem Verlauf alle 6 Monate) klinisch und mittels Proben zur Analyse der unteren Atemwegskolonisation (Sputum, evtl. BAL), Lungenfunktion (Spirometrie) und bei Dauertherapie mit Azithromycin auch spezifischer Untersuchung auf nichttuberkulöse Mykobakterien untersucht werden. HNO-ärztliche Vorstellungen mit Hörtestung sollten je nach Verlauf alle 6–12 Monate erfolgen. Thoraxröntgenaufnahmen sind alle 2–4 Jahre (oder bei Bedarf) zu erwägen. Bei klinischen (oder radiologischen) Hinweisen auf Bronchiektasien sollte eine CT des Thorax durchgeführt werden (▶ Kap. 20). Bei unerklärter klinischer Verschlechterung, neu auftretender obstruktiver Ventilationsstörung oder Anstieg des Gesamt-IgE im Serum ist der Ausschluss einer allergischen bronchopulmonalen Aspergillose (ABPA) notwendig (Shapiro et al. 2016, 2018).

- **Prognose**

Systematische Untersuchungen zum Langzeitverlauf der PCD, die z. B. nach Schweregrad der Erkrankung, Diagnosezeitpunkt oder Genotyp stratifizieren oder systematisch den Einfluss von therapeutischen Interventionen untersuchen, fehlen. Daten von Erwachsenen zeigen, dass ein Großteil der Patienten Bronchiektasen entwickelt, einige eine schwere Lungenerkrankung, dass aber sehr wenige Sauerstoff oder eine Atemhilfe oder eine Lungentransplantation benötigen (Shah et al. 2016; Wallmeier et al. 2020). Aus neueren Daten geht hervor, dass auch bei an für die Behandlung der PCD spezialisierten Zentren betreute Kinder gegenüber gesunden Kindern einen fortschreitenden Verlust der Lungenfunktion zeigen (Halbeisen et al. 2022).

- **Prävention**

Eine spezifische Prävention der PCD ist nicht möglich bzw. nicht bekannt.

- **Qualitätssicherung**

Die Behandlung von Kindern mit PCD sollte in und an Zentren erfolgen. Neben dem Vorhandensein der diagnostischen Methoden (nasales NO, HSVM, TEM, IF, Genetik) sollte die Betreuung durch Kinderpneumologie, HNO mit Erfahrung in der Betreuung von PCD-Patienten, Atemwegsphysiotherapie, Mikrobiologie mit Expertise in Analyse und Typisierung von Problemkeimen (Marthin et al. 2021) und evtl. Kinderkardiologie/Kinderherzchirurgie, später evtl. Reproduktionsmedizin sichergestellt sein.

? Fragen zur Wiederholung

1. Welche Aussage zur Diagnostik der primären ziliären Dyskinesie (PCD) ist richtig?
   a. Ein niedriger Wert des nasalen NO (< 77 nl/min) beweist eine PCD.
   b. Ein auffälliger Befund in der Transmissionenelektronenmikroskopie beweist eine PCD.
   c. Eine gestörte Motilität der Zilien in der Hochfrequenzvideomikroskopie beweist eine PCD.
   d. Eine unauffällige genetische Untersuchung schließt eine PCD aus.
   e. Die Kombination aus Transmissionselektronenmikroskopie, Immunfluoreszenztest, Hochfrequenzvideomikroskopie und Immunfluoreszenztest hat einen hohen positiven Vorhersagewert für die Diagnose PCD.

2. Welche Aussage zur primären ziliären Dyskinesie (PCD) ist falsch?
   a. Klinisch findet sich bei der PCD häufig eine gestörte mukoziliäre Clearance mit chronisch feuchtem Husten.
   b. Klinisch finden sich bei der PCD stinkende fettig glänzende Stühle.
   c. Klinisch findet sich bei der PCD häufig eine Infertilität bei Männern.
   d. Klinisch findet sich bei der PCD in bis zur Hälfte der Fälle eine Situsanomalie.
   e. Klinisch findet sich bei der PCD häufig eine chronische Rhinitis.

3. Welche Aussage zur Therapie bei PCD ist richtig?
   a. Bei pulmonalen Exazerbationen ist eine kalkulierte antibiotische Therapie mit Cefalosporinen sinnvoll.
   b. Bei pulmonalen Exazerbationen ist eine kalkulierte Therapie mit Fluorchinolonen sinnvoll.
   c. Bei pulmonalen Exazerbationen ist eine kalkulierte Therapie mit Azithromycin sinnvoll.
   d. Bei pulmonalen Exazerbationen ist eine kalkulierte Therapie mit Colistin sinnvoll.
   e. Bei pulmonalen Exazerbationen ist eine Therapie mit Penicillin und einem β-Lactamase-Hemmstoff sinnvoll.

Literatur

Barbato A, Frischer T, Kuehni CE et al (2009) Primary ciliary dyskinesia: a consensus statement on diagnostic and treatment approaches in children. Eur Respir J 34:1264–1276. https://doi.org/10.1183/09031936.00176608

Behan L, Dimitrov BD, Kuehni CE et al (2016) PICADAR: a diagnostic predictive tool for primary ciliary dyskinesia. Eur Respir J 47(4):1103–1112

Halbeisen FS, Pedersen ESL, Goutaki M et al (2022) Lung function from school age to adulthood in primary ciliary dyskinesia. Eur Respir J. https://doi.org/10.1183/13993003.01918-2021

Kobbernagel HE, Buchvald FF, Haarman EG et al (2020) Efficacy and safety of azithromycin maintenance therapy in primary ciliary dyskinesia (BESTCILIA): a multicentre, double-blind, randomised, placebo-controlled phase 3 trial. Lancet Respir Med 8:493–505. https://doi.org/10.1016/s2213-2600(20)30058-8

Kuehni CE, Frischer T, Strippoli MP et al (2010) Factors influencing age at diagnosis of primary ciliary dyskinesia in European children. Eur Respir J 36:1248–1258. https://doi.org/10.1183/09031936.00001010

Lucas JS, Barbato A, Collins SA et al (2017) European Respiratory Society guidelines for the diagnosis of primary ciliary dyskinesia. Eur Respir J. https://doi.org/10.1183/13993003.01090-2016

Marthin JK, Lucas JS, Boon M et al (2021) International BEAT-PCD consensus statement for infection prevention and control for primary ciliary dyskinesia in collaboration with ERN-LUNG PCD Core Network and patient representatives. ERJ Open Res. https://doi.org/10.1183/23120541.00301-2021

Nüßlein T, Brinkmann F, Ahrens P et al (2013) Diagnostik der primären ziliären Dyskinesie. Monatsschrift Kinderheilkd 161:406–416

O'Callaghan C, Chetcuti P, Moya E (2010) High prevalence of primary ciliary dyskinesia in a British Asian population. Arch Dis Child 95:51–52. https://doi.org/10.1136/adc.2009.158493

Paff T, Daniels JM, Weersink EJ et al (2017) A randomised controlled trial on the effect of inhaled hypertonic saline on quality of life in primary ciliary dyskinesia. Eur Respir J. https://doi.org/10.1183/13993003.01770-2016

Raidt J, Brillault J, Brinkmann F et al (2020) Management of primary ciliary Dyskinesia. Pneumologie 74:750–765. https://doi.org/10.1055/a-1235-1520

Shah A, Shoemark A, MacNeill SJ et al (2016) A longitudinal study characterising a large adult primary ciliary dyskinesia population. Eur Respir J 48:441–450. https://doi.org/10.1183/13993003.00209-2016

Shapiro AJ, Zariwala MA, Ferkol T et al (2016) Diagnosis, monitoring, and treatment of primary ciliary dyskinesia: PCD foundation consensus recommendations based on state of the art review. Pediatr Pulmonol 51:115–132. https://doi.org/10.1002/ppul.23304

Shapiro AJ, Davis SD, Polineni D et al (2018) Diagnosis of Primary Ciliary Dyskinesia. An Official American Thoracic Society Clinical Practice Guideline. Am J Respir Crit Care Med 197:e24–e39. https://doi.org/10.1164/rccm.201805-0819ST

Wallmeier J, Nielsen KG, Kuehni CE et al (2020) Motile ciliopathies. Nat Rev Dis Primers 6:77. https://doi.org/10.1038/s41572-020-0209-6

Werner C, Onnebrink JG, Omran H (2015) Diagnosis and management of primary ciliary dyskinesia. Cilia 4:2. https://doi.org/10.1186/s13630-014-0011-8

Non-CF-Bronchiektasien

Tobias Ankermann und Nicolaus Schwerk

Inhaltsverzeichnis

20.1 Grundlagen – 228

20.2 Therapie – 228

Literatur – 232

Ergänzende Information Die elektronische Version dieses Kapitels enthält Zusatzmaterial, auf das über folgenden Link zugegriffen werden kann https://doi.org/10.1007/978-3-662-65542-9_20.

© Springer-Verlag GmbH Deutschland, ein Teil von Springer Nature 2024
B. Stiller et al. (Hrsg.), *Kardiologie – Pneumologie – Allergologie – HNO*, Therapie der Krankheiten im Kindes- und Jugendalter, https://doi.org/10.1007/978-3-662-65542-9_20

20.1 Grundlagen

Unter Bronchiektasen werden pathologisch-anatomisch und radiologisch erweiterte Bronchien verstanden. Bronchiektasen entstehen als Folge ganz unterschiedlicher Erkrankungen. Pathophysiologisch liegen Bronchiektasien inflammatorische Prozesse intra- und perimural zugrunde, meistens – aber nicht immer – auf dem Boden oder als Folge einer Infektionskrankheit der Atemwege und/oder Lunge, die zu einem Verlust von Zilien und somit zur Störung der mukoziliären Clearance führt. Folgen der Inflammation und Störung der mukoziliären Clearance sind Bronchialwandverdickung, Dilatation von Bronchien, Obstruktion der Bronchien durch Mukus und Destruktion der Bronchialwand mit Verlust elastischer Fasern, glatter Muskulatur, Knorpel und Drüsen (Chalmers et al. 2018). Bronchiektasen, die nicht ursächlich auf eine zystische Fibrose (CF) zurückgeführt werden können, werden als „non-CF-Bronchiektasen" bezeichnet. ▶ eOverview 20.1 gibt einen Überblick über Ursachen von non-CF-Bronchiektasen.

Klinische Zeichen der Bronchiektasie bei Kindern sind chronischer feuchter Husten mit oder ohne Sputumproduktion, rezidivierende protrahierte Bronchitiden, rezidivierende untere Atemwegsinfektionen, Giemen und in fortgeschrittenen Fällen Gedeihstörungen, Thoraxdeformierungen sowie Hämoptysen und Trommelschlägelfinger. Schwere Verläufe bei Kindern sind in Ländern mit niedrigem Bruttosozialprodukt und/oder eingeschränktem Zugang zum Gesundheitssystem häufiger, die Prävalenz insgesamt höher (McCallum und Binks 2017; Chalmers et al. 2018; Chang et al. 2018).

- **Diagnostik**

Besteht klinisch der Verdacht auf eine Bronchiektasie, sollte eine hochauflösende Thorax-CT mittels Multidetektortechnik durchgeführt werden (Chang et al. 2021). Weite und Form der Bronchiektasen im CT (▶ eOverview 20.2) beschreiben auch den Schweregrad und Progress:
- zylindrische Bronchiektasen werden als leichte, frühe Form angesehen,
- variköse als schwerere Form und
- zystische Veränderungen mit komplettem Verlust der Bronchialwandstruktur als schwerste Form.

Tatsächlich können in verschieden Lungenarealen verschiedene Stadien zeitgleich auftreten (Goyal et al. 2016). In Thoraxröntgenübersichtsaufnahmen sind Hinweise auf Bronchiektasen nur in fortgeschrittenen Stadien zu sehen.

Bei klinischem Verdacht auf und bei Nachweis von Bronchiektasen sollte eine Vorstellung bei einem pädiatrischen Pneumologen erfolgen und eine Diagnostik zur Klärung der Ursache durchgeführt werden (▶ eOverview 20.1). Derzeitige Expertenmeinung ist, dass ein Schweißtest, wenn mitarbeitsbedingt möglich auch eine Spirometrie, des Weiteren Laboruntersuchungen aus Blut (Blutbild, Differenzialblutbild, CRP, Elektrolyte, Kreatinin, GOT, GPT, γGT), einschließlich einer immunologischen Basisuntersuchung (IgA, IgM, IgG, IgE, IgG-Subklassen, Impfantikörper) und – sofern das Kind (spontan oder provoziert) Sputum produziert – eine mikrobiologische Analyse der Kolonisation der unteren Atemwege durchgeführt werden sollten. Eine Bronchoskopie mit bronchoalveolärer Lavage (z. B. bei Therapieresistenz bei Behandlung einer Exazerbation, Verdacht auf Fremdkörperaspiration, fokalen Läsionen, persistierenden Atelektasen u. a.), weiterführende immunologische Untersuchungen (ggf. nach Konsil durch pädiatrischen Immunologen) oder weiterführende infektiologische Diagnostik (z. B. zum Ausschluss einer HIV- oder einer Tuberkuloseinfektion) können zur Klärung einer zugrundeliegenden Erkrankung erforderlich werden (◘ Abb. 20.1 und ▶ eAlgorithmus 20.1). Insbesondere bei anamnestischen Hinweisen auf einen Tuberkulosekontakt, Risikokontakte oder Herkunft aus Hochinzidenzländern ist eine Tuberkulosediagnostik indiziert (Chang et al. 2021).

> Grundsätzlich ist eine Diagnostik zur Identifizierung einer Ursache bei Bronchiektasen anzustreben.

20.2 Therapie

- **Therapieziel**

Therapieziele sind die Kontrolle zugrundeliegender Erkrankungen und Komorbiditäten, Wiederherstellung und/oder Verbesserung der Sekretdrainage, Behandlung von Atemwegsinfektio-

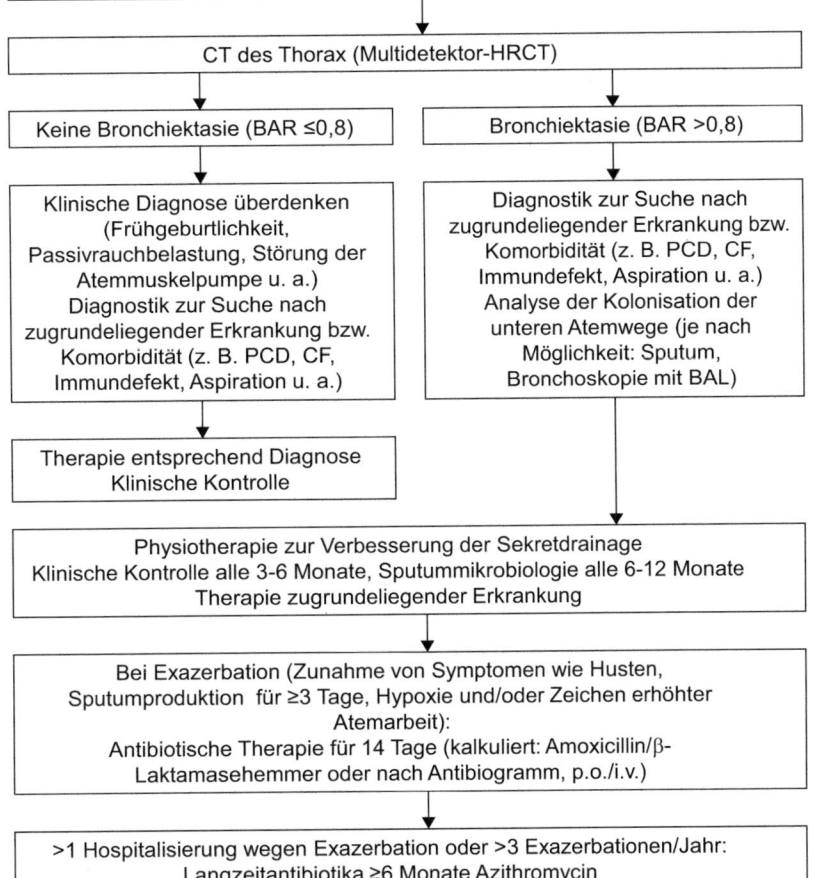

Abb. 20.1 Vorgehen bei non-CF-Bronchiektasen bzw. Verdacht auf diese

nen und Verhinderung neuer Infektionen. Weitere Therapieziele sind eine normale – oder zumindest verbesserte – Lebensqualität, eine normale Entwicklung und ein normales Gedeihen sowie altersentsprechende körperliche Aktivität. Bei Kindern ist grundsätzlich in frühen Stadien eine Reversibilität von Bronchiektasen möglich.

- **Therapieprinzip**

Grundlage der Therapie von Bronchiektasen bei Kindern sind atemphysiotherapeutische Techniken zur Verbesserung der Sekretdrainage, Förderung der körperlichen Aktivität und bei Kindern mit neurologischen und/oder muskulären Erkrankungen passive Techniken zur Sekretdrainage (Rüttelweste, Cough-assist u. a.), auch wenn wissenschaftliche Evidenz dafür bisher nicht vorliegt.

Zur Infektionskontrolle dienen Impfungen, antibiotische Therapie bei Exazerbationen, antibiotische Langzeittherapie bei Häufung von Exazerbationen und antibiotische Eradikation von Problemkeimen (insbesondere Pseudomonas aeruginosa).

Zudem ist ggf. zur Sicherung einer normalen Entwicklung eine psychosoziale Betreuung und zur Sicherung normalen Gedeihens eine Ernährungstherapie erforderlich.

Inhalationen und Mukolytika werden aktuell nicht als Standardtherapieelemente bei jedem Kind mit Bronchiektasie empfohlen (Chang et al. 2018, 2021).

- **Therapeutisches Vorgehen**

Bei Kindern mit Bronchiektasen ist bei Nachweis einer zugrundeliegenden Erkrankung diese optimal zu behandeln. Gleiches gilt für etwa bestehende Komorbiditäten. Kinder und Betreuer sind bezüglich altersentsprechender Ernährung, Schutz vor Passivrauchexposition und anderen inhalativen Noxen, Hygienemaßnahmen wie Kontaktvermeidung mit an Atemwegsinfekten leidenden Menschen sowie Handhygiene und Hustenetikette anzuleiten und zu unterstützen. Empfohlen werden zudem eine psychosoziale Betreuung und Schulungen für Therapiemaßnahmen. Bei Kindern mit Bronchiektasen ist zudem eine vollständige Immunisierung (einschließlich der Indikationsimpfungen gegen Pneumokokken, Influenza) durchzuführen.

Grundlage der Therapie sind altersangepasste regelmäßig durchgeführte aktive und passive Verfahren zur Verbesserung der Sekretdrainage. Auch wenn keine wissenschaftliche Evidenz für die Empfehlung erbracht wurde, sollten Kinder mit Bronchiektasen zu körperlicher Aktivität bzw. Training motiviert werden (Lee et al. 2021a; Chang et al. 2021). Inhalationen mit z. B. hypertoner Kochsalzlösung (6%ig) sind nicht generell sinnvoll, sollten aber bei Patienten mit häufigen Exazerbationen, hoher Symptomlast und Störung der der Sekretmobilisation (hohe Sekretviskosität, Störung der Atemmuskelpumpe) erwogen werden. Sekretolytika bzw. Mukolytika (z. B. Ambroxol, Bromhexin) und DNase werden bei Kindern mit Bronchiektasen nicht empfohlen (Chang et al. 2021).

Eine therapiebedürftige Exazerbation zeigt sich durch Zunahme der klinischen Symptome (feuchter Husten, Sputumproduktion) und kann auch mit exspiratorischen Atemgeräuschen (Giemen, Brummen), Fieber und Thoraxschmerzen einhergehen. Für wissenschaftliche Untersuchungen wird zur Definition der Exazerbation eine Dauer der Symptomzunahme von ≥ 3 Tagen definiert. Bei Atemnot und/oder Zeichen erhöhter Atemarbeit und/oder einer Hypoxie wird unabhängig von der Dauer von einer schweren Exazerbation gesprochen (Chang et al. 2021).

Bei klinischen Zeichen einer Exazerbation sollte für 14 Tage eine kalkulierte Therapie mit Amoxicillin und β-Laktamase-Hemmstoff (z. B. Amoxicillin/Clavulansäure oder Sultamicillin) erfolgen (Goyal et al. 2019). Liegen die Ergebnisse mikrobiologischer Kulturen aus Sputum oder BAL vor, soll die Therapie gemäß dem Antibiogramm erfolgen. Primär kann die Therapie p. o. durchgeführt werden. Bei schweren Exazerbationen kann primär eine i.v.-Therapie erwogen werden.

Als Indikationskriterien für eine antibiotische Langzeittherapie mit z. B. Azithromycin werden eine Hospitalisierung wegen einer Exazerbation oder >3 Exazerbationen mit ambulanter Behandlung in den vergangenen 12 Monaten herangezogen. Vor Beginn einer Langzeitantibiotikatherapie sollte zum Ausschluss nichttuberkulöser Mykobakterien und resistenter Mikroorganismen eine mikrobiologische Untersuchung von Sputum oder BAL durchgeführt werden. Eine antibiotische Langzeittherapie mit dem sowohl antibiotisch als auch antiinflammatorisch wirksamen Azithromycin führte in Studien zu einer Reduktion von Exazerbationen und zur Verbesserung von Symptomscores aber auch zum vermehrten Nachweis azithromycinresistenter Erreger (Lee et al. 2021b). Eine solche Therapie sollte unter klinischer Kontrolle der Effektivität (Ausbleiben weiterer Exazerbationen) für zunächst mindestens 6 Monate durchgeführt werden und auf eine gute Adhärenz bzw. Compliance geachtet werden.

Bei Erst- oder Neunachweis von Pseudomonas (P.) aeruginosa aus den oberen Atemwegen (Nasen- und oder Rachenabstrich) ist eine mikrobiologische Untersuchung der Kolonisation der unteren Atemwege erforderlich (Sputum oder BAL). Bei Nachweis von P. aeruginosa aus Sputum oder BAL ist nach Expertenmeinung eine Eradikationstherapie indiziert (◘ Abb. 20.2 und ▶ eAlgorithmus 20.2). Ist bei Nachweis von P. aeruginosa aus den unteren Atemwegen keine klinische Verschlechterung gegenüber dem Grundzustand aufgefallen, kann eine Eradikationsbehandlung mit Ciprofloxacin p. o. und/oder inhalativem Antibiotikum (Colistin oder Tobramycines) für 2 Wochen, gefolgt von einer 4- bis 12-wöchigen inhalativen (p. i.) Therapie mit Colistin oder Tobramycin, erfolgen. Bei klinischer Verschlechterung im Rah-

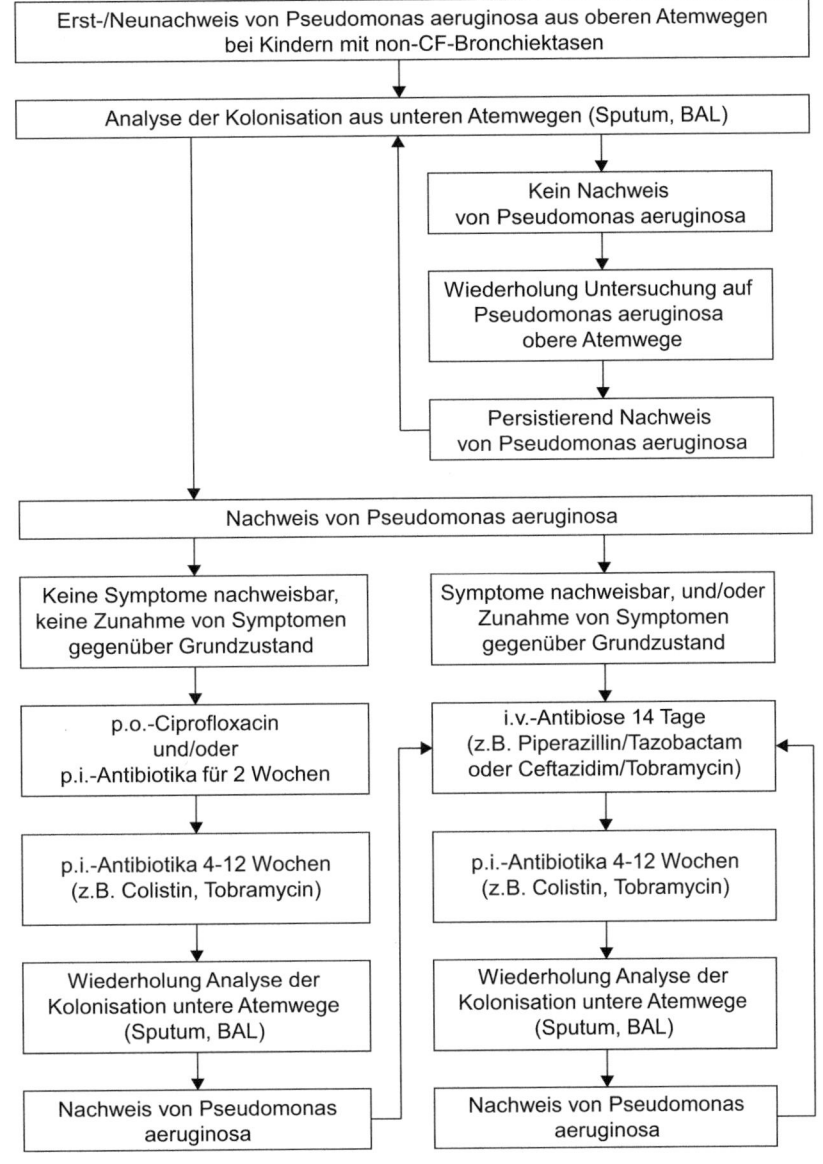

Abb. 20.2 Diagnostisch-therapeutisches Vorgehen bei Pseudomonas-aeruginosa-Nachweis. (Mod. nach Chang et al. 2021)

men eines P.-aeruginosa-Nachweises oder bei Rezidiv nach p. o.-/p. i.-Therapie sollte eine 14-tägige i.v.-Therapie idealerweise nach Antibiogram durchgeführt werden (primär kalkuliert z. B. mit Ceftazidim/Tobramycin oder Piperacillin/Tazobactam), gefolgt von einer 4- bis 12-wöchigen p. i.-Therapie (Chang et al. 2021; Elborn et al. 2022).

> Grundlage der Therapie von non-CF-Bronchiektasen sind die Behandlung diagnostizierter Grunderkrankungen und Komorbiditäten, Physiotherapie und eine Behandlung und Kontrolle von Infektionen.

- **Monitoring und Verlauf**

Bei klinisch stabilem Verlauf ohne Exazerbationen sind klinische Kontrollen mit Nasen-/Rachenabstrichuntersuchungen und ca. ab dem 4. Lebensjahr Lungenfunktionsuntersuchungen alle 3–6 Monate sinnvoll. Wenn möglich, sollte eine mikrobiologische Sputumuntersuchung alle 6–12 Monate zur Analyse der Kolonisation der unteren Atemwege erfolgen. Bei einer

Grunderkrankung (z. B. Immundefizienz) richten sich die Inhalte des Monitorings auch nach der notwendigen Therapieführung der Grunderkrankung bzw. Komorbidität. Zum Vorgehen bei Erst- und Neunachweis von P. aeruginosa und häufigen Exazerbationen bzw. bei Hospitalisierungen ▶ Therapeutisches Vorgehen.

- **Prognose**

Bei früher Diagnose (Fehlen von varikösen und oder zystischen Veränderungen in der thorakalen CT), adäquater Therapie einer bestehenden Grunderkrankung oder Beseitigung der Ursache (z. B. Fremdkörper) sind Bronchiektasien bei einigen Kindern reversibel. Neben der Grunderkrankung, bestehenden Komorbiditäten, den vorhandenen Destruktionen der Bronchialwand bei Diagnose ist auch die Therapieadhärenz bzw. Therapiecompliance ein Prognosefaktor.

- **Prävention**

Präventionsansätze sind v. a. eine frühe Identifikation von Kindern mit Grunderkrankungen, die zu Bronchiektasien führten (▶ eOverview 20.1). Ein weiterer Ansatz zur Prävention ist die Identifikation und Therapie von protrahierten bakteriellen Bronchitiden, zudem Impfungen, adäquate Ernährung (insbesondere in Ländern mit niedrigem Lebensstandard und eingeschränktem Zugang zum Gesundheitswesen) und die Vermeidung von Rauch- und Feinstaubbelastung.

- **Qualitätssicherung**

In der Akut- und stationären Versorgung muss bei Kindern bei protrahiertem feuchtem Husten an Bronchiektasen gedacht werden. Kinder mit Bronchiektasen sollten von Kinderärzten mit Erfahrung in der Behandlung von Bronchiektasen und von Kinderpneumologen mitbetreut werden.

? **Fragen zur Wiederholung**

1. Welche Aussage zu non-CF-Bronchiektasen bei Kindern ist falsch?
   a. Klinisches Symptom von Bronchiektasen ist feuchter, produktiver Husten.
   b. Klinisches Symptom von Bronchektasen können Hämoptysen sein.
   c. Klinisches Symptom von Bronchiektasen kann Gewichtsverlust sein.
   d. Klinisches Symptom von Bronchiektasen kann nächtlicher trockener Husten sein.
   e. Klinisches Symptom von Bronchiektasen kann eine niedrige pulsoximetrisch gemessene Sauerstoffsättigung sein.
2. Welche Aussage zur Diagnostik von non-CF-Bronchiektasen ist richtig?
   a. Die Sonographie des Thorax stellt den Goldstandard zur Diagnose von Bronchiektasen dar.
   b. Mittels thorakaler CT kann die Diagnose von Bronchiektasen gestellt werden.
   c. Die Spirometrie ist zur Erkennung von Bronchiektasen auch in frühen Stadien geeignet.
   d. Durch eine Thoraxröntgenaufnahme a. p. können Bronchiektasen mit hoher Sensitivität erkannt werden.
   e. Durch eine Auskultation können Bronchiektasen diagnostiziert werden.
3. Welche Aussage zur Therapie von Bronchiektasen ist richtig?
   a. Die Inhalation von β_2-Mimetika ist bei Exazerbationen Mittel der ersten Wahl.
   b. Die Verbesserung der Sekretdrainage in den Atemwegen durch Physiotherapie ist eine Grundlage der Therapie von Bronchiektasen.
   c. Zur Therapie von Bronchiektasen ist eine Dauerinhalation mit DNase notwendig.
   d. Zur Therapie von Bronchiektasen sollten bei einer Exazerbation inhalative Glukokortikoide angewendet werden.
   e. Zur Therapie einer non-CF-Bronchiektasie sollten Mukolytika angewendet werden.

Literatur

Chalmers JD, Chang AB, Chotirmall SH et al (2018) Bronchiectasis. Nat Rev Dis Primers 4:45. https://doi.org/10.1038/s41572-018-0042-3

Chang AB, Bush A, Grimwood K (2018) Bronchiectasis in children: diagnosis and treatment. Lancet 392:866–879. https://doi.org/10.1016/S0140-6736(18)31554-X

Chang AB, Grimwood K, Boyd J et al (2021) Management of children and adolescents with bronchiectasis: summary of the ERS clinical practice guideline. Breathe 17:210105. https://doi.org/10.1183/20734735.0105-2021

Elborn JS, Blasi F, Haworth CS et al (2022) Bronchiectasis and inhaled tobramycin: a literature review. Respir Med 192:106728. https://doi.org/10.1016/j.rmed.2021.106728

Goyal V, Grimwood K, Marchant J et al (2016) Pediatric bronchiectasis: No longer an orphan disease. Pediatr Pulmonol 51:450–469. https://doi.org/10.1002/ppul.23380

Goyal V, Grimwood K, Ware RS et al (2019) Efficacy of oral amoxicillin-clavulanate or azithromycin for non-severe respiratory exacerbations in children with bronchiectasis (BEST-1): a multicentre, three-arm, double-blind, randomised placebo-controlled trial. Lancet Respir Med 7:791–801. https://doi.org/10.1016/s2213-2600(19)30254-1

Lee AL, Gordon CS, Osadnik CR (2021a) Exercise training for bronchiectasis. Cochrane Database Syst Rev. https://doi.org/10.1002/14651858.CD013110.pub2

Lee E, Sol IS, Kim JD et al (2021b) Long-term macrolide treatment for non-cystic fibrosis bronchiectasis in children: a meta-analysis. Sci Rep 11:24287. https://doi.org/10.1038/s41598-021-03778-8

McCallum GB, Binks MJ (2017) The epidemiology of chronic suppurative lung disease and bronchiectasis in children and adolescents. Front Pediatr 5:27. https://doi.org/10.3389/fped.2017.00027

Weiterführende Literatur

Brower KS, Del Vecchio MT, Aronoff SC (2014) The etiologies of non-CF bronchiectasis in childhood: a systematic review of 989 subjects. BMC Pediatr 14:4. https://doi.org/10.1186/s12887-014-0299-y

Kapur N, Masel JP, Watson D et al (2011) Bronchoarterial ratio on high-resolution CT scan of the chest in children without pulmonary pathology: need to redefine bronchial dilatation. Chest 139:1445–1450. https://doi.org/10.1378/chest.10-1763

Atelektase

Tobias Ankermann und Nicolaus Schwerk

Inhaltsverzeichnis

21.1 Grundlagen – 236

21.2 Therapie – 237

Literatur – 238

Ergänzende Information Die elektronische Version dieses Kapitels enthält Zusatzmaterial, auf das über folgenden Link zugegriffen werden kann https://doi.org/10.1007/978-3-662-65542-9_21.

© Springer-Verlag GmbH Deutschland, ein Teil von Springer Nature 2024
B. Stiller et al. (Hrsg.), *Kardiologie – Pneumologie – Allergologie – HNO*, Therapie der Krankheiten im Kindes- und Jugendalter, https://doi.org/10.1007/978-3-662-65542-9_21

21.1 Grundlagen

Unter dem Begriff Atelektase werden minder- oder unbelüftete Lungenareale mit erhaltener Lungenparenchymstruktur verstanden. Radiologisch oder klinisch teilbelüftete Lungenareale werden häufig als Dystelektase bezeichnet. Begrifflich werden primäre Atelektasen (fehlende Entfaltung der Lunge bei Geburt) von sekundären erworbenen Atelektasen (Ursachen ▶ eOverview 21.1) unterschieden. Die Lokalisation von Atelektasen ist von der Ursache abhängig und grundsätzlich in allen Lungenabschnitten möglich. Bei Früh- und Neugeborenen und Säuglingen sind Atelektasen des rechten Oberlappens aufgrund der überwiegenden Rückenlage häufiger. Ab dem Kleinkindalter findet sich häufig aufgrund der kaudalen Ausrichtung und der Nähe des Mittellappenostiums zu potenziell vergrößerten Lymphknoten eine Verlegung des Mittellappens („Mittellappensyndrom").

Kleinere Atelektasen können klinisch unbemerkt bleiben. Bei ausgedehnteren Belüftungsstörungen finden sich auskultatorisch ein abgeschwächtes oder aufgehobenes Atemgeräusch und eine Klopfschalldämpfung, bei sehr großen Atelektasen gelegentlich eine verminderte Thoraxbeweglichkeit. Zeichen einer Atemgastransportstörung mit klinischer Atemnot treten häufiger bei akuten und sehr ausgedehnten Atelektasen auf.

Diagnostisch sind zum Nachweis sowohl von primären als auch sekundären Atelektasen primär eine Thoraxübersichtsröntgenaufnahme evtl. seitliche Aufnahmen und eine Thoraxsonografie sinnvoll (◘ Abb. 21.1 und ▶ eAlgorithmus 21.1). Weitere diagnostische Maßnahmen richten sich nach der vermuteten Ursache für eine Atelektase bzw. Minderbelüftung in Synopsis von Anamnese, Klinik und bildgebenden Verfahren. Schichtbildverfahren (CT, MRT) sind z. B. bei Verdacht auf eine externe Bronchuskompression sinnvoll. Bei klinischem, anamnestischem und/oder radiologischem Verdacht auf eine Fremdkörperaspiration als Ursache einer Atelektase ist eine zeitnahe Bronchoskopie erforderlich.

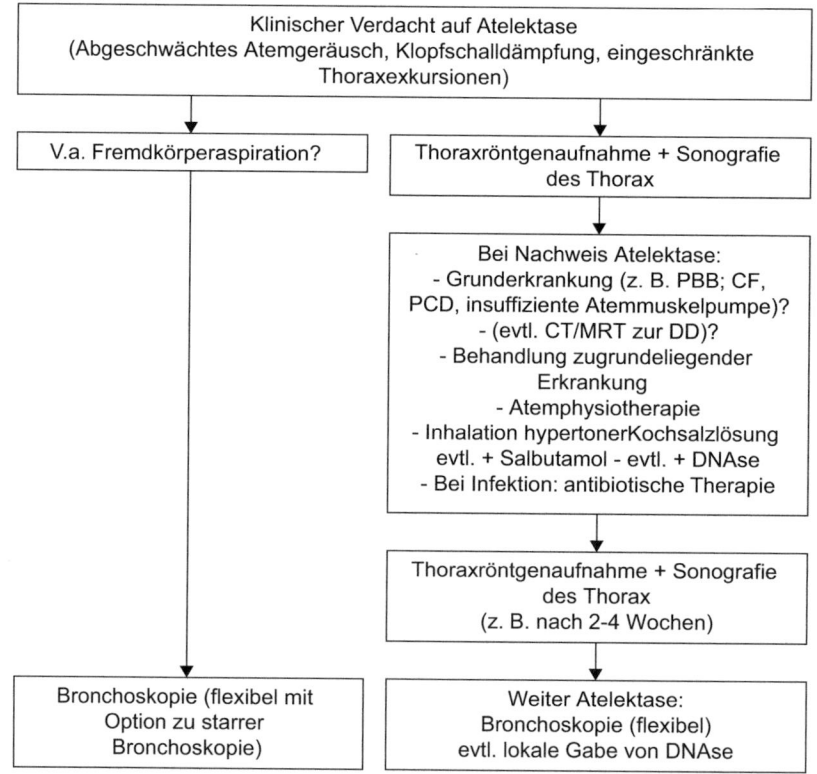

◘ **Abb. 21.1** Diagnostik und Therapie bei abgeschwächtem Atemgeräusch, Klopfschalldämpfung und eingeschränkter Thoraxexkursionen. *PBB* persistierende bakterielle Bronchitis, *CF* zystische Fibrose, *PCD* primäre ziliäre Dyskinesie, *CT* Computertomografie, *MRT* Magnetresonanztomografie, *DD* Differenzialdiagnose

21.2 Therapie

- **Therapieziel**

Wiederbelüftung des minderbelüfteten Lungenabschnitts.

- **Therapieprinzip**

Die Therapie von Atelektasen erfolgt in Abhängigkeit von der zugrundeliegenden Ursache (▶ eOverview 21.1). Grundlagen der Therapie sind Atemphysiotherapie, Inhalation und evtl. interventionelle Bronchoskopie.

- **Therapeutisches Vorgehen**

Atelektasen auf dem Boden von Infektionserkrankungen der unteren Atemwege (z. B. Bronchiolitis, Bronchitis, Pneumonie, pulmonale Tuberkulose) gehen mit dem Ausheilen der Grunderkrankung fast immer spontan zurück. Bei chronisch entzündlichen Lungenerkrankungen (z. B. zystische Fibrose, primäre ziliäre Dyskinesie) ist die Therapie der zugrundeliegenden Erkrankung zu optimieren. Häufig liegen Atelektasen chronische Infektionen der unteren Atemwege zugrunde. Dann ist es notwendig, mittels mikrobiologischer Analysen von Sputum oder bronchoalveolärer Lavage nach pathogenen Keimen zu suchen und nach initial kalkulierter antibiotischer Behandlung möglichst gezielt nach Resistogramm antibiotisch zu behandeln. Wie auch bei der protrahierten bakteriellen Bronchitis sollte die Therapiedauer deutlich länger als bei akuten unteren Atemwegsinfektionen erfolgen, nämlich mindestens 2(–6) Wochen. Eine zeitnahe Bronchoskopie (flexibel und mit Option starrer Bronchoskopie) zur Entfernung des Fremdkörpers ist beim Verdacht auf eine Fremdkörperaspiration immer indiziert.

Zusätzlich werden in der Regel physiotherapeutische Interventionen evtl. zusätzlich mit Inhalation von hypertoner Kochsalzlösung oder Dornase alpha (DNAse) durchgeführt. Bei Persistenz einer Atelektase ist eine Bronchoskopie auch mit Versuch der Wiedereröffnung verlegter Bronchien durch wiederholtes Anspülen und Absaugen von Sekret, ggf. auch mit zusätzlicher lokaler Gabe von DNAse am Ende der Prozedur möglich (Hendriks et al. 2005). Bei Atelektasen unter Beatmung oder unter Anästhesie erfolgt die Behandlung zusätzlich zur Physiotherapie und Inhalation durch Lagerung und Recruitment-Manöver.

- **Monitoring und Verlauf**

Thoraxsonografie und Röntgenaufnahmen ermöglichen eine Beobachtung des Verlaufs. Eine Kontrolle unter Therapie sollte nach 2–4 Wochen erfolgen.

- **Prognose**

Bei Behandlung der zugrundliegenden Ursache ist die Prognose gut.

Bei Persistenz einer Minderbelüftung drohen infektiologische Komplikationen (bakterielle Infektion), Ausbildung von Bronchiektasien, fibrotischer Umbau und Verlust des Lungenabschnitts. Ab wann eine Atelektase irreversibel ist, ist Gegenstand der Diskussion: diskutiert werden 8–12 Wochen (Romagnoli et al. 2014). Bei Therapieresistenz und chronischer bakterieller Infektion ist in Einzelfällen eine chirurgische Entfernung des atelektatischen Lungenabschnittes zu erwägen. Gerade bei chronischen suppurativen Lungenerkrankungen, die nicht auf lokalisierte Lungenabschnitte beschränkt sind, sollte eine Resektion betroffener Lungenareale aber nur in absoluten Ausnahmefällen erfolgen.

- **Prävention**

Bei chronisch entzündlichen Erkrankungen oder Erkrankungen mit Sekretretention ist eine adäquate Behandlung der Grunderkrankung und/oder Maßnahmen zur Verbesserung der Sekretclearance (z. B. Atemphysiotherapie, autogene Drainage, Inhalation) sinnvoll. Unter Beatmung und Anästhesie sind ein ausreichender PEEP und Recruitment-Manöver sinnvoll.

- **Qualitätssicherung**

Bei Verdacht auf eine Fremdkörperaspiration oder unter gezielter antibiotischer Therapie, Physiotherapie und Inhalationstherapie persistierenden Atelektasen sollte eine Betreuung im einem kinderpneumologischen Zentrum mit Option zu flexibler und starrer Bronchoskopie erfolgen.

? **Fragen zur Wiederholung**
1. Welche Aussage zum klinischen Bild von Atelektasen ist falsch?

a. Atelektasen können Zeichen erhöhter Atemarbeit (Atemnot) verursachen.
   b. Atelektasen können seitendifferente Thoraxbeweglichkeit verursachen.
   c. Atelektasen können ein abgeschwächtes Atemgeräusch verursachen.
   d. Atelektasen können klinisch ohne Symptome bleiben.
   e. Atelektasen können durch einen Stridor auffallen.
2. Welche Aussage zur Therapie von Atelektasen ist falsch?
   a. Atelektasen sind unter antibiotischer Therapie immer rückläufig.
   b. Atelektasen müssen immer zur Suche nach einer behandelbaren Ursache/Grunderkrankung führen.
   c. Atelektasen können durch Fremdkörper hervorgerufen werden, müssen daher bei entsprechender Konstellation mittels einer zeitnahen Bronchoskopie behandelt werden.
   d. Atelektasen können mittels Inhalation von hypertoner Kochsalzlösung behandelt werden.
   e. Atelektasen können durch eine Lagerungsbehandlung therapiert werden.
3. Welche Aussage zu Ursachen von Atelektasen ist falsch?
   a. Atelektasen können durch externe Kompression von Atemwegen entstehen.
   b. Atelektasen können unter Narkose nur entstehen, wenn eine Beatmung erfolgt.
   c. Atelektasen können bei gestörter muköziliärer Clearance entstehen.
   d. Atelektasen können bei gestörter Atemmuskelpumpe entstehen.
   e. Atelektasen können bei Fremdkörperinhalation entstehen.

Literatur

Hendriks T, de Hoog M, Lequin MH et al (2005) DNase and atelectasis in non-cystic fibrosis pediatric patients. Crit Care 9:R351–R356. https://doi.org/10.1186/cc3544

Romagnoli V, Priftis KN, de Benedictis FM (2014) Middle lobe syndrome in children today. Paediatr Respir Rev 15:188–193. https://doi.org/10.1016/j.prrv.2014.01.002

Weiterführende Literatur

Bruins S, Sommerfield D, Powers N et al (2022) Atelectasis and lung recruitment in pediatric anesthesia: An educational review. Paediatr Anaesth 32:321–329. https://doi.org/10.1111/pan.14335

Peroni DG, Boner AL (2000) Atelectasis: mechanisms, diagnosis and management. Paediatr Respir Rev 1:274–278. https://doi.org/10.1053/prrv.2000.0059

Schindler MB (2005) Treatment of atelectasis: where is the evidence? Crit Care 9:341. https://doi.org/10.1186/cc3766

Woodring JH, Reed JC (1996) Types and mechanisms of pulmonary atelectasis. J Thorac Imaging 11:92–108. https://doi.org/10.1097/00005382-199621000-00002

Bronchiolitis obliterans

Nicolaus Schwerk und Tobias Ankermann

Inhaltsverzeichnis

22.1   Grundlagen – 240

22.2   Therapie – 241

   Literatur – 244

Ergänzende Information Die elektronische Version dieses Kapitels enthält Zusatzmaterial, auf das über folgenden Link zugegriffen werden kann https://doi.org/10.1007/978-3-662-65542-9_22.

© Springer-Verlag GmbH Deutschland, ein Teil von Springer Nature 2024
B. Stiller et al. (Hrsg.), *Kardiologie – Pneumologie – Allergologie – HNO*, Therapie der Krankheiten im Kindes- und Jugendalter, https://doi.org/10.1007/978-3-662-65542-9_22

22.1 Grundlagen

Die Bronchiolitis obliterans (BO) zeichnet sich histologisch durch eine diffuse, regional heterogen verteilte, irreversible, fibrinöse Obliteration der terminalen Bronchien und Bronchiolen aus und wird durch einen pathologischen Reparaturmechanismus infolge eines inflammatorischen Prozesses mit Schädigung der auskleidenden Epithelzellen im Bereich der kleinen Atemwege hervorgerufen. Das Interstitium sowie die Alveolen sind dabei nicht betroffen (Kurland und Michelson 2005). Es werden 3 Formen der BO unterschieden:
- die postinfektiöse BO (PIBO),
- die BO als pulmonale Manifestation einer Graft-versus-Host-Disease (GvHD) bzw. nach Stammzelltransplantation (post-KMT-BO) sowie
- das Bronchiolitis-obliterans Syndrom (BOS) nach Lungentransplantation.

Als Sonderform der PIBO ist das Swyer-James- bzw. McLeod-Syndrom zu nennen, bei dem überwiegend nur eine Lunge betroffen ist und das daher auch als Syndrom der einseitig hellen Lunge bezeichnet wird. Ob die oben genannten Formen identische Krankheitsbilder darstellen oder lediglich klinisch, radiologisch und histologisch ähnliche Befunde unterschiedlicher pathophysiologischer Prozesse darstellten, ist unklar, auch wenn letzteres als wahrscheinlich gilt.

Die PIBO tritt häufig bei Säuglingen und Kleinkindern infolge einer unteren Atemwegsinfektion mit Adenoviren oder Mykoplasmen auf, kann aber auch durch andere Erreger wie RSV, Masern, Influenza etc. hervorgerufen werden (Jerkic et al. 2020). Da die histologische Sicherung aufgrund der heterogenen Verteilung der obliterierten Bronchioli oft schwierig ist und die Betroffenen aufgrund der Erkrankung ein erhöhtes Narkoserisiko haben, wird die Diagnose unter Verzicht auf Biopsien überwiegend anhand typischer klinischer und radiologischer Befunde gestellt. Konkrete Angaben zur Häufigkeit sind rar. Gerade bei der PIBO gibt es zum Teil erhebliche geographische Unterschiede. So ist die Inzidenz in Ländern wie Brasilien, Argentinien oder Korea besonders hoch. Es sind auch überproportional häufig Menschen indigener Herkunft betroffen, was für einen genetischen Hintergrund spricht.

Nach Stammzelltransplantation tritt die post-KMT-BO bei 3–6 % der Patienten auf (Williams 2017). Nach Lungentransplantation leiden nach 5 Jahren etwa 50 % aller Patienten an BOS (Meyer et al. 2014).

Symptomatik, Diagnostik und Differenzialdiagnostik

Symtomatik und (Differenzial)diagnostik differieren in Abhängigkeit von der Erkrankung.

PIBO

> Das führende Symptom der PIBO ist eine akut auftretende, schwergradige, fixierte obstruktive Ventilationsstörung, welche sich klinisch mit Dyspnoe, einem verlängerten Expirium sowie Giemen und Entfaltungsknistern ohne Ansprechen auf Bronchodilatatoren manifestiert.

Auch wenn die PIBO in jedem Alter auftreten kann, sind meist junge, zuvor gesunde Kinder betroffen. In der Regel benötigen sie Sauerstoff, einige müssen beatmet werden. Klinisch ist die PIBO zunächst nicht von einer schweren obstruktiven Bronchitis oder akuten Bronchiolitis zu unterscheiden. Im Verlauf zeichnet sie sich aber durch eine Persistenz der Symptome aus. Die Kinder bleiben symptomatisch, benötigen oft über einen langen Zeitraum (teils Jahre) Sauerstoff, gedeihen schlecht und erleiden nicht selten wiederholte schwere Infektexazerbationen. Oft entwickelt sich aufgrund der chronischen Überblähung ein Fassthorax, bei sehr schweren Formen auch Trommelschlegelfinger und Uhrglasnägel.

Bei älteren Kindern zeigt sich in der Lungenfunktion typischerweise eine schwere obstruktive Ventilationsstörung mit Pseudorestriktion bei Überblähung. Die Atemwegswiderstände sind oft massiv erhöht und die Diffusionskapazität ist deutlich eingeschränkt. Im Gegensatz zur post-KMT-BO und dem BOS ist die PIBO aber fast nie progredient. Vielmehr handelt es sich um einen Residualzustand eines einmaligen inflammatorischen Prozesses mit nachfolgender Vernarbung der distalen Atemwege. Das mag auch eine Erklärung dafür sein, dass Kinder mit

PIBO allenfalls in der frühen Phase, aber fast nie in der chronischen Phase auf Medikamente ansprechen. Im Verlauf stabilisiert sich der Zustand der Kinder fast immer, die Zahl der Infektionen und damit auch der Exazerbationen nimmt ab, und ab dem Schuleintritt benötigen die Wenigsten noch Sauerstoff und sind in ihrer Belastbarkeit erstaunlich wenig eingeschränkt. Allerdings bleibt die Lungenfunktion hochpathologisch. Nicht selten liegt das forcierte exspiratorische Volumen in einer Sekunde (FEV_1) bei weniger als 30 % vom Soll. Es besteht also eine typische Diskrepanz zwischen schwerer fixierter Obstruktion in der Lungenfunktion und subjektiver Beschwerdefreiheit. Eine mögliche Erklärung dafür ist, dass die Alveolen der Patienten nicht betroffen sind und der Gasaustausch in den ventilierten Lungenarealen somit nicht eingeschränkt ist.

Die Diagnose einer PIBO kann bei ordentlicher Anamnese und Vorhandensein oben beschriebener Befundkonstellation bereits klinisch gestellt und von einem schweren Asthma bronchiale als wichtigste Differenzialdiagnose abgegrenzt werden. Zur Diagnosesicherung sollte jedoch eine hochauflösende CT des Thorax mit Kontrastmittel in In- und ggf. auch Exspiration durchgeführt werden. Das typische Bild zeigt in allen Lungenlappen irreguläre regionale Überblähungszonen im Wechsel mit normal erscheinendem Lungenparenchym (sog. Landkartenmuster) sowie eine verminderte Perfusion in den überblähten Arealen (sog. Mosaikperfusion). Oft lassen sich zentral betonte Bronchialwandverdickungen und Bronchiektasen finden.

Bei Vorliegen der oben beschriebenen Anamnese und Befundkonstellation und nach Ausschluss anderer Erkrankungen kann die PIBO als gesichert angesehen werden (▶ eAlgorithmus 22.1). Eine Lungenbiopsie ist zur Diagnosesicherung nicht erforderlich. Liegen Bronchiektasen vor, besteht eine Suszeptibilität für chronische bakterielle Infektionen. Daher muss bei Kindern mit einer BO, die entsprechende klinische Symptome aufweisen (z. B. chronisch feuchter Husten) und nicht in der Lage sind Sputum zu expektorieren, eine diagnostische Bronchoskopie zur Keimgewinnung in Erwägung gezogen werden, wenn die Symptomatik unter einer kalkulierten antibiotischen Therapie nicht sistiert. Ein Rachenabstrich ist nicht repräsentativ für eine evtl. Infektion der unteren Atemwege.

▪ ▪ Post-KMT-BO und BOS

Die post-KMT-BO sowie das BOS entwickeln sich im Gegensatz zur PIBO in den meisten Fällen nicht akut, sondern schleichend mit variablem Progress. Beiden gemeinsam ist eine irreversible Verschlechterung der Lungenfunktion mit dem führenden Bild einer bronchialen Obstruktion. Die Diagnosestellung erfolgt anhand unterschiedlicher Parameter (▶ eOverview 22.1 und ▶ eOverview 22.2) nach Ausschluss anderer Ursachen (Meyer et al. 2014; Jagasia et al. 2015). Auch hier ist eine Lungenbiopsie zur Diagnosesicherung nicht erforderlich.

22.2 Therapie

▪ Therapieziel

Aufgrund der zugrundeliegenden Pathologie wird verständlich, warum eine Normalisierung der Lungenfunktion bei der BO durch therapeutische Interventionen nicht möglich ist. Vielmehr gilt es insbesondere bei der post-KMT-BO sowie bei dem BOS den Progress der Erkrankung aufzuhalten. Bei der PIBO kann nur bei sehr früher Diagnose (wahrscheinlich < 4 Wochen nach Erkrankungsbeginn) und entsprechender therapeutischer Intervention in manchen Fällen der Verlauf positiv beeinflusst werden.

Neben der primären Behandlung sind das frühzeitige Erkennen und die konsequente Behandlung von Infektionen sehr wichtig. Zusätzlich sind unterstützende Maßnahmen wie die Sicherstellung einer ausreichenden Kalorienzufuhr, Krankengymnastik und Sporttherapie sowie Gabe von Sauerstoff bei Hypoxämie hilfreich. Bei drohendem Organversagen stellt die Lungentransplantation bzw. Retransplantation die einzige Therapieoption dar.

▪ Therapeutisches Vorgehen bei der PIBO

Es liegen keine kontrollierten Studien zur Behandlung der PIBO vor. Das Hauptproblem ist, dass Kinder mit einer PIBO in der akuten Phase nicht von Patienten mit einer schweren obstruktiven Bronchitis oder Bronchiolitis zu unterscheiden sind. Die meisten Behandlungsempfehlungen der PIBO basieren daher auf Erfahrungen aus der Behandlung der post-KMT-BO oder des BOS. Medikamente sind in der chronischen Phase wirkungslos. Daher muss man die Kinder mit einer PIBO vielmehr durch kritische Reevaluationen von Therapieeffekten vor einer unnötigen und zum Teil sehr nebenwirkungsreichen Therapie bewahren (Jerkic et al. 2020; Kurland und Michelson 2005).

Am häufigsten kommen **Glukokortikosteroide** zum Einsatz. Um das Risiko schwerer Nebenwirkungen möglichst gering zu halten, sollten sie in Form von 4-wöchentlichen Methylprednisolonstößen mit 10(–30) mg/kg/d an 3 aufeinander folgenden Tagen i.v. appliziert werden. Sollte nach 3 Behandlungszyklen kein eindeutiger Effekt zu erkennen sein, sollte die Behandlung beendet werden. Langzeitbehandlungen mit Prednisolon sollten aufgrund des nur sehr fraglichen Effekts und dem Risiko schwerer Nebenwirkungen nicht erfolgen. Ob inhalative Steroide mit oder ohne Bronchodilatatoren einen Effekt haben, ist fraglich bis unwahrscheinlich. Aufgrund des geringen Risikos von schweren Nebenwirkungen kann aber ein Therapieversuch mit einem Kombinationspräparat über 3 Monate erfolgen. Bei fehlender klinischer Besserung und/oder Verbesserung der Lungenfunktion sollte die Behandlung abgesetzt werden.

Azithromycin kann in einer Dosierung von 10 mg/kg/d bzw. bei älteren Kindern 250 mg/d an 3 Tagen in der Woche als **immunmodulatorisches Medikament** in Erwägung gezogen werden, insbesondere bei Vorliegen von Bronchiektasen und einer neutrophilen Inflammation in der bronchoalveolären Lavage. Da der Therapieeffekt von Azithromycin in der Regel deutlich verzögert eintritt, sollte dieser erst nach einer Behandlungszeit von 12 Wochen evaluiert werden.

- **Therapeutisches Vorgehen bei der post-KMT-BO**

Bei der post-KMT-BO konnte gezeigt werden, dass eine frühe Diagnose und Behandlung die insgesamt schlechte Prognose deutlich verbessern kann. Das unterstreicht die Wichtigkeit regelmäßiger Lungenfunktionsuntersuchungen nach Stammzelltransplantation. Es liegen wenige kontrollierte Studien zur Wirksamkeit von Methylprednisolonstoßbehandlungen, inhalativem Fluticason, Montelukast, Azithromycin und Etanercept, allein oder in Kombination, mit positiven Ergebnissen vor (Williams 2017).

Neben der Behandlung der GvHD, z. B. mit Sirolimus, stellen Methylprednisolonstöße (Dosierung und Vorgehen siehe oben) weiterhin die Therapie der ersten Wahl in der initialen Phase dar. Langzeitbehandlungen mit täglich verabreichtem Prednisolon haben viel Nebenwirkung und kaum Effekte gezeigt, weshalb sie nicht mehr empfohlen werden.

In einer prospektiven Studie führte eine frühzeitige Kombinationstherapie bestehend aus inhalativem Fluticason, Azithromycin und Montelukast (sog. FAM-Schema) sowie der zeitlich begrenzten Gabe von Prednisolon (Startdosis: 1 mg/kg/d) bei 94 % der Behandelten zu einer Stabilisierung oder gar Verbesserung der Lungenfunktion (Williams et al. 2016). Bei Patienten mit chronischen, schweren und progredienten Verläufen konnte eine extrakorporale Photophorese (ECP) bei 60 % der Behandelten den Progress der Erkrankung verhindern. Eine weitere Studie zeigte positive Effekte einer Behandlung mit Etarnacept.

- **Therapeutisches Vorgehen bei BOS nach Lungentransplantation**

Bei dem BOS nach Lungentransplantation haben sich systemische und inhalative Glukokortikosteroide, unabhängig von Applikationsart, Dosis und Behandlungsdauer, als wirkungslos erwiesen und werden daher nicht empfohlen. Möglicherweise hat ein Wechsel der dauerhaften immunsuppressiven Therapie von Cyclosporin auf Tacrolimus einen gewissen Effekt, ohne dass das bisher in kontrollierten Studien belegt werden konnte. Es konnte in wiederholten Studien bei 35–40 % der behandelten Patienten ein positiver Effekt durch die Behandlung mit Azithromycin in einer Dosierung von 10 mg/kg/d bzw. 250 mg/d an 3 Tagen in der Woche gezeigt werden. Insbesondere bei Patienten mit neutrophiler Inflammation in der BAL konnte in einem relevanten Anteil der Fälle sogar eine Normalisierung der Lungenfunktion erzielt werden (Gottlieb et al. 2008). Das widerspricht prinzipiell der histologischen Definition einer BO, weshalb hierfür der Begriff „Azithromycin Responsive Allograft Dysfunction Syndrome (ARAS)" geschaffen wurde. Die Therapiedauer bis zur kritischen Reevaluation sollte 3 Monate betragen. Da ein gastroösophagealer Reflux sowohl als Risikofaktor als auch als „Treiber" eines BOS angesehen wird, sollte bei Patienten mit BOS und nachgewiesenem Reflux eine Fundoplikatio in Erwägung gezogen werden. In kleinen Fallserien konnten wiederholt sehr gute Effekte durch eine ECP erreicht werden, weshalb sie von manchen Zentren bei progredientem Verlauf als Therapie der ersten Wahl angesehen wird. In therapierefraktären Fällen sollte frühzeitig über die Möglichkeit einer Retransplantation nachgedacht werden.

- **Monitoring und Verlauf**

Jedes Kind mit einer BO sollte regelmäßig in mindestens 3-monatigen Abständen untersucht werden. Zu den Verlaufsuntersuchungen gehören immer neben einer ausführlichen körperlichen Untersuchung die Bestimmung von Gewicht, Länge, Atemfrequenz, O_2-Sättigung sowie (sofern möglich) eine Lungenfunktionsuntersuchung mit Bodyplethysmographie und ein 6-Minuten-Gehtest. Die Indikation für weitere Untersuchungen wie die Messung der Diffusionskapazität, Blutgasanalyse, mikrobiologische Diagnostik, Thoraxröntgenaufnahme und Laboruntersuchungen ist individuell in Abhängigkeit von der zugrundeliegenden Erkrankung, dem Zustand des Kindes, der medikamentösen Therapie und dem Krankheitsverlauf zu stellen. Eine CT sollte nur bei konkreten Fragestellungen durchgeführt werden und ist bei stabilem Krankheitsverlauf nicht gerechtfertigt.

- **Prognose**

Auch wenn keine konkreten Angaben zur Mortalität der PIBO vorliegen, so ist insgesamt von einer guten Prognose auszugehen. Im Gegensatz zur post-KMT-BO und dem BOS nach Lungentransplantation ist die Krankheit nur in Einzelfällen fortschreitend. Trotz einer zum Teil erheblich eingeschränkten Lungenfunktion weisen die Kinder ab dem Schulalter erstaunlich wenig Beschwerden auf und sind verhältnismäßig gut belastbar. Bei der post-KMT-BO wird das 5-Jahres-Überleben nach Diagnosestellung auf 40–50 % geschätzt (Williams 2017). Das BOS nach Lungentransplantation stellt bei einem medianen Überleben von ca. 7 Jahren die häufigste Todesursache jenseits des ersten Jahres nach Transplantation dar (Meyer et al. 2014).

- **Prävention**

Abgesehen von einer konsequenten Umsetzung der Impfempfehlungen existieren keine präventiven Maßnahmen zur Verhinderung einer PIBO. Auch sind keine klaren Risikofaktoren und somit auch keine Präventionsmaßnahmen einer post-KMT-BO bekannt. Ein sehr relevanter Grund für ein BOS nach Lungentransplantation ist eine unzureichende Therapieadhärenz, insbesondere bei jugendlichen Patienten. Daher bedarf diese Altersgruppe einer sehr engen Anbindung sowie regelmäßige Schulungen. Des Weiteren muss im Rahmen regelmäßiger Kontrolluntersuchungen auf Risikofaktoren (z. B. akute zelluläre Abstoßungen, humorale Abstoßungen, gastroösophagealer Reflux, Infektionen) geachtet werden.

- **Qualitätssicherung und Ausstattung**

Alle Kinder mit einer BO nach Stammzell- oder Lungentransplantation müssen zwingend durch ein spezialisiertes Zentrum betreut werden. Auch Kinder mit einer PIBO müssen durch erfahrene Kinderpneumologen in Kooperation mit einem Zentrum betreut werden.

❓ Fragen zur Wiederholung

1. Welche Aussage zur postinfektiösen Bronchiolitis obliterans (PIBO) ist falsch?
   a. Die PIBO manifestiert sich initial mit Zeichen einer infektassoziierten schweren bronchialen Obstruktion und ist daher im Anfangsstadium nicht von einer schweren obstruktiven Bronchitis bzw. Bronchiolitis zu unterscheiden.
   b. Die betroffenen Kinder sind initial schwer krank und benötigen häufig Sauerstoff.
   c. Im weiteren Verlauf stabilisiert sich der Zustand oft und es besteht eine erhebliche Diskrepanz zwischen schwerer obstruktiver Ventilationsstörung in der Lungenfunktion und relativ unbeeinträchtigtem Kind.
   d. Bei einem relevanten Anteil schreitet die Erkrankung kontinuierlich fort, sodass jedes Kind mit einer PIBO

frühzeitig in einem Transplantationszentrum vorgestellt werden sollte.
   e. Initiale Infektionen mit Adenoviren und Mykoplasmen werden häufig bei einer PIBO beschrieben.
2. Welche Aussage zur Diagnostik einer BO ist richtig?
   a. Typischerweise liegt eine schwergradige restriktive Ventilationsstörung vor.
   b. Eine Lungenbiopsie muss immer bei Verdacht auf eine BO durchgeführt werden.
   c. Die Diffusionskapazität ist fast immer erniedrigt.
   d. Bei typischer Klinik reicht eine Thoraxröntgenaufnahme zur Diagnosesicherung aus.
   e. Das sog. „Crazy-paving-Muster" in der Computertomografie ist das typische radiologische Korrelat einer BO.
3. Welche Aussage zur medikamentösen Therapie ist richtig?
   a. Eine dauerhafte hochdosierte Prednisolontherapie ist bei der PIBO auch bei relevanten Nebenwirkungen immer erforderlich.
   b. Inhalatives Fluticason hat bei der post-KMT-BO keinen therapeutischen Stellenwert.
   c. Bei lungentransplantierten Patienten mit BOS sollte die immunsuppressive Therapie immer von Tacrolimus auf Cyclosporin umgestellt werden.
   d. In den meisten Fällen sprechen Kinder mit einer PIBO im chronischen Stadium auf inhalativ oder systemisch verabreichte Glukokortikosteroide an.
   e. Eine Therapie mit Azithromycin kann bei Patienten mit BOS nach Lungentransplantation zu einer Normalisierung der Lungenfunktion führen.

Literatur

Gottlieb J, Szangolies J, Koehnlein T, Golpon H, Simon A, Welte T (2008) Long-term azithromycin for bronchiolitis obliterans syndrome after lung transplantation. Transplantation 85(1):36–41

Jagasia MH, Greinix HT, Arora M, Williams KM, Wolff D, Cowen EW, Palmer J, Weisdorf D, Treister NS, Cheng GS, Kerr H, Stratton P, Duarte RF, McDonald GB, Inamoto Y, Vigorito A, Arai S, Datiles MB, Jacobsohn D, Heller T, Kitko CL, Mitchell SA, Martin PJ, Shulman H, Wu RS, Cutler CS, Vogelsang GB, Lee SJ, Pavletic SZ, Flowers ME (2015) National institutes of health consensus development project on criteria for clinical trials in chronic graft-versus-host disease: I. The 2014 diagnosis and staging working group report. Biol Blood Marrow Transplant 21(3):389–401.e1

Jerkic SP, Brinkmann F, Calder A, Casey A, Dishop M, Griese M, Kurland G, Niemitz M, Nyilas S, Schramm D, Schubert R, Tamm M, Zielen S, Rosewich M (2020) Postinfectious Bronchiolitis Obliterans in children: diagnostic workup and therapeutic options: a workshop report. Can Respir J 2020:5852827

Kurland G, Michelson P (2005) Bronchiolitis obliterans in children. Pediatr Pulmonol 39(3):193–208

Meyer KC, Raghu G, Verleden GM, Corris PA, Aurora P, Wilson KC, Brozek J, Glanville AR, ISHLT/ATS/ERS BOS Task Force Committee and ISHLT/ATS/ERS BOS Task Force Committee (2014) An international ISHLT/ATS/ERS clinical practice guideline: diagnosis and management of bronchiolitis obliterans syndrome. Eur Respir J 44(6):1479–1503

Williams KM (2017) How I treat bronchiolitis obliterans syndrome after hematopoietic stem cell transplantation. Blood 129(4):448–455

Williams KM, Cheng GS, Pusic I, Jagasia M, Burns L, Ho VT, Pidala J, Palmer J, Johnston L, Mayer S, Chien JW, Jacobsohn DA, Pavletic SZ, Martin PJ, Storer BE, Inamoto Y, Chai X, Flowers MED, Lee SJ (2016) Fluticasone, Azithromycin, and Montelukast treatment for new-onset bronchiolitis obliterans syndrome after hematopoietic cell transplantation. Biol Blood Marrow Transplant 22(4):710–716

Interstitielle Lungenerkrankungen (Childhood Interstitial Lung Disease, ChILD)

Nicolaus Schwerk und Tobias Ankermann

Inhaltsverzeichnis

23.1 Grundlagen – 246

23.2 Therapie – 247

Literatur – 249

Ergänzende Information Die elektronische Version dieses Kapitels enthält Zusatzmaterial, auf das über folgenden Link zugegriffen werden kann https://doi.org/10.1007/978-3-662-65542-9_23.

© Springer-Verlag GmbH Deutschland, ein Teil von Springer Nature 2024
B. Stiller et al. (Hrsg.), *Kardiologie – Pneumologie – Allergologie – HNO*, Therapie der Krankheiten im Kindes- und Jugendalter, https://doi.org/10.1007/978-3-662-65542-9_23

23.1 Grundlagen

Unter den Überbegriff „interstitielle Lungenerkrankung des Kindesalters" (Childhood Interstitial Lung Disease, ChILD) werden mehr als 200 unterschiedliche seltene Krankheitsbilder subsumiert, welche hauptsächlich das Lungenparenchym betreffen und zu einer Störung des alveolären Gasaustauschs führen. Der Begriff ChILD ist missverständlich, da oft nicht das Interstitium allein, sondern zusätzlich oder sogar primär die Atemwege, der Alveolarraum, das pulmonalvaskuläre System oder die Pleuren betroffen sein können. Aus diesem Grund wird von manchen Experten der Begriff „diffuse parenchymatöse Lungenerkrankungen" bevorzugt.

Bei einer geschätzten Inzidenz von 0,1–16 pro 100.000 Kinder pro Jahr und einer Prävalenz von etwa 3,5/1 Mio. Kinder sind beide Geschlechter gleich häufig betroffen (Griese et al. 2009). Es ist von einer hohen Dunkelziffer auszugehen, da ChILD aufgrund mangelnder Kenntnis oft nicht erkannt bzw. mit anderen Krankheitsbildern verwechselt wird.

Die Morbidität sowie die Prognose sind sehr variabel und hängen von der zugrundeliegenden Erkrankung ab. Da einige ChILD-Formen potenziell lebensbedrohlich sind, muss bei entsprechenden Symptomen eine möglichst zeitnahe Diagnostik und Therapie erfolgen. Das aktuelle Klassifikationssystem von ChILD unterteilt 2 Hauptgruppen in Abhängigkeit vom Manifestationsalter. Bestimmte ChILD-Formen manifestieren sich bereits im Säuglings- und Kleinkindesalter (Gruppe A), während andere in jedem Lebensalter auftreten können (Gruppe B). Die 2 Gruppen werden dann noch einmal hinsichtlich ihrer Ursachen und/oder histologischen Veränderungen in 4 Subkategorien unterteilt (▶ eTab. 23.1; Deutsch et al. 2007; Bush et al. 2015; Kurland et al. 2013). Nicht selten liegt eine Kombination aus ≥ 2 unterschiedlichen Kategorien vor. So sind Wachstums- und Differenzierungsstörungen oft mit einer pulmonalen interstitiellen Glykogenose assoziiert und wiederum häufig bei Chromosomenanomalien wie der Trisomie 21 zu finden, bei der außerdem ein relevanter angeborener Herzfehler vorliegen kann.

■ Symptomatik, Diagnostik und Differenzialdiagnostik

Die Symptome sind unspezifisch und leiten sich primär von der pathophysiologischen Endstrecke, nämlich einer Störung des alveolären Gasaustauschs, ab. Typische Befunde sind Tachypnoe und Zeichen der vermehrten Atemarbeit mit jugulären, interkostalen und subkostalen Einziehungen mit oder ohne respiratorische Insuffizienz. Oft liegen zusätzlich ein chronischer Husten sowie eine Gedeihstörung vor (Deterding 2010; Clement und ERS Task Force 2004). Selten steht eine bronchiale Obstruktion im Vordergrund der Beschwerden.

> In schweren Fällen ist ChILD mit einer pulmonalen Hypertonie (PH) assoziiert, weshalb bei jedem Kind mit ChILD eine Echokardiografie durchgeführt werden muss.

Da die genannten Symptome auch bei anderen Lungenerkrankungen auftreten können, müssen diese immer differenzialdiagnostisch in Betracht gezogen werden (▶ eTab. 23.2).

Grundpfeiler der Diagnostik sind die Anamnese, die Lungenfunktion (wenn möglich mit Bodyplethysmografie und Diffusionsmessung), die hochauflösende Computertomografie mit dünnen Schichten in kontrollierter Inspiration, genetische Untersuchungen, die Bronchoskopie und in manchen Fällen eine Lungenbiopsie (Bush et al. 2015; Kurland et al. 2013). Bei spezifischen Fragestellungen (z. B. Immundysregulationen, Stoffwechselerkrankungen, Interferonopathien etc.) kommen zusätzlich spezielle Laboruntersuchungen aus Blut und/oder Gewebe zum Einsatz. Handlungsempfehlungen zum systematischen diagnostischen Vorgehen sind in ▶ eAlgorithmus 23.1 dargestellt.

> Aufgrund der Seltenheit und Komplexität von ChILD sollte bei bestehendem Verdacht immer frühzeitig Kontakt zu einem spezialisierten Zentrum oder zum Kinderlungenregister (www.kinderlungenregister.de) aufgenommen und das diagnostische sowie das therapeutische Vorgehen genau abgesprochen werden.

23.2 Therapie

▪ Therapieziel

Ziel bei der Behandlung ist es, die Beschwerden zu lindern und den Erkrankungsprogress zu verlangsamen bzw. aufzuhalten. Bis heute gibt es keine ChILD-spezifische medikamentöse Therapie, deren Wirksamkeit und Sicherheit in kontrollierten Studien untersucht worden ist. Die Behandlung orientiert sich daher weiterhin an Einzelfallberichte oder kleinen Fallserien. Die Auswahl eines Medikaments sowie die Entscheidung über die Intensität und Dauer einer Behandlung muss immer individuell in Abhängigkeit von der spezifischen Erkrankung und dem Zustand des Kindes getroffen werden. Nutzen aber auch Nebenwirkungen müssen immer kritisch hinterfragt und in regelmäßigen Abständen evaluiert werden.

▪ Therapeutisches Vorgehen

Manche Krankheitsbilder, wie z. B. die neuroendokrine Zellhyperplasie, sprechen gar nicht auf Medikamente an, heilen aber in der Regel spontan aus (Rauch et al. 2016; Seidl et al. 2020). Hier können die Kinder durch unterstützende Maßnahmen wie z. B. der Sicherstellung einer ausreichenden Kalorienzufuhr unterstützt werden. Das gilt auch für alle anderen ChILD-Formen.

▪▪ Atemunterstützung

Patienten mit Hypoxämie müssen mit Sauerstoff und einem Heimmonitor versorgt werden. Die Sättigungsgrenze für die Verabreichung von Sauerstoff ist nicht klar festgelegt. Bei Kindern ohne zusätzlichen zyanotischen Herzfehler oder intrapulmonalen Rechts-Links-Shunt sollte sie bei 90–93 % angesetzt werden.

> Bei der Versorgung mit Sauerstoff müssen die unterschiedlichen verfügbaren Systeme (z. B. Flüssigsauerstoff oder O_2-Konzentrator) den individuellen Bedürfnissen, dem Alter des Patienten und der benötigten O_2-Flussrate angepasst werden.

Bei schwerer Hypoxämie und/oder Hyperkapnie kommen nichtinvasive Atemunterstützungen zum Einsatz. In seltenen Fällen ist eine dauerhafte invasive Beatmung erforderlich. Bei schwerstem respiratorischem Versagen ohne pulmonale Hypertonie (PH) können Patienten mit einer venovenösen extrakorporalen Membranoxygenierung (ECMO) bzw. bei zusätzlich vorliegender PH und Rechtsherzversagen mit einer venoarteriellen ECMO unterstützt werden. Diese Therapiemaßnahme ist aber nur dann gerechtfertigt, wenn es sich um ein potenziell reversibles Lungenversagen handelt oder die Patienten damit zu einer Lungentransplantation überbrückt werden sollen.

▪▪ Medikamentöse Therapie

Die am häufigsten eingesetzten Medikamente sind systemische Glukokortikosteroide, Hydroxychloroquin und Azithromycin (Bush et al. 2015). Da sie nicht für die Behandlung von ChILD zugelassen sind, muss vor Therapiebeginn eine Aufklärung mit Benennung möglicher Nebenwirkungen und die Einholung einer schriftlichen Einverständniserklärung erfolgen. Um das Risiko schwerer Nebenwirkungen möglichst gering zu halten, sollten Glukokortikosteroide in Form von 4-wöchentlichen Methylprednisolonstößen mit 10(–20) mg/kg/Tag an 3 aufeinander folgenden Tagen i.v. appliziert werden. Sollte nach 3 Behandlungszyklen kein eindeutiger Effekt zu erkennen sein, sollte die Behandlung beendet werden. Als zweite Wahl kann Prednisolon in einer Anfangsdosierung von 1–2 mg/kg/d gegeben werden. Sollte nach spätestens 28 Tagen kein klarer positiver Effekt zu sehen sein, sollte diese Behandlung nicht weiter fortgeführt werden. Bei Ansprechen muss zügig auf die minimale, noch wirksame Erhaltungsdosis, möglichst unterhalb der Cushing-Schwelle, reduziert werden.

Hydroxychloroquin hat u. a. bei Surfactantstoffwechselstörungen und hier insbesondere bei der SPC-Defizienz positive Effekte gezeigt (Braun et al. 2015). Die Tagesdosis soll 10 mg/kg/d bei Schulkindern und 6,5 mg/kg/d bei Vorschulkindern nicht überschreiten (Bush et al. 2015). Zeigt sich nach 4 Wochen kein klarer Behandlungseffekt, sollte die Therapie beendet werden. Aufgrund vieler potenziell schwerer neurologischer, ophthalmologischer, kardialer und gastrointestinaler und weiterer Nebenwirkungen sowie Interaktionen mit anderen Medikamenten sind regelmäßige Kontrolluntersuchungen mit EKG, Augenhintergrunduntersuchung, Blutbild und Transaminasenbestimmung erforderlich.

Azithromycin kann in einer Dosierung von 10 mg/d an 3 Tagen in der Woche als immunmodulatorisches Medikament in Erwägung gezogen werden, insbesondere bei einer in der bronchioalveolären Lavage nachgewiesenen neutrophilen Alveolitis. Da der Therapieeffekt in der Regel deutlich verzögert eintritt, sollte dieser erst nach einer Behandlungszeit von 12 Wochen evaluiert werden.

■ ■ **Weitere Maßnahmen**
Bei **pulmonalen Alveolarproteinosen** (PAP) auf dem Boden einer Mutation im *GMCSF-Rezeptor*-Gen, der autoimmunen PAP sowie sekundären PAP-Formen stellt die sequenzielle, repetitive Ganzlungenlavage mit großen Volumina (bis zu 20 l vorgewärmtes NaCl 0,9 %) die Therapie der ersten Wahl dar. Bei der autoimmunen PAP erfolgt zusätzlich eine medikamentöse Therapie mit GMCSF, entweder systemisch oder inhalativ.

Die wichtigste therapeutische Maßnahme bei der **exogen allergischen Alveolitis** ist die strikte Allergenkarenz. Zusätzlich verabreichte systemische Steroide führen zwar evtl. zu einer schnelleren Verbesserung der Lungenfunktion, scheinen aber auf das Langzeitoutcome keinen klaren Effekt zu haben, gehen aber potenziell mit schweren unerwünschten Nebenwirkungen einher (Buchvald et al. 2011). Aus diesem Grund ist ein initialer Methylprednisolonpuls bei schwerem Krankheitsbild mit Hypoxämie sicher gerechtfertigt, eine langfristige Therapie mit Prednisolon aber nur in Ausnahmefällen indiziert.

Die Therapie von ChILD im Rahmen von Systemerkrankungen (z. B. Lupus erythematodes, Granulomatose mit Polyangitis, Kollagenosen) richtet sich nach den entsprechenden Therapieempfehlungen und Leitlinien.

Bei schwerer, therapierefraktärer, progredienter Lungenerkrankung stellt die Lungentransplantation, prinzipiell auch schon im Säuglingsalter, die letzte Therapieoption zur Verlängerung der Lebenszeit und Verbesserung der Lebensqualität dar.

> Kinder mit schwerer und progredienter Lungenerkrankung sollten frühzeitig in einem Transplantationszentrum vorgestellt werden, da im Falle einer Listung von einer langen Wartezeit auszugehen ist.

■ **Monitoring und Verlauf**
Jedes Kind mit ChILD sollte regelmäßig in mindestens in 3-monatigen Abständen in einer kinderpneumologischen Ambulanz gesehen werden. Zu den Verlaufsuntersuchungen gehören immer neben einer ausführlichen körperlichen Untersuchung die Bestimmung von Gewicht, Länge, Atemfrequenz, O_2-Sättigung sowie eine Lungenfunktionsuntersuchung mit Bodyplethysmografie (sofern möglich) und ein 6-Minuten-Gehtest. Die Indikation für weitere Untersuchungen wie die Messung der Diffusionskapazität, Blutgasanalyse, mikrobiologische Diagnostik, Thoraxröntgenaufnahme und Laboruntersuchungen ist individuell in Abhängigkeit von der zugrundeliegenden Erkrankung, dem Zustand des Kindes, der medikamentösen Therapie und dem Krankheitsverlauf zu stellen. Eine CT sollte nur bei konkreten Fragestellungen durchgeführt werden und ist bei stabilem Krankheitsverlauf nicht gerechtfertigt.

■ **Prognose**
Auch wenn sich der klinische Verlauf und die Prognose selbst bei identischen Krankheitsbildern erheblich unterscheiden können, so geht ChILD mit einer erheblichen Morbidität und Mortalität einher. Während manche Krankheitsverläufe chronisch progredient sind, kommt es bei anderen Krankheitsbildern zu einer kontinuierlichen Verbesserung des klinischen Zustands. Angaben zur Mortalität variieren in Abhängigkeit von der zugrundeliegenden Erkrankung. Liegt die Gesamtmortalität zwischen 6–30 %, ist sie bei bestimmten Krankheitsgruppen wie z. B. bei Surfactantstoffwechselstörungen mit 42–100 % deutlich höher.

■ **Prävention**
Eine wichtige sekundärpräventive Maßnahme zur Verhinderung iatrogener Langzeitkomplikationen ist die regelmäßige kritische Überprüfung von Wirkung und Nebenwirkung der eingesetzten Medikamente. Da Kinder mit chronischen Lungenerkrankungen ein erhöhtes Risiko für schwer verlaufende Atemwegsinfektionen haben und unter immunsuppressiver Therapie zu-

sätzlich ein erhöhtes Infektionsrisiko aufweisen, ist ein konsequentes Impfen nach StIKo-Empfehlung wichtig.

Des Weiteren müssen die Patienten und deren Familienangehörige in Hygienemaßnahmen eingewiesen und geschult werden.

Ob eine passive RSV-Prophylaxe einen Nutzen für Kinder mit ChILD hat, ist bisher noch nicht konsistent belegt worden. Das Ausschließen der Kinder aus Kindergarten, Schule oder Sportunterricht hat immer negative soziopsychologische Folgen und sollte daher nur in absoluten Ausnahmefällen in Erwägung gezogen werden.

- **Qualitätssicherung und Ausstattung**

Neben der individualisierten und teils hochkomplexen medikamentösen Therapie müssen die betroffenen Kinder und deren Familien immer durch ein multiprofessionelles und erfahrenes Team, bestehend aus Kinderkrankenpflegern/-schwestern, Kinderpneumologen, Kinderchirurgen, pädiatrischen Intensivmedizinern, Kinderkardiologen, Thoraxchirurgen, Psychologen, Sporttherapeuten, Physiotherapeuten, Diätassistenten und Sozialarbeitern u. a. betreut werden. Zusätzlich ist für diagnostische und therapeutische Maßnahmen eine komplexe Infrastruktur erforderlich. Aus diesem Grund sollte die Betreuung von Kindern mit ChILD immer in einem entsprechenden Zentrum erfolgen.

? Fragen zur Wiederholung

1. Welche Aussage ist falsch?
   a. Es gibt mehr als 200 Krankheitsbilder, die unter dem Begriff ChILD subsumiert werden.
   b. Der Begriff „diffuse parenchymatöse Lungenerkrankungen" wird von manchen vorgezogen.
   c. Definitionsgemäß liegt bei allen ChILD-Formen ein pathologischer Prozess im Interstitium vor.
   d. Die aktuelle Klassifikation unterteilt 2 Hauptgruppen von ChILD in Abhängigkeit vom Manifestationsalter.
   e. Surfactantstoffwechselstörungen manifestieren sich klinisch überwiegend im Säuglings- und Kleinkindesalter.
2. Welche Aussage zur neuroendokrinen Zellhyperplasie (NEHI) ist richtig?
   a. Die NEHI manifestiert sich typischerweise im Jugendalter.
   b. Medikament der ersten Wahl ist Methylprednisolon.
   c. Hydroxychloroquin hat bei der NEHI sehr gute Effekte gezeigt.
   d. Typischerweise spricht die NEHI auf keine bekannten Medikamente an.
   e. Die Prognose der NEHI ist infaust.
3. Welche Aussage zur medikamentösen Therapie ist richtig?
   a. Nintedanib ist das am häufigsten eingesetzte Medikament bei ChILD.
   b. Um das Risiko von Nebenwirkungen zu reduzieren, sollten Glukokortikosteroide in Form von 3-tägigen Methylprednisolonstößen in 4-wöchentlichen Abständen gegeben werden.
   c. Ein Effekt von Hydroxychloroquin ist frühestens nach 20-wöchiger Behandlung erkennbar.
   d. Azithromycin sollte insbesondere bei einer lymphozytären Inflammation in der bronchoalveolären Lavage eingesetzt werden.
   e. Regelmäßige Laborkontrollen und augenärztliche Untersuchungen sind bei einer Dauertherapie mit Hydroxychloroquin nicht erforderlich.

Literatur

Braun S, Ferner M, Kronfeld K, Griese M (2015) Hydroxychloroquine in children with interstitial (diffuse parenchymal) lung diseases. Pediatr Pulmonol 50(4):410–419

Buchvald F, Petersen BL, Damgaard K, Deterding R, Langston C, Fan LL, Deutsch GH, Dishop MK, Kristensen LA, Nielsen KG (2011) Frequency, treatment, and functional outcome in children with hypersensitivity pneumonitis. Pediatr Pulmonol 46(11):1098–1107

Bush A, Cunningham S, De Blic J, Barbato A, Clement A, Epaud R, Hengst M, Kiper N, Nicholson AG, Wetzke M, Snijders D, Schwerk N, Griese M, Child-EU Collaboration (2015) European protocols for the diagnosis and initial treatment of interstitial lung disease in children. Thorax 70(11):1078–1084

Clement A, ERS Task Force (2004) Task force on chronic interstitial lung disease in immunocompetent children. Eur Respir J 24(4):686–697

Deterding RR (2010) Infants and Young Children with Children's Interstitial Lung Disease. Pediatr Allergy Immunol Pulmonol 23(1):25–31

Deutsch GH, Young LR, Deterding RR, Fan LL, Dell SD, Bean JA, Brody AS, Nogee LM, Trapnell BC, Langston C, Pathology Cooperative Group, Albright EA, Askin FB, Baker P, Chou PM, Cool CM, Coventry SC, Cutz E, Davis MM, Dishop MK, Galambos C, Patterson K, Travis WD, Wert SE, White FV, Child Research Co-Operative (2007) Diffuse lung disease in young children: application of a novel classification scheme. Am J Respir Crit Care Med 176(11):1120–1128

Griese M, Haug M, Brasch F, Freihorst A, Lohse P, Von Kries R, Zimmermann T, Hartl D (2009) Incidence and classification of pediatric diffuse parenchymal lung diseases in Germany. Orphanet J Rare Dis 4:26

Kurland G, Deterding RR, Hagood JS, Young LR, Brody AS, Castile RG, Dell S, Fan LL, Hamvas A, Hilman BC, Langston C, Nogee LM, Redding GJ, American Thoracic Society Committee on Childhood Interstitial Lung Disease (CHILD) and the Child Research Network (2013) An official American Thoracic Society clinical practice guideline: classification, evaluation, and management of childhood interstitial lung disease in infancy. Am J Respir Crit Care Med 188(3):376–394

Rauch D, Wetzke M, Reu S, Wesselak W, Schams A, Hengst M, Kammer B, Ley-Zaporozhan J, Kappler M, Proesmans M, Lange J, Escribano A, Kerem E, Ahrens F, Brasch F, Schwerk N, Griese M, PTI (Persistent Tachypnea of Infancy) Study Group of the Kids Lung Register (2016) Persistent Tachypnea of Infancy. Usual and Aberrant. Am J Respir Crit Care Med 193(4):438–447

Seidl E, Carlens J, Schwerk N, Wetzke M, Marczak H, Lange J, Krenke K, Mayell SJ, Escribano A, Seidenberg J, Ahrens F, Hebestreit H, Nahrlich L, Sismanlar T, Aslan AT, Snijders D, Ullmann N, Kappler M, Griese M (2020) Persistent tachypnea of infancy: follow up at school age. Pediatr Pulmonol 55(11):3119–3125

Pneumothorax

Nicolaus Schwerk und Tobias Ankermann

Inhaltsverzeichnis

24.1 Grundlagen – 252

24.2 Therapie – 253

Literatur – 256

Ergänzende Information Die elektronische Version dieses Kapitels enthält Zusatzmaterial, auf das über folgenden Link zugegriffen werden kann https://doi.org/10.1007/978-3-662-65542-9_24.

© Springer-Verlag GmbH Deutschland, ein Teil von Springer Nature 2024
B. Stiller et al. (Hrsg.), *Kardiologie – Pneumologie – Allergologie – HNO*, Therapie der Krankheiten im Kindes- und Jugendalter, https://doi.org/10.1007/978-3-662-65542-9_24

24.1 Grundlagen

Der Pneumothorax ist definiert als eine Ansammlung von Luft im Pleuraspalt. Abhängig von der zugrundeliegenden Ursache wird das Krankheitsbild unterteilt in:
- primärer Spontanpneumothorax (PSP): definitionsgemäß bei Menschen ohne pulmonale Vorerkrankung,
- sekundärer Spontanpneumothorax (SSP): Komplikation einer vorbestehenden Lungenerkrankung (▶ eOverview 24.1),
- traumatischer bzw. iatrogener Pneumothorax.

Bei einer geschätzten Inzidenz von etwa 30/100.000 Kindern und Jugendlichen pro Jahr macht der PSP mit ca. 85 % den größten Anteil aus (Dotson et al. 2012). Auch wenn der PSP überwiegend bei Jugendlichen auftritt, können Kinder in jedem Alter daran erkranken. Jungen sind etwa 3-mal häufiger betroffen als Mädchen. Da es sich bei einem Pneumothorax um ein potenziell lebensbedrohliches Ereignis handelt, ist es sehr wichtig, ihn bei akut auftretender Luftnot Zuvor-Gesunder oder bei einer akuten klinischen Verschlechterung bei vorbestehenden Erkrankungen bzw. nach/während invasiven Maßnahmen (z. B. hohe Beatmungsdrücke, Anlage eines zentralen Venenkatheters etc.) differenzialdiagnostisch in Betracht zu ziehen und entsprechende diagnostische Maßnahmen zeitnah einzuleiten. Die Therapie hängt von der Ursache, der Ausprägung und der Klinik ab und reicht von reiner Beobachtung bis hin zu operativen Verfahren. Rauchen stellt einen relevanten Risikofaktor dar, sowohl für die Primärmanifestation eines Pneumothorax als auch für ein Rezidiv.

Symptomatik, Diagnostik und Differenzialdiagnostik

Typische Beschwerden sind plötzlich einsetzende, stechende, meistens einseitig lokalisierte thorakale Schmerzen mit variabel stark ausgeprägter Luftnot, welche insbesondere beim PSP im Verlauf auch wieder rückläufig sein kann (Wilson et al. 2021). Im Gegensatz zum SSP sind die Beschwerden beim PSP selbst bei großem Pneumothorax oft nur gering ausgeprägt. In seltenen Fällen, insbesondere bei einem Spannungspneumothorax, der sich radiologisch durch eine große Luftansammlung im Pleuraraum mit dadurch entstehendem Mediastinalshift zur Gegenseite kennzeichnet, kann es zu einem respiratorischen Versagen sowie einer akuten Rechtsherzbelastung durch Einflussstauung kommen.

Bei der körperlichen Untersuchung fällt typischerweise ein abgeschwächtes bzw. aufgehobenes Atemgeräusch auf der betroffenen Seite auf. Weitere Befunde sind eine verminderte Atemexkursion, ein abgeschwächter Stimmfremitus und ein hypersonorer Klopfschall auf der betroffenen Seite. Es sollten immer die Atemfrequenz und die O_2-Sättigung gemessen werden. Bei stark beeinträchtigten Patienten sollte außerdem eine kapilläre oder arterielle Blutgasanalyse erfolgen, um Zeichen einer ventilatorischen Insuffizienz mit Hyperkapnie frühzeitig zu erkennen.

> Unabhängig vom Lebensalter und/oder vorbestehenden Erkrankungen sollte immer bei schwerer kardiorespiratorischer Beeinträchtigung mit Tachykardie, Hypotension und Zyanose ein Spannungspneumothorax in Betracht gezogen werden und eine zielführende Diagnostik schnellstmöglich erfolgen, da es sich hierbei um einen lebensbedrohlichen Notfall handelt.

Die Thoraxröntgenaufnahme im posterior-anterioren Strahlengang, nach Möglichkeit im Stehen, stellt das bildgebende Verfahren der ersten Wahl dar (Schnell et al. 2018). Typische Befunde sind eine partielle oder vollständige Dehiszenz der Lunge von der Thoraxwand (Größeneinteilung ▶ eOverview 24.2). Bei immobilisierten Patienten kann eine zusätzliche Aufnahme im seitlichen Strahlengang hilfreich sein. Manche Lungenerkrankungen wie z. B. eine großzystische kongenitale thorakale Malformationen, ein kongenitales lobäres Emphysem, eine große intrapulmonale Echinokokkuszyste oder eine pulmonale Langerhanszellhistiozytose können einen Pneumothorax im Röntgenbild vortäuschen. Eine Punktion dieser Läsionen könnte fatale Folgen haben. Bei Neugeborenen und Säuglingen mit vermutetem ausgedehntem Pneumothorax oder bei anamnestischen oder klinischen Hinweisen auf einen SSP sollte daher die Indikation für eine Computertomografie

(CT) des Thorax großzügig gestellt werden. Bei typischer Anamnese und Klinik eines PSP sollte eine CT aber nur in Ausnahmefällen erfolgen.

Neben der Röntgenaufnahme hat sich die transthorakale Sonografie als bildgebende Diagnostik eines Pneumothorax etabliert und wird mittlerweile routinemäßig in der Traumatologie sowie der Intensivmedizin bei dieser Fragestellung angewendet (Alrajhi et al. 2012). Ein wesentlicher Vorteil der Sonografie ist die schnelle Verfügbarkeit sowie die geringe Invasivität. Zudem ist sie auch bei der Durchführung einer Pleurapunktion und/oder der Anlage einer Thoraxdrainage sehr hilfreich.

Bei jedem Spontanpneumothorax sollten immer zugrundeliegende Lungenerkrankungen anamnestisch, klinisch und ggf. mit Zuhilfenahme weiterer Untersuchungen ausgeschlossen werden.

24.2 Therapie

■ Therapieziel

Das Ziel bei der Behandlung von Kindern und Jugendlichen mit einem Pneumothorax basiert im Wesentlichen auf 2 Säulen: Die Beseitigung der durch den Pneumothorax hervorgerufenen akuten Beschwerden und die Verhinderung eines Rezidivs. Insofern variiert die Behandlung in Abhängigkeit vom Ausmaß der klinischen Präsentation und evtl. vorhandenen Grunderkrankungen. Bei der Behandlung sollte immer kritisch die Invasivität der Therapie dem dadurch entstehenden Nutzen für den Patienten gegenübergestellt werden. So sollte die Behandlung beim PSP nicht primär von der Ausdehnung desselben, sondern von den dadurch hervorgerufenen Beschwerden abhängig gemacht werden. Während ein SSP fast immer eine Therapie erfordert, können asymptomatische Patienten mit PSP auch ohne spezielle Maßnahmen zunächst 24 h stationär beobachtet und bei fehlenden radiologischen Zeichen einer Zunahme am Folgetag nach Hause entlassen werden („watch and wait"). Allerdings sollten hier wöchentliche klinische Verlaufskontrollen bis zur vollständigen Rückbildung des Pneumothorax erfolgen. Beim SSP ist die Therapie der zugrundeliegenden Lungenerkrankung essenziell.

■ Therapeutisches Vorgehen

Es stehen unterschiedliche Therapieoptionen zur Verfügung:

Watch and wait Es konnte gezeigt werden, dass sich ein kleiner PSP bei asymptomatischen Patienten in den meisten Fällen ohne weitere Maßnahmen spontan zurückbildet. Komplikationen bzw. Rezidive treten nicht häufiger als nach Einmalpunktion oder Drainageanlage auf (Brown et al. 2020). Allerdings kann die Zeit bis zur vollständigen Entfaltung der Lunge durchaus 30 Tage oder länger betragen.

Sauerstoffgabe Durch Gabe von Sauerstoff mit hohen Flussraten entsteht ein Stickstoffkonzentrationsgradient zwischen der Luft im Pleuraraum und dem Alveolarraum. Das führt dazu, dass Stickstoff, dem Konzentrationsgradienten folgend, aus dem Pleuraraum in die Alveolen diffundiert und von da aus abgeatmet werden kann. Da der Anteil von Stickstoff in einem normalen Luftgemisch etwa 80 % beträgt, führt diese Maßnahme zu einer schnelleren Volumenabnahme des Pneumothorax. Bei einer O_2-Flussrate von 16 l/min wird somit die Zeit bis zur vollständigen Lungenentfaltung um ca. das 4-Fache verkürzt (Chadha und Cohn 1983). Bei niedrigeren Flussraten, wie es oft in der täglichen Routine praktiziert wird, ist jedoch kein relevanter Effekt zu erwarten.

Einmalpunktion Es konnte beim PSP wiederholt belegt werden, dass eine Einmalpunktion bei vergleichbarer Rezidivrate genauso effektiv wie die Drainageanlage ist. Die Einmalpunktion ist außerdem weniger invasiv, oft bei örtlicher Betäubung ohne Sedierung oder Allgemeinanästhesie möglich, weniger schmerzhaft und ermöglicht eine schnellere Entlassung aus der klinischen Überwachung. Darüber hinaus ist sie deutlich kostengünstiger (Chadha und Cohn 1983). Eine geeignete Punktionsstelle stellt der 2. ICR in der Medioklavikularlinie dar. Zuvor sollte das Punktionsgebiet desinfiziert und mit einem Lokalanästhetikum örtlich betäubt werden. Für die Punktion eignen sich Venenverweilkanülen (bei Jugendlichen 16 G) um das Risiko einer Verletzung der Pleura und/oder der Lunge durch eine Kanüle zu minimieren. Nach erfolgreicher Punktion unter ständiger Aspiration, z. B. mit einer 5-ml-Spritze, und Entfernen der Punktionsnadel kann die Luft dann über den verbliebenen Katheter, welcher über einen kurzen Schlauch und einem 3-Wege-Hahn mit einer Perfusorspritze verbunden wird, abgezogen werden. Dabei muss darauf geachtet werden, dass bei der Aspiration der 3-Wege-Hahn zur Außenluft verschlossen ist und bei der Entleerung von Luft aus der Perfusorspritze zum Pleuraraum verschlossen ist. Es sollten nicht mehr als 2,5 l Luft abpunktiert werden, um nicht die Entwicklung eines Reexpansionsödems zu provozieren.

Bei sehr großen Pneumothoraces sollte eine Drainageanlage, welche eine fraktionierte Luftentleerung über einen längeren Zeitraum ermöglicht, bevorzugt werden, zumal bei sehr großen Pneumothoraces die Wahrscheinlichkeit einer persistierenden Fistel größer ist. Nach erfolgter Punktion sollte der Patient stationär für 24 h nachbeobachtet werden und vor Entlassung eine Röntgenkontrollaufnahme erfolgen, um eine persistierende pulmopleurale Fistel mit erneuter Größenprogredienz des Pneumothorax nicht zu übersehen.

Thoraxdrainageanlage Eine Thoraxdrainageanlage sollte bei ausgedehnten Pneumothoraces mit Spannungskomponente und immer bei SSP bevorzugt werden.

Indikationen für eine Thoraxdrainageanlage
- Alter < 12 Monate
- Bilateraler Pneumothorax
- Spannungspneumothorax
- Klinischer Hinweis auf eine große bronchopleurale Fistel
- Pneumothoraxrezidiv nach erfolgter Einmalpunktion
- Zusätzlicher relevanter Pleuraerguss oder Hämathothorax
- Traumatischer oder iatrogener Pneumothorax
- Sekundärer Spontanpneumothorax
- Zusätzliches Pneumomediastinum

In den meisten Fällen sind kleinlumige Drainagen ausreichend und sollten bevorzugt werden

(Robinson et al. 2009). Eine geeignete Punktionsstelle stellt das „sichere Dreieck" dar, welches nach anterior durch den lateralen Rand des M. pectoralis major, nach dorsal durch den lateralen Rand des M. latissimus dorsi und nach kaudal durch eine gedachte horizontale Linie auf Mamillenebene (4.–5. Interkostalraum) begrenzt ist. Da die Prozedur der Dainagenanlage sehr schmerzhaft ist, muss auf eine ausreichende Sedierung und Analgesie unter ständigem Monitoring der Vitalparameter geachtet werden. Eine zusätzliche Lokalanästhesie im Bereich der Punktionsstelle bzw. des Stichkanals sollte ebenfalls erfolgen. Nach Anlage der Thoraxdrainage sollte diese an ein Heimlich-Ventil oder an ein Drainagesystem mit Wasserschloss angeschlossen werden. Der Nutzen eines zusätzlichen negativen Drucks (-8 bis -20 cm H_2O) ist nicht belegt. Er kann aber erwogen werden, wenn sich die Lunge nicht innerhalb von 48 h vollständig entfaltet hat und/oder eine persistierende bronchopleurale Fistel vorliegt.

Chirurgische Interventionen Bei ausgedehnten Pneumothoraces, persistierenden Fisteln sowie bei allen Formen des sekundären Spontanpneumothorax sollte immer eine frühzeitige Kooperation und Absprache zum diagnostischen und therapeutischen Vorgehen mit den Kinderchirurgen angestrebt werden. Eine chirurgische Intervention sollte in folgenden Situationen in Betracht gezogen werden:

Indikationen für eine chirurgische Intervention
- Erstes Rezidiv eines ipsilateralen Pneumothorax
- Auftreten eines kontralateralen Pneumothorax
- Bilateraler Pneumothorax
- Persistierende Fistel
- Vorliegen eines zusätzlichen Hämathothorax
- Personen mit beruflich bedingtem erhöhten Rezidivrisiko (z. B. Piloten, Taucher)

Es gibt unterschiedliche Operationsverfahren, die einzeln oder in Kombination eingesetzt werden. Bei Kindern und Jugendlichen gibt es kein spezielles Verfahren, welches sich anderen Gegenüber im Rahmen von kontrollierten Studien eindeutig als überlegen gezeigt hat. Mögliche Interventionen sind die Resektion von Blebs oder Bullae mit oder ohne Lungenspitzenresektion mit oder ohne mechanische oder chemische Pleurodese (Wilson et al. 2021).

> Die chemische Pleurodese, insbesondere mit Talkum, wird bei Kindern aufgrund möglicher relevanter Komplikationen in der Regel nicht durchgeführt.

Ein Debridement oder gar eine Lappenresektion, z. B. bei persistierenden bronchopleuralen Fisteln im Rahmen von komplizierten sekundären oder traumatischen Pneumothoraces, sollte immer nur als allerletzte Option nach Ausschöpfung aller konservativer Therapiemaßnahmen in Erwägung gezogen werden.

- **Prognose**

Auch wenn der PSP in den meisten Fällen spontan ausheilt, ist er doch mit hohen Rezidivrate von 20–50 % behaftet. Das Rezidivrisiko wird durch chirurgische Intervention deutlich gesenkt und liegt dann zwischen 0,5–15 %.

Die Prognose des SSP hängt im Wesentlichen von der zugrunde liegenden Erkrankung und deren Behandlungsmöglichkeiten ab.

- **Prävention**

Rauchen stellt nachweislich einen erheblichen Risikofaktor: sowohl für das Auftreten als auch für ein Rezidiv eines Pneumothorax dar. Insofern sollten Betroffene entsprechend beraten und ggf. bei der Rauchentwöhnung unterstützt und ärztlich begleitet werden. Ob durch Tätigkeiten mit potenzieller Erhöhung des intrathorakalen Druckes wie z. B. das Tragen schwerer Gegenstände das Rezidivrisiko erhöht wird, wurde bisher noch nicht systematisch untersucht. Eine körperliche Schonung für z. B. 4 Wochen nach erfolgreich behandeltem Pneumothorax ist jedoch im besten Falle nützlich und schadet dem Patienten nicht.

- **Qualitätssicherung und Ausstattung**

Die Behandlung von Kindern und Jugendlichen mit Pneumothorax erfordert ein großes Maß an Erfahrung, Interdisziplinarität und Vorhandensein einer adäquaten Infrastruktur zur Sicherstellung einer bestmöglichen Versorgung im Fall von Komplikationen. Daher sollte jeder pädiatrische Patient mit einem Pneumothorax nach Möglichkeit in einer Klinik für Kinder- und Jugendmedizin mit angebundener Kinderchirurgie, Kinderanästhesie und pädiatrischer Intensivmedizin betreut werden. Außerdem sollten Patienten mit einer relevanten pulmonalen Vorerkrankung und SSP immer in einem kinderpneumologischen Zentrum behandelt werden.

? Fragen zur Wiederholung

1. Welche Aussage zum primären Spontanpneumothorax ist falsch?
   a. Der primäre Spontanpneumothorax (PSP) kann selbst bei großer Ausdehnung mit nur milden Symptomen einhergehen.
   b. Die bildgebende Diagnostik der ersten Wahl beim PSP ist die Thoraxröntgenaufnahme.
   c. Jungen sind häufiger betroffen als Mädchen.
   d. Bei asymptomatischem Pneumothorax ist ein abwartendes Verhalten absolut berechtigt.
   e. Eine Thoraxdrainage sollte bei einem PSP immer einer Einmalpunktion vorgezogen werden.
2. Welche Aussage sekundären Spontanpneumothorax (SSP) ist richtig?
   a. Der SSP ist selten lebensbedrohlich.
   b. Eine Thoraxdrainageanlage sollte erst bei einer Dehiszenz von > 3 cm der Lunge von der lateralen Thoraxwand erfolgen.
   c. Neben der Akutbehandlung des SSP sollte immer auch der Fokus auf die Behandlung der Grunderkrankung gelegt werden.
   d. Nach Anlage einer Thoraxdrainage sollte bei einem SSP immer ein Sog angelegt werden.
   e. Bei symptomatischem SSP sollte vor der Anlage einer Thoraxdrainage immer eine Einmalpunktion erfolgen.
3. Welche Aussage zu Rezidiven eines PSP ist falsch?

a. Die Rezidivrate ist mit 20–50 % hoch.
b. Rauchen erhöht das Risiko für ein Rezidiv.
c. Das erste Rezidiv auf der ipsilateralen Seite stellt eine Indikation für eine chirurgische Intervention dar.
d. Häufig angewendete chirurgische Verfahren bei rezidivierendem PSP sind die Lungenspitzenresektion sowie die mechanische Pleurodese.
e. Die chemische Pleurodese stellt das therapeutische Verfahren der ersten Wahl nach erstem Rezidiv eines PSP auf der ipsilateralen Seite dar.

Literatur

Alrajhi K, Woo MY, Vaillancourt C (2012) Test characteristics of ultrasonography for the detection of pneumothorax: a systematic review and meta-analysis. Chest 141(3):703–708

Brown SGA, Ball EL, Perrin K, Asha SE, Braithwaite I, Egerton-Warburton D, Jones PG, Keijzers G, Kinnear FB, Kwan BCH, Lam KV, Lee YCG, Nowitz M, Read CA, Simpson G, Smith JA, Summers QA, Weatherall M, Beasley R, PSP Investigators (2020) Conservative versus Interventional treatment for spontaneous pneumothorax. N Engl J Med 382(5):405–415

Chadha TS, Cohn MA (1983) Noninvasive treatment of pneumothorax with oxygen inhalation. Respiration 44(2):147–152

Dotson K, Timm N, Gittelman M (2012) Is spontaneous pneumothorax really a pediatric problem? A national perspective. Pediatr Emer Care 28(4):340–344

Robinson PD, Cooper P, Ranganathan SC (2009) Evidence-based management of paediatric primary spontaneous pneumothorax. Paediatr Respir Rev 10(3):110–117 (quiz 117)

Schnell J, Beer M, Eggeling S, Gesierich W, Gottlieb J, Herth F, Hofmann HS, Jany B, Kreuter M, Ley-Zaporozhan J, Scheubel R, Walles T, Wiesemann S, Worth H, Stoelben E (2018) Management of Spontaneous Pneumothorax and Postinterventional Pneumothorax: German S3-Guideline. Zentralbl Chir 143(S 01):S12–S43

Wilson PM, Rymeski B, Xu X, Hardie W (2021) An evidence-based review of primary spontaneous pneumothorax in the adolescent population. J Am Coll Emerg Physicians Open 2(3):e12449

Weiterführende Literatur

Baumann MH, Strange C, Heffner JE, Light R, Kirby TJ, Klein J, Luketich JD, Panacek EA, Sahn SA, AACP Pneumothorax Consensus Group (2001) Management of spontaneous pneumothorax: an American College of Chest Physicians Delphi consensus statement. Chest 119(2):590–602

MacDuff A, Arnold AHJ, BTS Pleural Diseguideline Group (2010) Management of spontaneous pneumothorax: British Thoracic Society Pleural Disease Guideline 2010. Thorax 65(Suppl 2):ii18–ii31

Fremdkörperaspiration

Tobias Ankermann, Nicolaus Schwerk und Christian Sittel

Inhaltsverzeichnis

25.1 Grundlagen – 258

25.2 Therapie – 259

Literatur – 261

Ergänzende Information Die elektronische Version dieses Kapitels enthält Zusatzmaterial, auf das über folgenden Link zugegriffen werden kann https://doi.org/10.1007/978-3-662-65542-9_25.

© Springer-Verlag GmbH Deutschland, ein Teil von Springer Nature 2024
B. Stiller et al. (Hrsg.), *Kardiologie – Pneumologie – Allergologie – HNO*, Therapie der Krankheiten im Kindes- und Jugendalter, https://doi.org/10.1007/978-3-662-65542-9_25

25.1 Grundlagen

Die Aspiration von Fremdkörpern und Deposition von Fremdkörpern in den Atemwegen ist ein potenziell lebensbedrohliches Ereignis, das in jedem Lebensalter auftreten kann. In Deutschland werden jährlich ca. 1200 Fremdkörperaspirationen bei Kindern und Jugendlichen < 15 Jahren durch ICD-Verschlüsselung erfasst. Die Mortalität beträgt in Studien in Ländern mit hohem Bruttosozialprodukt und gutem Zugang zum Gesundheitssystem etwa 1 %. Besonders betroffen sind Kleinkinder < 3 Jahren mit einem Altersgipfel im 2. Lebensjahr. Jungen erleiden gegenüber Mädchen etwa doppelt so häufig Fremdkörperaspirationen.

In Deutschland werden am häufigsten organische Fremdkörper wie v. a. (Erd)nüsse, Saaten/Körner und andere Nahrungsmittel aspiriert. Anorganische Fremdkörper können u. a. kleine Spielzeuge, Knöpfe, Nadeln oder Batterien sein.

> Bei der Aspiration von Knopfzellbatterien handelt es sich immer um einen akuten, potenziell lebensbedrohlichen Notfall, da es durch Elektrolyse von Wasser mit Alkalisierung zu ausgedehnten und zum Teil irreversiblen Schädigungen des umgebenden Gewebes kommen kann.

Letztlich kann jedes Kleinteil, mit dem gespielt und das oral aufgenommen wird, potenziell inhaliert bzw. aspiriert werden. Aspirierte Fremdkörper werden am häufigsten in den Bronchien (rechts häufiger als links), seltener in der Trachea und noch seltener im Larynx gefunden. Mehr als die Hälfte der Aspirationen von Kindern wird von Erwachsenen beobachtet. Der Anteil unbeobachteter Aspirationen liegt in Studien zwischen 40 und 50 %.

Klinisch können Fremdkörperaspirationen als akute Fremdkörperaspiration durch plötzliches Auftreten von Hustenanfällen, Atemnot, obstruktiven Ventilationsstörungen in- und/oder exspiratorischem Stridor, Zeichen erhöhter Atemarbeit und/oder seitendifferenten Atemgeräuschen auffallen. Die Auskultationsbefunde können, insbesondere so lange Fremdkörper noch in den Atemwegen beweglich sind, wechseln. Bei extrathorakalen Fremdkörpern (Larynx und obere Trachea) ist ein inspiratorischer Stridor typisch. Bei laryngealen Fremdkörpern oder Fremdkörpern im oberen Trachealdrittel kann sich eine Fremdkörperaspiration durch Heiserkeit, intermittierenden Stridor, gelegentlich auch Speicheln manifestieren. Chronische Fremdkörperaspiration der unteren Atemwege manifestieren sich als chronische oder rezidivierende Infektionen der unteren Atemwege (klinisch Bronchitis, Pneumonie, komplizierte Pneumonie) oder auch als intermittierende obstruktive Ventilationsstörungen, Atelektasen oder selten Hämoptysen, Abszesse, Bronchiektasen, Pneumothoraces oder Mediastinal- oder Hautemphysem. 18–40 % der Fremdkörperaspirationen werden als akute Fremdkörperaspirationen in den ersten 24 h nach Aspirationsereignis diagnostiziert, ca. 20 % als subakute Fremdkörperaspiration in den ersten 2 Wochen, und somit mehr als 40 % als chronische Fremdkörperaspiration in einem Zeitraum länger als 2 Wochen nach dem Aspirationsereignis (Mantel und Butenandt 1986; Wunderlich et al. 1988; Steen und Zimmermann 1990; Bless und Plinkert 1998; Schmidt und Manegold 2000; Heyer et al. 2006; Göktas et al. 2010; Foltran et al. 2013; Boufersaoui et al. 2013; Tenenbaum et al. 2017; Ding et al. 2022).

Bei einer akuten Fremdkörperaspiration mit eindeutiger Anamnese ist (evtl. auch ohne weitere Diagnostik) eine diagnostische und ggf. therapeutische Bronchoskopie in Vollnarkose und der Option zu flexibler und starrer Bronchoskopie notwendig (Hofmann und Mantel 1995; Faro et al. 2015; Eich et al. 2016; Eber et al. 2017). Bei einer chronischen Fremdkörperaspiration wird häufig allein aufgrund der klinischen Präsentation eine Thoraxröntgenaufnahme durchgeführt. Da durch diese eine Fremdkörperaspiration aber nicht sicher ausgeschlossen werden kann, muss bei bestehendem Verdacht immer, auch ohne typische Anamnese, zum Ausschluss einer Fremdkörperaspiration eine Bronchoskopie durchgeführt werden. Klinische Vorhersagescores oder -modelle für die Indikation einer Bronchoskopie bei Fremdkörperaspirationen haben eine hohe Fehlerwahrscheinlichkeit und sind nicht ausreichend evaluiert (Zoizner-Agar et al. 2020; Lee et al. 2021). Thorakale CT-Untersuchungen mit Multidetektorsystemen und Niedrigdosisprotokollen zeigen in Studien gute negative bzw. positive Vorhersagewerte, sind aufgrund der fehlenden therapeutischen Option keine Standardmethode bei Verdacht auf Fremdkörperaspirationen, erreichen nie eine 100 %ige Sicherheit und sind mit einer Strahlenbelastung assoziiert (Gordon et al. 2020; Sodhi et al. 2021).

> Eine Fremdkörperaspiration kann bei Kindern als akutes Ereignis mit Husten, in- und/oder exspiratorischem Stridor und/oder einseitig abgeschwächtem Atemgeräusch auffallen. Ein Teil der Fremdkörperaspirationen wird nicht beobachtet und fällt ggf. als chronische Fremdkörperaspiration durch rezidivierende und komplizierte Atemwegsinfektionen und/oder Bronchiektasen auf. Bei klinischem Verdacht auf eine Fremdkörperaspiration ist immer diagnostisch und ggf. therapeutisch eine Bronchoskopie erforderlich.

25.2 Therapie

■ **Therapieziel**
Entfernung des Fremdkörpers und dadurch Verhinderung von Komplikationen sind Ziel der Therapie.

■ **Therapieprinzip**
Eine Entfernung des Fremdkörpers durch Endoskopie der Atemwege, nachfolgend als Bronchoskopie bezeichnet, ist indiziert.

■ **Therapeutisches Vorgehen**
Bei akuter Fremdkörperaspiration und respiratorischer Insuffizienz ist eine intensivmedizinische Versorgung und Notfallbronchoskopie erforderlich (◘ Abb. 25.1 und ► eAlgorithmus 25.1).

Bei akutem Ereignis (Zeitabstand zur Aspiration < 24 h) ohne respiratorische Insuffizienz sollte eine zeitnahe Bronchoskopie innerhalb von Stunden erfolgen, da bewegliche Fremdkörper durch Verlagerung in den Atemwegen durch Ventilmechanismen oder Verschluss von Atemwegen das Kind gefährden und Fremdkörper zudem innerhalb von Tagen sekundäre entzündliche Veränderungen mit Granulationen verursachen, die eine Entfernung komplizieren.

Bei stabilem Patienten, subakuter (> 24 h aber < 2 Wochen Abstand vom Aspirationsereignis) oder chronischer Fremdkörperaspiration kann eine elektive Bronchoskopie nach Einhalten von Nüchternzeiten erfolgen.

Eine Thoraxröntgenaufnahme ist bei subakuter bzw. chronischer Fremdkörperaspirati-

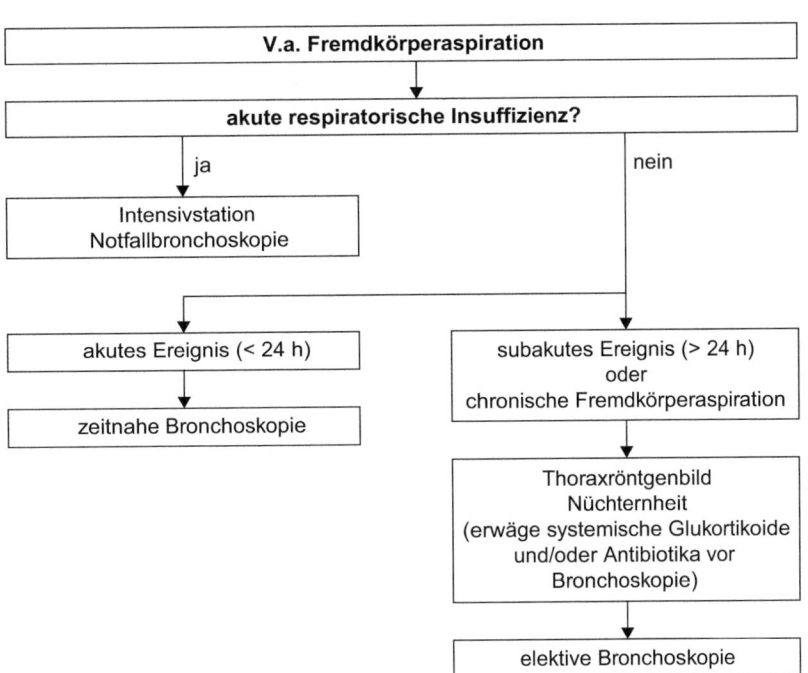

◘ **Abb. 25.1** Vorgehen bei Fremdkörperaspiration

on zur Darstellung von Folgen der Fremdkörperaspiration sinnvoll, ersetzt aber niemals die Bronchoskopie. Röntgendichte Fremdkörper (< 10 % bei Kindern), Überblähungen, Atelektasen, Holzknecht-Jacobsen-Zeichen (Kombination aus Überblähung der betroffenen Seite, Mediastinalverlagerung zur Gegenseite, ungleiche Höhe der Zwerchfellkuppeln), Infiltrate oder weitergehende Komplikationen bei chronischen Fremdkörpern (z. B. Abszesse, Pneumothorax) können so dargestellt werden. Bei chronischen Fremdkörperaspirationen kann eine vor Bronchoskopie begonnene antibiotische Therapie (5–7 Tage) oder auch eine Therapie mit systemischen Glukokortikoiden (48 h) eine Fremdkörperentfernung erleichtern. Die Kinder sollten dabei stationärer überwacht werden, da die entzündliche Umgebungsreaktion des Fremdkörpers abnehmen kann und so eine Mobilisation des Fremdkörpers möglich ist.

> Bei Bronchoskopien zur Fremdkörperentfernungen treten sehr häufig Situationen auf, die eine Atemwegskontrolle erforderlich machen. Eine Bronchoskopie bei Fremdkörperentfernung ist daher immer mit Anästhesie durchzuführen.

Auch wenn zunehmend in der Hand von Erfahrenen Fremdkörperentfernungen mit flexiblen Bronchoskopen gelingen, sollte immer die Vorrausetzung gegeben sein, unmittelbar eine starre Bronchoskopie durchzuführen. Nach Entfernung eines Fremdkörpers ist immer eine Inspektion der gesamten Atemwege mittels flexibler Endoskopie notwendig, um evtl. vorhandene weitere Fremdkörper zu identifizieren (Hofmann und Mantel 1995; Fidkowski et al. 2010; Faro et al. 2015; Eich et al. 2016; Eber et al. 2017; Chantzaras et al. 2022).

> Grundlage der Diagnose und Therapie einer Fremdkörperaspiration ist eine Bronchoskopie. Die Behandlung der Fremdkörperaspiration erfordert ein Team aus Anästhesie und Endoskopie sowie deren Assistenz. Bei einem Eingriff zur Fremdkörperextraktion sollte sowohl eine flexible als auch eine starre Bronchoskopie möglich sein.

■ **Monitoring/Verlauf**
In Abhängigkeit vom klinischen Zustand und dem notwendigen Support (z. B. Beatmung, Gabe zusätzlichen Sauerstoffs) ist nach Fremdkörperaspiration eine Überwachung entweder auf einer Kinderintensivstation oder Kinderstation mit klinischer und pulsoxymetrischer Überwachung notwendig. Eine weitere klinische Betreuung ist vom individuellen Befund abhängig. Die meisten Kinder benötigen nach erfolgreicher Fremdkörperentfernung keine weitere Behandlung.

■ **Prognose**
Nach vollständiger Entfernung von Fremdkörpern ist die Prognose gut. In Einzelfällen treten Folgeschäden auf (z. B. Bronchiektasen).

■ **Prävention**
Kinder vor dem 4. Lebensjahr sollten nicht unbeaufsichtigt Nahrungsmittel und Kleinteile, die aspiriert werden können, erreichen können (Nüsse, Saaten, Möhren, Apfel u. a.). Kleinkindern sollte feste Nahrung aufrecht sitzend gegeben werden und die Kinder sollten angehalten werden, Nahrungsmittel nicht beim Spielen und Laufen einzunehmen. Für gefährliche Kleinteile besteht eine Kennzeichnungspflicht.

■ **Qualitätssicherung**
Die Entfernung von Fremdkörpern in den Atemwegen sollte an Kliniken durchgeführt werden, an denen Teams mit Erfahrung in der Anästhesie von Kindern, Erfahrung mit der flexiblen und starren Bronchoskopie und eine pädiatrische Intensivmedizin vorgehalten werden.

? **Fragen zur Wiederholung**
1. Welche Aussage zur Diagnostik einer Fremdkörperaspiration beim Kleinkind ist richtig?
   a. Fokale Überblähungen in der Thoraxübersichtsröntgenaufnahme sichern die Diagnose einer Fremdkörperaspiration.
   b. Eine Mediastinalverlagerung in der Thoraxübersichtsröntgenaufnahme sichert die Diagnose einer Fremdkörperaspiration.

c. Eine ungleiche Höhe der Zwerchfellkuppeln in der Thoraxübersichtsröntgenaufnahme sichert die Diagnose einer Fremdkörperaspiration.
d. Die Kombination aus fokaler Überblähung, Mediastinalverlagerung und ungleicher Höhe der Zwerchfellkuppeln sichert die Diagnose eine Fremdkörperaspiration.
e. Keine der Aussagen a, b, c, oder d ist richtig.

2. Welche Aussage zur Fremdkörperaspiration ist falsch?
    a. Besonders betroffen sind Schulkinder.
    b. Die Mortalität von Fremdkörperaspirationen liegt in Ländern mit gutem Gesundheitssystem und guter Zugänglichkeit zum Gesundheitssystem bei ca. 1 %.
    c. Chronische Fremdkörperaspirationen kommen auch bei Jugendlichen und Erwachsenen vor.
    d. Der Anteil chronischerer Fremdkörperaspirationen liegt bei über 40 %.
    e. Hohe extrathorakal lokalisierte aspirierte Fremdkörper manifestieren sich häufig mit einem inspiratorischen Stridor.

3. Welche Aussage zur Therapie einer Fremdkörperaspiration ist richtig?
    a. Eine Entfernung eines Fremdkörpers aus den Atemwegen ist nur mit starrer Bronchoskopie in Analgosedierung möglich.
    b. Eine Entfernung eines Fremdkörpers aus den Atemwegen ist nur mit flexibler Bronchoskopie in Analgosedierung möglich
    c. Eine Entfernung eines Fremdkörpers aus den Atemwegen ist nur in Analgosedierung mit der Kombination von flexibler und starrer Bronchoskopie möglich
    d. Eine Entfernung eines Fremdkörpers aus den Atemwegen ist in Kombination von Analgosedierung/Narkose mit der Kombination von flexibler und starrer Bronchoskopie möglich.
    e. Eine Entfernung eines Fremdkörpers aus den Atemwegen ist nur in Narkose mittels flexibler Bronchoskopie möglich.

Literatur

Bless D, Plinkert PK (1998) Removal of foreign bodies from the tracheobronchial system in childhood. HNO 46:799–803. https://doi.org/10.1007/s001060050315

Boufersaoui A, Smati L, Benhalla KN et al (2013) Foreign body aspiration in children: experience from 2624 patients. Int J Pediatr Otorhinolaryngol 77:1683–1688. https://doi.org/10.1016/j.ijporl.2013.07.026

Chantzaras AP, Panagiotou P, Karageorgos S et al (2022) A systematic review of using flexible bronchoscopy to remove foreign bodies from paediatric patients. Acta Paediatr 111:1301–1312. https://doi.org/10.1111/apa.16351

Ding L, Su S, Chen C et al (2022) Tracheobronchial foreign bodies in children: experience from 1,328 patients in China. Front Pediatr. https://doi.org/10.3389/fped.2022.873182

Eber E, Antón-Pacheco JL, de Blic J et al (2017) ERS statement: interventional bronchoscopy in children. Eur Respir J. https://doi.org/10.1183/13993003.00901-2017

Eich C, Nicolai T, Hammer J et al (2016) Interdisziplinäre Versorgung von Kindern nach Fremdkörperaspiration und Fremdkörperingestion. Laryngorhinootologie 95:321–331. https://doi.org/10.1055/s-0042-102614

Faro A, Wood RE, Schechter MS et al (2015) Official American Thoracic Society technical standards: flexible airway endoscopy in children. Am J Respir Crit Care Med 191:1066–1080. https://doi.org/10.1164/rccm.201503-0474ST

Fidkowski CW, Zheng H, Firth PG (2010) The anesthetic considerations of tracheobronchial foreign bodies in children: a literature review of 12,979 cases. Anesth Analg 111:1016–1025. https://doi.org/10.1213/ANE.0b013e3181ef3e9c

Foltran F, Ballali S, Rodriguez H et al (2013) Inhaled foreign bodies in children: a global perspective on their epidemiological, clinical, and preventive aspects. Pediatr Pulmonol 48:344–351. https://doi.org/10.1002/ppul.22701

Göktas O, Snidero S, Jahnke V et al (2010) Foreign body aspiration in children: field report of a German hospital. Pediatr Int 52:100–103. https://doi.org/10.1111/j.1442-200X.2009.02913.x

Gordon L, Nowik P, Mobini Kesheh S et al (2020) Diagnosis of foreign body aspiration with ultralow-dose CT using a tin filter: a comparison study. Emerg Radiol 27:399–404. https://doi.org/10.1007/s10140-020-01764-7

Heyer CM, Bollmeier ME, Rossler L et al (2006) Evaluation of clinical, radiologic, and laboratory prebronchoscopy findings in children with suspected foreign body aspiration. J Pediatr Surg 41:1882–1888. https://doi.org/10.1016/j.jpedsurg.2006.06.016

Hofmann U, Mantel K (1995) Fremdkörperaspiration im Kindesalter. In: Mantel K, Nicolai T, Merkenschlager A (Hrsg) Kinderbronchoskopie Leitfaden. Demeter, Balingen, S 26–51

Lee JJW, Philteos J, Levin M et al (2021) Clinical Prediction Models for Suspected Pediatric Foreign Body Aspiration: A Systematic Review and Meta-analysis. Jama Otolaryngol – Head Neck Surg 147:787–796. https://doi.org/10.1001/jamaoto.2021.1548

Mantel K, Butenandt I (1986) Tracheobronchial foreign body aspiration in childhood. A report on 224 cases. Eur J Pediatr 145:211–216. https://doi.org/10.1007/bf00446068

Schmidt H, Manegold BC (2000) Foreign body aspiration in children. Surg Endosc 14:644–648. https://doi.org/10.1007/s004640000142

Sodhi KS, Saxena AK, Bhatia A (2021) Role of computed tomography for diagnosis of foreign body aspiration in children. Pediatr Int 63:612–613. https://doi.org/10.1111/ped.14578

Steen KH, Zimmermann T (1990) Tracheobronchial aspiration of foreign bodies in children: a study of 94 cases. Laryngoscope 100:525–530. https://doi.org/10.1288/00005537-199005000-00016

Tenenbaum T, Kähler G, Janke C et al (2017) Management of Foreign Body Removal in Children by Flexible Bronchoscopy. J Bronchol Interv Pulmonol 24:21–28. https://doi.org/10.1097/lbr.0000000000000319

Wunderlich P, Dietzsch HJ, Leupold W et al (1988) Acute foreign body aspiration as a respiratory emergency in childhood. Padiatr Padol 23:223–232

Zoizner-Agar G, Merchant S, Wang B et al (2020) Yield of preoperative findings in pediatric airway foreign bodies – A meta-analysis. Int J Pediatr Otorhinolaryngol 139:110442. https://doi.org/10.1016/j.ijporl.2020.110442

Atemwegsinfektionen

Michael Barker

Inhaltsverzeichnis

26.1 Akute supraglottische Laryngitis bzw. akute Epiglottitis – 265
26.1.1 Grundlagen – 265
26.1.2 Therapie – 265

26.2 Akute subglottische Laryngitis bzw. Tracheitis – 266
26.2.1 Grundlagen – 266
26.2.2 Therapie – 266

26.3 Akute bzw. obstruktive Bronchitis – 268
26.3.1 Grundlagen – 268
26.3.2 Therapie – 268

26.4 Protrahierte bzw. chronische Bronchitis – 271
26.4.1 Grundlagen – 271
26.4.2 Therapie – 271

26.5 Akute Bronchiolitis – 272
26.5.1 Grundlagen – 272
26.5.2 Therapie – 273

26.6 Ambulant erworbene Pneumonie (pCAP) – 275
26.6.1 Grundlagen – 275
26.6.2 Therapie – 277

Ergänzende Information Die elektronische Version dieses Kapitels enthält Zusatzmaterial, auf das über folgenden Link zugegriffen werden kann https://doi.org/10.1007/978-3-662-65542-9_26.

© Springer-Verlag GmbH Deutschland, ein Teil von Springer Nature 2024
B. Stiller et al. (Hrsg.), *Kardiologie – Pneumologie – Allergologie – HNO*, Therapie der Krankheiten im Kindes- und Jugendalter, https://doi.org/10.1007/978-3-662-65542-9_26

26.7 Tuberkulose – 282
26.7.1 Grundlagen – 283
26.7.2 Therapie – 283

26.8 Respiratorische Infektionen bei Kindern und Jugendlichen mit Vorerkrankungen – 288
26.8.1 Grundlagen – 288
26.8.2 Therapie – 289

Literatur – 291

26.1 Akute supraglottische Laryngitis bzw. akute Epiglottitis

26.1.1 Grundlagen

Bakterielle Infektionen von Hypopharynx, Epiglottis und Kehlkopfeingang treten am häufigsten im Kleinkind- und jungen Schulkindalter auf. Sie sind durch ein akutes schweres Krankheitsbild mit Fieber, Blässe, Zyanose, Atemnot, inspiratorischem Stridor, Speichelfluss, Schluckstörung und kloßige Sprache charakterisiert; der für die subglottische Laryngitis typische bellende Husten fehlt. Ätiologisch kommen v. a. Hämophilus influenzae vom Kapseltyp b (Hib) in Betracht, selten auch β-hämolysierende Streptokokken, S. aureus oder Pneumokokken. Ihr kultureller Nachweis gelingt regelhaft aus Abstrichen von Rachen bzw. Epiglottis oder Blutkulturen. Die Diagnose wird primär klinisch gestellt und stellt einen therapeutischen Notfall mit Indikation zur sofortigen stationären Einweisung dar. Dazu sollte das Kind in Notarztbegleitung auf dem Schoß einer Bezugsperson sitzend transportiert werden.

26.1.2 Therapie

- **Therapieziele**
- Kontrolle der Infektion durch Elimination der bakteriellen Erreger.
- Vermeidung von Atemversagen.

- **Therapieprinzip**
- Die zur Abgrenzung anderer Krankheitsbilder erforderliche Racheninspektion sollte durch einen erfahrenen Arzt in Anästhesiebereitschaft vorgenommen werden.
- Zeigt diese das makroskopische Bild einer Epiglottitis, sollte eine Narkose eingeleitet und das Kind zur Sicherung des Atemwegs möglichst schonend intubiert und beatmet werden.
- Bei erfolglosem Intubationsversuch muss alternativ eine Notfalltracheostomie erwogen werden.
- Eine kalkulierte antiinfektive Therapie muss so früh wie möglich begonnen werden.

- **Therapeutisches Vorgehen**
- Koordinierte Erstversorgung durch Allgemeinpädiater, pädiatrische Intensivmediziner, Anästhesisten und evtl. HNO-Ärzte.
- Kalkulierte Therapie mit parenteralen Drittgenerationscephalosporinen (Cefotaxim, Ceftriaxon) in der höchsten empfohlenen Dosierung; alternativ Aminopenicillin plus β-Laktamase-Hemmer; evtl. resistogrammgerechte Deeskalation nach mikrobiologischem Befund. Die alleinige Gabe von Aminopenicillinen sollte aufgrund des Anteils von 10–20 % resistenter Hib-Stämme in der Initialtherapie unterbleiben und nur beim Nachweis sensibler Stämme angewendet werden (Deutsche Gesellschaft für Pädiatrische Infektiologie 2018, Kap. 25).
- Umsetzen auf orale Sequenztherapie nach klinischer Stabilisierung, wenn Nahrung und orale Medikamente ein- und aufgenommen werden können; Therapiedauer 10–14 Tage.
- Initial werden häufig systemische Steroide eingesetzt, formale Evidenz hierfür existiert jedoch nicht.

- **Prognose**

Kinder mit frühzeitiger Einleitung von Intubation und antiinfektiver Therapie können in der Regel nach wenigen Tagen extubiert und langfristig geheilt werden.

> **Cave**
> Bei nicht sachgerechter Therapie oder Verzögerung von Diagnosestellung und Klinikeinweisung besteht ein hohes Letalitätsrisiko.

- **Prävention**

Die konsequente und vollständige Impfung gegen Hib ist bis zum Alter von 5 Jahren in Deutschland, Österreich und der Schweiz generell empfohlen und schützt in hohem Maß ($\geq 99\,\%$) vor invasiven Hib-Infektionen (Deutsche Gesellschaft für Pädiatrische Infektiologie 2018, Kap. 25).

Zur Verhinderung von Kreuzinfektionen sind Kinder mit Verdacht auf Hib-Infektion für 24 h nach der ersten Antibiotikagabe zu isolieren. Eine Chemoprophylaxe mit Rifampicin über 4 Tage wird für Kontaktpersonen mit erhöhtem Erkrankungsrisiko (ungeimpfte Kinder, Patienten mit Immundefizienz) und ihre Haushaltsmitglieder empfohlen.

26.2 Akute subglottische Laryngitis bzw. Tracheitis

26.2.1 Grundlagen

Medizinhistorisch wurde die Kehlkopfmanifestation der Diphterie als „Croup" bezeichnet und die akute stenosierende Laryngotracheitis in Abgrenzung dazu als „Pseudokrupp". Heute sollte die klinische Symptomtrias aus Heiserkeit, bellendem Husten und inspiratorischem Stridor mit Dyspnoe besser unter „Krupp-Syndrom" zusammengefasst werden.

Die häufige, viral bedingte Form der subglottischen Laryngitis betrifft ältere Säuglinge und Kleinkinder und setzt typischerweise in den frühen Nachtstunden ein, teilweise nach Prodromi mit Rhinitis, Pharyngitis und Temperaturerhöhung. Die Diagnose wird klinisch gestellt, weitere laborchemische, mikrobiologische oder radiologische Untersuchungen sind nicht indiziert. Neben den Westley- oder Capetown-Scores ist in Deutschland die folgende Schweregradeinteilung üblich:
- Stadium 1 = Heiserkeit, Husten, Stridor bei Aufregung bzw. Anstrengung,
- Stadium 2 = zusätzlich Ruhestridor, leichte Dyspnoe mit jugulären Einziehungen,
- Stadium 3 = deutlichere Dyspnoe mit thorakalen Einziehungen, Blässe, Tachykardie,
- Stadium 4 = Dekompensation mit Zyanose, Bewusstseinsstörung.

Ätiologisch kommen v. a. Parainfluenza- (überwiegend Typ 1), Influenza- (A und B), RS-, Rhino-, Adeno- und Metapneumoviren in Frage, bei ungeimpften Kindern auch Masern-, Röteln- oder Varizella-Zoster-Viren. Eine sekundäre bakterielle Infektion ist möglich, aber selten. Begünstigende, jedoch nicht auslösende Faktoren sind Witterungseinflüsse (mit typischer Saisonalität in den Herbst- und Wintermonaten bei feucht-kühlem Wetter), hohe Luftschadstoffkonzentrationen sowie Passivrauchexposition.

Die bakterielle Laryngotracheitis tritt eher bei Vorschul- und Schulkindern auf und führt zu einem akuten Krankheitsbild mit deutlich reduziertem Allgemeinzustand, Fieber, in- und exspiratorischem Stridor. Manche Patienten weisen auch ein Giemen als Hinweis auf eine begleitende Bronchitis auf. Die klinische Diagnose kann in unklaren Fällen durch flexible transnasale Laryngoskopie bestätigt und Sekret zur mikrobiologischen Sicherung gewonnen werden. Als häufigste Erreger finden sich Streptokokken, S. aureus und H. influenzae.

Differenzialdiagnostisch abzugrenzen sind rezidivierende Episoden von Krupp-Syndrom ohne Infektzeichen („spasmodic croup") bei Atopikern im Sinne einer eosinophilen Inflammation mit laryngealer Hyperreagibilität. Kinder mit mehrfach auftretender Symptomatik und Belastungsstridor im infektfreien Intervall sollten auch auf andere Risikofaktoren wie subglottisches Hämangiom, Larynxzyste, Laryngotracheomalazie oder Fremdkörperaspiration abgeklärt werden.

26.2.2 Therapie

- **Therapieprinzip**

Das zentrale pathophysiologische Problem stellt die lokale Entzündungsreaktion mit zirkulärem Schleimhautödem dar, welches an der anatomisch engsten Stelle der zentralen Atemwege zu einem massiven Anstieg des Atemwiderstands führt. Hier greifen sowohl systemische Steroide als auch Vasokonstriktoren mit unterschiedlichen Mechanismen und Zeitspannen von Wirkeintritt und Wirkdauer an.

Die Zufuhr von angefeuchteter, angewärmter oder gekühlter Atemluft wird mangels Wirksamkeitsnachweis nicht mehr empfohlen.

Auf eine ruhige Atmosphäre ohne Stressfaktoren für das betroffene Kind sollte geachtet und von einer Venenpunktion, bei typischer Klinik auch von der Racheninspektion mit Mundspatel abgesehen werden.

- **Therapeutisches Vorgehen**

Im Stadium 1 und 2 sind systemische Steroide Mittel der Wahl, ihre Wirkung tritt nach 30–60 min ein und hält für 12–24 h an. International wird die orale Verabreichung einer Einzeldosis von Prednisolon (1–2 mg/kg) oder Dexamethason (0,15–0,6 mg/kg) mit Evidenzgrad A empfohlen, beide Wirkstoffe sind in flüssiger Form zur pädiatrischen Anwendung zugelassen und verfügbar [z. B. Okrido (Prednisolon 6 mg/ml), InfectoDexaKrupp (Dexamethason 0,4 mg/ml)]. In Deutschland werden häufig Prednison bzw. das schneller resorbierbare Prednisolon zur rektalen Applikation verordnet, in der Regel ist eine einmalige Gabe ausreichend. Die empfohlene Dosis beträgt 2–5 mg/kg, es sind allerdings nur Zäpfchen mit 100 mg verfügbar.

Eine Indikation zur intravenösen Verabreichung besteht nur in der Notfallversorgung von Kindern mit Krupp-Stadium 3–4, bei denen eine orale Gabe unmöglich ist. Eine hochdosierte topische Steroidtherapie (z. B. mit Budesonidinhalation via Feuchtvernebler) zeigt zwar im Stadium 1–2 ebenfalls moderate Wirkung, ist jedoch wegen des mit der Applikation verbundenen Zeitaufwands, Stresses für das meist unkooperative Kind sowie aus Kostengründen nicht sinnvoll.

Epinephrin hat eine nachgewiesene Wirkung im Stadium 3, wird inhalativ verabreicht und mit systemischen Steroiden kombiniert. Von der zur pädiatrischen Anwendung zugelassenen und verfügbaren Inhalationslösung (z. B. InfectoKrupp Inhal 4 mg/ml) werden 0,5–1 ml mit 2 ml NaCl 0,9 % verdünnt und mittels Düsenvernebler und möglichst dicht anliegender Gesichtsmaske verabreicht. Alternativ können auch 1–4 ml Adrenalininjektionslösung (1:1000 = 1 mg/ml) unverdünnt verwendet werden, die inhalative Anwendung ist allerdings von der Zulassung nicht erfasst („off-label-use"). Der klinische Wirkungseintritt ist in der Regel innerhalb weniger Minuten zu beobachten, klingt jedoch innerhalb von 1–3 h wieder ab. Zur Überwachung und evtl. Wiederholung der Therapie bei Wiederauftreten der Krupp-Symptomatik sollten Kinder mit initialer Präsentation im Stadium 3 nach der Epinephringabe in einer Kinderklinik stationär betreut werden.

Eine antibiotische Behandlung ist bei typischem Krupp-Syndrom nicht indiziert, Kinder und Jugendliche mit Verdacht auf bakterielle Laryngotracheitis sollten stationär versorgt und mit einem Aminopenicillin plus β-Laktamase-Hemmer oder einem Drittgenerationscephalosporin behandelt werden, evtl. in Kombination mit einem besser gegen Staphylokokken oder Toxinbildung von A-Streptokokken wirksamen Antibiotikum wie z. B. Clindamycin. Die Therapiedauer beträgt mindestens 10 Tage (Deutsche Gesellschaft für Pädiatrische Infektiologie 2018, Kap. 25).

Bei Kindern mit deutlichen Atemnotzeichen sollte eine Messung der pulsoxymetrischen O_2-Sättigung und bei Werten unterhalb von 90–92 % eine O_2-Supplementation erfolgen.

Patienten mit drohendem Atemversagen müssen auf eine pädiatrische Intensivstation aufgenommen und zusätzlich zu den oben genannten Optionen mit Sauerstoff sowie ggf. Sedativa und Atemhilfe versorgt werden.

- **Monitoring und Verlauf**

Kinder mit milder Krupp-Symptomatik im Stadium 1 können nach Aufklärung der Sorgeberechtigten und Verschreibung eines systemischen Steroids aus der Akutversorgung entlassen werden.

Kinder mit typischer subglottischer Laryngitis im Stadium 2 sollten für mindestens 1 h klinisch überwacht werden, um eine Evaluation ihres Therapieansprechens, entsprechende Beratung der Sorgeberechtigten und Entscheidung über ambulante oder stationäre weitere Versorgung zu ermöglichen. Die meisten Kinder zeigen eine rückläufige Symptomatik mit evtl. leichteren Beschwerden in der folgenden Nacht.

Kinder mit viraler Laryngitis im Stadium 3–4 oder V. a. bakterielle Laryngotracheitis sollten aufgrund der drohenden Komplikationen stationär versorgt und primär klinisch überwacht werden, bei deutlicher Atemnot auch mittels Pulsoximeter.

Bei rezidivierendem Auftreten oder atypischer Symptomatik (infektunabhängig, biphasischer oder vorwiegend exspiratorischer Stridor) sollte eine kinderpneumologische und ggf. HNO-ärztliche Abklärung veranlasst werden.

- **Prognose**

Bei rechtzeitiger und angemessener Behandlung überstehen Kinder eine subglottische Laryngitis in der Regel innerhalb weniger Tage folgenlos. Eine Intubation (ungeblockt, 1 mm kleinerer Durchmesser als regulär) und invasive Beatmung ist nur selten bei schwerem Verlauf mit respiratorischer Insuffizienz erforderlich.

- **Prävention**

Durch Impfung gegen Pneumokokken und Hib lässt sich die Inzidenz der durch diese Erreger verursachten Fälle von bakterieller Laryngotracheitis senken, die Kehlkopfdiphtherie wird durch konsequente Impfung wirksam verhindert.

26.3 Akute bzw. obstruktive Bronchitis

26.3.1 Grundlagen

Die **akute Bronchitis** tritt im Säuglings- und Kleinkindalter häufig auf, meist im Rahmen einer viralen Atemwegsinfektion. Als Leitsymptom gilt der zunächst trockene Husten, der von Rhinopharyngitis, Inappetenz, Erbrechen und mäßiger Erhöhung der Körpertemperatur begleitet und im Verlauf produktiv werden kann. Die Diagnose wird klinisch gestellt, in der Regel besteht keine Indikation zur bildgebenden oder Labordiagnostik. Ätiologisch sind am häufigsten RS-, Rhino-, Parainfluenza-, Influenza-, Adeno-, Metapneumo-, Boca- und saisonale Corona-Viren verantwortlich. Die Wahrscheinlichkeit einer bakteriellen Infektion ist bei unkompliziertem Verlauf gering, steigt aber bei Schulkindern und Jugendlichen, bei Vorliegen einer respiratorischen oder neuromuskulären Grunderkrankung oder protrahiertem Verlauf (▶ Abschn. 26.4) auf 25–50 %. Eine Erregerdiagnostik ist nur bei sekundärem Fieberanstieg oder bei hospitalisierten Kindern zum Zwecke der Kohortierung sinnvoll, in prospektiven Studien hatte die Kenntnis des Erregers keinen Einfluss auf Behandlung und Verlauf.

Als **obstruktive Bronchitis** wird ein besonderer Verlauf akuter unterer Atemwegsinfektionen mit dem Leitsymptom „wheezing" bezeichnet (Schorlemer und Eber 2020). Dieser englische Begriff steht für exspiratorische Nebengeräusche, die hochfrequent (Giemen) oder niederfrequent (Brummen) und oft auch ohne Stethoskop hörbar sein können. Mischformen aus Giemen, Brummen und grob- oder mittelblasigen Rasselgeräuschen kommen ebenso vor wie eine erhebliche zeitliche Variabilität des Auskultationsbefunds. Dieser weist auf eine Obstruktion der mittleren und größeren Bronchien hin, zu der die entzündliche Schleimhautschwellung und Sekretverlegung mehr beitragen als ein muskulärer Bronchospasmus. Klinisch imponiert zusätzlich zu Husten und „wheezing" eine angestrengte, vertiefte Atmung mit verlängertem Exspirium und thorakalen Einziehungen. Dieses Muster sollte von der flachen, beschleunigten Atmung von Kindern mit Bronchiolitis oder Pneumonie differenziert werden. Neben der körperlichen Untersuchung sollte auch eine Pulsoxymetrie erfolgen, um eine Hypoxie zu erkennen. Bei ausgeprägter Obstruktion mit Überblähung kommt es zur paradoxen Abnahme des „wheezing" im Sinne einer „silent lung".

Epidemiologisch macht in Mitteleuropa etwa jedes 3. Kind bis zum vollendeten 3. Lebensjahr mindestens eine obstruktive Bronchitis durch, ab dem Vorschulalter wird diese Verlaufsform zunehmend selten. Als Risikofaktoren gelten chronisch-neonatale Lungenerkrankung, Adipositas, Atopie und Tabakrauchexposition. Differenzialdiagnostisch muss v. a. an ein Asthma bronchiale mit infektassoziierter Exazerbation gedacht werden (▶ Kap. 17), aber auch an Fremdkörperaspiration (▶ Kap. 25), tracheobronchiale Stenose/Malazie oder chronische Erkrankungen wie Mukoviszidose (▶ Kap. 19) und primäre Ziliendyskinesie (▶ Kap. 20).

26.3.2 Therapie

- **Therapieziele**
- Symptomatische Linderung von Atemnot, Ernährungs- und Schlafstörung.
- Erkennung und Kompensation von O_2-Mangel als häufigste Komplikation.

- **Therapieprinzipien**
- Vermeidung von elterlicher Verunsicherung, inadäquater Pharmakotherapie und Inanspruchnahme von Notfallpraxen und -ambulanzen durch strukturierte Information der Sorgeberechtigten über den Spontanverlauf, Warnzeichen und Anlaufstellen bei Verschlechterung oder Unklarheiten.
- In der Regel ambulante Versorgung mit klinischer Beobachtung, bei Kindern mit Husten und „wheezing" aber unbeeinträchtigtem Allgemeinzustand keine weiteren Maßnahmen.
- Probatorische Anwendung von kurzwirksamen Bronchodilatatoren bei Kindern mit Dyspnoe und Giemen, systematische Evaluation des Therapieeffekts.

- **Therapeutisches Vorgehen**
- Einmalige **Salbutamolgabe**, in der Regel inhalativ per Dosieraerosol mit Einzeldosis von 200 µg (2 Hüben) mit Vorschaltkammer und Gesichtsmaske; nur bei erheblichen Umsetzungsproblemen alternativ 1–2 mg (entsprechend 4–8 Tropfen) in 2 ml isotoner Kochsalzlösung via Feuchtvernebler oder 0,1–0,2 mg/kg Tropfenlösung oral.
  Erneute klinische und pulsoxymetrische Untersuchung nach 15–30 min.
  Weitere inhalative Salbutamolgaben nur bei relevanter Verbesserung von Atmung und Allgemeinzustand sowie stabiler oder um maximal 3 % unter den Ausgangswert abfallender O_2-Sättigung; dann in Intervallen von 3–8 h tagsüber und/oder bei Bedarf.
- **Anticholinergika** (Ipratropiumbromid inhalativ) in Kombination mit Sympathomimetika bei schwer betroffenen Kindern mit unbefriedigendem Ansprechen auf Salbutamol.
- O_2-**Supplementation**: Aktuell ist an den meisten deutschen Kinderkliniken eine Indikationsgrenze bei pulsoxymetrischen Sättigungswerten < 93 % üblich, für die jedoch keine Evidenz existiert. Da eine randomisierte doppelblinde Studie mit manipulierten Pulsoxymetern keinerlei Unterschiede im kurz- und längerfristigen Outcome zwischen Schwellenwerten von 90 oder 94 % zeigen konnte, kurzzeitige Sättigungsabfälle bis 85 % auch bei gesunden Säuglingen auftreten und physiologische Gegenregulationsvorgänge erst bei einem $pO_2 < 60$ mmHg nachgewiesen wurden, der in Abwesenheit von Anämie oder Hämoglobinopathie einer SO_2 von etwa 90 % entspricht, erscheint die Wahl einer Interventionsgrenze von < 90 % sinnvoll und sicher.
  Die Anreicherung der Einatemluft mit reinem Sauerstoff geschieht in der Regel über eine Nasenbrille mit Flussregler, zur Notwendigkeit der häufig vorgenommenen Anfeuchtung existiert ebenfalls keine Evidenz. Die inspiratorische O_2-Fraktion (FiO_2) kann nur grob abgeschätzt werden, Flussraten über 3–4 l/min sind aufgrund der Atemminutenvolumina kleiner Kinder nicht zu empfehlen.
  Alternativ steht in vielen Kinderkliniken die Therapieoption der Zufuhr von angewärmtem, feuchten Atemgas mit definierter FiO_2 und hohen Flussraten via Nasenkanüle als „high-flow nasal cannula (HFNC)" zur Verfügung. Hierdurch kann die Intubationsrate leicht gesenkt werden, es zeigt sich aber keine Verkürzung der durchschnittlichen Dauer von zusätzlichem O_2-Bedarf oder Krankenhausaufenthalt. Aus den bisherigen Studiendaten und einer aktuellen Metaanalyse lässt sich keine primäre oder generelle Indikation zur HFNC ableiten, diese kann jedoch bei Kindern mit anhaltender Hypoxämie unter Standard-O_2-Therapie eine alternative Rescue-Option zu nasalem CPAP oder invasiver Beatmung darstellen.
- **Lokalmaßnahmen an den oberen Atemwegen**: Vor allem bei Säuglingen wird der Atemwiderstand durch Verlegung der Nasengänge massiv erhöht, daher hat sich die Anwendung von Kochsalzlösung als Nasentropfen oder Nasenspülung nach Bedarf bewährt. Vasokonstriktorische Nasentropfen können individuell bei deutlicher Rhinorrhö eingesetzt werden, das Absaugen von nasalem Sekret wird wegen des lokalen Reizödems und der schmerzhaften Abwehrreaktion kritisch gesehen.
- Ausreichende **Flüssigkeitszufuhr** sichern (oral, per Sonde, intravenös).
- Systemische **Steroide** werden zwar von den meisten niedergelassenen und Klinikpädiatern bei Patienten mit akuter obstruktiver Bronchitis angewendet (in der Regel als rektales Prednison oder Prednisolon, alternativ auch Prednisolon oder Dexamethason oral, siehe die Dosisangaben zur subglottischen Laryngitis ▶ Abschn. 26.2.2), aber ihre Wirksamkeit in Bezug auf Akutverlauf oder Komplikationen konnte in zahlreichen kontrollierten Studien und Metaanalysen **nicht** belegt werden. Daher ist von einem generellen Einsatz abzuraten, nur bei hospitalisierten Kindern mit schwerem Verlauf, atopischer Prädisposition (chronisches Ekzem, Nahrungsmittelallergie, Eosinophilie, mehrfach positive Familienanamnese) oder rezidivierender obstruktiver Bronchitis kann ein individueller Behandlungsversuch sinnvoll sein.
- Die Anwendung von **Antibiotika** ist aufgrund der zu > 90 % viralen Ätiologie **sehr**

zurückhaltend zu handhaben und sollte sich auf Kinder mit sekundärem oder anhaltend hohem Fieber, erhöhten laborchemischen Entzündungszeichen oder Nachweis eines typischen Erregers im Atemwegssekret beschränken (Simon et al. 2017). Die Auswahl von Wirkstoff und Dosierung erfolgt dann wie bei der ambulant erworbenen Pneumonie (▶ Abschn. 26.6.2).

— **Keine langwirksamen β-Adrenozeptor-Agonisten** bei Kindern < 4 Jahren („off-label-use", kein Wirksamkeitsnachweis).
— **Keine Sekretolytika**, da weder für die Wirksamkeit der oralen Anwendung von Acetylcystein oder Ambroxol noch für die Inhalation von isotoner oder hypertoner Salzlösung Evidenz aus klinischen Studien vorliegt, diese Pharmaka bzw. ihre Applikation aber unerwünschte Wirkungen hervorrufen können.
— **Keine Antitussiva**, da der quälende Husten zwar Patient und Familie erheblich belasten kann, aber einen wichtigen physiologischen Mechanismus zur Sekretclearance bei entzündlicher Schädigung des zilientragenden Epithels darstellt.

■ **Monitoring und Verlauf**

Kinder mit akuter Bronchitis oder Bronchiolitis sollten kurzfristig klinisch kontrolliert und ihre Betreuungspersonen über den üblichen Verlauf mit Rückgang von Atemnot, Ernährungsproblemen und Inaktivität innerhalb weniger Tage und langsam rückläufigem Husten aufgeklärt werden. Es hat sich bewährt, ambulant betreute Kinder in den ersten Erkrankungstagen täglich in der Praxis klinisch und mittels Pulsoxymetrie zu untersuchen. Bei stationär betreuten Patienten wird der Verlauf bei ärztlichen und pflegerischen Visiten 2- bis 4-mal täglich beurteilt und die Behandlung angepasst. Neben klinischen Charakteristika wie Atemfrequenz, Dyspnoe, Aktivität und Nahrungsaufnahme sollte auch das Körpergewicht seriell ermittelt werden.

Zur Objektivierung einer drohenden respiratorischen Insuffizienz dient die Pulsoxymetrie, welche außerhalb einer Intensivstation besser intermittierend als kontinuierlich eingesetzt werden sollte. Der Hintergrund einer empfohlenen Alarmgrenze von < 90 % O_2-Sättigung wurde bereits oben erläutert.

■ **Prognose**

Im natürlichen Verlauf erholen sich die allermeisten Kinder mit akuter Bronchitis innerhalb weniger Tage auf ihr vorheriges Aktivitäts- und Ernährungsniveau, können jedoch noch über 2–3 Wochen in abnehmender Intensität husten. Bislang gibt es keine Evidenz dafür, dass dieser Spontanverlauf durch bestimmte therapeutische Interventionen verändert werden könnte.

Nach schwerem Verlauf oder rascher Abfolge von Bronchitisepisoden kann das Abklingen des Hustens bis zu 4 Wochen dauern. Die obstruktive Symptomatik sistiert typischerweise innerhalb einer Woche, Kinder mit anhaltendem oder lokalisiertem Giemen sollten daher einer weiterführenden Diagnostik unterzogen werden.

Komplikationen wie Belüftungsstörung, Pneumonie oder bakterielle Superinfektion treten in etwa 5 % der Fälle auf und äußern sich in protrahiertem Verlauf, sekundärer klinischer Verschlechterung bzw. Persistenz von Fieber oder Hypoxämie.

Ein kleinerer Teil der betroffenen Kinder erleidet mehrfache Episoden im Sinne einer „rezidivierenden" (insbesondere obstruktiven) Bronchitis in den ersten Lebensjahren, welche die physiologische Infektfrequenz übersteigen. Inzidenz und Ausprägung sind assoziiert mit der Zahl älterer Geschwister, dem frühen Besuch von Gemeinschaftseinrichtungen, einer Tabakrauchexposition und einer atopischen Prädisposition. Das weitere diagnostische und therapeutische Vorgehen ist im Abschnitt zum Asthma bronchiale beschrieben (▶ Kap. 17).

■ **Prävention**

Die meisten Erreger einer Atemwegsinfektion mit Bronchitis sind nicht impfpräventabel. Die Wirksamkeit einer rauchfreien Umgebung ist gesichert, Belastungen durch Luftschadstoffe sollten so weit wie möglich reduziert werden.

26.4 Protrahierte bzw. chronische Bronchitis

26.4.1 Grundlagen

Gesunde Kinder husten tagsüber maximal 1- bis 2-mal pro Stunde, aber nicht im Schlaf. Eine protrahierte Bronchitis ist definiert durch die Persistenz des Leitsymptoms Husten über mehr als 4 Wochen im Anschluss an eine akute untere Atemwegsinfektion, bei der chronischen Bronchitis beträgt die Dauer durchgehender Symptome >3 Monate (Deutsche Gesellschaft für Pädiatrische Infektiologie 2018, Kap. 26). Ätiologisch liegt am häufigsten eine bakterielle Koinfektion oder Superinfektion vor, differenzialdiagnostisch müssen aber auch andere Erkrankungen abgegrenzt werden (▶ eAlgorithmus 26.1). Nach der klinischen Einschätzung in Bezug auf Intensität, zeitlichen Verlauf (tags/nachts, konstant/langsam abnehmend/sekundär zunehmend) und Charakter (trocken/feucht) des Hustens sollten auch Allgemeinsymptome und evtl. Grunderkrankungen bzw. Hinweise auf alternative Ursachen erfragt werden. Zur Basisdiagnostik wird in der europäischen Leitlinie außerdem die Durchführung eines Thoraxröntgenbildes und (soweit möglich) einer Spirometrie empfohlen (Morice et al. 2020). Eine primäre mikrobiologische Diagnostik ist v. a. beim Vorliegen von Risikofaktoren wie chronischer Erkrankung oder Immundefizienz sinnvoll, die Indikation zur weiterführender Labordiagnostik ergibt sich beim Nichtansprechen auf eine empirische Therapie oder konkreterem Verdacht (z. B. auf Sensibilisierung gegen Inhalationsallergene oder Keuchhusteninfektion).

26.4.2 Therapie

■ **Therapieziel**

Die Behandlung soll einer Beendigung der Symptomatik im Sinne der Restitutio ad integrum dienen. Dazu müssen mögliche lokale wie systemische Risikofaktoren systematisch evaluiert und das weitere Vorgehen daran ausgerichtet werden.

■ **Therapieprinzip**

Zuvor gesunde Kinder und Jugendliche, die im Anschluss an eine untere Atemwegsinfektion über mehr als 4 Wochen einen feucht-produktiven Husten zeigen, sollten nach radiologischem Ausschluss spezifischer Ursachen und dem Versuch einer Sputumkultur unter der Verdachtsdiagnose einer protrahierten bakteriellen Bronchitis (PBB) eine empirische antiinfektive Medikation erhalten.

Wenn primär ein unproduktiver Husten vorliegt, ggf. mit „wheezing" (▶ Abschn. 26.3.1) oder obstruktiver Ventilationsstörung, sollte eine Atopiediagnostik veranlasst und eine empirische Therapie mit inhalativen Steroiden eingeleitet werden. Bei anamnestischen Hinweisen auf einen gastroösophagealen Reflux (Symptomatik vorwiegend im Liegen, evtl. mit retrosternalen bzw. epigastrischen Schmerzen, Heiserkeit) kann auch eine probatorische Behandlung mit Protonenpumpeninhibitoren angezeigt sein.

Wenn dies nicht zum Abklingen der Beschwerden führt oder andere Begleitsymptome vorliegen, sind zur Festlegung der weiteren Behandlung zusätzliche Informationen aus weiterführenden Untersuchungen erforderlich.

■ **Therapeutisches Vorgehen**

Aufgrund des zu erwartenden Erregerspektrums, das u. a. Hämophilus influenzae, Staphylococcus aureus und Moraxella catarrhalis einschließt, eignen sich bei über >4 Wochen bestehendem produktiven Husten (V. a. PBB) primär die Kombination aus Aminopenicillin und β-Laktamase-Hemmer bzw. bei Unverträglichkeit ein Zweitgenerationscephalosporin, ab einem Alter von 9 Jahren auch Doxycyclin jeweils mit oraler Gabe. Die Dosierung ist analog zu den Angaben bei der ambulant erworbenen Pneumonie (▶ Abschn. 26.6.2), die Behandlungsdauer sollte bei mindestens 10–14 Tagen liegen.

Bei Klein- und Schulkindern mit unproduktivem Husten mit oder ohne obstruktive Symptomatik können probatorisch unter der Verdachtsdiagnose eines „cough-variant asthma" inhalative Kortikosteroide über Dosieraerosole mit Vorschaltkammer verabreicht werden. Die empfohlene mittlere Dosierung entspricht Tagesdosen von 200–400 µg Budesonid bzw. 100–200 (für Jugendliche 250) µg Fluticasondipropionat in jeweils 2 Einzeldosen (NVL Asthma 2020). Wenn sich nach 4 Wochen kein eindeutiger Effekt zeigt, ist die Medikation wieder zu beenden.

Bei Schulkindern und Jugendlichen mit überwiegend tagsüber auftretenden, oft belastungs- oder stressinduzierten Beschwerden lässt sich nach klinischer Einschätzung und Basisdiagnostik häufig der Verdacht einer dysfunktionellen Symptomatik stellen. Sie sollten nach entsprechender positiver Aufklärung vor unwirksamer Pharmakotherapie geschützt, klinisch beobachtet und ggf. mit spezialisierter Physiotherapie oder Logopädie versorgt werden. Die Prognose ist sowohl beim Tic-Husten als auch der postinfektiösen bronchialen Hyperreagibilität gut.

Bei Kindern mit therapieresistenter Symptomatik sollte zunächst die weiterführende Diagnostik bezüglich systemischer Risikofaktoren ergänzt werden. Hierzu dienen u. a. kutane/serologische Sensibilisierungstestung (Atopie?), Schweißtest (Mukoviszidose?), Messung der nasalen NO-Konzentration (primäre Ziliendyskinesie?), Intrakutan-/Interferon-gamma-Test (Tuberkulose?), Basisimmunologie mit Differenzialblutbild, Serumimmunglobulinen und anti-Tetanustoxin-IgG nach Impfung (Antikörpermangelsyndrom, kombinierter Immundefekt), Impedanz-pH-Metrie (gastroösophagealer Reflux) und evtl. erweiterte Bildgebung mittels Low-dose-CT oder speziellem MRT (Bronchiektasie, interstitielle Pathologie). Je nach Befundkonstellation kommen Maßnahmen wie Allergenkarenz, spezifische Asthmatherapie, Immunglobulinsubstitution, andere Antiinfektiva oder Immunmodulatoren in Frage.

Zum Ausschluss bzw. zur Erkennung und ggf. interventionellen Behandlung lokaler Risikofaktoren wie Fremdkörper, Schleimpfropf, tracheobronchiale Fehlbildung oder endobronchiale Tuberkulose sollte insbesondere bei untypischem Untersuchungs- oder unklarem Röntgenbefund die elektive Durchführung einer Atemwegsendoskopie in flexibler Technik erwogen werden.

- **Monitoring und Verlauf**

Kinder und Jugendliche mit protrahierter bzw. chronischer Bronchitis werden in der Regel ambulant versorgt und in angemessenen Abständen von 1–2 Wochen klinisch reevaluiert. Darüber hinaus sollten die Sorgeberechtigten über Alarmzeichen einer Exazerbation oder Komplikation sowie entsprechende Maßnahmen aufgeklärt werden. In ausgewählten Fällen mit unklarer Symptomatik kann ein apparatives Monitoring von Husten oder Geräuschphänomenen am Thorax zur Objektivierung v. a. der nächtlichen Komponente hilfreich sein.

- **Prognose**

Der überwiegende Anteil von Kindern mit protrahierter Bronchitis kann mit einer antiinfektiven Therapie dauerhaft geheilt werden. Patienten mit chronischer Bronchitis weisen bei der strukturierten Abklärung häufiger systemische als lokale Risikofaktoren auf, deren Erkennung von hoher Relevanz ist – auch wenn sie nur zum Teil therapeutisch beeinflussbar sind.

26.5 Akute Bronchiolitis

26.5.1 Grundlagen

Im Säuglingsalter ist die akute Bronchiolitis die häufigste Erkrankung der unteren Atemwege und die führende Ursache einer Hospitalisierung. Pathophysiologisch liegt eine Virusinfektion der peripheren, kleinsten Atemwege zugrunde mit Schleimhautnekrose und einer individuell unterschiedlich ausgeprägten Entzündungsreaktion. Lokales Ödem, Hyperkrinie und abgeschilferte Epithelien führen zur partiellen oder kompletten Obstruktion der Bronchiolen mit konsekutiver Überblähung und Atelektasenbildung. Daraus folgt eine Verteilungsstörung mit inhomogener Belüftung der Alveolen und Ventilations-Perfusions-Mismatch, welche zu Hypoxämie und respiratorischer Erschöpfung beitragen. Klinisch stehen Tachypnoe und Dyspnoe im Vordergrund, auskultatorisch imponiert vorwiegend ein endinspiratorisches Knisterrasseln und teilweise ein leises exspiratorisches Giemen. Die pulmonale Überblähung mit tiefstehenden Zwerchfellen führt typischerweise zu leisem Atemgeräusch, hypersonorem Klopfschall und scheinbarer Hepatomegalie. Als charakteristische Symptome gelten zudem unproduktive Hustenattacken, verminderte Nahrungsaufnahme mit evtl. Dehydratation, leichte Temperaturerhöhung, vorangegangene Rhinitis und bei Frühgeborenen oder sehr jungen Säuglingen die Gefahr zentraler Apnoen.

Ätiologisch führend sind Infektionen mit RS- oder Rhinoviren, seltener auch Parainfluenza-, humanes Metapneumo-, Adeno-, Corona- oder Enteroviren. Eine Koinfektion mit mehreren Viren kann bei bis zu einem Drittel der hospitalisierten Kinder gesichert werden, ob diese mit einem schwereren Krankheitsverlauf assoziiert ist – insbesondere für RSV und Rhinovirus –, kann nach derzeitiger Datenlage nicht beurteilt werden. Zudem ist für Rhino- und andere Viren auch eine asymptomatische Trägerschaft bekannt, während der RSV-Nachweis fast immer mit einer akuten Erkrankung korreliert. Eine Erregerdiagnostik wird nicht routinemäßig empfohlen, da aus dem Befund weder Aussagen zu Schweregrad und Outcome noch eine therapeutische Konsequenz abgeleitet werden können. Viele Kliniken wenden bei der Aufnahme von Kindern mit akuter Bronchiolitis Antigenschnelltests oder PCR-Verfahren auf RSV bzw. eine Kombination respiratorischer Viren an, um eine Kohortierung entsprechend den KRINKO-Empfehlungen zu ermöglichen und epidemiologische Daten zu erheben. Zur Relevanz einer nosokomialen Kreuzinfektion liegen jedoch widersprüchliche Angaben vor.

Die Diagnosestellung und Schweregradeinteilung erfolgen auf der Basis von Anamnese und körperlicher Untersuchung, bei der, idealerweise mehrfach über einen Zeitraum von 10–30 min, die klinischen Zeichen beobachtet, die Atemfrequenz bestimmt sowie die pulsoxymetrische O_2-Sättigung gemessen werden. Eine bildgebende Diagnostik mittels Thoraxröntgenaufnahme sollte schweren Fällen vorbehalten bleiben, da die Abgrenzung zwischen Atelektasen (Prävalenz bis zu 30 %, v. a. in den Oberlappen) und pneumonischen Infiltraten schwierig sein kann. Der radiologische Befund korreliert schlecht mit Schweregrad und Verlauf, die mögliche Rolle der Lungensonografie ist bislang nicht geklärt. Eine Blutentnahme mit Blutgasanalyse und Bestimmung laborchemischer Entzündungszeichen ist ebenfalls nur im Ausnahmefall indiziert.

Differenzialdiagnostisch sind einerseits die akute Bronchitis (▶ Abschn. 26.3) oder Pneumonie (▶ Abschn. 26.6) sowie infektgetriggerte Exazerbationen chronischer Lungenerkrankungen (▶ Abschn. 26.8) abzugrenzen. Als Bronchiolitis obliterans wird eine immunologisch vermittelte chronische Erkrankung der peripheren Atemwege nach Transplantation, bestimmten Infektionen oder anderen Noxen bezeichnet (▶ Kap. 23).

26.5.2 Therapie

- **Therapieziel**

Aufgrund des fast immer selbstlimitierenden Infektionsverlaufs und des Fehlens einer kausalen Therapieoption mit effektiven antiviralen Wirkstoffen dient die Behandlung der Erkennung und Überbrückung von Komplikationen wie Hypoxämie und Dehydratation.

- **Therapieprinzip**

Die seit Jahrzehnten im Wesentlichen unveränderten primär supportiven Maßnahmen beschränken sich auf ein „minimal handling" mit Sicherung von ausreichender Oxygenierung und Flüssigkeitszufuhr. Zur Beeinflussung von Krankheitsschwere und zeitlichem Krankheitsverlauf stehen keine evidenzbasierten Therapien zur Verfügung (Schorlemer und Eber 2020).

> **Cave**
>
> In der Versorgung von Kindern mit akuter Bronchitis/Bronchiolitis besteht ein erhebliches Potenzial für Über- und Fehlbehandlung durch Anwendung von historischen oder scheinbar intuitiven Maßnahmen, für die kein Wirksamkeitsnachweis, aber durchaus das Risiko unerwünschter Wirkungen vorliegt.

- **Therapeutisches Vorgehen**
    - **Lokalmaßnahmen an den oberen Atemwegen**: Anwendung von Kochsalzlösung als Nasentropfen oder Nasenspülung nach Bedarf v. a. bei Säuglingen, vasokonstriktorische Nasentropfen individuell bei deutlicher Rhinorrhoe, kein Absaugen von Sekret – analog zum Vorgehen bei akuter Bronchitis (▶ Abschn. 26.3.2).
    - **Rehydratation**: Bei Kindern mit eingeschränkter Trinkmenge sollte zunächst ein Versuch unternommen werden, die orale Flüssigkeitszufuhr z. B. durch Gabe mit dem

Löffel, einer Trinkflasche mit großlumigem Sauger oder Einspritzen in den Mund zu erhöhen. Gelingt auch dies nicht, kann eine nasogastrale Sonde eingeführt und hierüber Tee, abgepumpte Muttermilch bzw. Säuglingsformula verabreicht werden. Dabei ist jedoch der mit der Sondierung einhergehende pharyngeale Reiz mit Stressreaktion und Würgen ebenso zu bedenken wie die Verlegung der oberen Atemwege. Alternativ kann, insbesondere bei erheblich dyspnoischen Patienten oder häufigem Erbrechen im Rahmen von Hustenattacken, eine intravenöse Rehydratation mit isotoner Infusionslösung sinnvoll sein.
— O_2-Zufuhr: Indikation bei Sättigungswerten unterhalb eines SaO_2-Grenzbereichs von 90–92 %, Applikation via Nasenbrille/-sonde entweder mit Durchflussregler (Bereich ca. 0,25–8 l/min) oder mit Steuerung der FiO_2, evtl. als „High-flow-Therapie" mit erwärmtem, befeuchtetem Gas via Nasenkanüle (HFNC) → analog zur Therapie von Kindern mit akuter Bronchitis (▶ Abschn. 26.3.2).
— **Antipyretika/Analgetika**: Nach Bedarf und üblichen Empfehlungen.
— **Vermeidung der folgenden unwirksamen Maßnahmen**:
    – Inhalation mit Bronchodilatatoren wie Salbutamol, Epinephrin oder Ipratropiumbromid, da die Atemwegsobstruktion nicht auf muskulärem Bronchospasmus beruht,
    – Inhalation mit isotonischer oder hypertoner Kochsalzlösung, da die Metaanalyse klinischer Studien keinen signifikanten Effekt belegt,
    – Befeuchtung der Atemluft (kein Wirksamkeitsnachweis),
    – orale, rektale oder intravenöse Gabe systemischer Steroide (Evidenz für fehlenden Effekt, aber erhebliches Potential für unerwünschte Wirkungen),
    – orale Gabe von Sekretolytika wie Acetylcystein oder Ambroxol (Evidenz für fehlenden Effekt),
    – orale Gabe von Antitussiva, da die mukoziliäre Clearance massiv eingeschränkt ist und Erreger, Epithelien sowie Sekret nur durch Husten eliminiert werden können,
    – orale oder intravenöse Gabe von Antibiotika, da nur bei einem sehr geringen Anteil der betroffenen Kinder eine bakterielle Infektion vorliegt,
    – Physiotherapie, da aktive Maßnahmen altersbedingt unmöglich sind und für passive Maßnahmen nur eine Stressbelastung, aber keine Wirksamkeit belegt ist.

■ **Monitoring und Verlauf**
Die Grundprinzipien in Bezug auf klinische Kontrollen, Aufklärung der Bezugspersonen und serielle Pulsoxymetrie sind analog zum Vorgehen bei Kindern mit akuter Bronchitis und dort bereits erläutert (▶ Abschn. 26.3.2).

■ **Prognose**
Im natürlichen Verlauf erholen sich Kinder mit Bronchiolitis rasch und vollständig von den Akutsymptomen, wobei ein unproduktiver Husten erst nach 2–3 Wochen abklingen kann.

Kurzfristige Komplikationen wie Atelektase ganzer Lappen oder Lungen, Pneumonie oder bakterielle Superinfektion betreffen etwa 5–10 % der Kinder mit Bronchiolitis und äußern sich in protrahiertem Verlauf, sekundärer klinischer Verschlechterung bzw. Persistenz von Fieber oder Hypoxämie. Die Inzidenz von Atemversagen und intensivmedizinischem Betreuungsbedarf liegt unter 1 % aller Fälle.

Eine Assoziation zwischen symptomatischer viraler Bronchiolitis im ersten Lebensjahr und Asthmarisiko in den Folgejahren ist gut belegt, die Wahrscheinlichkeit einer späteren obstruktiven Atemwegserkrankung ist bei Kindern mit Rhinovirusnachweis noch höher als bei solchen mit RSV-Infektion. Aktuelle pathophysiologische Konzepte gehen dabei eher von einer primären Störung der Immunantwort als von strukturellen Konsequenzen der Atemwegsinfektion aus. Präventive Maßnahmen wie etwa die frühzeitige Anwendung von inhalativen Steroiden oder Leukotrienantagonisten werden nicht empfohlen.

■ **Prävention**
Entsprechend den KRINKO-Empfehlungen sollten für Kinder mit RSV-Infektion Hygienemaßnahmen wie Händedesinfektion, Kohortierung und Kittelpflege angewendet werden.

Zur primären Verhinderung wird bei Risikogruppen für einen schweren Bronchiolitisverlauf die passive RSV-Impfung mit monatlichen Injektionen von Palivizumab bzw. einmaliger Gabe des im November 2022 zugelassenen Nirsevimab empfohlen. Dies betrifft nach der entsprechenden AWMF-Leitlinie (Liese et al. 2023) insbesondere:

- Frühgeborene im Alter < 24 Monate zum Beginn der RSV-Saison, welche wegen (mittel)schwerer chronisch-neonataler Lungenerkrankung in den letzten 6 Monaten mit Sauerstoff oder Atemhilfe behandelt wurden (hohes Risiko),
- Frühgeborene mit einem Gestationsalter < 29 SSW im Alter von ≤ 6 Monaten zum Beginn der RSV-Saison (mittleres Risiko),
- Kinder mit hämodynamisch relevanter Herzerkrankung oder schwerer Herzinsuffizienz im Alter von < 6 Monaten (hohes Risiko) bzw. 6–12 Monaten (mittleres Risiko) zum Beginn der RSV-Saison.

- **Ausblick**

Die Entwicklung einer sicheren und wirksamen Option zur aktiven Impfung gegen den häufigsten Bronchiolitiserreger RSV könnte bei Aufnahme in das Grundimmunisierungsprogramm zur deutlichen Reduktion von Inzidenz, Morbidität und Hospitalisierungsrate bei jungen Kindern führen. Dabei muss jedoch der Effekt einer Erhöhung der Krankheitsschwere durch verstärkte Immunantwort („vaccine-enhanced disease") vermieden werden, welcher bei einer ersten Impfserie mit formaldehydinaktivierten Viren in den 1960er Jahren beobachtet worden war. Aktuell befinden sich verschiedene neue Impfstoffe zur systemischen oder intranasalen Anwendung in der klinischen Prüfung, für ältere Menschen (> 60 Jahre) wurde die Marktzulassung eines prä-Fusionsprotein-basierten Impfstoffs vom EMA-Komitee empfohlen. Durch die Impfung von Schwangeren in der 24.–36. SSW konnten Säuglinge im ersten Lebenshalbjahr wirksam vor RSV-Infektionen und schweren Erkrankungen geschützt werden. Der Impfstoff Abrysvo erhielt im August 2023 eine EU-Zulassung für diese Indikation, eine STIKO-Empfehlung zu RSV-Präventionsmaßnahmen wird für Sommer 2024 erwartet.

26.6 Ambulant erworbene Pneumonie (pCAP)

Dieser Abschnitt behandelt die ambulant erworbene Pneumonie bei ansonsten gesunden Kindern und Jugendlichen („pediatric community-acquired pneumonia", pCAP). Zu Atemwegsinfektionen bei Patienten mit Vorerkrankungen sei auf ▶ Abschn. 26.8 verwiesen; abzugrenzen sind außerdem die nosokomiale („hospital-acquired pneumonia", HAP) oder beatmungsassoziierte Pneumonie („ventilator-associated pneumonia", VAP) sowie die Pneumonie bei Früh- und Neugeborenen (▶ Band Neonatologie).

26.6.1 Grundlagen

Die Pneumonie ist definiert als eine durch Mikroorganismen hervorgerufene Infektion mit konsekutiver Entzündung im Bereich der Alveolen, mit oder ohne Beteiligung von Bronchien und/oder Bronchiolen.

Sie ist abzugrenzen von einer auf die luftleitenden unteren Atemwege begrenzten Entzündung mit Bronchitis bzw. Bronchiolitis, von einer durch physikalische, chemische oder organische Reize induzierten Alveolitis/Pneumonitis und von interstitieller Lungenpathologie bei systemischer Autoimmunerkrankung oder angeborenem Gendefekt (▶ Kap. 24).

> Die Diagnose einer pCAP kann und sollte primär klinisch durch Anamnese und körperliche Untersuchung gestellt werden. Im Regelfall sind hierzu weder Röntgen- noch Labor- oder Erregerdiagnostik erforderlich.

Hauptsymptome sind Fieber und Tachypnoe, zusätzlich können Atemnot, Husten, thorakale Schmerzen, Inaktivität und Inappetenz bestehen (Harris et al. 2011). Untersuchungsbefunde, die auf das Vorliegen einer pCAP hinweisen können, sind eine Erhöhung der Atemfrequenz über die altersentsprechende temperaturkorrigierte Norm (für Säuglinge von 2–11 Monaten > 50/min, für Kleinkinder von 12–59 Monaten > 40/min, für Kinder ≥ 5 Jahre > 20/min), Dyspnoezeichen (juguläre/thorakale Einziehungen, Nasenflügeln), Tachykardie, lokal abgeschwächtes Atemgeräusch, Rasselgeräusche oder gedämpfter Klopfschall. Das Vorliegen zusätzlicher Warnsymptome wie stark reduzierter Allgemeinzustand, Nahrungsverweigerung, Dehydratation, Bewusstseinsstörung oder Krämpfe definiert laut Klassifikation der Weltgesundheitsorganisation die schwere pCAP in Abgrenzung zur nichtschweren pCAP (WHO 2014).

Alle Kinder und Jugendlichen mit Verdacht auf pCAP sollten initial mittels Pulsoxymetrie untersucht werden. Die Messung der peripheren Sauerstoffsättigung (SaO_2) eignet sich zur Erkennung einer respiratorischen Partialinsuffizienz, welche insbesondere bei Patienten mit Tachypnoe häufig ist. Als pathologisch wird üblicherweise eine $SaO_2 < 95\%$ unter Raumluft angesehen, als überwachungspflichtig eine $SaO_2 \leq 92\%$ und als therapierelevante Hypoxämie eine $SaO_2 \leq 90\%$. Für diese Grenzwerte existiert jedoch keine formale Evidenz, auf adäquate Auswahl und Positionierung des Sensors sowie Artefakterkennung muss geachtet werden.

Bei Kindern und Jugendlichen mit pCAP sind verschiedene Laborwerte wie absolute Leukozytenzahl, relativer Neutrophilenanteil, C-reaktives Protein, Procalcitonin, Interleukin-6 und BSG als Biomarker für eine bakterielle Ätiologie evaluiert worden. Keiner dieser Parameter erreicht jedoch eine ausreichende Sensitivität und Spezifität, um zuverlässig zwischen bakterieller und viraler Genese zu differenzieren. Daher sind entsprechende Point-of-care-Tests in der ambulanten Pädiatrie nur in begründeten Einzelfällen sinnvoll und ihre Befunde kritisch zu interpretieren. Bei Patienten mit schwerer pCAP kann hingegen der zeitliche Verlauf laborchemischer Parameter sowohl bei der Einschätzung des Therapieerfolgs als auch bei der Erkennung von Komplikationen wie Dehydratation, inadäquater ADH-Sekretion oder respiratorischer Insuffizienz hilfreich sein. Daher ist bei der stationären Aufnahme dieser Patienten in der Regel eine Blutentnahme mit Bestimmung von Blutbild und Differentialblutbild, CRP, Serum-Elektrolyten, Blutgasanalyse und Anlage einer Blutkultur sinnvoll.

Eine mikrobiologische Diagnostik sollte bei Patienten mit nichtschwerer pCAP **nicht** routinemäßig erfolgen, da bei der Untersuchung von Sekretproben aus den oberen Atemwegen nicht zuverlässig zwischen Kolonisation und Infektion unterschieden werden kann. Bei Kindern und Jugendlichen mit schwerer oder therapieresistenter pCAP bzw. Exposition gegenüber multiresistenten Keimen sollte eine bakteriologische Testung angestrebt werden, auch wenn die Detektionsquote gering ist. Dazu kann bei Schulkindern und Jugendlichen mit schwerer pCAP eine Sputumgewinnung ggf. nach Inhalation von hypertoner Kochsalzlösung versucht werden. Nasopharyngeale Abstriche oder Sekrete sind zur PCR-Testung auf Mycoplasma pneumoniae, Bordetella pertussis oder saisonale virale Erreger bei Kindern mit stationärer Behandlung bzw. entsprechendem Verdacht geeignet. Die serologische Diagnostik auf Keuchhusten oder Mykoplasmeninfektion ist in der Akutphase wenig sensitiv, Urintests auf Pneumokokkenantigen werden wegen der häufigen Atemwegskolonisation nicht empfohlen. Bei Patienten mit pCAP und parapneumonischem Erguss ist aus dem Pleurasekret je nach antibiotischer Vorbehandlung durch Kombination von Kultur und PCR-Testung in 30–80 % der Fälle eine bakteriologische Diagnose möglich, daher sollte die Indikation zur diagnostischen Punktion großzügig gestellt werden. Dabei sind auch Zellzahl und -differenzierung sowie Gramfärbung und evtl. die Spiegel von Glukose, Laktat, Protein und LDH diagnostisch relevant. Die invasive Gewinnung von Trachealsekret oder bronchoalveolärer Lavageflüssigkeit ist Einzelfällen mit Therapieversagen, Beatmungspflichtigkeit bzw. pulmonaler, immunologischer oder neuromuskulärer Grunderkrankung vorbehalten.

Die Indikation zur Röntgenuntersuchung des Thorax sollte nicht nur aus Strahlenschutzgründen zurückhaltend gestellt werden, zudem kann das Befundmuster nicht zuverlässig einer Ätiologie zugeordnet werden. Bei Kindern und Jugendlichen mit persistierender, unklarer oder rezidivierender Symptomatik kann der radiologische Nachweis von Infiltraten zur pCAP-Diagnose hilfreich sein. Bei Patienten mit schwerer oder therapieresistenter pCAP besteht die Fragestellung meistens im Nachweis bzw. Ausschluss von Atelektase, Pleuraerguss, abszedierender oder nekrotisierender Pneumonie. Da die meisten Veränderungen im sagittalen Strahlengang zuverlässig erkannt werden können, ist eine zweite Aufnahme in seitlicher Projektion in der Regel verzichtbar. Eine Kontrollunter suchung ist nur bei Einzelfällen mit protrahiertem oder kompliziertem Verlauf indiziert. Als alternative, strahlenfreie und mobile Methode zur Lungenbildgebung kann die Thoraxsonografie eingesetzt werden. Sie ist Mittel der Wahl zur Diagnose und Verlaufsbeurteilung von parapneumonischem Erguss und Pleuraempyem. Eine thorakale Schnittbildgebung mittels CT oder MRT ist nur selten zur Differenzierung von Erguss/Empyem/Abszess indiziert, individuell auch zur Abklärung von Therapieresistenz oder primären Risikofaktoren wie Bronchiektasie oder Fehlbildung. Ergibt sich aus einer verdächtigen Anamnese oder lokalen Belüftungsstörung der differenzialdiagnostische Verdacht auf eine Fremdkörperaspiration, sollte dieser leitliniengerecht mittels Atemwegsendoskopie abgeklärt und ggf. interventionell therapiert werden.

26.6.2 Therapie

■ **Therapieziele**

Die pädiatrische Versorgung von Kindern und Jugendlichen mit pCAP soll zur zeitnahen und langfristigen klinischen Heilung mit Abklingen von Infektion und Entzündungsreaktion sowie Freiheit von residuellen Lungenveränderungen führen. Hierzu sind eine frühzeitige Erkennung und gezielte Therapie von Komplikationen wie Hypoxie, Dehydratation, Pleuraerguss, Pleuraempyem, Lungenabszess oder Sepsis von besonderer Bedeutung (Barker et al. 2024; Deutsche Gesellschaft für Pädiatrische Infektiologie 2018, Kap. 27).

Ziel einer antiinfektiven Therapie ist einerseits die beschleunigte Elimination bakterieller Erreger und damit das Erreichen eines bestmöglichen klinischen Ergebnisses, andererseits aber auch die Vermeidung unerwünschter Wirkungen sowie Minimierung von Resistenzentwicklung und Kosten.

■ **Therapieprinzipien**
- Supportiv:
  - **Sauerstoff**: Indikation bei Sättigungswerten unterhalb eines SaO_2-Grenzbereiches von 90–92 %, Applikation via Nasenbrille/-sonde entweder mit Durchflussregler (Bereich ca. 0,25–8 l/min) oder mit Steuerung der FiO_2, evtl. als „Highflow-Therapie" mit erwärmtem, befeuchtetem Gas via Nasenkanüle (HFNC) → Ausführungen zur akuten Bronchitis (▶ Abschn. 26.3.2).
  - **Flüssigkeit, Ernährung**: Dabei zurückhaltender Einsatz von nasogastralen Sonden wegen (a) Erhöhung des Atemwiderstandes und (b) pharyngealem Reiz mit erhöhter Aspirationsgefahr; orale Rehydratation versuchen, alternativ intravenös.
  - **Antipyretika/Analgetika**: Nach Bedarf und üblichen Empfehlungen.
  - **Nasentropfen/-spray/-spülung**: Bei verlegter Nasenatmung insbesondere unter O_2-Gabe, Einsatz von dekongestiven Substanzen, isotoner oder hypertoner NaCl-Lösung.
  - **Keine Maßnahmen mit nachgewiesener Unwirksamkeit**: Hierzu zählen häufig angewandte Interventionen wie die Inhalation mit isotoner/hypertoner Kochsalzlösung und/oder Bronchodilatatoren, die Gabe von Mukolytika, Antitussiva oder systemischen Kortikosteroiden und physiotherapeutische Maßnahmen (Indikation nur bei Atelektase oder Grunderkrankung).
- **Antiinfektiv**:
  - Therapieentscheidungen werden in der Regel nicht nach individuellen Befunden von Erregerdiagnostik getroffen, sondern orientieren sich an der Einschätzung von klinischem Bild, evtl. vorliegenden Risikofaktoren und dem je nach epidemiologischer Situation wahrscheinlichen Erregerspektrum.
  - Nicht jeder Patient mit pCAP muss antibiotisch behandelt werden.
  - Patienten mit nichtschwerer pCAP und Fieber sollten, Patienten mit schwerer pCAP und Fieber sollen eine kalkulierte Antibiotikatherapie erhalten. Diese muss an Verlauf und Befunde angepasst und so lange fortgeführt werden, bis eine bakterielle Genese mit hoher Wahrscheinlichkeit ausgeschlossen werden kann.
  - Ein restriktiver Antibiotikaeinsatz ist aufgrund der häufigen viralen Genese der pCAP und vor dem Hintergrund zunehmender Resistenzen anzustreben. Diesbe-

züglich ist auch das geringere Risiko für Pneumokokkenpneumonien bei vollständig nach STIKO-Empfehlung geimpften Kindern in den Entscheidungsprozess mit einzubeziehen.
- Säuglinge und Kleinkinder mit nichtschwerer pCAP ohne Fieber oder mit Zeichen einer bronchialen Obstruktion sollten primär nicht mit Antibiotika behandelt werden, da bei ihnen mit hoher Wahrscheinlichkeit eine virale Infektion vorliegt.
- Die Medikation sollte soweit möglich oral verabreicht werden, wenn Nahrung toleriert wird. Dies gilt auch für Patienten mit schwerer pCAP.
- Zur Behandlungsdauer sind bei nichtschwerer pCAP 5 Tage ausreichend, bei schwerer pCAP mindestens 7 Tage.
- Eine begonnene Therapie kann jederzeit abgebrochen werden.

- **Therapeutisches Vorgehen**
- Kinder und Jugendliche mit pCAP können ambulant versorgt werden, wenn sie an einer nichtschweren pCAP leiden, ihre betreuenden Personen in Behandlung und Beobachtung eingewiesen und die medizinische Betreuung gewährleistet sind.
- Kinder und Jugendliche mit pCAP sollten stationär versorgt werden, wenn ein Arzt zu der Einschätzung kommt, dass die Schwere der aktuellen pCAP unter Berücksichtigung evtl. Vorerkrankungen und häuslicher Rahmenbedingungen eine ambulante Betreuung überfordert.
- Klinische Kriterien, bei denen eine stationäre Einweisung in Erwägung gezogen werden sollte, sind u. a. Alter <6 Monate, Dyspnoe (Nasenflügeln, thorakale/juguläre Einziehungen), Hypoxämie mit pulsoxymetrischer O_2-Sättigung $\leq 92\%$, Apnoen, Nahrungsverweigerung, Erbrechen, Dehydratati-

Tab. 26.1 Empirische antibiotische Therapie von Kindern und Jugendlichen mit ambulant erworbener Pneumonie nach der S2k-Leitlinie. (Barker et al. 2024)

	Wirkstoff	Dosierung[a]
Primäre Wahl	Amoxicillin p. o.	50(–80[b]) mg/kg/d in 2–3 ED[c]
	Ampicillin i.v.	100 mg/kg/d in 3 ED
Alternativen (z. B. bei Penicillinunverträglichkeit)	Clarithromycin p. o. **oder**	15 mg/kg/d in 2 ED
	Doxycyclin p. o. (ab 8 Jahren)	Am 1. Tag 4 mg/kg/d, ab dem 2. Tag 2 mg/kg/d jeweils in 1 ED
Parenterale Alternative[d]	Cefuroxim i.v.	100 mg/kg/d in 3 ED
Bei Therapieversagen, Komplikationen oder Influenza-/Masernerkrankung mit V. a. bakterielle Koinfektion	Ampicillin-Sulbactam i.v. **oder**	100(–150) mg/kg/d in 3 ED[e]
	Amoxicillin-Clavulansäure p. o.[f]	50(–80) mg/kg/d in 3 ED[e]
Bei schwerer pCAP mit Hinweis auf Mykoplasmen- oder Chlamydieninfektion	Amoxicillin-Clavulansäure p. o. **plus**	s. o.
	– Clarithromycin p. o. **oder**	s. o.
	– Azithromycin p. o. **oder**	Am 1. Tag 10 mg/kg, an den Tagen 2–5 5 mg/kg jeweils in 1 ED
	– Doxycyclin p. o. (ab 8 Jahren)	s. o.

[a] Dosisbereiche gemäß Fachinformationen und Fachliteratur
[b] bei schwerer pCAP
[c] ED = Einzeldosen
[d] wenn orale Medikamente nicht sicher ein- oder aufgenommen werden können
[e] Dosierung jeweils bezogen auf den Aminopenicillin-Anteil
[f] auch zur oralen Sequenztherapie geeignet

on, Rekapillarisierungszeit > 2 s oder soziale Indikation.
- Wenn eine Indikation zur Therapie mit Antiinfektiva gestellt wird, dann sollte zur rationalen Pharmakotherapie primär ein Aminopenicillin gewählt werden, bei Penicillinallergie/-unverträglichkeit alternativ entweder Cephalosporine oder Makrolide, ab einem Alter von 9 Jahren auch Tetrazykline. Konkrete Wirkstoffe und Dosierungen sind in ◘ Tab. 26.1 zusammengestellt.
- Bei pCAP mit Komplikationen, persistierendem Fieber oder V. a. Influenza-/Masernerkrankung mit bakterieller Koinfektion sollten ein Aminopenicillin plus β-Laktamase-Hemmer gewählt werden.
- Bei schwerer pCAP und Hinweis auf Mykoplasmen- oder Chlamydieninfektion sollten entweder Makrolide (zusätzlich zu Aminopenicillinen bzw. sekundär) oder ab einem Alter von 9 Jahren Tetrazykline eingesetzt werden (Hufnagel et al. 2021).

▪ Monitoring und Verlauf

Ambulant versorgte Kinder und Jugendliche mit pCAP sollen 48–72 h nach Diagnosestellung klinisch reevaluiert werden. Wenn sie in diesem Zeitraum unter antiinfektiver Therapie keine Entfieberung, keine Besserung bzw. eine Verschlechterung ihres Zustands zeigen, sollten die Wirkstoffauswahl und Verabreichung überprüft und eine Krankenhauseinweisung zur weiteren Diagnostik und Therapieanpassung erwogen werden. Bei Hinweisen auf eine Komplikation sollten Labor, Bildgebung und Erregerdiagnostik veranlasst und über eine Änderung von Therapie und Versorgungssituation entschieden werden. Auch bei Kindern mit ausbleibender Besserung, bei denen bislang keine Antibiotikatherapie erfolgt war, sollte die diesbezügliche Indikation erneut überprüft werden. Bei stationär versorgten Patienten sollten tägliche Verlaufskontrollen mit Beurteilung von Temperaturverlauf, Allgemeinzustand, respiratorischer Symptomatik und Nahrungsaufnahme erfolgen. Kinder und Jugendliche mit pCAP können aus der stationären Betreuung entlassen werden bei anhaltender Besserung von Atmung, Herzfrequenz, Alltagsaktivität und Appetit in Verbindung mit Normalisierung der Körpertemperatur und eine auch im Schlaf stabile O_2-Sättigung > 90 % unter Raumluft, hierfür reichen mehrere punktuelle pulsoxymetrische Kontrollen aus. Ferner sollten sie in der Lage sein, Nahrung und Flüssigkeit sowie, wenn erforderlich, ein Antibiotikum zu sich zu nehmen, und ihre weitere häusliche und medizinische Betreuung muss gewährleistet sein. Eine ärztliche Nachuntersuchung sollte nicht nur 48 h nach Behandlungsbeginn, sondern bei Patienten mit schwerer pCAP auch zeitnah nach der Entlassung aus dem Krankenhaus erfolgen. Patienten mit unkompliziertem Heilungsverlauf können in der Regel innerhalb von 3–7 Tagen wieder Gemeinschaftseinrichtungen besuchen und nach 1–2 Wochen wieder zum Sport zugelassen werden.

▪ Prognose

Kinder und Jugendliche mit ambulant erworbener Pneumonie werden unter adäquater medizinischer Versorgung im Allgemeinen rasch und vollständig wieder gesund. In der Regel entfiebern sie innerhalb von 48–72 h und zeigen nach Ablauf von höchstens 1–2 Wochen wieder eine normale Nahrungsaufnahme und Aktivität. Narbige Parenchym- oder Pleuraveränderungen oder Bronchiektasenentwicklung sind selten und vorwiegend bei verzögerter oder inadäquater Therapie bzw. abszedierender oder nekrotisierender Pneumonie zu beobachten.

Für Deutschland weist die Gesundheitsberichterstattung des Bundes im Jahr 2019 bei Kindern < 15 Jahren die Zahl der stationären Behandlungsfälle wegen Pneumonie mit 408 pro 100.000 und die krankheitsspezifische Mortalität mit 0,2 pro 100.000 (absolute Zahl 18 Todesfälle) aus. Hierin sind auch Patienten mit nosokomialer Pneumonie oder respiratorischer, neuromuskulärer bzw. immunologischer Grunderkrankung enthalten. Weltweit stellt die Pneumonie dagegen eine relevante Todesursache bei Kindern dar, laut WHO-Bericht starben 2017 über 800.000 Kinder < 5 Jahren an Pneumonie, welche damit für 15 % aller Todesfälle in dieser Altersgruppe verantwortlich ist.

▪ Prävention

Ein Teil der potenziell zur Pneumonie führenden Atemwegsinfektionen ist impfpräventabel. So sollten alle Kinder und Jugendlichen reguläre Immunisierungen gegen Pneumokokken, Hib, Pertussis, Masern und Varizellen erhalten;

je nach Alter und vorliegenden Risikofaktoren auch gegen RSV, Influenza und SARS-CoV-2.

Die Übertragung von Pneumonieerregern kann als Kontakt-, Tröpfchen- und Aerosolinfektion erfolgen. Sie lässt sich durch hygienische Standardmaßnahmen wie konsequentes Händewaschen im häuslichen Bereich bzw. Händedesinfektion in der Praxis und Klinik effektiv und kostengünstig reduzieren. Aktives oder passives Rauchen (Tabakrauchexposition) und Malnutrition stellen Risikofaktoren für Pneumonien dar und sollten somit vermieden werden.

Bei Patienten im stationären Bereich mit unbekanntem Erreger sind allgemein-hygienische Maßnahmen wie Händedesinfektion, Tragen von Schutzkitteln und Mundschutz einzuhalten. Für jeden nachgewiesenen oder vermuteten Erreger sind die spezifischen Empfehlungen der KRINKO beim Robert Koch-Institut zu berücksichtigen. Eine Isolierung von Patienten im stationären Bereich ist abhängig von Erreger und Grunderkrankung des betroffenen Patienten durchzuführen.

26.6.2.1 Management von Patienten mit therapieresistenter pCAP

Die Einschätzung des behandelnden Arztes, wann ein Patient nicht auf die Therapie anspricht, beruht vorwiegend auf der individuellen Verlaufsbeurteilung des klinischen Befunds. Die Kinetik von Laborparametern kann diese Einschätzung ergänzen. Die Häufigkeit eines Therapieversagens variiert bei hospitalisierten Kindern und Jugendlichen mit pCAP zwischen 5 und 15 % je nach Alter und Schweregrad der initialen Präsentation.

Bei der Evaluation sollten folgende Fragen aufgegriffen werden:
- Erfolgt eine adäquate, korrekt dosierte und regulär applizierte antiinfektive Therapie?
- Liegt eine Komplikation vor wie Pleuraerguss, Empyem, Abszess?
- Besteht eine Abwehrschwäche oder andere zugrundeliegende Erkrankung?

> Patienten mit pCAP und Therapieversagen sollten klinisch wiederholt reevaluiert und in einem Krankenhaus mit pädiatrisch-infektiologischer, kinderpneumologischer, kinderchirurgischer und intensivmedizinischer Kompetenz versorgt werden.

Die weitere Diagnostik sollte den Versuch einer Erregergewinnung einschließen. Bei fehlendem Ansprechen auf eine vorangegangene ambulante antibiotische Behandlung ist oft bereits bei stationärer Aufnahme eine Therapiemodifikation erforderlich. Dies kann eine Umstellung, Ergänzung oder (bei vermuteter viraler Genese) eine Beendigung der antiinfektiven Therapie bedeuten. Bei unwirksamer Vorbehandlung mit einem β-Laktam-Antibiotikum in ausreichender Dosierung über mehr als 2 Tage sollten, insbesondere im Schulalter, auch Infektionen mit atypischen Erregern wie Mykoplasma pneumoniae oder aminopenicillinresistenten Erregern wie S. aureus berücksichtigt werden. Bei klinisch schwer beeinträchtigten Kindern und Jugendlichen sollte bereits vor Befunderhalt eine empirische Therapie mit Aminopenicillin plus β-Laktamase-Hemmer sowie ggf. einem Makrolid bzw. ab 9 Jahren einem Tetrazyklin begonnen werden.

Bei Therapieversagen oder rezidivierenden Pneumonien ist auch an Immundefizienz oder andere zugrundeliegende Erkrankungen zu denken und eine entsprechende Diagnostik zu veranlassen.

- **Atelektase**

Eine Verlegung zentraler Atemwege durch Schleimhautödem und Sekret kann bei Kindern und Jugendlichen mit pCAP zur Atelektase der nachfolgenden Areale führen. Klinisch fällt nur ein Teil dieser Patienten durch lokal abgeschwächtes Atemgeräusch und trotz adäquater Therapie persistierend erhöhten O_2-Bedarf und vermehrte Atemarbeit auf. Klärung bringt in der Regel eine Röntgenuntersuchung, auch sonografisch lassen sich Belüftungsstörungen darstellen. Therapeutisch kann ein Versuch mit Physiotherapie und Inhalation von hypertoner Kochsalzlösung erwogen werden. Bei Patienten mit persistierender Atelektase sollte eine Bronchoskopie durchgeführt werden, um andere Ursachen wie „mucoid impaction" oder Fremdkörperaspiration ausschließen bzw. erkennen und behandeln zu können.

- **Parapneumonischer Erguss und Pleuraempyem**

Ein parapneumonischer Erguss (PPE) ist definiert als vermehrte Ansammlung entzündlich-

reaktiver Flüssigkeit im Pleuraspalt, ein Pleuraempyem (PE) als entsprechende Ansammlung infizierter Flüssigkeit. Beim Empyem werden 3 Stadien unterschieden:
1. Exsudative Phase mit Bildung von klarem, meist sterilem Erguss und Pleuraverdickung,
2. fibrinopurulente Phase mit dicken Fibrinbelägen, trübem oder eitrigem Sekret und
3. Organisationsphase mit Ausbildung einer Pleuraschwarte.

PPE und PE sind im Kindes- und Jugendalter selten und betreffen etwa 1 % aller Patienten mit pCAP, sie sind ätiologisch meist mit bakteriellen Pneumonien assoziiert. Persistierendes Fieber und reduzierter Allgemeinzustand trotz adäquater Therapie sollten den Verdacht auf das Vorliegen einer pleuralen Komplikation lenken. Weitere klinische Symptome sind verminderter Appetit, Husten, Thoraxschmerzen und Atemnot.

Bei der Untersuchung kann eine Skoliose auffallen, ein abgeschwächtes Atemgeräusch sowie eine Klopfschalldämpfung bei der Perkussion. Der initiale Verdacht wird durch eine Ultraschall- oder Röntgenuntersuchung bestätigt, die Sonografie ist die Methode der Wahl zur Verlaufskontrolle und Differenzierung von Ausdehnung und Organisationsstadium des Ergusses. Bei Kindern und Jugendlichem mit PPE/PE sollten zur Diagnostik Blutkulturen veranlasst und die Indikation zur Pleurapunktion bei einer Tiefenausdehnung >2 cm großzügig gestellt werden. Das Punktat ist sowohl zytologisch (Zellzahl und Differenzierung), klinisch-chemisch (Glukose, Protein, LDH, Laktat) als auch mikrobiologisch (Gram-Färbung, Kultur, eubakterielle PCR) zu untersuchen.

Patienten mit pCAP und PPE/PE sollten eine Antibiotikatherapie erhalten, die sich initial am vermuteten Erreger ausrichtet. Üblicherweise wird sie mit einer Kombination aus Aminopenicillin und β-Laktamase-Hemmer oder einem Zweitgenerationscephalosporin mit Staphylokokkenwirksamkeit i.v. begonnen und an Verlauf und ggf. bakteriologische Befunde angepasst. Bei Verdacht auf eine Infektion mit Strep. pyogenes kann die zusätzliche Gabe von Clindamycin erwogen werden. Die Behandlung sollte bis mindestens 5 Tage nach Entfieberung i.v. und anschließend mindestens 2 Wochen darüber hinaus p. o. durchgeführt werden.

Ausgedehnte oder nach Punktion persistierende Ergüsse sollten mit Punktion oder Drainage entlastet werden, eine intrapleurale Fibrinolytikagabe kann erwogen werden. Diese erfolgt üblicherweise an 3 aufeinanderfolgenden Tagen mit 2-mal täglicher Instillation von Urokinase (bei Kindern < 10 kg 10.000 IE in 10 ml NaCl, für Kinder ≥ 10 kg 40.000 IE in 40 ml NaCl) über die Drainage und Ablauf nach einer Verweildauer von 4 h. Auf eine ausreichende Analgesie ist zu achten.

Bei unbefriedigendem Therapieansprechen sollten Kinder- oder Thoraxchirurgen hinzugezogen und die Indikation zur videoassistierten Thorakoskopie (VATS) diskutiert werden. In der Regel heilen jedoch Pleuraergüsse und Empyeme unter konservativer Therapie vollständig ab.

▪ Lungenabszess

Ein Lungenabszess entsteht aus nekrotisiertem Lungenparenchym, um das sich eine dickwandige Pseudomembran bildet. Ein primärer Abszess entwickelt sich bei Kindern ohne Lungenanomalien; der häufigere sekundäre Lungenabszess entsteht auf dem Boden einer angeborenen lokalen Fehlbildung (Zyste, Lungensequester) oder erworbener Veränderungen bei Kindern mit Immundefekt, zystischer Fibrose oder rezidivierenden Aspirationen. Seltener führen Lungenembolien oder eine hämatogene Streuung im Zuge einer Sepsis zu einem Lungenabszess. Abszesse können sich schmerzlos über Wochen entwickeln, häufig treten Tachypnoe, Husten und Fieber auf. Die Abszesse sind fast immer durch Bakterien verursacht (vornehmlich Staphylococcus aureus, Streptococcus pneumoniae, Streptococcus pyogenes, Pseudomonas aeruginosa und Klebsiella pneumoniae), aerob-anaerobe Mischinfektionen kommen häufig vor. Bei Patienten mit anhaltendem oder erneut auftretendem Fieber, vorangehender Infektion und umschrieben abgeschwächtem Atemgeräusch mit perkutorischer Dämpfung in diesem Bereich ist an einen Lungenabszess zu denken. Die definitive Diagnose erfolgt mittels Thoraxröntgenbild, Ultraschall oder Computertomogramm (CT). Ein Thorax-CT mit Kontrastmittel wird als Bildgebung der Wahl angesehen, da diese Untersuchung eine bessere Abgrenzung des Abszesses von Empyem, nekrotisierender Pneumonie, von einem Sequester oder anderen kongenitalen Veränderungen ermöglicht. Das CT stellt eine dickwandige Höhle mit mobiler zentraler Flüssigkeit und einem Luftflüssigkeitsspiegel dar und ermöglicht auch Interventionen wie diagnostische Aspiration oder therapeutische Drainage (Pigtail-Katheter).

Eine chirurgische Intervention ist selten notwendig, ca. 90 % aller Kinder mit Lungenabszessen können adäquat mit einer alleinigen antibiotischen Therapie behandelt werden. Über die verwendeten Antibiotika sowie die Länge der antibiotischen Behandlung liegen keine systematischen vergleichenden Studien im Kindes- und Jugendalter vor. Die Empfehlungen zur Dauer der Therapie schwanken zwischen 3 und 8 Wochen, davon 1–3 Wochen parenteral. Aufgrund des potenziellen Keimspektrums sollte zur empirischen Therapie eine Aminopenicillin/β-Laktamase-Inhibitor-Kombination gewählt werden. Alternativen sind Clindamycin in Kombination mit Cephalosporinen der 2. oder 3. Generation (Cefuroxim, Cefotaxim, Ceftriaxon). Bei sekundären Lungenabszessen müssen anaerobe Keime der Mund-Rachen-Schleimhaut therapeutisch berücksichtigt werden. Die Prognose für Kinder mit einem primären Lungenabszess ist gut und ihre Mortalität deutlich niedriger als bei Erwachsenen.

- **Pneumatozelen**

Die oft durch Infektionen mit Staphylococcus aureus hervorgerufenen Pneumatozelen können sich zwar akut als Pneumothorax verschlechtern, bei sachgerechter Versorgung ist aber auch hier die Prognose gut und es kommt in der Regel zur folgenlosen Ausheilung. Ausgenommen hiervon sind Pneumonien durch Panton-Valentin-Leukocidin-bildende (PVL-positive) Staphylokokken, die schwere Lungennekrosen mit hoher Mortalität hervorrufen können.

- **Nekrotisierende Pneumonie**

Die nekrotisierende Pneumonie ist eine seltene, aber schwere und zunehmend beschriebene Komplikation der pCAP mit Untergang von Lungengewebe und der Bildung luftgefüllter Hohlräume. Die häufigsten Erreger sind Pneumokokken und Staphylococcus aureus, die Mehrzahl der Betroffenen hat keine prädisponierenden Faktoren. Klinisch imponiert ein protrahiert schweres Krankheitsbild mit hohem Fieber, Dyspnoe und hohen oder nach anfänglichem Abfall wieder ansteigenden laborchemischen Entzündungsparametern. Nativ-radiologisch werden zystische, flüssigkeitsgefüllte Parenchymdefekte häufig in Kombination mit PPE/PE nachgewiesen, eine Thorax-CT ist zur Diagnosesicherung und Differenzierung indiziert.

Die empirische Therapie erfolgt mit Breitspektrumantibiotika von guter Gewebegängigkeit, z. B. Piperacillin/Tazobactam, Zweit- oder Drittgenerationscephalosporinen, evtl. in Kombination mit Clindamycin. Die Behandlungsdauer sollte ca. 28 Tage betragen und eine thoraxchirurgische Intervention bei Kindern und Jugendlichen nur sehr zurückhaltend zum Einsatz kommen.

- **Systemische Komplikationen**

Als systemische Komplikationen einer pCAP sind Störungen des Flüssigkeits-, Elektrolyt- und Glukosehaushalts mit Hyponatriämie (Schwartz-Bartter-Syndrom, inadäquate ADH-Sekretion) sowie Sepsis mit disseminierter Infektion zu nennen. Darüber hinaus kann bei Kindern mit invasiver Pneumokokkeninfektion und pCAP selten ein hämolytisch-urämisches Syndrom auftreten, bei Infektion durch Mykoplasmen sind Exantheme, Mukositis bis zum Erythema exsudativum multiforme, Urtikaria, Arthralgien und neurologische Komplikationen beschrieben.

26.7 Tuberkulose

Als Tuberkulose wird die durch Bakterien des Mycobacterium-tuberculosis-Komplexes (in Folge *M. tuberculosis*) ausgelöste Infektionskrankheit bezeichnet. Davon abzugrenzen sind Infektionen durch den Impfstamm Mycobacterium bovis BCG oder nichttuberkulöse Mykobakterien (NTM). Die WHO schätzt die Prävalenz einer Infektion mit *M. tuberculosis* auf 25 % der Weltbevölkerung, die globale Erkrankungsinzidenz auf ca. 10 Mio. und die tuberkulosebedingte Mortalität auf 1,2 Mio. Menschen jährlich. In ihrer europäischen Region geht sie von etwa 12.000 inzidenten pädiatrischen Fällen

(0–14 Jahre) pro Jahr aus. Der epidemiologische Bericht des Robert-Koch-Instituts für 2022 listet auf Basis der Meldedaten 190 Kinder und Jugendliche < 15 Jahren sowie 3886 Erwachsene mit neu diagnostizierter Tuberkulose auf, entsprechend 4,9 Erkrankungen pro 100.000 Einwohner (RKI 2023).

26.7.1 Grundlagen

Zwei Voraussetzungen müssen zur Diagnosestellung einer Tuberkulose erfüllt sein:
1. Typische Organmanifestation **und**
2. nachgewiesene oder wahrscheinliche Infektion mit *M. tuberculosis* (▶ eOverview 26.1).

In der gründlichen Anamnese und körperlichen Untersuchung sollten weitere Faktoren erhoben werden, welche für die Abschätzung des Tuberkuloserisikos relevant sind. Hierzu gehören Hinweise auf Immundefizienz (primär durch angeborene Defekte; sekundär durch HIV-Infektion, Biologikatherapie oder schwere Malnutrition) oder Herkunft aus bzw. Aufenthalt in einem Hochprävalenzland.

26.7.2 Therapie

Therapieziele
Die adäquate Behandlung des an Tuberkulose erkrankten Kindes ist auf die rasche und vollständige Elimination vermehrungsfähiger Mykobakterien, die Rückbildung tuberkulöser Organmanifestationen und damit eine langfristige Heilung ausgerichtet. Weitere Ziele sind die Freiheit von späterer Reaktivierung und die Vermeidung bzw. frühzeitige Erkennung unerwünschter Arzneimittelwirkungen.

Über diesen individualmedizinischen Ansatz hinaus trägt eine effektive Therapie auch zu gesellschaftlichen Zielen wie der Unterbrechung von Infektionsketten, Inzidenz-Reduktion und Verhinderung von Resistenzentwicklung bei.

Therapieprinzipien
- An sensibler Tuberkulose erkrankte Kinder und Jugendliche erhalten langfristig eine Kombination mehrerer oral zu verabreichender Antiinfektiva (AWMF-Leitlinie Tuberkulose bei Kindern und Jugendlichen, Feiterna-Sperling et al. (2017) sowie Deutsche Gesellschaft für Pädiatrische Infektiologie (2018), Kap. 142).
- Diese sind einmal täglich einzunehmen, zur bestmöglichen Resorption in der Regel morgens nüchtern mit Einhalten einer anschließenden Pause von 30 min bis zur ersten Mahlzeit.
- Nach Abschluss von Diagnostik und Materialgewinnung startet die Initialtherapie mit konsequenter Einnahme von 3–4 Erstlinienmedikamenten über 2 Monate.
- Daran schließt sich eine Konsolidierungstherapie mit 2 Medikamenten über weitere 4–7 Monate an, die reguläre Gesamtbehandlungsdauer beträgt somit 6–9 Monate.
- Die individuelle Auswahl von Wirkstoffen und Behandlungsdauer richtet sich nach dem Informationsstand zur Sensitivitätstestung der Erreger sowie nach dem Ausmaß von Krankheitsmanifestation und Komplikationen.
- Eine komplizierte Lungentuberkulose liegt bei Lymphknoteneinbruch, Kavernenbildung, Pleuraerguss oder Belüftungsstörungen vor.
- Kinder und Jugendliche mit vermuteter oder nachgewiesener Infektion durch multiresistente *M. tuberculosis*-Stämme („MDR-Tuberkulose") sollten unbedingt in spezialisierten Zentren behandelt werden. Ihre Therapie setzt sich aus einer individuellen Kombination von 4–6 Zweitlinienmedikamenten (in der Regel außerhalb der Zulassung) zusammen und folgt internationalen Empfehlungen, die hier nicht im Detail wiedergegeben werden können. Die Behandlung muss über einen längeren Zeitraum erfolgen und führt wesentlich häufiger zu unerwünschten Medikamentenwirkungen, Umstellungen und unvollständigem Behandlungserfolg als bei Patienten mit sensibler Tuberkulose.

Therapeutisches Vorgehen
- Bei unkomplizierter, mikroskopisch negativer Lungentuberkulose und mikrobiologischem Nachweis eines sensiblen Stamms beim Patienten bzw. Indexpatienten (dies ist der gesicherte bzw. in Frage kommende Infektionsüberträger) wird zur Initialthera-

pie eine Dreifachkombination aus Isoniazid (INH), Rifamipicin (RMP) und Pyrazinamid (PZA) eingesetzt.
- Bei Kindern und Jugendlichen mit unbekannter Erregersensibilität besteht die Initialtherapie aus einer Vierfachkombination von INH, RMP, PZA und Ethambutol (EMB).
- Die Konsolidierungstherapie erfolgt in der Regel mit einer Zweifachkombination aus INH und RMP.
- Bei Kindern und Jugendlichen mit komplizierter Lungentuberkulose oder mikroskopischem Nachweis von säurefesten Stäbchen im Atemwegssekret erfolgt entweder eine initiale Vierfachtherapie mit anschließender Reduktion auf Zweifachkombination über weitere 4 Monate (Gesamttherapiedauer 6 Monate) oder bei nachgewiesener Sensibilität eine initiale Dreifachtherapie mit Verlängerung der Konsolidierungstherapie auf 7 Monate (Gesamttherapiedauer 9 Monate).
- Wenn die mikrobiologische Untersuchung von Proben des Patienten bzw. Indexpatienten einen Stamm mit Monoresistenz gegen INH gezeigt hat, werden zur Initialtherapie RMP, PZA, EMB und Moxifloxacin (MFX) über 2 Monate und zur Konsolidierungstherapie RMP und MFX über weitere 4–7 Monate eingesetzt.
- Wenn die mikrobiologische Untersuchung von Proben des Patienten bzw. Indexpatienten einen RMP-resistenten Stamm gezeigt hat, folgt die Therapie speziellen Richtlinien wie bei MDR-TB.
- Die genannten Wirkstoffe werden nach revidierten WHO-Empfehlungen ausschließlich auf Basis des Körpergewichts dosiert, unabhängig von Alter und Körperoberfläche (Tab. 26.2).
- Zur Dosis-Berechnung für Kinder und Jugendliche mit sensibler Tuberkulose stellt das Deutsche Zentralkomitee zur Bekämpfung der Tuberkulose e. V. (DZK) ein Online-Tool zur Verfügung unter
▶ https://www.dzk-tuberkulose.de/dosierungsrechner/kids.

Tab. 26.2 Dosierung und unerwünschte Wirkungen von Medikamenten zur Therapie von Kindern und Jugendlichen mit sensibler bzw. INH-monoresistenter Tuberkulose nach der S2k-Leitlinie. (Feiterna-Sperling und Brinkmann 2017)

Wirkstoff	Dosierung pro Tag	Unerwünschte Arzneimittelwirkungen
Isoniazid (INH)	10 (7–15) mg/kg, maximal 300 mg	Asymptomatische Transaminasenerhöhung Schwere Hepatitis (sehr selten, <0,1 %) Periphere Neuropathie, Parästhesien, Ataxie Reversibler Haarausfall Akne
Rifampicin (RMP)	15 (10–20) mg/kg, maximal 600 mg	Hepatopathie mit Transaminasenanstieg Bauchschmerzen, Übelkeit, Erbrechen Juckreiz
Pyrazinamid (PZA)	35 (30–40) mg/kg, maximal 2000 mg	Hepatopathie mit Transaminasenanstieg Harnsäureanstieg (asymptomatisch) Arthralgie Exanthem, Juckreiz, Photosensitivität
Ethambutol (EMB)	20 (15–25) mg/kg, maximal 2000 mg	Optikusneuritis (selten, dosisabhängig) Exanthem Schwindel, Verwirrung
Moxifloxacin (MFX)	10 (7,5–15) mg/kg, maximal 400 mg	Hepatopathie QT-Zeit-Verlängerung Arthropathie, Tendinitis Benommenheit, Schwindel, Schlafstörung, Unruhe, Angstzustände, Parästhesien Hautreaktionen, Juckreiz, Photosensitivität Diarrhoe

- Bei Säuglingen, dystrophen Kindern und schwangeren Jugendlichen soll während der Einnahme von INH zusätzlich Vitamin B_6 substituiert werden (Pyridoxin 1–2 mg/kg einmal täglich p. o.).
- Zur praktischen Verabreichung an jüngere Kinder können Tabletten geteilt, zermörsert oder in individuellen Pulverkapseln konfektioniert und aufgelöst werden.
- Wenn Zweifel an einer zuverlässigen Verabreichung und Einnahme der Medikation bestehen, sollte diese unter Beobachtung durch medizinisches Personal eingenommen („directly observed treatment", DOT) und entsprechende Maßnahmen eingeleitet werden (stationäre Anfangsbehandlung, ambulanter Pflegedienst).
- Alle Kinder und Jugendlichen mit Verdacht auf eine infektiöse Lungen-TB sind bis zum Ausschluss der Infektiosität zu isolieren, in der Regel durch stationäre Aufnahme in eine geeignete Klinik für Kinder- und Jugendmedizin. Eine Altersgrenze, unter der Kinder als nichtinfektiös anzusehen sind, kann nicht angegeben werden. Bei den Überlegungen zum Infektionsschutz spielen die vermutete Kontagiosität des Patienten, die Gefährdung der Umgebung, die Resistenzsituation, die Wahrscheinlichkeit einer konsequenten Therapieumsetzung und evtl. der Verlauf klinischer Symptome unter Behandlung eine Rolle. Bei initial mikroskopisch positivem Befund aus respiratorischem Sekret soll der Patient für mindestens 21 Tage isoliert und erst bei negativen Befunden von regelmäßigen mikrobiologischen Kontrolluntersuchungen an drei separaten Tagen entlassen werden (Witte et al. 2023).
- Beim radiologischen Nachweis von Belüftungsstörungen ist eine Bronchoskopie indiziert, um eine externe Bronchialkompression durch vergrößerte Lymphknoten von einer Lumenobturation durch eingebrochenes Granulomgewebe zu unterscheiden. Dieses kann mittels interventioneller Endoskopie abgetragen und damit die Belüftung im poststenotischen Lungenabschnitt verbessert werden. Der Nutzen einer systemischen Steroidtherapie ist nicht belegt, individuell kann die Gabe von Prednisolon (2 mg/kg/Tag) über 2–4 Wochen mit anschließendem Ausschleichen über weitere 4 Wochen erwogen werden.

- **Monitoring und Verlauf**
- Bei Kindern und Jugendlichen treten unerwünschte Wirkungen der Antituberkulotika wesentlich seltener auf als bei Erwachsenen.
- Am wichtigsten ist eine typischerweise 2–6 Wochen nach Therapiebeginn auftretende und in der Regel transiente Hepatotoxizität. Diese fällt meist nur laborchemisch durch Anstieg der Serumtransaminasen auf, seltener auch mit einer klinischen Symptomatik aus Hepatomegalie, Ikterus, Übelkeit und Erbrechen. Bei asymptomatischen Patienten kann bei einer Erhöhung der Leberwerte auf weniger als das 5-fache der oberen Normgrenze abgewartet werden, oberhalb dieser Schwelle sollte die Medikation bis zur Normalisierung der Laborwerte pausiert werden. Im Zusammenhang mit typischen Beschwerden wird das Aussetzen der Therapie ab einer Erhöhung der Leberwerte auf das 3-fache der oberen Norm empfohlen, die Wiedereinführung kann entweder mit allen Medikamenten des bisherigen Regimes oder sequenziell in wöchentlichen Abständen erfolgen.
- Nach Einnahme von RMP tritt regelhaft eine orange-rote Verfärbung des Urins auf, welche sich als einfache und sinnvolle Methode zur Überwachung der Adhärenz erwiesen hat. Alternativ können Medikamentenspiegel in einer 2 h nach Gabe entnommenen Serumprobe bestimmt werden, als therapeutische Bereiche werden angegeben: INH 3–5 µg/ml, RMP 8–24 µg/ml, PZA 20–60 µg/ml, EMB 2–6 µg/ml.
- Unter Einnahme von Pyrazinamid findet sich häufig ein passager erhöhter Harnsäurespiegel im Serum, welcher jedoch nicht mit einer Gichtsymptomatik korreliert und keine Indikation zur Therapieunterbrechung oder Hinzunahme von Allopurinol darstellt.
- Ein Vorschlag für die unter Therapie empfohlenen Kontrolluntersuchungen ist in ◘ Tab. 26.3 aufgeführt.
- Bei fehlendem Ansprechen bzw. Progredienz unter Therapie müssen sowohl die Medikamentendosierung und Adhärenz überprüft als auch das Vorliegen einer resistenten Tu-

◨ **Tab. 26.3** Kontrolluntersuchungen bei Kindern und Jugendlichen mit sensibler unkomplizierter Tuberkulose nach der S2k-Leitlinie. (Feiterna-Sperling und Brinkmann 2017)

	Empfohlener Zeitpunkt	Eventuell zusätzlich
Labor: Differenzialblutbild, CRP, Leber- und Nierenwerte	Vor Therapiebeginn und in Woche 2, 4, 8, 12	Woche 16, 20, 24 (verzichtbar bei unkompliziertem Verlauf)
Erregernachweis: (Mikroskopie, PCR, Kultur, Resistenztestung)	Vor Therapiebeginn	Abhängig vom Verlauf (bei positiven Befunden Wiederholung bis anhaltend negativ)
Thoraxröntgenaufnahme	Vor Therapiebeginn und nach 2–3 Monaten, am Therapieende sowie 12 Monate später	In Woche 4 und 8 bzw. 2 Jahre nach Therapieende (bei besonderen Befunden)
Augenärztliche Untersuchung	Zu Therapiebeginn und alle 4 Wochen, solange EMB verabreicht wird	

berkulose oder anderer Differenzialdiagnosen erwogen werden.
— Eine Röntgenkontrolle 2–3 Monate nach Therapiebeginn wird üblicherweise empfohlen, auch wenn meist keine wesentliche Befundänderung zu erwarten ist. Auch bei klinisch erfolgreicher Behandlung sollten radiologische Folgeuntersuchungen am Therapieende sowie 12 Monate danach veranlasst werden.

■ **Prognose**
— Kinder und Jugendliche mit sensibler Lungentuberkulose können bei konsequenter Umsetzung der Therapieempfehlungen zu über 95 % langfristig geheilt werden.
— Schwerwiegende unerwünschte Arzneimittelwirkungen sind unter Standardtherapie selten und in der Regel reversibel.
— Kinder und Jugendliche mit MDR-Tuberkulose haben ein deutlich höheres Risiko von unvollständigem Therapieansprechen, Rezidiven und unerwünschten Arzneimittelwirkungen mit der Notwendigkeit von Aus- oder Umsetzen der Medikation.

■ **Prävention**
Die aktive Lebendimpfung junger Säuglinge mit attenuierten Stämmen von Mycobacterium bovis BCG kann das Risiko einer komplizierten oder disseminierten Erkrankung wirksam senken. Aufgrund der niedrigen Inzidenz in Mitteleuropa und möglichen Komplikationen wird die **BCG-Impfung** seit 1998 nicht mehr von der STIKO empfohlen, der Impfstoff ist in Deutschland weder zugelassen noch verfügbar.

Etablierte Präventionsmaßnahmen sind einerseits die **Isolation** von Personen mit Verdacht auf oder Nachweis einer infektiösen Tuberkulose nach § 30 und 36 Infektionsschutzgesetz (IfSG). Zu einzelnen Hygienemaßnahmen und der Einschätzung einer infektionsrelevanten Exposition sei auf die Empfehlungen des Deutschen Zentralkomitees verwiesen (Witte et al. 2023).

Andererseits ist im IfSG eine weitere Klärung beim Indexfall sowie **Umgebungsuntersuchung** von Kontaktpersonen durch den öffentlichen Gesundheitsdienst mit Mitwirkungs- und Duldungspflicht festgelegt. Diese „aktive Fallfindung" dient einer frühen Infektionsdiagnose und Einleitung von therapeutischen oder prophylaktischen Maßnahmen. Nach dem RKI-Bericht zur Epidemiologie der Tuberkulose 2022 wurde die Diagnose bei 51 % der betroffenen Kinder und Jugendlichen im Rahmen einer Umgebungsuntersuchung gestellt, im Gegensatz zu 3 % bei Erwachsenen (RKI 2023).

Bei Kindern <5 Jahren oder mit Risikofaktoren (Immundefizienz) soll aufgrund ihres erhöhten Erkrankungsrisikos möglichst umgehend nach relevanter Exposition eine TB-Diagnostik (▶ eOverview 26.1) veranlasst und bei unauffälligem Ergebnis eine **Chemoprophylaxe** begonnen werden. Diese erfolgt mit INH in der genannten Dosierung bis zur Wiederholungstestung, welche 8 Wochen nach dem letzten Kontakt mittels THT oder IGRA durchgeführt wird. Die zweite Testung erfolgt bei exponierten Neugeborenen nach Vollendung des 3. Lebensmonats bzw. bei unklarem Expositionszeitpunkt 8 Wochen nach der ersten Testung. Bei negativem Ergebnis der Wiederholungstestung wird die Chemoprophylaxe beendet ohne Indikation zu weiteren Maßnahmen. Falls beim Indexpatient ein INH-resistenter Stamm nachgewiesen wurde, erfolgt die Chemoprophylaxe mit RMP. Bei Exposition gegenüber MDR-Tuberkulose und negativem THT/IGRA wird eine vorbeugende Behandlung nur in Einzelfällen mit hohem Infektions- oder Erkrankungsrisiko empfohlen.

Eine weitere effektive Maßnahme ist die präventive Behandlung von Personen mit **latenter tuberkulöser Infektion (LTBI)**. Diese ist durch das Vorliegen einer spezifischen Immunreaktion im THT oder IGRA als Indikator einer stattgehabten Infektion mit *M. tuberculosis* in Verbindung mit dem Ausschluss tuberkulöser Organmanifestationen (insbesondere im Röntgenbild des Thorax) definiert. Kinder und Jugendliche mit LTBI sind klinisch gesund und nicht infektiös, haben aber je nach Alter und Zeitabstand zur Primärinfektion ein 5–50 %iges Lebenszeitrisiko von Progression und manifester Tuberkuloseerkrankung. Ihre regelhaft indizierte Therapie wird als **Chemoprävention** bezeichnet und erfolgt üblicherweise mit einer Zweifachkombination aus INH und RMP in den genannten Dosierungen über 3 Monate. Dabei werden Laborkontrollen zum Ausschluss einer Hepatotoxizität nach 2 und 6 Wochen und eine Röntgenkontrolle nach 3 Monaten empfohlen. Alternative Behandlungsoptionen sind die Monotherapie mit INH über 9 Monate oder RMP über 4 Monate. Im Fall einer MDR-Tuberkulose beim Indexpatienten sollte die Chemoprävention mit einer Kombination aus 2–3 gegen dessen Stamm wirksamen Medikamenten über 6 Monate durchgeführt werden. Eine weitere radiologische Untersuchung 12 Monate nach Behandlungsende ist nur bei Zweifeln an der Adhärenz oder Exposition gegenüber resistenter Tuberkulose in Erwägung zu ziehen.

- **Qualitätssicherung und Ausstattung**

Nach IfSG sind Erkrankung, Tod und Behandlungsabbruch bei behandlungsbedürftiger Tuberkulose meldepflichtig – auch bei fehlender bakteriologischer Sicherung. Die namentliche Meldung an das zuständige Gesundheitsamt hat laut § 6 und 8 durch den behandelnden Arzt zu erfolgen sowie laut § 7 durch den Leiter des *M. tuberculosis*-nachweisenden Labors. Für entsprechende Untersuchungen besteht eine Mitwirkungs- und Duldungspflicht. Die Meldedaten werden an das RKI übermittelt, analysiert und in Jahresberichten veröffentlicht. Aus diesen ist die pädiatrische Population allerdings aufgrund eines Altersplits < 15 Jahren nur unvollständig ersichtlich.

Aktuelle Informationen zur länderspezifischen epidemiologischen Lage sind zudem den „Country Profiles" auf dem Internetauftritt der WHO zu entnehmen.

Qualitätsstandards in der mikrobiologisch-infektiologischen Diagnostik von Tuberkulose und Mykobakteriosen sind in der MIQ 05 zusammengefasst (Herausgeber Dt. Ges. für Hygiene und Mikrobiologie, aktualisierte Fassung 2019).

Die primäre Diagnostik von Kindern und Jugendlichen mit Verdacht auf Tuberkuloseexposition, -infektion oder -erkrankung kann ambulant oder stationär durch Fachärzte für Kinder- und Jugendmedizin oder in Gesundheitsämtern durchgeführt werden. Zur Indikationsstellung und Überwachung einer antituberkulösen Therapie ist die Hinzuziehung eines pädiatrischen Pneumologen oder Infektiologen sinnvoll. Betroffene im jungen Säuglingsalter, mit extrapulmonalen Manifestationen oder resistenter TB sollten zur stationären und ambulanten Versorgung an spezialisierte pädiatrische Zentren verwiesen werden. Für diese existieren keine formalen Zertifizierungskriterien, unabdingbar sind Möglichkeiten zur hygienischen Isolation, Bronchoskopie, speziellen Labordiagnostik und Erfahrung mit der Betreuung exponierter, infizierter und erkrankter Kinder einschließlich MDR-Tuberkulose.

Die erfolgreiche Behandlung von Kindern und Jugendlichen mit Tuberkulose setzt eine enge und kollegiale Kooperation zwischen Klinik, Spezialambulanz und Allgemeinpädiatern, spezialisierter Mikrobiologie sowie öffentlichem Gesundheits- und Sozialdienst voraus.

- **Ausblick**

Die Empfehlungen zur Pharmakotherapie könnten durch die Einführung fixer Wirkstoffkombinationen in sinnvollem Verhältnis oder fertiger

Saftzubereitungen deutlich einfacher bei jungen Kindern umgesetzt werden.

Neue Impfstoffe mit höherer Immunogenität, Sicherheit und Schutzwirkung gegen Infektion und Erkrankung durch *M. tuberculosis* werden in einem Schwerpunktprogramm der WHO entwickelt und erprobt, ohne dass derzeit ein Kandidatenwirkstoff in Zulassungsnähe steht.

In Zeiten der SARS-CoV-2-Pandemie ist ein Rückgang der Tuberkuloseinzidenz beobachtet worden, der auf allgemeine Infektionsschutzmaßnahmen gegen respiratorische Erreger sowie eine reduzierte Kapazität für die aktive Findung und diagnostische Bestätigung von TB-Fällen zurückzuführen sein könnte. Nach den aktuellen Erfahrungen zur zentralen Rolle des öffentlichen Gesundheitsdienstes beim Management übertragbarer Erkrankungen bleibt zu hoffen, dass die auch zur Tuberkulosebekämpfung erforderliche Infrastruktur gestärkt und ihre personellen und finanziellen Voraussetzungen langfristig gesichert werden können.

26.8 Respiratorische Infektionen bei Kindern und Jugendlichen mit Vorerkrankungen

26.8.1 Grundlagen

Angeborene oder erworbene Erkrankungen können die physiologischen Mechanismen zur Abwehr respiratorischer Infektionen auf unterschiedlichen Ebenen beeinträchtigen:

- Als mukoziliäre Clearance wird die primäre mechanische Abwehr bezeichnet. Sie setzt einen biphasischen Sekretfilm mit muzinhaltigem Hydrogel auf der Atemwegsoberfläche und einer epithelnahen wässrigen Phase voraus. Darin führen die Zilien eine koordinierte Schlagbewegung aus, welche den oberflächlichen Schleim in Richtung Larynx transportiert und damit inhalierte Erreger sowie andere Partikel aus dem Respirationstrakt eliminiert. Bei Mukoviszidosebetroffenen ist dieser Mechanismus durch eine Dehydratation und Viskositätssteigerung der periziliären Flüssigkeit und die Adhärenz von Muzinen an der Epitheloberfläche weitgehend blockiert. Daraus resultieren eine Anfälligkeit für bakterielle Infektionen und chronische Entzündungsvorgänge, welche die Lungenerkrankung bei CF prägen (▶ Kap. 19). Vergleichbare Probleme entstehen durch Struktur- und Funktionsstörungen der Flimmerhärchen, welche die respiratorischen Manifestationen bei Patienten mit primärer Ziliendyskinesie prägen (PCD, ▶ Kap. 20). Eine sekundäre ziliäre Dyskinesie besteht passager in der Rekonvaleszenz nach schweren bronchialen Infekten sowie bei aktiven Rauchern. Bei Kindern und Jugendlichen mit Schluckstörung und chronischer Mikroaspiration im Rahmen von neurologischen Defekten, mit schwerem gastroösophagealen Reflux, Larynxspalte oder tracheoösophagealer Fistel ist ebenfalls die Zusammensetzung des Bronchialschleims und damit die mukoziliäre Clearance gestört.
- Zur sekundären Abwehr dient die Hustenclearance, welche eine intakte Motorik und Koordination von Zwerchfell, Thorax und Kehlkopf voraussetzt. Diese können etwa durch progrediente neuromuskuläre Erkrankungen gestört sein und ebenso zu ineffektiver Hustenclearance führen wie das Vorhandensein von endotrachealem Tubus oder Trachealkanüle bei invasiv beatmeten Kindern und Jugendlichen. Auch Patienten mit schwerer Thoraxdeformität oder höhergradigen Atemwegsstenosen weisen oft Störungen der Sekretclearance auf.
- Bei der tertiären Immunabwehr von in die Atemwege oder Alveolen eingedrungenen Viren, Bakterien oder Pilzen wirken humorale und zelluläre Mechanismen zusammen. Kinder und Jugendliche mit primären Immundefekten und Hypogammaglobulinämie fallen häufig durch rezidivierende, therapieresistente Bronchitis oder Pneumonie auf und haben ein hohes Bronchiektasierisiko (▶ Kap. 21). Beim Vorliegen anderer primärer oder sekundärer Immundefekte wie z. B. einer HIV-Infektion ist auch an Infektionen durch fakultativ pathogene bzw. opportunistische Erreger wie Mykobakterien, Pneumocystis oder Pilze zu denken.
- Eine weitere Risikogruppe stellen ehemalige Frühgeborene mit chronisch-neonataler Lungenerkrankung dar. Als Mechanismen werden die gestörte Lungenentwicklung mit

geringerer Zahl von Alveolen/Bronchiolen sowie eine periphere Verteilungs- und Perfusionsstörung diskutiert, welche zur erhöhten Frequenz von bronchialen Infekten und obstruktiven Symptomen beitragen.
- Auch Störungen der Gewebehomöostase als Folge von kardiovaskulären Malformationen mit gesteigerter Lungenperfusion können sich ungünstig auf Frequenz und Verlauf respiratorischer Infekte auswirken.

Bei Kindern und Jugendlichen, welche einen dieser Risikofaktoren oder eine Kombination aufweisen, ist mit gehäuften, schweren oder protrahierten Atemwegsinfektionen und einer höheren Wahrscheinlichkeit für nichtvirale Ätiologie zu rechnen. Hierauf beziehen sich die folgenden Ausführungen zum therapeutischen Management.

Gleichzeitig können gehäufte Atemwegsinfekte auch ein Leitsymptom der genannten Erkrankungen darstellen und erst Anlass zur entsprechenden weiteren Abklärung geben. Differenzialdiagnostisch sollte dann zunächst die Frequenz und Saisonalität einzelner Episoden rekapituliert und zeitlicher Ablauf, Schweregrad sowie Therapieansprechen analysiert werden, um anhand der „ELVIS"-Kriterien (Erreger, Lokalisation, Verlauf, Intensität und Summe) eine pathologische Infektionsanfälligkeit abzugrenzen.

26.8.2 Therapie

Therapieziel

Die frühzeitige Behandlung dient je nach klinischer Situation einer Elimination oder zumindest erheblichen Suppression der pathogenen Keime, was regelhaft mit einer Besserung der Symptomatik einher geht. Hiermit soll v. a. eine Transformation und Persistenz von Erregern verhindert werden, welche sich der Immunantwort durch die Sekretion extrazellulärer polymerer Substanzen und Ausbildung von Biofilmen (z. B. Pseudomonas aeruginosa oder Aspergillus fumigatus) oder Bildung von metabolisch inaktiven Mikrokolonien (z. B. SCV-Varianten von Staphylococcus aureus) entziehen und dadurch chronische Infektionsverläufe verursachen können.

Therapieprinzip
- Konsequente, bei Bedarf auch invasive Gewinnung von geeignetem Material zur mikrobiologischen Untersuchung mittels PCR und Kultur: Sputum (evtl. induziert durch Inhalation von hypertoner Kochsalzlösung), nasopharyngeales (oder bei langzeitbeatmeten Kindern tracheales) Absaugsekret, ersatzweise tiefer Rachenabstrich; bronchoskopische Lavage bei schwerem Verlauf, Infektionen unter Immunsuppression oder lokalisiertem pulmonalen Befund.
- Frühe empirische antiinfektive Medikation mit zunächst breiterem Spektrum, dann kurzfristige Reevaluation mit Anpassung an aktuelle Befunde (Reduktion nach Erregernachweis und Resistogramm) und Verlauf (Eskalation bei Therapieversagen).

Therapeutisches Vorgehen

Die Auswahl antiinfektiver Wirkstoffe in der empirischen Initialtherapie muss sich an der individuellen klinischen Situation und dem erwarteten Keimspektrum orientieren. Dabei sind u. a. eine bekannte bakterielle Kolonisation, die Besonderheit der jeweiligen Grundkrankheit und eine evtl. Immundefizienz zu beachten (Hübner et al. 2018). Häufig wird eine kalkulierte Initialtherapie mit Aminopenicillinen in höherer Dosierung und Kombination mit β-Laktamase-Hemmern gewählt, evtl. mit Zusatz von auf gram-negative Erreger oder Pilze wirksamen Substanzen.

Auch supportive Maßnahmen müssen nach den Umständen des Einzelfalls ausgewählt und aufgrund sehr begrenzter Evidenz auf ihre Ratio von erwünschten zu unerwünschten Wirkungen/Belastungen überprüft werden. Hierzu zählen Antipyretika bei Fieber und eine O_2-Supplementation bei Hypoxie ebenso wie inhalative Sekretolyse und gezielte Atemphysiotherapie, welche auf Patienten mit chronischer bronchialer Hypersekretion oder Atelektase beschränkt werden sollten. Eine bronchoskopische Intervention kann bei anhaltender Belüftungsstörung oder Bronchitis fibroplastica sowie zum definitiven Ausschluss einer Fremdkörperaspiration (▶ Kap. 25) indiziert sein.

Monitoring und Verlauf

Entscheidend für die Therapiesteuerung sind klinische Verlaufsuntersuchungen durch die betreuenden Pädiater in Praxis oder Klinik. Dabei ist insbesondere auf Allgemeinzustand (Fieber, Aktivität, Ernährungsverhalten, Trinkmenge) und respiratorische Symptome wie Dyspnoe und Husten zu achten und ein körperlicher Befund mit Auskultation, ggf. auch Perkussion zu erheben. Bei Kindern und Jugendlichen mit Atemnot, Pneumonie oder schwerer Grunderkrankung hilft die intermittierende Pulsoxymetrie bei der Erkennung von Hypoxie und Atemversagen. Zur bildgebenden Diagnostik können Röntgen und Ultraschall durchgeführt werden, Labor- oder Erregerdiagnostik kommen häufiger sowohl primär als auch im Verlauf zum Einsatz als bei Kindern ohne Vorerkrankung.

- **Prävention**
- Beachtung der STIKO-Empfehlungen zu Standard- und Indikationsimpfungen (einschließlich Pneumokokken, Hämophilus influenzae b, Bordetella pertussis, Masern, Varizellen, Influenza, RSV und SARS-CoV-2).
- Maßnahmen zum medizinischen Infektionsschutz nach den Empfehlungen der Kommission für Krankenhaushygiene und Infektionsprävention (KRINKO, abrufbar unter ▶ www.rki.de und ▶ www.dgpi.de).
- Ggf. langfristige Anwendung von Antiinfektiva im Sinne einer primären oder sekundären Dauerprophylaxe je nach Grunderkrankung und individueller Vorgeschichte. Hierzu können z. B. orales Penicillin (bei Asplenie oder Sichelzellerkrankung), orales Cotrimoxazol (bei Immundefizienz), orales Azithromycin (bei Bronchiektasie) oder inhalatives Tobramycin (bei CF und chronischer Pseudomonas-Infektion) eingesetzt werden (Deutsche Gesellschaft für Pädiatrische Infektiologie 2018, Kap. 40).

❓ Fragen zur Wiederholung

1. Welche Behandlungsoption ist Mittel der Wahl bei Kindern mit akuter subglottischer Laryngitis und milder Symptomatik (Stadium 1–2)?
   a. Ibuprofen oral/rektal,
   b. Glukokortikosteroide inhalativ,
   c. Epinephrin inhalativ,
   d. Glukokortikosteroide oral/rektal,
   e. Amoxicillin oral/i.v.

2. Welche der folgenden Maßnahmen gehören zur Standardversorgung von Kindern mit ambulant erworbener Pneumonie ohne Grunderkrankung?
   1. Anamneseerhebung bezüglich Körpertemperatur, Aktivität, Nahrungs- und Flüssigkeitsaufnahme sowie Atembeschwerden in den letzten Tagen.
   2. Körperliche Untersuchung mit Thoraxauskultation.
   3. Messung der pulsoxymetrischen O_2-Sättigung.
   4. Röntgenaufnahme des Thorax.
   5. Blutentnahme zur CRP-Bestimmung.
   6. Verordnung eines oralen Makrolidantibiotikums.
      a. Nur 1 und 2.
      b. Nur 2 und 5.
      c. Nur 1, 2 und 3.
      d. Nur 1, 2, 4 und 5.
      e. Alle (1 bis 6).

3. Welche Aussage zur Therapie von Kindern und Jugendlichen mit pulmonaler Tuberkulose trifft zu?
   a. Eine Behandlungsindikation besteht nur bei Patienten mit kulturellem Nachweis von Mycobacterium tuberculosis.
   b. Der Interferon-gamma-Test eignet sich nicht nur zur Diagnosestellung, sondern bei Wiederholung am Therapieende auch zur Überprüfung des Behandlungserfolgs.
   c. Die medikamentöse Therapie wird in der Regel erst nach Abschluss der mikrobiologischen Resistenztestung begonnen.
   d. Das antiinfektive Standardregime besteht aus der Gabe von Isoniazid und Rifampicin für die Dauer von 3 Monaten.
   e. Die Medikation wird einmal täglich oral verabreicht, in der Regel morgens nüchtern.

Interessenkonflikt Der Autor ist außerordentliches Mitglied der Arzneimittelkommission der deutschen Ärzteschaft. Ansonsten bestehen keine Interessenkonflikte, insbesondere nicht zu Firmen.

Literatur

Barker M, Liese J (2024) S2k-Leitlinie Management der ambulant erworbenen Pneumonie bei Kindern und Jugendlichen. (https://register.awmf.org/leitlinien/detail/048-013)

Deutsche Gesellschaft für Pädiatrische Infektiologie (2018) Handbuch Infektionen bei Kindern und Jugendlichen, 7. Aufl. Thieme, Stuttgart (Kap. 25–27, 40 und 142)

Feiterna-Sperling C, Brinkmann F (2017) S2k-Leitlinie zur Diagnostik, Prävention und Therapie der Tuberkulose im Kindes- und Jugendalter. Pneumologie 71:629–680 (https://register.awmf.org/assets/guidelines/048-016m_S2k_Tuberkulose-Kindesr-Jugendliche-Diagnostik-Praevention-Therapie_2018-02.pdf)

Harris M, Clark J, Coote N, Fletcher P, Harnden A, McKean M, Thomson A (2011) British Thoracic Society Guidelines for the management of community-acquired pneumonia in children: update 2011. Thorax 66(Suppl. 1):ii1–ii23

Hübner J, Adam R, Bielecki J, Brinkmann F, Dedy J, Gille C, Groll A, Hubertus H, Hufnagel H, Huppertz HI, Liese J, von Both U, von Müller L, Pecar A, Simon A, Strenger V, Tenenbaum T, Trapp S, Weichert S (2018) S2k-Leitlinie Antibiotic Stewardship – Konzeption und Umsetzung in der stationären Kinder- und Jugendmedizin. http://www.awmf.org/leitlinien/detail/II/048-15.html

Hufnagel M, Simon A, Trapp S, Liese J, Reinke S, Klein W, Parlowsky T, Pfeil J, Renk H, Berner R, Hübner J, Kummer S, Tillmann R (2021) Antibiotische Standardtherapie häufiger Infektionskrankheiten in der ambulanten Pädiatrie. Monatsschr Kinderheilkd 169:235–265 (http://www.dgpi.de/wp-content/uploads/2020/09/ATB-Liste_ambulant_MoKi2020.pdf)

Liese J, Forster J, Herting E (2023) S2k-Leitlinie zur Prophylaxe von schweren Erkrankungen durch Respiratory Syncytial Virus (RSV) bei Risikokindern. https://register.awmf.org/leitlinien/detail/048-12.htm

Morice AH, Millqvust E, Bieksiene K, Birring SS, Dicpinigaitis P, Ribas CD, Boon MH, Kantar A, Lai K, McGarvey L, Rigau D, Satia I, Smith J, Song WJ, Tonia T, van den Berg JWK, van Manen MJG, Zacharasiewicz A (2020) ERS guidelines on the diagnosis and treatment of chronic cough in adults and children. Eur Respir J 55:1901136

Nationale Versorgungsleitlinie Asthma (2020) 4. Aufl. http://www.leitlinien.de/themen/asthma

Robert-Koch-Institut (2023) Bericht zur Epidemiologie der Tuberkulose in Deutschland für 2022. http://www.rki.de/DE/Content/InfAZ/T/Tuberkulose/Archiv_Berichte_TB_in_Dtl_tab.html

Schorlemer C, Eber E (2020) Zertifizierte Fortbildung: Akute virale Bronchiolitis und obstruktive Bronchitis bei Kindern. Monatsschr Kinderheilkd 168:1147–1157

Simon A, Tenenbaum T, Huppertz HI, Trapp S, Prelog M, Hufnagel M, Knuf M, Rose MA, Forster J, Nicolai T, Berger C, Nadal D, Hübner J, Berner R, Liese J (2017) Diagnose und Therapie von Atemwegsinfektionen (ohne ambulant erworbene Pneumonie) bei ambulant behandelten Kindern ohne schwerwiegende Grunderkrankung. Monatsschr Kinderheilkd 165:711–724 (http://www.dgpi.de/wp-content/uploads/2017/02/ARI-ambulant_Dx_Tx_MoKi2017.pdf)

World Health Organization (2014) Revised WHO classification and treatment of childhood pneumonia at health facilities. http://www.who.int/publications/i/item/9789241507813

Witte P, Arvand M, Barth S, Diel R, Friesen I, Gastmeier P, Häcker B, Hauer B, Kuhns M, Nienhaus A, Otto-Knapp R, Richter E, Wischnewski N, Ziegler R, Bauer T (2023) Infektionsprävention und Hygiene bei Tuberkulose – Empfehlungen des DZK. Pneumologie 77:983–1000

Herzerkrankungen

Inhaltsverzeichnis

Kapitel 27	Therapie – 295	
	Brigitte Stiller	
Kapitel 28	Angeborene Herzfehler mit primärem Links-Rechts-Shunt – 299	
	Rouven Kubicki	
Kapitel 29	Azyanotische Herzfehler mit Obstruktion – 307	
	Rouven Kubicki	
Kapitel 30	Zyanotische Herzfehler – 317	
	Brigitte Stiller	
Kapitel 31	Kardiomyopathien – 327	
	Rouven Kubicki	
Kapitel 32	Herzinsuffizienz – 333	
	Thilo Fleck	
Kapitel 33	Myokarditis und Endokarditis – 345	
	Ralph Henrik Lünstedt und Brigitte Stiller	
Kapitel 34	Herzrhythmusstörungen – 353	
	Matthias Rainer Gass	

Therapie

Brigitte Stiller

Inhaltsverzeichnis

27.1 Grundlagen – 296

27.2 Therapie – 296

Ergänzende Information Die elektronische Version dieses Kapitels enthält Zusatzmaterial, auf das über folgenden Link zugegriffen werden kann https://doi.org/10.1007/978-3-662-65542-9_27.

© Springer-Verlag GmbH Deutschland, ein Teil von Springer Nature 2024
B. Stiller et al. (Hrsg.), *Kardiologie – Pneumologie – Allergologie – HNO*, Therapie der Krankheiten im Kindes- und Jugendalter, https://doi.org/10.1007/978-3-662-65542-9_27

27.1 Grundlagen

Der angeborene Herzfehler (AHF) ist die häufigste Fehlbildung, mit der ein Kind auf die Welt kommen kann. Etwa jedes 100. Neugeborene weist eine mehr oder minder relevante Auffälligkeit an Herz oder großen Gefäßen auf, die häufigsten Kombinationen mit syndromalen Erkrankungen sind in ▶ eTab. 27.1 aufgeführt. Unter Frühgeborenen und Mehrlingen ist die Prävalenz jedoch fast doppelt so hoch. In Deutschland kommen pro Jahr etwa 8000 Kinder mit AHF zur Welt.

- **Prognose**

In den letzten Jahrzehnten entwickelte sich die bildgebende Diagnostik, die Herzkathetertechnik, die Intensivmedizin und die operativen und medikamentösen Möglichkeiten erfreulich weiter, sodass heutzutage >90 % der Kinder mit AHF das Erwachsenenalter erreichen. Obwohl die Zahl der Erwachsenen mit angeborenem Herzfehler (EMAH) auch in Deutschland jedes Jahr zunimmt, ist die EMAH-Versorgungsstruktur noch nicht genügend bekannt. Hier ist auch der Pädiater als Ratgeber seiner erwachsen werdenden „Herzpatienten" gefragt.
— EMAH-Patientenratgeber der Deutschen Herzstiftung: ▶ ▶ https://www.herzstiftung.de/emah-ratgeber,
— Liste der aktiv tätigen Ärzte mit EMAH-Zusatzqualifikation: ▶ ▶ https://www.kinderherzstiftung.de/emah.php.

> Zu empfehlen sind die unter ▶ https://www.dgpk.org/leitlinien/ befindlichen aktuellen kostenfreien kinderkardiologischen Leitlinien der Fachgesellschaften.

- **Mütterliche Risikofaktoren**

Wichtig zu wissen ist, dass Kinder diabetischer Mütter in 3–5 % Herzfehler wie z. B Transposition der großen Gefäße, Ventrikelseptumdefekt, Aortenisthmusstenose, Kardiomyopathie, pulmonalen Hypertonus haben.

Kinder, deren Mütter in der Schwangerschaft erhöhten Alkoholkonsum hatten, weisen beim fetalen Alkoholsyndrom neben der Hyperaktivität und Retardierung oftmals Ventrikel- oder Vorhofseptumdefekte und einen persistierenden Duktus auf.

- **Gene und Syndrome**

Kinder mit angeborenen Herzfehlern weisen nicht selten zusätzlich extrakardiale Besonderheiten auf. Hierzu gehört insbesondere bei den konotrunkalen Herzfehlern (z. B. Truncus arteriosus, unterbrochener Aortenbogen, Fallot-Tetralogie) das Chromosom 22q11-Deletionssyndrom (DiGeorge-Sequenz, „CATCH 22"), welches ein sehr variables klinisches Erscheinungsbild haben kann.

27.2 Therapie

- **Therapieziel**

Oberstes Therapieziel ist die langfristig bestmögliche Lebensqualität für die Patienten mit angeborenem Herzfehler.

- **Therapieprinzip**

Wenn möglich sollte ein kurativer Ansatz durch Herzkatheterintervention oder Operation gewählt werden. In Anbetracht des wachsenden Organismus kann das Herausschieben eines operativen Eingriffs sinnvoll sein, z. B. in Bezug auf die Wahl der zu implantierenden Klappengröße oder auf die Kathetermaterialien. Wenn ein kurativer Ansatz, wie beim univentrikulären Herzen, nicht möglich ist, ergeben sich Palliationsschritte, die meist eine abgestimmte Kombination aus Operationen, Katheterinterventionen und Medikamenten vereinen.

- **Therapeutisches und diagnostisches Vorgehen**

Folgende Grundlagen sind prinzipiell zu erheben, um zwischen den verschiedenen Therapiemöglichkeiten auswählen zu können:

- ■ **Anamnese**
— **Familie**: Konsanguinität, Herzfehler in der Familie, familiäre unklare Todesfälle, Pränataldiagnostik?
— **Kind**: Meilensteine der Entwicklung, Leistungsknick, Erbrechen, Minderwuchs, Gewichtsverlauf, Atmung, intermittierende Zyanose, Vigilanz?

- **Inspektion, Auskultation, Blutdruckmessung**
- **Zyanose**: Generalisiert, dissoziiert oder nur Akrozyanose? Dys- und Tachypnoe? Blässe? Schwitzen? Ödeme? Stridor? Präkordiale Pulsation?
- **Pulse**: Immer beidseits an A. radialis und A. femoralis tasten. Präkordiales Schwirren?
- **Palpation**: Leber- und Milzgröße? Ödeme? Zentralisation? Rekapillarisierungszeit?
- **Auskultation**: Ein Herzgeräusch fehlt bei komplexen Herzfehlern häufig oder ist als „Duktusgeräusch" unspezifisch. Neben dem Herzen auch immer Lunge, Hals, Abdomen und beim Säugling auch den Schädel auskultieren (Frage: a. v.-Fistel?).
- **Blutdruck**: Messung (mindestens) an rechtem Arm und einem Bein. Rechter Arm, weil vor Isthmusstenose abgehend (Ausnahme: A. lusoria). Auf richtige Manschettengröße achten, denn: Falsch kleine Manschette zeigt falsch hohen Druck an.

- Monitoring/Verlauf

Das Monitoring umfasst:

- **Apparative Untersuchung**

Um das bestmögliche Therapieziel zu erreichen und das richtige therapeutische Vorgehen einzuleiten, ist die apparative Diagnostik gezielt auszuwählen:
- Die **Echokardiografie** ist die wichtigste Methode zur kardiologischen Diagnosestellung und erlaubt es die Mehrzahl der Herzfehler rasch und nicht invasiv zu diagnostizieren. Präoperativ ist in der Mehrzahl der Fälle eine diagnostische Herzkatheteruntersuchungen unnötig. Grundlegende Schnitte (lange Achse, kurze Achse, 4-Kammer-Blick) sollten auch von Neonatologen und pädiatrischen Intensivmedizinern orientierend durchgeführt werden, allerdings sollte eine komplette Diagnostik von Herzfehlern stets durch einen Kinderkardiologen erfolgen, da häufig Kombinationen und Begleitauffälligkeiten vorhanden sind.
- **EKG** und **Langzeit-EKG**: ▶ Kap. 34; ein **Belastungs-EKG** dient ebenfalls der Objektivierung, Quantifizierung und der Verlaufsbeobachtung einer kardialen Belastung bzw. Beteiligung.
- Die **Röntgenaufnahme des Thorax**: Grundsätzlich nie mit dem schriftlichen Befund zufriedengeben, immer Bild selbst ansehen! Herzgröße, -lage und -form, Lungendurchblutung, Thymusschatten, Lage der Oberbauchorgane, Wirbelsäulen- oder Rippenbesonderheiten, Zwerchfellstand, Ausschluss von Ergüssen, Pneumothorax und Atelektasen.
- Die **Magnetresonanztomografie** (MRT) ist frei von ionisierenden Strahlen und hat eine zunehmend größere Relevanz bei (älteren) Kindern. Mit MRT lässt sich die Anatomie extrakardialer thorakaler Gefäße inklusive der Flussgeschwindigkeiten (in 3- und 4-D), als auch die Myokard- und Klappenfunktion immer besser darstellen und quantifizieren.
- In der modernen **Computertomographie** (CT) hat sich ein dramatischer Rückgang der Strahlendosis (Dual-Source-Flash-CT) bei extrem kurzen Scanzeiten und einer hochauflösenden Bildqualität entwickelt. So können z. B. ein doppelter Aortenbogen, eine aus der rechten Pulmonalarterie abgehende linke Pulmonalarterie oder eine A. lusoria sicher diagnostiziert und bei bestehender Trachealkompression anschließend mit guter Langzeitprognose operiert werden.
Bei Tachykardie stößt das CT allerdings derzeit noch an seine Grenzen, hier kann bei sicherer Kreislaufüberwachung neben der Sedierung auch über eine kurzdauernde β-Blocker-Gabe nachgedacht werden.
- Die Mehrzahl aller **Herzkathetereingriffe** haben heute einen gezielten interventionellen Ansatz und dienen der Vermeidung oder Verzögerung von Thorakotomien (z. B. ASD-Verschluss, Dilatation von kritischen valvulären Pulmonal- oder Aortenklappenstenosen, PDA-Stenting). Herzkatheterdiagnostik wird zur Beurteilung des Lungenwiderstands und vor operativen Reeingriffen benötigt.
- **Spiroergometrie** dient der Objektivierung, Quantifizierung und der Verlaufsbeobachtung einer kardialen Belastung bzw. Beteiligung.
- **Labor**: Das **NT pro-BNP** eignet sich zur Quantifizierung und zur Verlaufsbeobachtung einer kardialen Belastung bzw. Beteiligung.

Cave: In den ersten Lebenswochen sind die Normwerte wesentlich höher als im späteren Leben.

- **Prävention**

Da die genauen Ursachen meist unklar bleiben, ist eine umfassende Prävention nicht möglich. Bekannte Risikofaktoren wie mütterlicher Diabetes, Alkoholkonsum und Konsanguinität sollten vermieden werden. Mütterliche Folsäuresupplementierung sollte frühestmöglich beginnen und die Pränataldiagnostik sollte sorgfältig erfolgen, da die Entbindung in einem Zentrum mit entsprechenden Spezialisten die Prognose für ein Neugeborenes mit Herzfehler wesentlich verbessert.

- **Qualitätssicherung**

Details: ▶ https://www.nationale-qs-ahf.de/.

In Deutschland gibt es die Nationale Qualitätssicherung angeborener Herzfehler, ein bundesweites Projekt zur Verbesserung der Patientensicherheit. Das Projekt liegt in der gemeinsamen Verantwortung der Deutsche Gesellschaft für Thorax-, Herz- und Gefäßchirurgie e. V. und der Deutschen Gesellschaft für Pädiatrische Kardiologie e. V. Die Daten dieser Qualitätssicherungsmaßnahme eröffnen die Möglichkeit, den Nutzen und die Risiken der zur Verfügung stehenden Verfahren abzuwägen und Kriterien für den Einsatz der unterschiedlichen Behandlungsmethoden zu erarbeiten.

? Fragen zur Wiederholung

1. Angeborene Herzfehler sind häufig. Sie liegen bei ...
   a. Jedem 10. Baby bei Geburt vor.
   b. Jedem 100. Baby bei Geburt vor.
   c. Jedem 1000. Baby bei Geburt vor.
   d. Jedem 10.000. Baby bei Geburt vor.
   e. Jedem 100.000. Baby bei Geburt vor.
2. Welche Maßnahmen eignen sich zum Monitoring und Verlauf bei Jugendlichen mit angeborenen Herzfehlern
   a. Spiroergometrie
   b. Echokardiographie
   c. EKG
   d. Blutdruckmessung
   e. Alle bisher genannten
3. Welches Therapieprinzip bei angeborenen Herzfehlern ist richtig?
   a. Der mittelgroße Vorhofseptumdefekt sollte im ersten Lebensjahr verschlossen werden.
   b. Der große, nichtdrucktrennende Ventrikelsptumdefekt sollte im Vorschulalter katheterinterventionell verschlossen werden.
   c. Die Herzoperationen mit Herz-Lungen-Maschine sind im Neugeborenenalter am sichersten.
   d. Bei der einfachen Transposition der großen Gefäße sollte die arterielle Switch-Operation innerhalb der ersten 2 Lebenswochen erfolgen.
   e. Die Fallot-Tetralogie wird in der Regel im Kindesalter nur medikamentös behandelt.

Angeborene Herzfehler mit primärem Links-Rechts-Shunt

Rouven Kubicki

Inhaltsverzeichnis

28.1 Vorhofseptumdefekt (ASD) – 300
28.1.1 Grundlagen – 300
28.1.2 Therapie – 300

28.2 Ventrikelseptumdefekt (VSD) – 301
28.2.1 Grundlagen – 301
28.2.2 Therapie – 301

28.3 Atrioventrikulärer Septumdefekt (AVSD) – 302
28.3.1 Grundlagen – 302
28.3.2 Therapie – 303

28.4 Persistierender Ductus arteriosus (PDA) – 304
28.4.1 Grundlagen – 304
28.4.2 Therapie – 305

Weiterführende Literatur – 306

© Springer-Verlag GmbH Deutschland, ein Teil von Springer Nature 2024
B. Stiller et al. (Hrsg.), *Kardiologie – Pneumologie – Allergologie – HNO*, Therapie der Krankheiten im Kindes- und Jugendalter, https://doi.org/10.1007/978-3-662-65542-9_28

- **Sauerstoffgabe (O_2)**

> Bei allen noch nicht korrigierten Herzfehlern mit relevantem Links-Rechts-Shunt sollte von einer leichtfertigen O_2-Gabe aufgrund der Lungenüberflutung abgesehen werden. Sauerstoff ist ein sehr potenter pulmonaler Vasodilatator und verstärkt die pulmonale Reperfusion und kann Kinder über Nacht ins Herzversagen treiben. Bei akuten Atemwegsinfektionen gelten transkutane O_2-Sättigungsgrenzen >80 %.

28.1 Vorhofseptumdefekt (ASD)

28.1.1 Grundlagen

Der ASD ist ein Substanzdefekt in der Vorhofscheidewand und führt primär zu einem intraatrialen Links-Rechts-Shunt. Der isolierte ASD ist mit 17 % der zweithäufigste angeborene Herzfehler.

Vom ASD abzugrenzen ist das persistierende Foramen ovale (PFO), das ebenfalls einen geringen Shunt auf Vorhofebene durch das Auseinanderweichen des überlappenden Septum secundum bewirken kann. Ein PFO ist bei ca. 25 % aller Menschen vorhanden, meist ohne Krankheitswert.

Differenziert werden:
- ASD vom Sekundumtyp (ASD II) 80 %,
- Ostium-primum-Defekt (ASD I) 10 % (oft mit AV-Kanal vergesellschaftet),
- Sinus-venosus-Defekt 10 % (oft begleitet von fehlmündender Lungenvene, PAPVD).

Die Größe des Defekts und die Compliance (diastolische Dehnbarkeit) beider Ventrikel bestimmen das Ausmaß des Shuntflusses auf Vorhofebene. Die niedrigeren Druckverhältnisse im rechten Herzen führen durch den Links-Rechts-Shunt zu einer Volumenbelastung des rechten Herzens.

- **Klinik**

Nur selten treten Herzinsuffizienzzeichen schon im Säuglings- und Kleinkindesalter auf.
Der typische Auskultationsbefund ist ein funktionelles Systolikum über dem Pulmonalisareal mit fixierter Spaltung des zweiten Herztons als Zeichen einer relativen Pulmonalstenose.

28.1.2 Therapie

- **Therapieziel**

Die kausale Behandlung des isolierten ASD ist der Verschluss bei signifikantem Links-Rechts-Shunt mit Volumenbelastung des rechten Herzens.
- Der ASD wird mittels Echokardiografie diagnostiziert. Neben der Lokalisation gilt es zusätzliche Begleitfehlbildungen (z. B. Lungenvenenfehlmündung) auszuschließen.
- Im EKG finden sich unspezifische Zeichen der Rechtsherzbelastung mit Nachweis eines inkompletten Rechtsschenkelblocks (rsR′ rechtspräkordial).
Bei einem ASD I findet sich typischerweise ein überdrehter Linkstyp.

- **Therapieprinzip**
- Eine medikamentöse Behandlung ist in der Regel nicht notwendig.
- Der **ASD II** kann bei ca. 70–80 % der Patienten katheterinterventionell mittels Implantation eines Verschlusssystems (Occluder) über den Zugangsweg der Femoralvene elektiv verschlossen werden. Dies sollte um das 3.–5. Lebensjahr erfolgen, da dann die Größe der Gefäße ausreicht und mit einem späteren Spontanverschluss nicht mehr zu rechnen ist.
- Der **ASD I** und der **Sinus-venosus-Defekt** werden operativ über eine mediane Sternotomie unter Einsatz der Herz-Lungen-Maschine mittel Patchverschluss korrigiert.
- Im seltenen Fall des (sub)totalen Fehlens des Vorhofseptums (Common Atrium) mit Herzinsuffizienzzeichen und Gedeihstörungen sollte der Defekt bereits im 1. Lebensjahr operativ verschlossen werden.

- **Monitoring/Verlauf**

Nach dem interventionellen ASD II-Verschluss werden die Gabe von ASS (2–3 mg/kg/d) und eine Endokarditisprophylaxe für 6 Monate empfohlen. Langfristige kardiologische Verlaufskontrollen sollten alle 2–3 Jahre erfolgen.

- **Prognose**

Die Prognose ist sehr gut, Patienten mit effektivem ASD-Verschluss im Kindesalter dürfen uneingeschränkt am Freizeit- und Wettkampfsport teilnehmen.

- **Prävention**

Eine spezifische Prävention gibt es nicht.

- **Qualitätssicherung**

Die Durchführung der Diagnostik und Therapie erfolgt durch Ärzte für Kinder- und Jugendmedizin mit Schwerpunktbezeichnung Kinderkardiologie bzw. bei Erwachsenen durch EMAH-zertifizierte Ärzte.

28.2 Ventrikelseptumdefekt (VSD)

28.2.1 Grundlagen

Der VSD ist ein Substanzdefekt in der Kammerscheidewand und führt primär zu einem intraventrikulären Links-Rechts-Shunt. Der isolierte VSD ist mit 49 % der häufigste angeborene Herzfehler. Die Mehrzahl der VSD liegen im muskulären Anteil des Septums und haben das Potenzial, sich in den ersten Lebensmonaten spontan zu verschließen.

Nach Geburt bewirkt der physiologische Abfall des Lungengefäßwiderstands einen Links-Rechts-Shunt mit Volumenbelastung der Lungenstrombahn sowie des linken Herzens. Das Ausmaß wird von der Defektgröße und dem System- und dem Lungengefäßwiderstand bestimmt. Große Defekte führen zu einem Angleichen des Drucks in den beiden Herzkammern (nichtrestriktiver VSD). Es resultiert eine zunächst reversible, später irreversible progrediente Widerstandserhöhung des Lungenkreislaufs, die eine Shuntumkehr (Rechts-Links-Shunt), die sog. Eisenmenger-Reaktion, bewirkt.

- **Klinik**

Patienten mit einem kleinen VSD sind in der Regel asymptomatisch. Der typische Auskultationsbefund kleiner Defekte ist ein lautes systolisches Strömungsgeräusch. Bei progredienter pulmonaler Widerstandserhöhung wird das systolische Herzgeräusch leiser und es besteht zusätzlich ein betonter 2. Herzton (Pulmonalklappenschlusston bei pulmonaler Hypertonie).

Bei einem großen VSD treten meist 2–4 Wochen nach der Geburt Herzinsuffizienzeichen (Tachydyspnoe, Schwitzen, Trinkschwäche, Gedeihstörung) auf.

- **Diagnostik**

Primär erfolgt die **echokardiografische Beurteilung** von Lokalisation, Größe und Hämodynamik.

Das **EKG** zeigt bei kleinen Defekten einen Normalbefund, bei mittelgroßen Defekten eine Linksherzhypertrophie, bei großen nichtrestriktiven Defekten eine biventrikuläre Hypertrophie und bei Eisenmenger-Reaktion mit pulmonalarterieller Hypertonie eine unphysiologische Rechtsherzhypertrophie.

28.2.2 Therapie

- **Therapieziel**

Die kausale Therapie des isolierten hämodynamisch relevanten VSD ist in den meisten Fällen der chirurgische Verschluss über eine mediane Sternotomie unter Einsatz der Herz-Lungen-Maschine über eine Rechtsatriotomie. Nur bei geeigneter Anatomie ist in seltenen Einzelfällen der katheterinterventionelle Verschluss sinnvoll.

- **Therapieprinzip**

Neonaten mit Herzinsuffizienzeichen profitieren bis zum operativen VSD-Verschluss nicht selten von einer symptomatischen antikongestiven Therapie mit β-Blocker, Diuretika, Aldosteronantagonisten, ACE-Hemmern und hochkalorischer Ernährung.

> Ein großer, nichtrestriktiver VSD sollte innerhalb der ersten 3–6 Lebensmonate verschlossen werden, um die Gefahr einer irreversiblen pulmonalarteriellen Hypertonie zu vermeiden.

Ein kleiner VSD ohne hämodynamische Relevanz bei asymptomatischen Patienten benötigt keine Behandlung, bedarf allerdings eine lebenslange Nachsorge. Bei Nachweis einer neu diagnostizierten Aortenklappeninsuffizienz (Venturi-Effekt) besteht die Indikation zum Defektverschluss unabhängig von Defektgröße und Alter.

> Patienten mit erhöhten pulmonalen Widerständen und erhaltener pulmonaler Vasoreagi-

bilität haben bei einem VSD-Verschluss ein erhöhtes postoperatives Risiko und erfordern eine individuelle Indikationsstellung und Therapieplanung. Bei fixierter pulmonalarterieller Hypertonie ist ein VSD-Verschluss kontraindiziert.

Bei sehr großen, hämodynamisch relevanten (muskulären) Defekten („Swiss-cheese-VSD") kann palliativ bei ineffektiver medikamentöser Therapie in den ersten Lebenswochen eine operative Bändelung des Pulmonalarterienstamms erfolgen.

- Monitoring/Verlauf

Bis zur VSD-Korrektur sind kurzfristige kinderkardiologische Verlaufskontrollen notwendig. Perioperativ kann in seltenen Fällen ein AV-Block III° auftreten, der eine Schrittmacherimplantation nach sich zieht.

- Prognose

Die Prognose ist sehr gut. Patienten mit zeitgerechtem und effektivem VSD-Verschluss sind körperlich uneingeschränkt belastbar und dürfen an Freizeit- und Wettkampfsport teilnehmen.

Unbehandelt kann ein VSD dazu führen, dass die Betroffenen bereits im jungen Erwachsenenalter in einer Eisenmenger-Situation versterben.

- Prävention

Eine spezifische Prävention gibt es nicht.

- Qualitätssicherung

Die Durchführung der Diagnostik und Therapie erfolgt durch Ärzte für Kinder- und Jugendmedizin mit Schwerpunktbezeichnung Kinderkardiologie bzw. bei Erwachsenen durch EMAH-zertifizierte Ärzte.

28.3 Atrioventrikulärer Septumdefekt (AVSD)

28.3.1 Grundlagen

Der AVSD ist embryologisch ein Endokardkissendefekt mit typischer Fehlentwicklung der AV-klappennahen Anteile des Vorhof- und Ventrikelseptums sowie der AV-Klappen. Der AVSD macht 3–5 % aller angeborenen Herzfehler aus. Es wird zwischen balanciertem AVSD (90 %) und AVSD mit Hypoplasie eines Ventrikels (10 %) unterschieden.

> Zu 60 % ist ein AVSD mit einer Trisomie 21 vergesellschaftet. 40 % aller Patienten mit Trisomie 21 haben eine kardiale Fehlbildung, wovon der AVSD am häufigsten ist.

Typische anatomische Merkmale sind:
- Fehlanlage des atrioventrikulären Septums (ASD I + Inlet-VSD),
- Fehlanlage der AV-Klappen mit 2 getrennten oder einem gemeinsamen Ostium mit unterschiedlicher Anzahl und Morphe der Segel,
- Verlagerung des AV-Knotens und des Reizleitungssystems.

Differenziert werden:
- Partieller AVSD (pAVSD): Es besteht ausschließlich ein ASD I. Der Inlet-VSD wird von einer Gewebebrücke verschlossen. Die gemeinsame AV-Klappe weist 2 Öffnungen auf. In der linksseitigen AV-Klappenöffnung besteht eine Spaltbildung („cleft"), die eine Insuffizienz bewirkt.
- Kompletter AVSD (cAVSD): Es liegt ein ASD I und ein nichtrestriktiver Inlet-VSD vor. Die AV-Klappe hat eine gemeinsame Öffnung, wobei die links- und rechtsventrikulären Anteile der AV-Klappe durch ein anteriores und posteriores Brückensegel miteinander verbunden sind.
- Intermediärer AVSD: Es handelt sich um die häufigste Übergangsform zwischen einem pAVSD und einem cAVSD. So liegen ein ASD I und ein häufig restriktiver Inlet-VSD vor. Die gemeinsame AV-Klappe weist 2 AV-Klappenöffnungen auf.

> Die Hämodynamik ist abhängig vom Ausmaß des Shuntvolumens auf Vorhof- und Ventrikelebene und von der AV-Klappeninsuffizienz.

- Diagnostik

Beim AVSD gibt es richtungsweisende **EKG-Befunde**: Typisch ist ein überdrehter Linkstyp durch die Verlagerung des Reizleitungssystems sowie ein verlängertes PQ-Intervall aufgrund einer intraatrialen Leitungsverzögerung und einem inkompletten Rechtsschenkelblock (rsR' rechts präkordial).

Echokardiografische Beurteilung des atrioventrikulären Septums (ASD I, Inlet-VSD), der AV-Klappe, den Brückensegeln und der Ventrikelgrößen.

Eine diagnostische **Herzkatheteruntersuchung** ist in der Regel nicht sinnvoll. Sie sollte jedoch jenseits des ersten Lebensjahres bei Verdacht auf eine fixierte pulmonalarterielle Hypertonie mit Testung der pulmonalen Vasoreagibilität zur Abschätzung des Operationsrisikos bzw. der Operabilität vorgenommen werden.

> Eine fixierte pulmonalarterielle Hypertonie (PAH) kann sich insbesondere bei Kindern mit Trisomie 21 sehr früh, nämlich bereits zum Ende des 1. Lebenshalbjahrs entwickeln.

28.3.2 Therapie

■ **Therapieziel**

Das Therapieziel des AVSD ist die herzchirurgische Korrekturoperation. In Abhängigkeit von den möglichen Formen des Defekts kann der optimale Operationszeitpunkt variabel sein. Eine längerfristige pulmonalarterielle Hypertonie muss unbedingt vermieden werden.

— Inkompletter und intermediärer AVSD führen zu einer Volumenbelastung des rechten Vorhofs und Ventrikels sowie der Pulmonalarterien ähnlich wie bei einem ASD. In der frühen Kindheit bleibt der Defekt oft asymptomatisch.
— Bei einem kompletten AVSD ist die Hämodynamik vergleichbar mit einem großen nichtrestriktiven VSD mit überwiegendem Links-Rechts-Shunt, Druckangleich in beiden Kammern, biventrikulärer Volumenbelastung und Lungenüberflutung. Die Patienten fallen im frühen Säuglingsalter mit Zeichen der Herzinsuffizienz (Tachydyspnoe, Trinkschwäche, Gedeihstörung, Schwitzen) auf.
— Der typische Auskultationsbefund ist ein 2–3/6 Systolikum mit p. m. über dem 2.–4. ICR links parasternal als Ausdruck einer relativen Pulmonalstenose und ein fixiert gespaltener 2. Herzton.

■ **Therapieprinzip**

Die kausale Behandlung des AVSD ist der chirurgische Verschluss der atrioventrikulären Septumdefekte und die Rekonstruktion der gemeinsamen AV-Klappe. Eine katheterinterventionelle Behandlung ist nicht möglich.

■ **Therapeutisches Vorgehen**

Unterschiedliche Operationsverfahren sind möglich:

■■ **Operation über eine mediane Sternotomie mit Einsatz der Herz-Lungen-Maschine**
— **Partieller AVSD**: Der ASD I wird mit einem Patch verschlossen und die Spaltbildung („cleft") mit Naht versorgt.
— **Kompletter AVSD**: Der ASD I und der Inlet-VSD werden mittels Patch in Ein- oder Zwei-Patch-Technik verschlossen und die AV-Klappe rekonstruiert. Liegt eine Spaltbildung vor, wird diese mit Naht versorgt.
— Bei einem **unbalancierten AVSD** ist eine biventrikuläre Korrektur nicht möglich und es kann nur eine univentrikuläre Palliation nach dem Fontan-Prinzip durchgeführt werden.

Die Operation sollte bei einem kompletten AVSD zwischen dem 3.–6. Lebensmonat erfolgen. Zur Behandlung der präoperativen Herzinsuffizienz wird eine medikamentöse antikongestive Therapie bestehend aus β-Blocker, ACE-Hemmern, Aldosteronantagonisten und Diuretika angewandt. Bei inadäquater Gewichtszunahme sollte zusätzlich eine hochkalorische Ernährung erfolgen.

Bei unzureichendem Ansprechen auf die medikamentöse Therapie kann als überbrückende Maßnahme bis zur endgültigen Korrektur die operative Bändelung der Pulmonalarterie erfolgen.

Bei asymptomatischen Patienten mit einem inkompletten oder einem intermediären AVSD wird die Korrekturoperation in der Regel im Alter von 2–4 Jahren durchgeführt.

> Bei fixierter pulmonalarterieller Hypertonie ist eine operative Korrektur kontraindiziert.

- **Monitoring/Verlauf**

Bis zur endgültigen Korrekturoperation sind kurzfristige kinderkardiologische Verlaufskontrollen notwendig. Postoperativ besteht ein geringes Risiko für einen AV-Block III°, der eine Schrittmacherimplantation erforderlich machen kann, sowie eine Insuffizienz bzw. Stenose der rekonstruierten AV-Klappen.

Die Reoperationsrate beträgt etwa 10 %. Lebenslange kardiologische Verlaufskontrollen sollten auch im Erwachsenenalter mindestens alle 3–5 Jahre erfolgen, um die Entstehung eine späteren pulmonalarteriellen Hypertonie nicht zu übersehen, sondern frühzeitig medikamentös behandeln zu können.

- **Prognose**

Zeitgerecht und effektiv behandelte Patienten haben insgesamt eine sehr gute Langzeitprognose, die körperliche Belastbarkeit im Alltag ist meist uneingeschränkt und sportliche Aktivitäten sind möglich.

28.4 Persistierender Ductus arteriosus (PDA)

28.4.1 Grundlagen

Der PDA ist definiert als pathologische Persistenz der pränatal physiologischen Gefäßverbindung zwischen Aorta und Pulmonalarterie. Der isolierte PDA betrifft ca. 5 % aller angeborenen Herzfehler. Bei komplexen Herzfehlern kann ein PDA bei Neugeborenen das Überleben sichern (duktusabhängige System- oder Lungenperfusion).

Pränatal fungiert der Ductus arteriosus als Kurzschlussverbindung zur Umgehung des Lungenkreislaufs (fetaler Rechts-Links-Shunt), postnatal verschließt sich der PDA meist spontan in der ersten Lebenswoche.

> Nimmt eine Schwangere Prostaglandin-E_2-Synthesehemmer wie ASS oder Ibuprofen ein, kann dies bereits intrauterin zu einem vorzeitigen PDA-Verschluss führen – mit der Folge einer schweren Rechtsherzbelastung des Ungeborenen.

Postnatal führt der Abfall des pulmonalen Gefäßwiderstands zur Shuntumkehr. Jenseits der Neugeborenenperiode ist der PDA durch einen systolisch-diastolischen Links-Rechts-Shunt charakterisiert und bewirkt eine Volumenbelastung des Lungenkreislaufs mit konsekutiver Linksherzbelastung.

Differenziert werden:
- Stiller PDA („silent duct"): sehr kleiner PDA, auskultatorisch nicht nachweisbar, meist Zufallsbefund.
- Hämodynamisch unbedeutender PDA: Auskultatorisch nachweisbarer PDA ohne relevante Volumenbelastung und Herzinsuffizienzzeichen.
- Hämodynamisch relevanter PDA: Pulmonale Volumenbelastung und Linksherzvergrößerung sowie Herzinsuffizienzzeichen (Tachydyspnoe, Trinkschwäche, Gedeihstörung, Schwitzen).

Durch den diastolischen Abfluss des Blutes aus der Aorta in die Pulmonalarterie sind die peripheren Pulse auffällig kräftig (Pulsus celer et altus). Die Blutdruckamplitude ist groß. Besteht postnatal eine unphysiologische pulmonale Widerstandserhöhung (z. B. persistierende pulmonale Hypertonie des Neugeborenen) besteht über dem PDA ein Rechts-Links-Shunt mit geringerer postduktaler O_2-Sättigung (Differenzialzyanose).

- **Diagnostik**

Früh postnatal rein systolisches Herzgeräusch mit p. m. über dem 2./3. ICR links parasternal mit Ausstrahlung in den Rücken. Nach Abfall des Lungengefäßwiderstands ist ein typisches kontinuierliches Maschinengeräusch (systolisch-diastolisches Herzgeräusch) auskultierbar.

Ein PDA lässt sich in der Regel gut **echokardiografisch** in der parasternal kurzen Achse im 2. ICR links darstellen.

Das **EKG** zeigt bei einem hämodynamisch bedeutsamen PDA jenseits der Neugeborenenperiode Zeichen der Linksherzbelastung. Rechtsherzbelastungszeichen jenseits der Neugeborenenperiode sind als relevante pulmonale Widerstandserhöhung zu werten.

28.4.2 Therapie

■ Therapieziel

Die kausale Behandlung des isolierten PDA ist der Verschluss bei signifikantem Links-Rechts-Shunt mit Volumenbelastung des linken Herzens.

■ Therapieprinzip

Indikationen für einen PDA-Verschluss sind:
- großer PDA + Herzinsuffizienzzeichen,
- mittelgroßer PDA mit Linksherzbelastungszeichen und/oder Herzinsuffizienzzeichen,
- kleiner PDA + typischer Auskultationsbefund.

Bei asymptomatischen Patienten ohne Nachweis einer Linksherzbelastung kann der PDA jenseits der ersten Lebensjahre verschlossen werden. Ältere Patienten werden nach Diagnosestellung behandelt. Mittelgroße bzw. große PDA und Nachweis einer Linksherzbelastung und/oder Herzinsuffizienzzeichen sollten – nach Ausschluss einer fixierten PAH – in jedem Lebensalter verschlossen werden.

■ Therapeutisches Vorgehen

> Bei einem asymptomatischen Patienten mit Zufallsbefund eines „stillen" (nicht auskultierbaren) kleinen PDA besteht keine Verschlussindikation.

Kontraindikationen gegen einen PDA-Verschluss sind ein
- großer PDA mit Rechts-Links-Shunt und persistierender pulmonaler Hypertonie des Neugeborenen oder fixierter pulmonaler Hypertonie,
- Vorliegen eines duktusabhängigen Herzfehlers.

Vorgehen:
- **Intervention**: Meist kann ein PDA jenseits des Säuglingsalters, wenn mit einem Spontanverschluss nicht mehr zu rechnen ist, katheterinterventionell verschlossen werden. Neue Occluder erlauben nun auch den interventionellen Verschluss bei ausgewählten symptomatischen Früh- und Neugeborenen.
- **Operation**: Bei ungünstiger Anatomie kann der Verschluss operativ erfolgen. Die Operation erfolgt über eine linkslaterale Thorakotomie. Nach Identifikation des PDA wird dieser mittels Clip verschlossen.

■ Monitoring/Verlauf

Bei unauffälligem Verlauf ist die regelmäßige Nachsorge auf 2–3 Jahre begrenzt. Der stille unverschlossene PDA sollte echokardiografisch alle 5–10 Jahre nachuntersucht werden.

Es besteht keine Indikation zur Endokarditisprophylaxe.

■ Prognose

Patienten mit zeitgerechtem und effektivem PDA-Verschluss haben im weiteren Verlauf eine sehr gute Lebensqualität ohne relevante Einschränkungen, Freizeit- und Wettkampfsport sind möglich. Die Prognose ist sehr gut.

? Fragen zur Wiederholung

1. Welche Aussage ist richtig? Der mittelgroße isolierte Vorhofseptumdefekt …
   a. führt im Säuglings- und Vorschulalter meist zu schweren Gedeihstörungen.
   b. weist bereits im Säuglingsalter einen ausgeprägten Rechts-Links-Shunt auf und führt damit zur Zyanose (O_2-Sättigung < 75 %).
   c. kann und soll ab dem Vorschulalter meist interventionell im Herzkatheterlabor mit einem Occluder verschlossen werden.
   d. sollte unbedingt im ersten Lebensjahr operiert werden, um der späteren Eisenmenger-Reaktion vorzubeugen.
   e. braucht erst im späteren Erwachsenenalter verschlossen werden.

2. Bei einem Kind mit sehr großem Ventrikelseptumdefekt ist …
   a. der Druck im rechten Ventrikel höher als im linken Ventrikel.
   b. der Druck im rechten Ventrikel niedriger als im linken Ventrikel.
   c. die O_2-Sättigung in der Pulmonalarterie ungefähr gleich wie in der oberen Hohlvene.
   d. die O_2-Sättigung in der Pulmonalarterie höher als in der oberen Hohlvene.

e. die O_2-Sättigung in der rechten Pulmonalarterie niedriger als in der linken.

3. Welche Antwort ist richtig? Bei einem Säugling mit großem Ventrikelseptumdefekt ...
   a. sollte bei einer bakteriellen Atemwegsinfektion eine Sättigung >93 % angestrebt werden.
   b. ist eine antikongestive Therapie selten notwendig.
   c. ist die kausale Therapie der interventionelle Verschluss.
   d. sollte vor dem Verschluss eine Vasoreagibilitätstestung erfolgen.
   e. sollte der Defekt im Alter von 3–6 Monaten verschlossen werden.

Weiterführende Literatur

Alkashkari W, Albugami S, Hijazi ZM (2020) Current practice in atrial septal defect occlusion in children and adults. Expert Rev Cardiovasc Ther 18(6):315–329. https://doi.org/10.1080/14779072.2020.1767595

Baruteau AE, Hascoët S, Baruteau J, Boudjemline Y, Lambert V, Angel CY, Belli E, Petit J, Pass R (2014) Transcatheter closure of patent ductus arteriosus: past, present and future. Arch Cardiovasc Dis 107(2):122–132. https://doi.org/10.1016/j.acvd.2014.01.008

Feltes TF, Bacha E, Beekman RH 3rd et al (2011) Indications for cardiac catheterization and intervention in pediatric cardiac disease: a scientific statement from the AHA. Circulation 123(22):2607–2652. https://doi.org/10.1161/CIR.0b013e31821b1f10

Geva T, Martins JD, Wald RM (2014) Atrial septal defects. Lancet 383(9932):1921–1932. https://doi.org/10.1016/S0140-6736(13)62145-5

Holzer RJ, Sallehuddin A, Hijazi ZM (2016) Surgical strategies and novel alternatives for the closure of ventricular septal defects. Expert Rev Cardiovasc Ther 14(7):831–841. https://doi.org/10.1586/14779072.2016.1169923

Rao PS, Harris AD (2018) Recent advances in managing septal defects: ventricular septal defects and atrioventricular septal defects. F1000Res. https://doi.org/10.12688/f1000research.14102.1

Sathanandam SK, Gutfinger D, O'Brien L, Forbes TJ, Gillespie MJ, Berman DP et al (2020) Amplatzer Piccolo Occluder clinical trial for percutaneous closure of the patent ductus arteriosus in patients ≥700 grams. Cathet Cardio Intervent 96(6):1266–1276

Schwedler G, Lindinger A, Lange PE, Sax U, Olchvary J, Peters B, Bauer U, Hense HW (2011) Frequency and spectrum of congenital heart defects among live births in Germany : a study of the Competence Network for Congenital Heart Defects. Clin Res Cardiol 100(12):1111–1117. https://doi.org/10.1007/s00392-011-0355-7

St Louis JD, Jodhka U, Jacobs JP, He X, Hill KD, Pasquali SK, Jacobs ML (2014) Contemporary outcomes of complete atrioventricular septal defect repair: analysis of the Society of Thoracic Surgeons Congenital Heart Surgery Database. J Thorac Cardiovasc Surg 148(6):2526–2531. https://doi.org/10.1016/j.jtcvs.2014.05.095

Azyanotische Herzfehler mit Obstruktion

Rouven Kubicki

Inhaltsverzeichnis

29.1 Valvuläre Aortenstenose (AS) – 308
29.1.1 Grundlagen – 308
29.1.2 Therapie – 308

29.2 Valvuläre Pulmonalstenose (PS) – 310
29.2.1 Grundlagen – 310
29.2.2 Therapie – 310

29.3 Aortenisthmusstenose (Coarctatio aortae, CoA) – 312
29.3.1 Grundlagen – 312
29.3.2 Therapie – 312

Literatur – 314

© Springer-Verlag GmbH Deutschland, ein Teil von Springer Nature 2024
B. Stiller et al. (Hrsg.), *Kardiologie – Pneumologie – Allergologie – HNO*, Therapie der Krankheiten im Kindes- und Jugendalter, https://doi.org/10.1007/978-3-662-65542-9_29

29.1 Valvuläre Aortenstenose (AS)

29.1.1 Grundlagen

Die valvuläre AS ist neben der supra- und subvalvulären AS die häufigste Form der Aortenstenose und betrifft 3–5 % aller angeborenen Herzfehler. Sie kann durch eine Hypoplasie des Klappenrings, eine Verwachsung oder Verdickung der Klappensegel resultieren. Häufig liegt eine bikuspide Aortenklappe vor.

Es werden 3 Schweregrade, abhängig vom mittleren Druckgradienten unterschieden. Die kritische valvuläre AS des Neugeborenen ist durch eine myokardiale Funktionseinschränkung mit ductusabhängiger Systemperfusion charakterisiert. Der Übergang zum hypoplastischen Linksherzsyndrom ist fließend, da bereits intrauterin durch die kritische Druckbelastung im linken Ventrikel sekundär eine Endokardfibroelastose mit restriktiver Funktionsstörung resultieren kann.

- **Klinik**

Die kritische valvuläre AS manifestiert sich bei Neugeborenen mit rasch progredienten Herzinsuffizienzzeichen (Schwitzen, Tachydyspnoe, Trinkschwäche, Gedeihstörung) und verminderter Systemperfusion bis hin zum kardiogenen Schock.

Jenseits der Neonatalperiode verursacht eine valvuläre AS selbst bei hoher Druckbelastung mit kompensatorischer Myokardhypertrophie lange Zeit keine Symptome. Pektanginöse Beschwerden, Arrhythmien, Synkopen und plötzlicher Herztod charakterisieren eine schwere valvuläre AS und können durch Belastung induziert werden.

Typisch ist ein Systolikum mit p. m. im 2. ICR rechts parasternal mit Fortleitung in die Karotiden.

> Aufgrund der verminderten linksventrikulären Auswurfleistung kann ein Systolikum bei Neugeborenen mit einer kritisch vavulären AS fehlen.

- **Diagnostik**

Die **echokardiografische Beurteilung** des Klappenrings, der Klappenmorphologie und der linksventrikulären Funktion. Typischerweise zeigen sich eine domförmige Klappenöffnung und eine poststenotische Erweiterung der Aorta ascendens. Die Ermittlung des Stenosegrads erfolgt mittels Doppleruntersuchung.

EKG-Veränderungen mit Zeichen der Linksherzbelastung und Repolarisationsstörungen lassen sich erst bei höhergradigen Stenosen nachweisen. Das EKG dient der Ischämiediagnostik und Rhythmuskontrolle.

Bei kritischer AS findet sich im **Röntgenbild des Thorax** eine Kardiomegalie und Zeichen des Lungenödems.

29.1.2 Therapie

- **Therapieziel**

Die kausale Behandlung der valvulären AS besteht in der Beseitigung der Stenose.

- **Therapieprinzip**

Indikationen zur Beseitigung der Stenose sind:
- kritisch valvuläre AS unabhängig vom Druckgradienten,
- Patienten mit Herzinsuffizienzzeichen unabhängig vom Druckgradienten,
- asymptomatische Patienten mit einem maximalen systolischen Druckgradienten > 70 mmHg oder mittlerer Druckgradienten > 40 mmHg sowie
- Nachweis einer eingeschränkten linksventrikulären Herzfunktion oder Repolarisationsstörungen.

Bei altersentsprechendem Aortenklappendurchmesser stehen prinzipiell die katheterinterventionelle Ballonvalvuloplastie oder die operative Kommissurotomie als Therapieoptionen zur Verfügung. Bei Hypoplasie des Aortenklappenrings oder sehr dysplastischen Klappensegeln ist eine Ross-Operation zu erwägen. Liegt gleichzeitig ein hypoplastischer linker Ventrikel vor, ist nur eine univentrikuläre Palliation möglich (▶ Kap. 30).

- **Therapeutisches Vorgehen**

Interventionelle und operative Therapieoptionen stehen zur Verfügung.

Interventionelle Behandlung

Wenn möglich wird ein antegrader Zugangsweg über die V. femoralis gewählt. Wenn das nicht möglich ist, muss auf den retrograden Weg über die A. femoralis oder über die A. carotis ausgewichen werden. Der Durchmesser des Dilatationsballons orientiert sich am Aortenklappendurchmesser und sollte 80–90 % betragen, um das Risiko einer postinterventionellen Insuffizienz zu minimieren.

Operative Behandlung

Operative Techniken bestehen vorzugsweise aus dem Klappenerhalt mittels Kommissurotomie und Klappenplastik. Bei der Kommissurotomie werden die miteinander verwachsenen Klappensegel voneinander getrennt und verdickte Taschen werden ausgedünnt. Bei unbefriedigendem Ergebnis mit höhergradiger Aorteninsuffizienz ist ein Klappenersatz notwendig:

1. Bei der **Ross-Operation** wird die patienteneigene Pulmonalklappe in Aortenposition implantiert und die Pulmonalklappe durch eine biologische Klappe ersetzt. Im Langzeitverlauf ist mit Folgeoperationen sowohl im Bereich der Pulmonal- wie auch der Aortenklappe zu rechnen. Die Ross-Operation kann bereits bei Neugeborenen erfolgen (Sharabiani et al. 2016). Bei hypoplastischem Aortenklappenring bzw. einer linksventrikulären Ausflusstraktobstruktion wird gleichzeitig der Aortenklappenring gespalten und eine Erweiterungsplastik des Ausflusstraktes durchgeführt (**Ross-Konno-Operation**) (Luxford et al. 2022).
2. Der **biologische Aortenklappenersatz** mit einem Homograft oder Xenograft ist im Kindesalter ungünstig. Der Nachteil liegt in der Entwicklung früher Degenerationsprozesse. Bei jedem rezidivierendem Aortenklappenersatz müssen auch die Koronararterien mit verpflanzt werden. Eine Antikoagulation ist nicht notwendig.
3. Der **mechanische Aortenklappenersatz** bietet den Vorteil einer langen Haltbarkeit, allerdings ist eine Antikoagulation mit Vitamin-K-Antagonisten notwendig. Mechanische Aortenklappen wachsen nicht mit und sind für Säuglinge größenbedingt nicht vorhanden. Bei Frauen mit Kinderwunsch muss das teratogene Potenzial von Vitamin-K-Antagonisten abgewogen werden.

Alle operativen Maßnahmen erfolgen über eine mediane Sternotomie unter Einsatz der Herz-Lungen-Maschine.

> Bei Neugeborenen mit einer kritischen valvulären AS ist die Indikation zur Behandlung unabhängig vom Druckgradienten immer gegeben. Zur Sicherstellung der Systemperfusion muss der Duktus arteriosus mit Prostaglandin-E-Infusion bis zur Intervention/Operation offengehalten werden. Zur Unterstützung bei Linksherzinsuffizienz können Katecholamine und Diuretika notwendig sein. Bei einem Lungenödem ist eine maschinelle Beatmung mit hohem PEEP indiziert, eine Azidose ist auszugleichen.

Bei valvulärer AS jenseits der Neugeborenenperiode ist sowohl eine primäre Ballonvalvuloplastie als auch ein chirurgisches Verfahren möglich. Die Ergebnisse der Ballonvalvuloplastie sind vergleichbar mit der chirurgischen Kommissurotomie. Chirurgische Folgeeingriffe sind nicht selten, allerdings kann mit interventionellen Verfahren ein Klappenersatz über Jahre hinausgeschoben werden.

Monitoring/Verlauf

Nach Diagnosestellung sind regelmäßige kinderkardiologische Kontrollen notwendig. Nach interventioneller oder chirurgischer Behandlung muss auf die Entwicklung einer Restenose, einer Insuffizienz und das Auftreten von Arrhythmien geachtet werden.

Hinsichtlich körperlicher Aktivitäten gilt:
- Prinzipiell dürfen Kinder mit leichter valvulärer AS sportlich aktiv sein. Patienten ohne Symptome und leichter valvulärer AS ohne EKG-Auffälligkeiten dürfen uneingeschränkt Sport treiben.
- Besteht eine Stenose mit einem maximalen systolischen Druckgradienten zwischen 40–70 mmHg sind isometrische Belastungen und sportliche Aktivitäten mit hohen dynamischen Komponenten verboten, Schulsport ist in der Regel möglich.

- Absolutes Sportverbot besteht bei einem maximalen systolischen Druckgradienten > 70 mmHg.

- **Prognose**

Die Langzeitprognose ist insgesamt gut. Nach biologischem Aortenklappenersatz sowie einer Ross-(Konno)-Operation sind aufgrund von Klappendegenerationen und Wachstum Reoperationen notwendig. Ebenso ist nach Ballonvalvuloplastie oder operativer Kommissurotomie/Valvulopastie infolge möglicher Restenosierung oder Klappeninsuffizienzen mit Folgeeingriffen zu rechnen.

- **Prävention**

Eine spezifische Prävention gibt es nicht.

- **Qualitätssicherung**

Katheterinterventionelle und operative Eingriffe an der Aortenklappe sollten nur in einem Zentrum durchgeführt werden, welches der gBA-Kinderherzrichtlinie entspricht und zusätzlich auch über ein ausreichend großes Patientenvolumen verfügt.

29.2 Valvuläre Pulmonalstenose (PS)

29.2.1 Grundlagen

Die valvuläre PS ist häufig und betrifft 6 % aller angeborenen Herzfehler. Sie kann mit genetischen Syndromen (z. B. Noonan-Syndrom) assoziiert sein.

Bei der valvulären PS ist die Klappe meist verdickt und die Klappensegel können miteinander verschmolzen sein. Der Klappenring ist in der Regel normal weit. Eine Sonderform ist die dysplastische Pulmonalklappe, bei der meist der Pulmonalklappenring hypoplastisch ist und die Klappensegel myxödematösbedingt extrem verdickt sind.

Es werden 3 Schweregrade unterschieden, abhängig vom maximalen systolischen Druckgradienten und der Klappenöffnungsfläche. Die kritische PS ist definiert als hochgradige Stenose, bei der die Lungenperfusion ductusabhängig ist.

- **Klinik**

In Ruhe kann das Herzzeitvolumen lange aufrechterhalten werden, erst bei körperlicher Belastung oder Rechtsherzinsuffizienz gelingt dies nicht mehr. Die Patienten sind selbst bei hochgradigen Stenosen lange Zeit beschwerdefrei. Unbehandelt führt eine höhergradige Stenose langfristig zu Tachydyspnoe, Leistungsminderung, Hepatosplenomegalie, Thoraxschmerzen sowie Synkope, insbesondere bei Belastung.

Bei der kritisch valvulären PS bestehen bereits wenige Tage nach Geburt eine Tachydyspnoe und eine zentrale Zyanose. Wenn sich der Ductus arteriosus verschließt, resultiert eine lebensbedrohliche Hypoxämie.

Auskultatorisch liegt ein systolisches Austreibungsgeräusch mit p.m. im 2. ICR links parasternal vor. Der 2. Herzton ist gespalten. Bei höhergradiger Stenose findet sich ein tastbares systolisches Schwirren.

- **Diagnostik**

Eine **echokardiografische Beurteilung** des Pulmonalklappenrings und der Klappenanatomie ist erforderlich. Typischerweise lassen sich eine domförmige Klappenöffnung und eine poststenotische Erweiterung des Truncus pulmonalis nachweisen.

EKG-Veränderungen mit Rechtsherzbelastungszeichen und Repolarisationsstörungen lassen sich erst bei höhergradiger Stenose nachweisen.

29.2.2 Therapie

- **Therapieziel und -prinzip**

Die kausale Behandlung der valvulären PS besteht in der Beseitigung der Stenose.

- **Therapeutisches Vorgehen**

> Bei Neugeborenen mit einer kritischen valvulären PS ist die Indikation zur Ballondilatation unabhängig vom Druckgradienten immer gegeben. Zur Sicherstellung der Lungenperfusion muss der Ductus arteriosus mit Prostaglandin-E-Infusion wiedereröffnet und bis zur Intervention/Operation offengehalten werden.

Interventionelle Behandlung

Bei der katheterinterventionellen Ballonvalvuloplastie wird in der Regel ein antegrader Zugangsweg über die V. femoralis gewählt. Der Durchmesser des Dilatationsballons orientiert sich am Durchmesser der Pulmonalklappe und beträgt 120–140 %. Postinterventionell kann eine Insuffizienz resultieren, die klinisch gut toleriert wird. Wenig Erfolg versprechend ist die Ballonvalvuloplastie bei Vorliegen einer subvalvulären Stenose und bei einer dysplastischen Pulmonalklappe.

Die Ballonvalvuloplastie ist ein Verfahren mit guter Langzeitprognose, die Freiheit von Reinterventionen beträgt 95, 88 und 84 % nach 5, 10 und 20 Jahren (Voet et al. 2012). Die Reinterventionsrate ist bei dysplastischen Klappen höher.

Chirurgische Behandlung

Bei Versagen der interventionellen Therapie besteht die Indikation zur chirurgischen Behandlung: Primär erfolgt eine Kommissurotomie fusionierter Segel unter Einsatz der Herz-Lungen-Maschine. Bei dysplastischer Klappe können die verdickten Segel durch Shaving oder partielle Exzision mobilisiert werden. Bei einem engen Klappenring ist dieser zu erweitern (z. B. mit einem transanulären Patch). Bei reaktiver subvalvulärer PS kann eine begleitende Myektomie mit oder ohne Patchplastik des rechtsventrikulären Ausflusstraktes erfolgen.

Zur Optimierung des Links-Rechts-Shunts über den Ductus arteriosus kann der periphere Systemwiderstand angehoben (z. B. mit Norepinephrin) und der pulmonale Gefäßwiderstand (z. B. mit O_2-Gabe, Hyperventilation, alkalischem pH) gesenkt werden. Die Ballonvalvuloplastie ist unverzüglich durchzuführen. Postinterventionell tritt häufig eine subvalvuläre Stenose durch das hyperreaktive Infundibulum auf. Diese ist mit einem β-Blocker zu behandeln.

Bei älteren Kindern besteht die Indikation zur Behandlung einer valvulären PS ab einem maximalen systolischen Druckgradienten > 60 mmHg (hochgradige Stenose). Bei asymptomatischen Patienten mit normaler rechtsventrikulärer Funktion und einem maximalen systolischen Druckgradienten zwischen 40–60 mmHg (mittelgradige Stenose) kann eine Behandlung erfolgen; sobald Symptome (Leistungsminderung, Tachydyspnoe, Thoraxschmerz, Synkope, Gedeihstörung) auftreten, besteht die Indikation zur Beseitigung der Stenose.

Wenn ein Pulmonalklappenersatz nötig ist, steht neben der Operation mit Herz-Lungen-Maschine bei älteren Kindern und Jugendlichen in Abhängigkeit der Anatomie auch die perkutane Pulmonalklappenimplantation (PPVI) mittels Herzkatheter über den Zugang der V. femoralis zur Verfügung.

Monitoring/Verlauf

Nach Diagnosestellung sind regelmäßige kinderkardiologische Kontrollen notwendig. Im Langzeitverlauf muss auf die Entwicklung einer Restenose, einer Insuffizienz und auf die rechtsventrikuläre Herzfunktion geachtet werden.

Körperliche Aktivitäten sind in Abhängigkeit vom Druckgradienten möglich:
- Patienten ohne Symptome mit einem maximalen Druckgradienten < 40 mmHg und einer normalen Rechtsherzfunktion sollen sich uneingeschränkt körperlich belasten, auch kompetitiver Sport ist möglich.
- Besteht eine Restenose mit einem maximalen Druckgradienten > 40 mmHg sollte von Wettkampfsport abgeraten bzw. zuvor eine Behandlung erfolgen.
- Bei relevanter Pulmonalklappeninsuffizienz und Rechtsherzvergrößerung ist die Ausübung von Sportarten niedriger bis moderater dynamischer und statischer Belastung möglich.

Prognose

Nach erfolgreicher Ballonvalvuloplastie oder chirurgischer Kommissurotomie ist die Prognose sehr gut.

Prävention

Eine spezifische Prävention gibt es nicht.

Qualitätssicherung

Die Durchführung der Diagnostik und Therapie erfolgt durch Ärzte für Kinder- und Jugendmedizin mit Schwerpunktbezeichnung Kinderkardiologie bzw. bei Erwachsenen durch EMAH-zertifizierte Ärzte.

29.3 Aortenisthmusstenose (Coarctatio aortae, CoA)

29.3.1 Grundlagen

Die Aortenisthmusstenose (CoA) ist eine Einengung der Aorta am Übergang zwischen dem distalen Aortenbogen und der Aorta descendens. Sie macht ca. 5% aller angeborenen Herzfehler aus und kann mit genetischen Syndromen (z. B. X0-Turner-Syndrom) und anderen Herzfehlern assoziiert sein.

Es werden 4 Formen differenziert:
- umschriebene CoA,
- tubuläre CoA,
- CoA mit Hypoplasie des Aortenbogens,
- kritische CoA mit ductusabhängiger Systemperfusion.

■ **Klinik**

Bei der kritischen CoA des Neugeborenen ist die Durchblutung der unteren Körperhälfte duktusabhängig. Über den offenen Ductus arteriosus wird die untere Körperhälfte mit Blut aus dem rechten Ventrikel versorgt (Rechts-Links-Shunt). Die O_2-Sättigung postduktal ist niedriger als präduktal (Differenzialzyanose). Die Neugeborenen fallen früh mit progredienten Zeichen einer Herzinsuffizienz (Tachydyspnoe, Trinkschwäche, Schwitzen, blass-livides Hautkolorit) auf. Aufgrund der Minderperfusion der unteren Körperhälfte drohen Niereninsuffizienz, Azidose und eine nekrotisierende Enterokolitis. Mit Verschluss des Ductus arteriosus resultiert durch die akute Nachlaststeigerung rasch eine linkventrikuläre Dekompensation mit Herzinsuffizienz bis hin zum kardiogenen Schock. Die Femoralispulse sind initial abgeschwächt oder können fehlen.

> Eine Blutdruckdifferenz zwischen oberer und unterer Körperhälfte kann bei offenem Ductus arteriosus fehlen.

Bei der nicht kritischen CoA besteht eine chronische Druckbelastung des linken Ventrikels, die je nach Stenosegrad zu einer kompensatorischen Myokardhypertrophie führen kann. Im Verlauf entwickeln sich Kollateralkreisläufe, sodass die Patienten jahrelang asymptomatisch bleiben können und erst im Jugendalter z. B durch einen brachiozephalen Hypertonus mit Kopfschmerzen, Schwindel und Nasenbluten auffallen. Typischerweise findet sich eine Blutdruckdifferenz zwischen oberer und unterer Körperhälfte. Die Fuß- und Leistenpulse sind abgeschwächt oder fehlen, bei Belastung können Wadenschmerzen auftreten.

■ **Diagnostik**
- Der typische **Auskultationsbefund** ist ein systolisches Herzgeräusch mit p. m. infraklavikulär und zwischen den Schulterblättern, das bei der kritischen CoA fehlen kann.
- Die Diagnosestellung erfolgt durch die **Echokardiografie**: Neben der Lage, Ausdehnung und Durchmesser der Stenose sollten auch die linksventrikuläre Funktion, der gesamte Aortenbogen mit Aortenklappenanatomie dokumentiert werden. In der Dopplermessung lässt sich ein typisches Sägezahnmuster nachweisen. Der Fluss in der Aorta abdominalis ist konsekutiv gedämpft.
- Bei älteren Kindern und Jugendlichen können im **EKG** Zeichen der Linksherzbelastung und ggf. Repolarisationsstörungen nachweisbar sein.
- Pathognomonisch sind Rippenusuren im **Röntgenbild des Thorax** bei älteren Kindern und Jugendlichen.
- Bei älteren Kindern kann eine **MRT-** oder eine **CT-Angiografie** zur genauen Beurteilung des Aortenbogens notwendig sein. Eine diagnostische **Herzkatheteruntersuchung** ist entbehrlich.

> Bei einem Stenosedurchmesser < 4 mm liegt in der Regel bei einem reifen Neugeborenen eine hämodynamisch bedeutsame CoA vor. Zusätzlich ist der Abgang der A. subclavia sinistra meist nach distal im Aortenbogen versetzt.

29.3.2 Therapie

■ **Therapieziel**

Die kausale Behandlung der CoA besteht in der Beseitigung der Stenose. Bei Nachweis eines arteriellen Hypertonus ist dieser zu behandeln.

- **Therapieprinzip**

Indikationen zur Operation sind:
- kritische CoA des Neugeborenen,
- native CoA oder Re-CoA mit Nachweis eines systolischen Blutdruckgradienten > 20 mmHg,
- native CoA oder Re-CoA mit Nachweis eines arteriellen Hypertonus oder einem Quotienten < 0,8 Stenosediameter: Durchmesser der Aorta abdominalis auf Zwerchfellniveau unabhängig vom systolischen Blutdruckgradienten.

- **Therapeutisches Vorgehen**

Operative und interventionelle Therapieoptionen stehen zur Verfügung.

- **Operation**

Im Neugeborenen- und Kleinkindesalter ist die operative Korrektur die Behandlungsmethode der Wahl. Über eine linkslaterale Thorakotomie ohne Einsatz der Herz-Lungen-Maschine wird in der Regel das stenotische Segment reseziert und mit einer erweiterten End-zu-End-Anastomose die Kontinuität der Aorta wiederhergestellt. Bei längeren Stenosen bzw. gleichzeitiger Hypoplasie des Aortenbogens ist eine End- zu-Seit-Anastomose oder eine Patch-Erweiterungsplastik nötig. Bei ausgeprägtem Befund erfolgt die Operation über eine mediane Sternotomie mit Einsatz der Herz-Lungen-Maschine, ggf. in Hypothermie mit selektiver Hirnperfusion.

Mögliche postoperative Komplikationen sind eine paradoxe arterielle Hypertonie, Restenosierung (5–10 %), Rekurrens- und Phrenikusparese, Chylothorax sowie das Postkoarktationssyndrom (kolikartige Bauchschmerzen, Übelkeit, Ileus 4–8 Tage nach Operation).

- **Interventionelle Therapie**

Bei älteren Kindern mit CoA sowie bei Patienten mit postoperativer Re-Stenose ist die katheterinterventionelle Ballonangioplastie die Behandlungsmethode der Wahl. Der maximale Ballondurchmesser sollte nicht größer als der Diameter der Aorta auf Zwerchfellhöhe gewählt werden. Bei Jugendlichen und Erwachsenen kann zusätzlich ein nachdilatierbarer Stent implantiert werden.

Spezifische postinterventionelle Komplikationen sind Gefäßaneurysmen, Aortenruptur, Re-Stenosierung, Stentdislokation und thrombembolische Komplikationen.

> Bei Neugeborenen mit einer kritischen CoA ist die Indikation zur zügigen operativen Behandlung unabhängig vom Druckgradienten immer gegeben.

Zur Sicherstellung der Systemperfusion ist unverzüglich eine Prostaglandin-E-Infusion zur Wiedereröffnung bzw. zum Offenhalten des Ductus arteriosus bis zur Operation zu beginnen.

Die interventionelle Ballonangioplastie bei Neugeborenen und jungen Säuglingen kann als palliative Maßnahme durchgeführt werden, wenn eine Operation nicht möglich ist (nekrotisierende Enterokolitis, Sepsis, Multiorganversagen).

- **Monitoring/Verlauf**

Nach interventioneller oder chirurgischer Behandlung muss auf die Entwicklung einer Restenose geachtet werden. Zusätzlich muss der Blutdruck regelmäßig kontrolliert werden.

Eine Endokarditisprophylaxe ist nach Stentimplantation sowie operativer Korrektur unter Verwendung von Fremdmaterial für die Dauer von 6 Monaten indiziert.

Bei älteren Patienten ist bei nicht aussagekräftiger Echokardiografie eine MRT oder CT-Angiografie alle 5–10 Jahre indiziert. Bei persistierendem arteriellen Hypertonus ist dieser medikamentös zu behandeln, insofern keine relevante Restenose vorliegt. Eine Belastungsuntersuchung sollte im Intervall von 3–5 Jahren durchgeführt werden. Kardiologische Verlaufskontrollen sind lebenslang durchzuführen.

> Das Risiko für eine postoperativ persistierende arterielle Hypertonie trotz effektiver Beseitigung der Stenose steigt mit einem zunehmenden Alter bei der Korrektur.

Patienten mit einem systolischen Blutdruckgradienten > 20 mmHg, einer belastungsinduzierten arteriellen Hypertonie oder einer Aortendilatation (> 3 SD) ist **Sport** bis zur definitiven Therapie nicht gestattet, ausgenommen sind Sportarten mit geringer dynamischer und ohne statische Belastung. Keine Sporteinschränkungen besteht bei einer nativen oder behandelten CoA mit einem Druckgradienten < 20 mmHg, fehlendem Belastungshypertonus und keiner Erweiterung der Aorta (< 3 SD). Ausdauersport wird empfohlen, statische Belastungen mit hoher Intensität sollen vermieden werden.

- **Prognose**

Nach erfolgreicher Behandlung ist die Prognose sehr gut.

Patienten mit nicht behandelter CoA haben eine eingeschränkte Lebenserwartung. Typische Langzeitrisiken sind Aortenaneurysmen, -ruptur oder -dissektion, Herzinfarkt, Schlaganfall und Netzhautschäden.

? Fragen zur Wiederholung

1. Ein Neugeborenes wird von seinen Eltern am 10. Lebenstag beim Kinderarzt aufgrund von Trinkschwäche, Tachypnoe und Schwitzen vorgestellt. In der klinischen Untersuchung können keine Leistenpulse getastet werden. Welche Aussage ist korrekt?
   a. Die Diagnosesicherung erfolgt mittels Echokardiographie.
   b. Bei fehlender Blutdruckdifferenz zwischen oberer und unterer Körperhälfte ist eine Aortenisthmusstenose unwahrscheinlich.
   c. Bei einer kritischen Aortenisthmusstenose des Neugeborenen mit verminderter Auswurfleistung ist ein Systolikum pathognomonisch.
   d. Eine Herzinsuffizienztherapie mit β-Blocker, ACE-Hemmer und Aldosteronantagonisten ist bei Verdacht auf kardiogenen Schock rasch einzuleiten.
   e. Bei der pulsoxymetrischen Untersuchung fällt postduktal eine höhere O_2-Sättigung auf als präduktal.
2. Welche Aussage zur kritischen valvulären Pulmonalstenose des Neugeborenen trifft zu?
   a. Die Neugeborenen können lange Zeit asymptomatisch sein.
   b. Bei asymptomatischen Neugeborenen besteht die Indikation zur Ballondilatation bei einem max. systolischem Druckgradienten > 60 mmHg.
   c. Zur Sicherstellung der Lungenperfusion muss der Ductus arteriosus mit Prostaglandin-E-Infusion offengehalten werden.
   d. Auskultatorisch kann bei einem noch offenen Ductus arteriosus ein systolisches Austreibungsgeräusch fehlen.
   e. Im Röntgenbild des Thorax zeigt sich eine Kardiomegalie und Zeichen des Lungenödems.
3. Welche Aussage zur valvulären Aortenstenose trifft nicht zu?
   a. Die kritische valvuläre Aortenstenose manifestiert sich beim Neugeborenen mit rasch progredienten Herzinsuffizienzzeichen.
   b. Aufgrund einer verminderten linksventrikulären Funktion kann ein Systolikum beim Neugeborenen fehlen.
   c. Die echokardiographische Beurteilung des Klappenrings, der Klappenmorphologie und der linksventrikulären Funktion zeigt typischerweise eine domförmige Klappenöffnung.
   d. Die Indikation zur Beseitigung der Stenose ist beim Neugeborenen unabhängig vom Druckgradienten immer gegeben.
   e. Das Risiko für eine arterielle Hypertonie im Langzeitverlauf (trotz effektiver Beseitigung der Stenose) steigt mit einem zunehmenden Alter bei der Korrektur.

Literatur

Luxford JC, Ayer JG, Betts K, Salve GG, Orr Y, Chard RB, Roberts P, Sholler GF, Winlaw DS (2022) The Ross/Ross-Konno procedure in infancy is a safe and durable solution for aortic stenosis. J Thorac Cardiovasc Surg 163(2):365–375. https://doi.org/10.1016/j.jtcvs.2021.06.066

Sharabiani MT, Dorobantu DM, Mahani AS, Turner M, Tometzki PAJ, Angelini GD, Parry AJ, Caputo M, Stoica SC (2016) Aortic Valve Replacement and the Ross Operation in Children and Young Adults. J Am Coll Cardiol 67(24):2858–2870. https://doi.org/10.1016/j.jacc.2016.04.021

Voet A, Rega F, de Bruaene AV, Troost E, Gewillig M, Van Damme S, Budts W (2012) Long-term outcome after treatment of isolated pulmonary valve stenosis. Int

J Cardiol 156(1):11–15. https://doi.org/10.1016/j.ijcard.2010.10.038

Weiterführende Literatur

Aortenisthmusstenose, Leitlinie der DGPK https://www.google.com/search?client=firefox-b-e&q=LL+Isthmusstenose+DGPK

Baumgartner H, Falk V, Bax JJ, De Bonis M, Hamm C, Holm PJ, Iung B, Lancellotti P, Lansac E, Rodriguez Muñoz D, Rosenhek R, Sjögren J, Tornos Mas P, Vahanian A, Walther T, Wendler O, Windecker S, Zamorano JL, ESC Scientific Document Group (2017) 2017 ESC/EACTS Guidelines for the management of valvular heart disease. Eur Heart J 38(36):2739–2791. https://doi.org/10.1093/eurheartj/ehx391

Nishimura RA, Otto CM, Bonow RO, Carabello BA, Erwin JP 3rd, Fleisher LA, Jneid H, Mack MJ, McLeod CJ, O'Gara PT, Rigolin VH, Sundt TM 3rd, Thompson A (2017) 2017 AHA/ACC Focused Update of the 2014 AHA/ACC Guideline for the Management of Patients With Valvular Heart Disease: A Report of the American College of Cardiology/American Heart Association Task Force on Clinical Practice Guidelines. J Am Coll Cardiol 70(2):252–289. https://doi.org/10.1016/j.jacc.2017.03.011

Zyanotische Herzfehler

Brigitte Stiller

Inhaltsverzeichnis

30.1 Fallot-Tetralogie (TOF) – 319
30.1.1 Grundlagen – 319
30.1.2 Therapie – 319

30.2 Transposition der großen Arterien (TGA) – 320
30.2.1 Grundlagen – 320
30.2.2 Therapie – 321

30.3 Pulmonalatresie (PA) – 322
30.3.1 Grundlagen – 322
30.3.2 Therapie – 322

30.4 Das univentrikuläre Herz – 322
30.4.1 Grundlagen – 322
30.4.2 Therapie – 322

30.5 Totale Lungenvenenfehlmündung (TAPVC) – 324
30.5.1 Grundlagen – 324
30.5.2 Therapie – 324

Literatur – 325

© Springer-Verlag GmbH Deutschland, ein Teil von Springer Nature 2024
B. Stiller et al. (Hrsg.), *Kardiologie – Pneumologie – Allergologie – HNO*, Therapie der Krankheiten im Kindes- und Jugendalter, https://doi.org/10.1007/978-3-662-65542-9_30

Grundsätzliches

Die meisten Neugeborenen mit angeborenen kritischen Herzfehlern sind direkt bei Geburt kaum symptomatisch. Trotz pränatalem Ultraschall und sorgfältiger klinischer Neugeborenenuntersuchung bleiben bis zu 30 % aller Neugeborenen mit kritischen potenziell zyanotischen Herzfehlern unerkannt und werden (mit noch offenem Ductus arteriosus, PDA) nach Hause entlassen. Mit dem nachfolgenden PDA-Verschluss demaskiert sich das Vitium.

Diese diagnostische Lücke versucht das Pulsoxymetriescreening zu schließen (◘ Abb. 30.1). Das POS sollte zwischen der 24. und 48. Lebensstunde postduktal am Fuß abgeleitet werden und sollte bei Werten < 95 % auch bei klinisch unauffälligem Kind zu einer Echokardiografie in den allernächsten Stunden führen. Das Ergebnis des POS muss im Kinderuntersuchungsheft (gelbes U-Heft) und in der Patientenakte dokumentiert werden. Es handelt sich um ein Screening auf komplexe Herzfehler mit duktusabhängiger Systemperfusion (z. B. hypoplastisches Linksherz, unterbrochener Aortenbogen) oder duktusabhängiger Lungenperfusion (z. B. Pulmonalatresie). Es gehört zu den obligaten Maßnahmen zur Früherkennung und steht laut Kinderrichtlinie (§ 58 bis § 67) jedem Neugeborenen zu. Die Pulsoxymetrie besitzt eine sehr hohe Spezifität (99,9 %; falsch positiv nur 0,14 %) und eine zufriedenstellende Sensitivität (76 %) bei der Detektion kritischer angeborener Herzfehler (Plana et al. 2018).

Die differenzialdiagnostische Abklärung einer Zyanose im Neugeborenenalter ist kinderärztlich relevant (◘ Abb. 30.2). Ab einem Anteil von > 4 g/dl desoxygeniertem Hb im Kapillargefäßsystem wird die Zyanose leicht erkennbar. Eine schwere Anämie kann die Zyanose demaskieren, ab einer pulsoxymetrischen O_2-Sättigung von 95 % liegt der Normbereich vor. Eine zentrale Zyanose (z. B. Zunge) weist auf einen vaskulären oder kardialen Rechts-Links-Shunt hin und eine periphere Zyanose (z. B. Lippen, Finger) ist Ausdruck von Minderperfusion bei niedrigem Herzzeitvolumen. Die Therapie

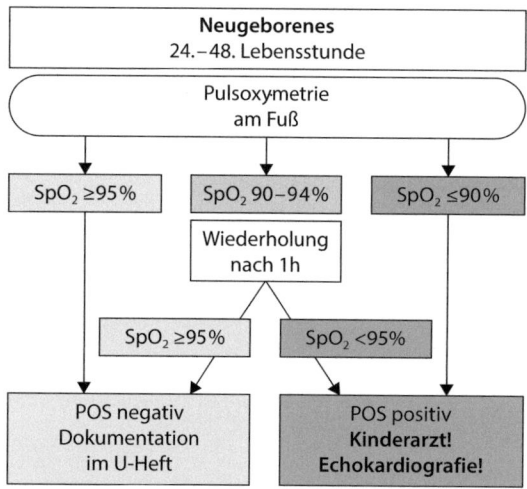

◘ Abb. 30.1 Pulsoxymetriescreening beim Neugeborenen

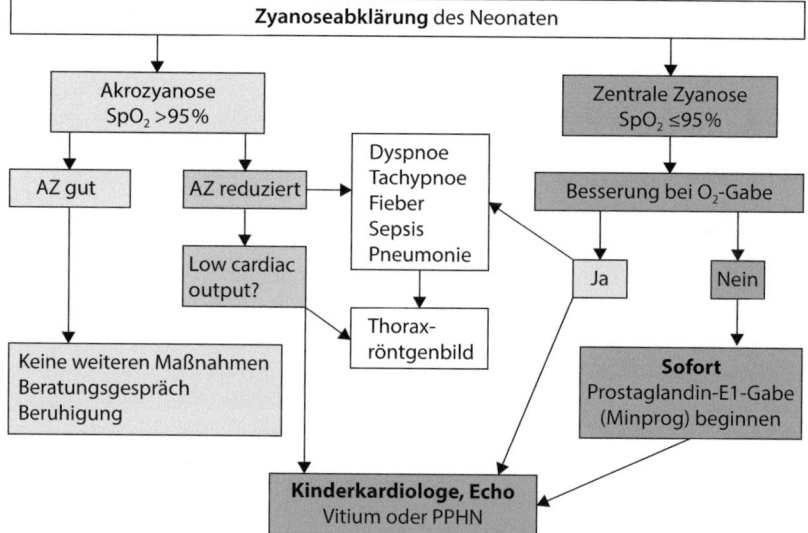

◘ Abb. 30.2 Abklärung einer Zyanose bei Neugeborenen. *AZ* Allgemeinzustand; *Echo* Echokardiografie; *PPHN* persistierende pulmonale Hypertonie des Neugeborenen

der Zyanose richtet sich nach der zugrundeliegenden Erkrankung.

> Bei Verdacht auf eine duktusabhängige Zirkulation sollte auch schon vor der beweisenden Echokardiographie mit der Gabe von Prostaglandin E1 (PGE) i.v. begonnen werden.

Nebenwirkungen von PGE sind dosisabhängig; Apnoe und Fieber treten als Nebenwirkung selten bei niedrigen Dosierungen (Minprog 3–10 ng/kg/min) auf.

Erhebliche und zügige Volumenbolusgabe sollte zu Beginn der PGE1-Dauerzufuhr zeitgleich über einen zweiten i.v.-Zugang erfolgen, da PGE neben dem Offenhalten des PDA auch zu einer Reduktion des Systemwiderstands und damit zur Hypotonie führt und der Austausch des oxygenierten und nichtoxygenierten Bluts dadurch wieder reduziert ist.

> Manuelle Bauchpresse zur Simulation weiterer Volumengaben zeigt innerhalb einer Minute anhand der ansteigenden tcSO$_2$, ob ein weiterer Volumenbolus von 10–15 ml/kg sinnvoll sein könnte.

Differenzialdiagnosen der Zyanose beim Neugeborenen sind:
- zyanotischer Herzfehler,
- primäre pulmonale Hypertension (PPHN),
- Polyzythämie,
- Atemnotsyndrom,
- Erkrankung der Atemwege.

Häufigste zyanotische Herzfehler
- Fallot-Tetralogie (TOF)
- Pulmonalatresie
- Transposition der großen Gefäße (d-TGA)
- Univentrikuläres Herz bei Trikuspidalatresie (TA), Mitralatresie (MA), hypoplastischem Linksherz (HLHS), hypoplastischem Rechtsherz (HRHS), singulärem Ventrikel (SV)
- Totale Lungenvenenfehlmündung (TAPVC)
- Unterbrochener Aortenbogen bzw. kritische Isthmusstenose (CoA)

30.1 Fallot-Tetralogie (TOF)

30.1.1 Grundlagen

Die Fallot-Tetralogie (TOF) ist der häufigste zyanotische angeborene Herzfehler (3 % aller angeborenen Herzfehler) und kombiniert den Ventrikelseptumdefekt und die darüber reitende Aorta mit der Stenose des rechtsventrikulären Ausflusstrakts und der Pulmonalklappe sowie einer Rechtsherzhypertrophie und kann einen fließenden Übergang bis hin zur Subatresie der Pulmonalklappe aufweisen (Bertram et al. 2021).

> Bis zu 30 % der Patienten mit TOF haben begleitende chromosomale Aberrationen wie z. B. eine Mikrodeletion 22q11. Diese liegt besonders häufig dann vor, wenn ein Rechts-Aortenbogen nachweisbar ist.

■ **Klinik**

Leitsymptome sind ein systolisches Herzgeräusch und die zentrale Zyanose. Unterschieden wird der Blue- vom Pink-Fallot: Beim Pink-Fallot liegt eine geringere Obstruktion der rechtsventrikulären Ausflussbahn vor, sodass hier keine Zyanose messbar sein muss. Je lauter das Herzgeräusch, umso höhergradiger ist die Obstruktion im rechten Ausflusstrakt.

Bei Fieber, Hypovolämie oder sonstigem Abfall des peripheren Widerstands kann es zu lebensbedrohlichen hypoxämischen Anfällen kommen. Tachykardie und eine Zunahme der zentralen Zyanose sind Leitsymptome. Blassgraues Hautkolorit, Bewusstseinsverlust und Krampfanfälle sind möglich.

30.1.2 Therapie

■ **Therapieziel**

Stabilisierung des Kindes.

■ **Therapieprinzip**

Zunächst erfolgt die Stabilisierung des Kindes. Beim Blue-Fallot ist die transkutane O$_2$-Sättigung ab 75 % längerfristig ohne O$_2$-Zufuhr tolerierbar. Die Korrektur-OP erfolgt meist im Alter von 3–8 Monaten. Die neonatale Frühkorrektur ist möglich, hat sich aber aufgrund erhöhter Morbidität und einer hohen Rate transanulärer Patchimplantationen nicht etabliert.

▪▪ Therapeutisches Vorgehen beim neonatalen Blue-Fallot

— Zur Überbrückung einer postnatalen schweren Zyanose erfolgt akut die i.v.-Dauerzufuhr von Prostaglandin E1 (Minprog), initial kombiniert mit i.v.-Volumenzufuhr.
— Bei ausgeprägter Zyanose oder Subatresie der Pulmonalklappe kann eine intermittierende Palliation durch Anlage eines aortopulmonalen Shunts oder eine Stentimplantation in den PDA notwendig werden. Ein Stenting des rechtsventrikulären Ausflusstrakts (RVOT) kann die Pulmonalklappenfunktion verschlechtern und die Chance auf eine spätere klappenerhaltende Operation reduzieren.
— Bei zunehmender infundibulärer Stenose erfolgt die p.o.-Gabe von β-Blockern (Propranolol p.o. 2–3 mg/kg/d in 3 ED, einschleichend beginnen).

▪▪ Therapeutisches Vorgehen beim akuten Zyanoseanfall des Säuglings

— Bauchpresse des Kindes (Knie an die Brust beugen),
— O_2-Gabe,
— Sedierung (z.B. Morphin 0,1–0,2 mg/kg s.c./i.v. oder Benzodiazepine, wie Midazolam 0,5 mg/kg rektal oder nasal oder 0,1 mg/kg i.v.),
— Volumengabe (wiederholte schnelle Boli von 10 ml/kg).
— Bei kritischem Intensivpatienten zusätzlich:
  – Noradrenalin i.v. zur Anhebung des systemischen Widerstandes und ggf. Intubation.
  – Im Notfall: Breviblock i.v.-(Dauer)zufuhr zur Reduzierung des RVOT-Spasmus.

> β-Blocker haben i.v. die mehrfache Wirkdosis im Vergleich zu der gleichen Substanz p.o. Daher können β-Blocker i.v. zu lebensbedrohlichen Bradykardien und zum Herzstillstand führen. Breviblock (Esmolol) ist wegen seiner kurzen Halbwertszeit von 8–9 min vom erfahrenen Intensivmediziner bei adäquatem Monitoring kurzfristig einsetzbar (500 µg/kg i.v. über 1 min).

Die **Korrekturoperation** wird in der Regel zwischen dem 3. und 8. Lebensmonat mit Herz-Lungen-Maschine, wenn möglich unter Erhalt der Pulmonalklappe, durchgeführt.

▪ Monitoring/Verlauf

Postoperativ regelmäßige kinderkardiologische Kontrollen: Bei asymptomatischen Patienten 1-mal jährlich, EKG (QRS-Breite beachten) und Echokardiografie durchführen. Ferner Langzeit-EKG alle 3 Jahre und Spiroergometrie und MRT ca. alle 5 Jahre.

In der Mehrzahl der Fälle erfolgt beim Adoleszenten oder im jungen Erwachsenenalter ein biologischer Pulmonalklappenersatz (interventionell oder operativ).

> Im Falle eines biologischen Pulmonalklappenersatzes sollte die Endokarditisprophylaxe lebenslang und bei klappenfreier Korrektur mindestens 6 Monate postoperativ erfolgen.

▪ Prognose

Die Prognose ist gut, Patienten nach TOF-Korrektur und gutem Pulmonalgefäßbett sollen uneingeschränkt am Freizeit- und Wettkampfsport teilnehmen. Das Auftreten ventrikulärer Rhythmusstörungen gilt als Alarmsignal. Der Pulmonalklappenersatz sollte erfolgen, bevor einschränkende Größenzunahme des rechten Ventrikels oder Symptome auftreten.

Im Erwachsenenalter sollte die fachärztliche Betreuung durch spezialisierte Ärzte für Erwachsene mit angeborenen Herzfehlern (EMAH) lebenslang fortgeführt werden.

▪ Qualitätssicherung

Kinderkardiologe und betreuender Kinderarzt sollten eng zusammenarbeiten und die Operation sollte in einem spezialisierten Kinderherzzentrum stattfinden, welches sich an der nationalen Qualitätssicherung beteiligt.

30.2 Transposition der großen Arterien (TGA)

30.2.1 Grundlagen

Die TGA ist nach der Fallot-Tetralogie der zweithäufigste zyanostische Herzfehler und trifft

2:1 das männliche Geschlecht. Die Aorta entspringt aus dem morphologisch rechten und die Pulmonalarterie aus dem morphologisch linken Ventrikel. Durch die ventrikuloarterielle Diskordanz sind der Körper- und Lungenkreislauf nicht „in Serie", sondern parallel, geschaltet. In 75 % der Fälle spricht man von einer „einfachen" TGA, wenn keine weiteren Fehlbildungen des Herzens vorhanden sind. Ein Viertel der Fälle trifft die „komplexe" TGA, bei der zumindest ein Ventrikelseptumdefekt, häufig aber auch schwerwiegendere assoziierte Fehlbildungen wie eine Ausflusstraktobstruktion oder eine Pulmonalklappendysmorphie vorhanden ist.

Neugeborene mit TGA können die ersten Stunden nicht überleben, wenn keine ausreichende Mischung von oxygeniertem und nichtoxygeniertem Blut über einen Vorhof- oder eine Ventrikelseptumdefekt (ASD, VSD) oder über den Ductus arteriosus (PDA) stattfindet. Im Pränatalultraschall oder im Pulsoxymetriescreening (◘ Abb. 30.1) fallen diese Kinder in der Regel auf. Wenn sich der Ductus arteriosus und das Foramen ovale verschließen, tritt eine rasche Verschlechterung mit zunehmender Zyanose, Dyspnoe, Herzinsuffizienz, metabolischer Azidose und Schock auf. Ein Herzgeräusch fehlt meist oder ist uncharakteristisch, das EKG ist altersgemäß.

> Die Diagnosestellung erfolgt mittels Echokardiografie, ebenso ggf. die Durchführung einer Ballonatrioseptostomie auf der Intensivstation. Bei diesem sog. Rashkind-Manöver wird über die Nabelvene oder über die Femoralvene ein Ballonkatheter vorgebracht, durch das Foramen ovale in das linke Atrium eingeführt und mit gefülltem Ballon durch kräftigen Zug eine Ruptur des Vorhofseptums verursacht.

Mit Hilfe der Echokardiografie wird die Stellung der großen Arterien zueinander sowie deren Ursprung aus den Ventrikeln bestimmt. Wichtig ist auch die Größe und Form des Vorhofseptumdefekts und des Ductus arteriosus. Ursprung und Verlauf der Koronararterien sind prognostisch wichtig. Eine Aortenisthmusstenose und/oder Bogenanomalie müssen ausgeschlossen werden.

Die Pulsoxymetrie sollte am rechten Arm (präduktal) abgeleitet werden, da diese der Sättigung der Zerebralarterien entspricht.

30.2.2 Therapie

- **Therapieziel**

Bei der einfachen TGA ist die primäre arterielle Switch-Operation Therapie der Wahl.

- **Therapieprinzip**

Die arterielle Switch-Operation sollte in den ersten 2 Lebenswochen des Neugeborenen stattfinden, da der linke Ventrikel später einen reduzierten Trainingszustand aufweist. Bei zu spät erkannter Diagnose muss im Vorfeld die Pulmonalarterie durch ein operatives Banding gedrosselt werden, um die Muskulatur des linken Ventrikels wieder zu trainieren.

- **Therapeutisches Vorgehen**

Sofort postnatal wird in der Regel unter Monitorüberwachung eine niedrig dosierte Prostaglandin-E1-Dauerzufuhr mit 5–10 ng/kg/min Minprog eingeleitet. Bei der arteriellen Switch-Operation werden die Aorta und die Pulmonalarterie durchtrennt und kontralateral wieder anastomosiert. Die Koronararterien werden mit einer Manschette aus der Aortenwand gelöst und in die Neoaortenwurzel reimplantiert.

Die 30-Tage-Letalität liegt unter 5 %. Besonders gefährdet sind hier Kinder mit singulärer Koronararterie oder intramuralem Verlauf sowie einem Geburtsgewicht < 2,5 kg (Morfaw et al. 2020).

- **Monitoring/Verlauf**

Lebenslange Kontrolluntersuchungen in der Kinderkardiologie und später in der EMAH-Betreuung sind erforderlich.

Mögliche Restdefekte und Folgeprobleme sind:
- eine supravalvuläre Pulmonalstenose,
- die Dilatation der Aortenwurzel und Insuffizienz der Neoaortenklappe sowie eine
- Stenosierung der Koronararterien.

- **Prognose**

Die Prognose ist gut, Patienten ohne relevante Restdefekte dürfen uneingeschränkt Sport treiben.

- **Qualitätssicherung**

Dieser Herzfehler sollte pränatal erkannt werden. Dann kann die Entbindung und nachfolgende Operation sicher in einer Klinik mit Neonatologie und Kinderherzzentrum erfolgen.

30.3 Pulmonalatresie (PA)

30.3.1 Grundlagen

Die Pulmonalatresie hat eine große Variationsbreite. Sie kann ähnlich wie die Fallot-Tetralogie mit einem Ventrikelseptumdefekt und 2 gut ausgebildeten Ventrikeln einhergehen. Wenn sie jedoch mit intaktem Ventrikelseptum (PA-IVS) assoziiert ist, dann bestehen in der Regel eine hochgradige Trikuspidalinsuffizienz, ein hypoplastischer rechter Ventrikel und Koronarsinusoide.

30.3.2 Therapie

- **Therapieziel**

Spätestens beim Pulsoxymetriescreening sollte dieser Herzfehler erkannt sein und der PDA postnatal offen gehalten werden, damit die weiteren Therapieentscheidungen stressfrei erfolgen können.

- **Therapieprinzip**

Wenn anatomisch möglich sollte die 2-Kammer-Korrektur der univentrikulären Palliation vorgezogen werden.

- **Therapeutisches Vorgehen**

Bei rein membranöser Atresie und normal angelegtem Pulmonalarteriensystem besteht operativ eine gute biventrikuläre Korrekturmöglichkeit. Fehlt bei der Pulmonalatresie jedoch auch der Pulmonalarterienstamm, die Bifurkation und die Pulmonalarterienhauptäste, ist die pulmonale Blutversorgung meist durch mehrere große aortopulmonale Kollateralen (PA-MAPCA) sichergestellt. Eine Herzkatheterdiagnostik ist bei letzterer Form zur individuellen Operationsplanung sinnvoll.

Bei PA mit duktusabhängiger Lungenperfusion muss direkt postnatal mit Prostaglandin-E1-Therapie (Minprog) begonnen werden und in den ersten Lebenstagen entweder operativ ein aortopulmonaler Shunt angelegt oder der PDA katheterinterventionell gestentet werden.

Eine interventionelle/operative Eröffnung einer membranösen Pulmonalatresie kann im Einzelfall erwogen werden.

- **Qualitätssicherung**

Die langfristige Behandlung sollte in enger Kooperation des niedergelassenen Kinderkardiologen mit dem spezialisierten Kinderherzzentrum erfolgen, um Folgeeingriffe rechtzeitig zu antizipieren. Im Erwachsenenalter ist die Betreuung durch den auf Erwachsene mit angeborenen Herzfehlern (EMAH) spezialisierten Facharzt notwendig.

30.4 Das univentrikuläre Herz

30.4.1 Grundlagen

Folgende zyanotische Herzfehler können nicht im Sinne eines biventrikulären Herzens korrigiert werden:
- Trikuspidalatresie (TA),
- Mitralatresie (MA),
- hypoplastisches Linksherz (HLHS),
- hypoplastisches Rechtsherz (HRHS),
- singulärer Ventrikel (SV).

Hier bleibt nur die mehrstufige univentrikuläre **Palliation nach dem Fontan-Prinzip** (Sumal et al. 2020; Hager et al. 2011).

Die **Echokardiografie** erlaubt eine exakte anatomische Diagnose mit der Beurteilung der beiden Herzkammern, der venösen Zuflüsse, der Septen und der Aorta bzw. A. pulmonalis sowie eine Beurteilung der Funktion aller 4 Klappen.

Ein Herzgeräusch fehlt oft. Das **EKG** ist meist unspezifisch.

30.4.2 Therapie

- **Therapieziel**

Palliation nach dem Fontan-Prinzip.

- **Therapieprinzip**

Die Operationsschritte beim univentrikulären Herzen verlaufen in 3 Abschnitten:
a. Sicherstellung eines ausgewogenen Verhältnisses zwischen dem pulmonalen und dem aortalen Kreislauf (erste Lebenstage).

b. Operative Verbindung zwischen der oberen Hohlvene und der Pulmonalarterie (End-zu-Seit-Anastomose, mit 4–6 Monaten).
c. Operative Verbindung zwischen der unteren Hohlvene und der Pulmonalarterie (Conduit, mit 2–3 Jahren).

- **Therapeutisches Vorgehen**

Folgende Operationsschritte sind indiziert:
a. In den ersten Lebenstagen erfolgt die Sicherstellung eines ausgewogenen Verhältnisses zwischen dem pulmonalen und dem aortalen Kreislauf. Oftmals ist eine aortopulmonale Shuntanlage oder ein pulmonalarterielles Banding notwendig.
Beim hypoplastischem Linksherz gehört zur Norwood-1-OP zusätzlich noch die Rekonstruktion des Aortenbogens.
Wichtig ist bei allen univentrikulären Herzen eine möglichst gleichmäßige Verteilung des Herzzeitvolumens auf den kleinen und großen Kreislauf (Qp : Qs = 1 : 1). Ziel-O_2-Sättigung: 75–85 %.
b. Im Alter von 4–6 Monaten erfolgt die operative Verbindung zwischen der oberen Hohlvene und der Pulmonalarterie im Sinne einer End-zu-Seit Anastomose (Superiore Cavo-Pulmonale-Connection, SCPC, oder „modifizierte Glenn-Anastomose"). Das venöse Blut der oberen Hohlvene fließt nun passiv in die Lunge. Ziel-O_2-Sättigung: 75–85 %.
c. Im Alter von 2–3 Jahren erfolgt die operative Verbindung zwischen der unteren Hohlvene und der Pulmonalarterie mittels eines Conduits (Totale Cavo-Pulmonale-Connection, TCPC, oder „modifizierte Fontan-Operation"). Das gesamte systemvenöse Blut fließt nun passiv in die Lunge, lediglich der Koronarvenensinus drainiert noch „blaues Blut" ins Herz. Ziel-O_2-Sättigung: 95–100 %.

Wegen eines erhöhten venösen Thromboserisikos mit konsekutiver Lungenembolie ist die primärprophylaktische **Antikoagulation** mit Vitamin-K-Antagonisten oder zumindest die **Thrombozytenaggregationshemmung** (ASS 1–3 mg/kg) bei Fontan-Kreislauf lebenslang empfohlen.

Multiple kardiale Narben und die Dilatation der Vorhöfe können bei Fontan-Patienten zu atrialen Reentry-Tachykardien und zu einer Sinusknotendysfunktion führen. Jegliche **Rhythmusstörungen** sollten konsequent therapiert werden.

Ein **Zwerchfellhochstand** bei Phrenikusparese sollte auch bei geringer Symptomatik konsequent operativ gerafft werden.

Infektionsprophylaxe, Covid-19-, Grippeschutz- und Pneumokokkenimpfung sollten erfolgen.

- **Monitoring/Verlauf**

Der Verlauf nach den einzelnen Operationsschritten ist sehr variabel und hängt überwiegend von den vorbestehenden anatomischen Verhältnissen ab (Callahan et al. 2022).

Eine engmaschige lebenslange Kinder-/EMAH-kardiologische Betreuung ist unumgänglich. Neben regelmäßiger Echokardiografie und EKG sollten Belastungsuntersuchungen, Labor (Gesamteiweiß, Albumin, NT proBNP, Leberwerte), Kardio-MRT und bei Auffälligkeiten auch die Herzkatheterdiagnostik erfolgen.

Entwicklungsneurologische und sozialmedizinische Betreuung des Patienten sollte frühzeitig begonnen werden. Ein Schwerbehindertenausweis kann beantragt werden.

- **Prognose**

Die Prognose ist individuell sehr unterschiedlich.

Bei gutem Verlauf entspricht die körperliche Leistungsfähigkeit von Fontan-/TCPC-Patienten 50–80 % gesunder Gleichaltriger. Langfristig kommt es noch während des Kindesalters in mehr als 20 % zu einem behandlungsbedürftigen Failing-Fontan mit schlechter Langzeitprognose.

- - **Failing-Fontan**

Typische Symptome sind:
- erhöhter Lungenwiderstand und venöse Einflussstauung,
- Leberstauung, -fibrose und Leberfunktionsstörungen,
- Aszites,
- Eiweißverlustenteropathie mit chronischer Diarrhö (α_1-Fetoprotein im Stuhl) und erniedrigtem Gesamteiweiß und Albumin i. S. (5-Jahres-Letalität um 50 %).
- plastische Bronchitis mit wechselnden Atelektasen und Abhusten von „Casts".

Als Ultima ratio steht auch für diese Jugendlichen der mechanische Kreislaufersatz und die Herztransplantation in ausgewählten Zentren zur Option an. Derzeit laufen erste Studien zur BerlinHeart „Fontan-Kanüle" zur subpulmonalen Kreislaufunterstützung. Ferner publizieren Zentren, die mit dem „Organ Care System" zur Organperfusion arbeiten, gebesserte Transplantationsergebnisse.

- Prävention

Zur Prävention des Failing-Fontan sollte neben der Antikoagulation auch die frühzeitige Behandlung von Begleitproblemen wie Re-Stenose des Aortenbogens oder AV-Klappeninsuffizienz auch schon beim asymptomatischen Patienten erfolgen.

- Qualitätssicherung

Eine lebenslange hochspezialisierte Kinder- oder EMAH-kardiologische Begleitung ist unabdingbar.

30.5 Totale Lungenvenenfehlmündung (TAPVC)

30.5.1 Grundlagen

Man unterscheidet in Abhängigkeit der Lungenvenenmündung 3 Formen:
- suprakardiale Mündung (55 %), die V. verticalis in die V. anonyma und V. cava superior;
- intrakardiale Mündung (30 %), Abfluss über den Koronarvenensinus oder rechten Vorhof;
- infrakardiale Mündung (13 %), Abfluss über den Ductus venosus oder die Pfortader in die V. cava inferior.

Fast $\frac{1}{3}$ der Kinder mit TAPVC weist weitere begleitende Herzanomalien und knapp 20 % zusätzliche extrakardiale Anomalien auf, $\frac{1}{3}$ hat eine Lungenvenenobstruktion mit Stauung.

Die Diagnose wird **echokardiografisch** gestellt, ist aber manchmal schwierig, da die Lungenvenen meist dorsal des linken Vorhofs in einen Konfluenz münden, welcher nur durch die dünne Vorhofwand von diesem getrennt ist. Hinweisgebend ist ein Größenmissverhältnis zwischen dem kleinen linken und großen rechten Ventrikel bei gleichzeitigem Rechts-Links-Shunt auf Vorhofebene und einem zusätzlichen Gefäß, welches das oxygenierte Blut meist aus dem retrokardialen Konfluenz entweder über die obere Hohlvene, den Koronarvenensinus oder einen Zufluss auf Höhe der Lebervenen zum rechten Herzen drainiert.

30.5.2 Therapie

- Therapieziel

Das Ziel ist die operative stenosefreie Anastomosierung der fehlmündenden Lungenvenen an den linken Vorhof.

- Therapieprinzip

Die Operation erfolgt mit Zuhilfenahme der Herzlungenmaschine meist in milder Hypothermie.

Therapeutisches Vorgehen

> Eine Herzkatheteruntersuchung sollte vermieden werden, da die Kinder bei begleitender Pulmonalvenenobstruktion unter der Volumengabe des Kontrastmittels leicht dekompensieren.

Bei der Korrekturoperation mit medianer Sternotomie und Herz-Lungen-Maschine wird der Lungenvenenkonfluens von dorsal an den linken Vorhof breitbasig anastomosiert.

Eine TAPVC mit Pulmonalvenenobstruktion (meist beim infrakardialen Typ) ist ein absoluter Notfall und muss schnellstmöglich operativ korrigiert werden. Die Hämodynamik gleicht einer schwersten Mitralstenose. Das Blut „staut sich" in der Lunge. Das Röntgenbild zeigt eine retikuläre Zeichnung und eine „weiße Lunge" und kann dadurch eine Pneumonie vortäuschen. Es besteht ein Lungenödem, welches eine Beatmung mit erhöhtem PEEP erfordern kann.

- Monitoring/Verlauf

Postoperativ kann es zu Adaptationsproblemen des kleinen untrainierten linken Ventrikels, ferner zu pulmonalen Widerstandskrisen und längerfristig zu Lungenvenenstenosen kommen.

Eine lebenslange EMAH-kardiologische Betreuung ist wichtig, u. a. um beim Auftreten einer pulmonalarteriellen Hypertonie rechtzeitig behandeln zu können.

▪ Prognose

Die Langzeitprognose ist abhängig von den Begleiterkrankungen und von dem möglichen Auftreten von (peripheren) Lungenvenenstenosen. Bei stenosefreier Drainage und fehlender Komorbiditäten ist die Prognose sehr gut und Sport ist erwünscht.

▪ Qualitätssicherung

Die Operation sollte in einem breit aufgestellten Kinderherzzentrum stattfinden, welches an der nationalen Qualitätssicherung teilnimmt.

❓ Fragen zur Wiederholung

1. Warum sollte die operative Korrektur (arterielle Switch-OP) einer einfachen d-TGA (Transposition der großen Gefäße ohne VSD) nicht nach der 2.–3. Lebenswoche erfolgen?
   a. Weil das Kind sonst unnötig lange ein Klinikbett belegt.
   b. Weil die operative Umsetzung der Koronararterien bei größerem Kind technisch komplexer wird.
   c. Weil sich ab dem 3. Lebensmonat ein fixierter pulmonaler Hypertonus einstellt.
   d. Weil der linke Ventrikel nicht genug trainiert bleibt, um postoperativ als Systemventrikel zu arbeiten.
   e. Es ist egal, in welchem Alter die OP stattfindet, solange es im 1. Lebensjahr ist.
2. Welche Aussage zum hypoplastischen Linksherz (mit Aortenatresie und Mitralatresie) ist falsch?
   a. Es ist ein komplexer, duktusabhängiger Herzfehler.
   b. Minprogdauerzufuhr sollte gleich nach Geburt begonnen werden.
   c. Im Kleinkindalter sollte der kombinierte Mitralklappenersatz und Aortenklappenersatz zur Korrektur-OP stattfinden.
   d. Die Umleitung des systemvenösen Bluts unter Umgehung des Herzens passiv in die Lunge ist die langfristige Operationsmethode der Wahl.
   e. In der Regel besteht auch ein hypoplastischer Aortenbogen.
3. Das Pulsoxyscreening, welches Sie im Alter von 40 h am linken Fuß ableiten, zeigt bei guter Pulskurve konstant einen Wert von 81 %. Mutter und Kind geht es gut, die Eltern möchten, dass das Kind nun am Freitagmittag umgehend nach Hause entlassen wird. Was raten Sie den Eltern
   a. Die Verlegung des Kindes auf die Intensivstation, da wohl ein hypoplastisches Linksherz vorliegt.
   b. Den Verbleib in der Klinik, damit in den nächsten Stunden ganz zeitnah eine Echokardiografie durchgeführt wird.
   c. Die Entlassung nach Hause mit dem Rat Anfang der Woche einen Kinderkardiologen zum Herzultraschall aufzusuchen.
   d. Eine erneute gründliche Untersuchung durch einen Kollegen, bevor die Entlassung stattfindet.
   e. Die Entlassung nur zu empfehlen, wenn die Pulse beidseits in der Leiste gut palpabel sind und kein pathologisches Herzgeräusch vorliegt.

Literatur

Bertram H, Rickers C, Eicken A, Rüffer A, Diller GP (2021) AWMF-Register Nr. 023/015 Klasse: S2k Leitlinie Pädiatrische Kardiologie: Fallot'sche Tetralogie

Hager A, Ovroutski S, Cesnjevar R (2011) AWMF-Register Nr. 023/039 Klasse: S2k Leitlinie Pädiatrische Kardiologie: Univentrikuläres Herz im Kindes- und Jugendalter

Callahan CP, Jegatheeswaran A, Barron DJ, Husain SA, Eghtesady P, Welke KF, Caldarone CA, Overman DM, Kirklin JK, Jacobs ML, Lambert LM, DeCampli WM, McCrindle BW (2022) Factors associated with mortality or transplantation versus Fontan completion after cavopulmonary shunt for patients with tricuspid atresia. The Congenital Heart Surgeons' Society Tricuspid Atresia Working Group. J Thorac Cardiovasc Surg 163:399–409

Morfaw F, Leenus A, Mbuagbaw L, Anderson LN, Dillenburg R, Thabane L (2020) Outcomes after corrective surgery for congenital dextro-transposition of the arteries using the arterial switch technique: a scoping systematic review. Syst Rev 9(1):231. https://doi.org/10.1186/s13643-020-01487-3

Plana MN, Zamora J, Suresh G, Fernandez-Pineda L, Thangaratinam S, Ewer AK (2018) Pulse oximetry screening for critical congenital heart defects. Cochrane Database Syst Rev 3(3):Cd11912

Schulz A, Wu DM, Ishigami S, Buratto E, MacGregor D, Yong MS, Ivanov Y, Chiletti R, Brizard CP, Konstantinov IE (2022) Outcomes of total anomalous pulmonary venous drainage repair in neonates and the impact of pulmonary hypertension on survival. JTCVS Open 12:335–343. https://doi.org/10.1016/j.xjon.2022.09.008

Sumal AS, Kyriacou H, Mostafa AMHAM (2020) Tricuspid atresia: where are we now? J Card Surg 35:1609–1617. https://doi.org/10.1111/jocs.14673

Kardiomyopathien

Rouven Kubicki

Inhaltsverzeichnis

31.1 Dilatative Kardiomyopathie (DCM) – 328
31.1.1 Grundlagen – 328
31.1.2 Therapie – 328

31.2 Hypertrophe Kardiomyopathie (HCM) – 329
31.2.1 Grundlagen – 329
31.2.2 Therapie – 329

31.3 Non-Compaction Kardiomyopathie (NC-CMP) – 330
31.3.1 Grundlagen – 330
31.3.2 Therapie – 331

Weiterführende Literatur – 332

© Springer-Verlag GmbH Deutschland, ein Teil von Springer Nature 2024
B. Stiller et al. (Hrsg.), *Kardiologie – Pneumologie – Allergologie – HNO*, Therapie der Krankheiten im Kindes- und Jugendalter, https://doi.org/10.1007/978-3-662-65542-9_31

- **Grundsätzliches**

Herzmuskelerkrankungen sind eine heterogene Gruppe von Krankheiten mit dem gemeinsamen Leitsymptom des myokardialen Versagens. Am häufigsten ist die dilatative Form mit schlecht kontraktilen, erheblich dilatierten Ventrikeln (▶ Abschn. 31.1).

Seltenere Formen der Kardiomyopathie sind die hypertroph (obstruktiven; ▶ Abschn. 31.2), die restriktiven und die Non-Compaction-Formen (▶ Abschn. 31.3). Familiäre Häufungen sind bekannt, für einige sind Gendefekte gefunden.

Nach Ausschluss möglicher Ursachen bleibt eine Gruppe „idiopathischer" Kardiomyopathien, welche trotz maximaler Therapie zu einem nicht beherrschbaren kardiogenen Schock mit myokardialem Versagen und Tod oder mechanischem Kreislaufersatz und Herztransplantation führen kann.

31.1 Dilatative Kardiomyopathie (DCM)

31.1.1 Grundlagen

Die dilatative Kardiomyopathie (DCM) ist definiert als Vergrößerung der Herzhöhlen, beginnend mit den linksseitigen Herzstrukturen. Die DCM ist die häufigste Form einer Kardiomyopathie im Kindesalter. Die Ursachen können vielfältig sein, insbesondere genetisch, infektiös, metabolisch (z. B. Glykogenose Typ II, mitochondriale Stoffwechseldefekte), neuromuskulär, anthracyclininduziert, arrhythmogen, ischämisch oder als Folge einer abgelaufenen Myokarditis. Auch eine arteriovenöse Malformation, eine angeborene Koronaranomalie oder eine Aortenisthmusstenose können das Bild einer dilatativen Kardiomyopathie verursachen.

- **Klinik**

Initial besteht eine systolische Funktionsstörung, im weiteren Verlauf durch nachlassende Compliance der Ventrikel eine diastolische Funktionsstörung.

Die Symptome der Herzinsuffizienz stehen klinisch im Vordergrund: Abgeschlagenheit, Leistungsknick, Tachydyspnoe, Trinkschwäche, Gedeihstörung, eingeschränkte Mikrozirkulation, Ödeme oder Palpitationen.

- **Diagnostik**

Der typische **Auskultationsbefund** ist ein Galopprhythmus, Systolikum bei Mitralklappeninsuffizienz und ein betonter 2. Herzton bei pulmonaler Stauung. Feuchte Rasselgeräusche können Hinweis auf ein Lungenödem sein.

> Ziel der apparativen Diagnostik ist der Nachweis bzw. der Ausschluss spezifischer und sekundärer Kardiomyopathien, bei der die zugrundeliegende Ursache behandelbar ist.

Hierzu gehören:
- Koronararterienanomalien, insbesondere ein Bland-White-Garland-Syndrom,
- strukturelle Herzfehler wie eine hochgradige Aortenstenose, Aortenisthmusstenose oder Mitralinsuffizienz sowie ein
- Carnitinmangel.

Die Diagnose wird **echokardiografisch** gestellt. Das **EKG** weist unspezifische Veränderungen auf. Im **Thoraxröntgenbild** zeigen sich eine Kardiomegalie und ggf. Zeichen eines Lungenödems. Mittels **Herzkatheteruntersuchung** kann eine Koronararterienanomalie ausgeschlossen und eine Myokardbiopsie durchgeführt werden.

31.1.2 Therapie

- **Therapieziel**

In den meisten Fällen ist keine kausale Behandlung verfügbar.

- **Therapieprinzip**

Es erfolgt eine symptomatische Therapie der Herzinsuffizienz (▶ Kap. 32) und das Vorbeugen von Komplikationen.

- **Therapeutisches Vorgehen**
- Behandlung der **chronischen Herzinsuffizienz** erfolgt mittels ACE-Hemmer oder ARNIs (Angiotension-Rezeptor-Neprilysin-Inhibitoren), kombiniert mit β-Blocker und Aldosteronantagonisten. Diuretika sollten

nur temporär symptomatisch eingesetzt werden.
- Bei **akuter kardialer Dekompensation** werden zusätzlich höher dosierte Schleifendiuretika und Katecholamine eingesetzt. Phosphodiesteraseinhibitoren (Milrinon) und Kalziumsensitzer (Levosimendan) mit positiven inotropen und nachlastsenkenden Eigenschaften sind ebenfalls Bestandteil der akuten Herzinsuffizienzbehandlung.
- Symptomatische **Herzrhythmusstörungen** müssen antiarrhythmisch behandelt werden, ggf. ist eine Katheterablation indiziert.
- Zur Verhinderung von Thromboembolien bei massiv eingeschränkter Kontraktilität sollte eine **Antikoagulation** erwogen werden.

- Monitoring/Verlauf

Nach Diagnosestellung sind regelmäßige kinderkardiologische Kontrollen notwendig, um eine Progredienz der kardialen Funktionsstörung frühzeitig zu erkennen und die Herzinsuffizienztherapie anzupassen.

- Prognose

Die Prognose der DCM ist ernst. Der Langzeitverlauf hängt von der zugrundeliegenden Ursache ab. Zur hohen Morbidität und Letalität tragen das Ausmaß der Herzinsuffizienz, Herzrhythmusstörungen und thrombembolische Komplikationen bei.

- Prävention

Eine spezifische Prävention gibt es nicht.

- Qualitätssicherung

Die Durchführung der Diagnostik und Therapie erfolgt durch Ärzte für Kinder- und Jugendmedizin mit Schwerpunktbezeichnung Kinderkardiologie bzw. bei Erwachsenen durch EMAH-zertifizierte Ärzte.

31.2 Hypertrophe Kardiomyopathie (HCM)

31.2.1 Grundlagen

Die hypertrophe Kardiomyopathie (HCM) ist meist eine genetisch bedingte Myokardhypertrophie. Sekundär kann sie durch eine myokardiale Obstruktion des linksventrikulären Ausflusstrakts zu einer hypertroph obstruktiven Kadiomyopathie (HOCM) führen.

- Klinik
- Säuglinge und Kleinkinder sind meist asymptomatisch.
- Erste Symptome sind Leistungsminderung, Belastungsdyspnoe, Palpitationen und Synkopen, insbesondere bei Belastung.
- Langfristig ist die HCM mit Herzrhythmusstörungen assoziiert, die zum plötzlichen Herztod führen.

Infolge der Myokardhypertrophie entwickelt sich eine diastolische Funktionsstörung des linken Ventrikels mit konsekutiver Dilatation des linken Vorhofs und pulmonalvenösem Rückstau. Aufgrund der myokardialen Hypertrophie entsteht eine relative koronare Minderperfusion mit subendokardialer Ischämie.

- Diagnostik

Liegt eine HOCM vor, ist ein Systolikum auskultierbar.

Die Diagnose HCM/HOCM wird **echokardiografisch** gestellt. Das **EKG** weist unspezifische Veränderungen, insbesondere eine linksventrikuläre Hypertrophie und ggf. Repolarisationsstörungen auf. Die Durchführung eines **Belastungs-EKG** wird zum Nachweis belastungsassoziierter Myokardischämien und Herzrhythmusstörungen empfohlen. Eine **Herzkatheteruntersuchung** ist entbehrlich. Im **Kardio-MRT** können u. U. Myokardschädigungen (Fibrose) nachgewiesen werden.

> Sekundäre Formen einer HCM, insbesondere Speichererkrankungen (z. B. M. Pompe), genetische Syndrome und neuromuskuläre Erkrankungen (z. B. CDG-Syndrom) müssen von der genetisch bedingten primären HCM abgegrenzt werden.

31.2.2 Therapie

- Therapieziel

Das Hauptziel ist die Besserung der Symptome und die Verhinderung des plötzlichen Herztodes.

Therapieprinzip

Eine kausale Behandlung der primären HCM ist bisher für Kinder noch nicht verfügbar. Mavacamten ist ein Myosininhibitor, der selektiv die kardiale Myosin-ATPase hemmt und damit die Quervernetzung von Actin- und Myosinfilamenten unterbindet. Das Medikament hat sich bei erwachsenen Patienten mit HOCM als wirksam erwiesen. Kinderstudien existieren bisher nicht.

Derzeit erfolgt bei HCM eine symptomatische Therapie zur Minimierung des plötzlichen Herztodes und einer Verzögerung der Myokardhypertrophieentwicklung.

> – Kein Leistungssport, keine körperlichen Aktivitäten mit isometrischer Belastung.
> – Meidung von Volumenmangelzuständen.
> – Meidung von positiv inotropen Medikamenten und Medikamenten, die eine Nachlastsenkung bewirken.

Therapeutisches Vorgehen

Es bestehen medikamentöse, interventionelle und operative Optionen:

Medikamentöse Therapie

Symptomatische Patienten unabhängig vom Ausmaß der linksventrikulären Obstruktion sollten mit einem β-Blocker (z. B. Metoprolol im Säuglings- und Kleinkindalter, Bisoprolol bei älteren Kindern und Jugendlichen oder Kalzium-Antagonisten vom Verapamiltyp) behandelt werden.

Herzrhythmusstörungen, meist ventrikuläre Arrhythmien, werden in der Regel mit Amiodaron therapiert.

Implantierbarer Defibrillator (AICD)

Indikation besteht nach überlebtem „plötzlichem" Herzstillstand oder spontan anhaltenden ventrikulären Tachykardien.

Chirurgische Behandlung

Bei relevanter Obstruktion des linksventrikulären Ausflusstrakts nach erfolgloser konservativer Therapie symptomatischer Patienten ist die chirurgische transaortale Myotomie und Myektomie basaler Anteile des Interventrikularseptums (Morrow-Prozedur) indiziert.

Ultima Ratio bei dekompensierter HCM ist eine Herztransplantation.

Monitoring/Verlauf

Nach Diagnosestellung sind regelmäßige kinderkardiologische Kontrollen notwendig, um eine Progredienz der Hypertrophie und eine sich entwickelnde linksventrikuläre Ausflusstraktobstruktion frühzeitig zu erkennen. Belastungs- und Langzeit-EKG-Untersuchungen sollten jährlich erfolgen.

Prognose

Die Prognose der HOCM ist ernst. Einige Patienten versterben an einem plötzlichen Herztod. Dieser tritt meist in Zusammenhang mit körperlichen Aktivitäten auf. Damit ist die HCM die häufigste Todesursache bei Jugendlichen und jungen Erwachsenen < 35 Jahren.

Prävention

Eine spezifische Prävention gibt es nicht. Bei den erstgradigen Verwandten und Geschwistern soll eine Echokardiographie in ein- bis zweijährigen Abständen durchgeführt werden. Genetische Untersuchungen sind bei familiärer Häufung und vor der eigenen Familienplanung anzubieten.

Qualitätssicherung

Die Durchführung der Diagnostik und Therapie erfolgt durch Ärzte für Kinder- und Jugendmedizin mit Schwerpunktbezeichnung Kinderkardiologie bzw. bei Erwachsenen durch EMAH-zertifizierte Ärzte.

31.3 Non-Compaction Kardiomyopathie (NC-CMP)

31.3.1 Grundlagen

Die isolierte NC-CMP ist eine sehr seltene, genetisch determinierte Kardiomyopathie. Sie ist durch Persistenz des embryonalen Myokards mit seinen typischen Trabekeln und tiefen intratrabekulären Recessus charakterisiert. Es resultiert eine systolische Funktionsstörung.

Klinik

Symptome der Herzinsuffizienz stehen klinisch im Vordergrund: Abgeschlagenheit, Leistungsknick, Tachydyspnoe, Trinkschwäche, Gedeihstörung, eingeschränkte Mikrozirkulation, Ödeme oder Palpitationen.

Langfristig ist die NC-CMP mit Herzrhythmusstörungen assoziiert, die zum plötzlichen Herztod führen können. Weitere Komplikationen sind Thromboembolien.

- **Diagnostik**

Die Diagnose einer NC-CMP wird **echokardiografisch** gestellt. Hierbei zeigt sich typischerweise das Myokard im Apex des linken Ventrikels auffällig schwammartig aufgelockert. Mit der **MRT** lassen sich die Ausdehnung und die ventrikuläre Funktion quantifizieren. Spezifische **EKG**-Befunde existieren nicht.

31.3.2 Therapie

- **Therapieziel**

Symptomatische Herzinsuffizienztherapie und Vermeidung von Komplikationen.

- **Therapieprinzip**

Eine kausale Behandlung der isolierten ist NC-CMP nicht verfügbar. Es erfolgt eine symptomatische Herzinsuffizienztherapie (▶ Kap. 32).

- **Therapeutisches Vorgehen**
— **Herzrhythmusstörungen** müssen antiarrhythmisch behandelt werden.
— Zur Verhinderung von Thromboembolien bei deutlich eingeschränkter Kontraktilität sollte eine **Antikoagulation** erwogen werden.
— Ultima Ratio ist eine **Herztransplantation**. Überbrückend kann bis zur Herztransplantation ein Herzunterstützungssystem (meist Linksherzunterstützungssysteme) erforderlich sein.

- **Monitoring/Verlauf**

Nach Diagnosestellung sind regelmäßige kinderkardiologische Kontrollen notwendig, um eine Progredienz der kardialen Funktionsstörung frühzeitig zu erkennen und die Herzinsuffizienztherapie anzupassen.

- **Prognose**

Die Prognose der NC-CMP ist langfristig schlecht. Zur hohen Morbidität und Letalität tragen Herzinsuffizienz, Herzrhythmusstörungen und thrombembolische Komplikationen bei.

- **Prävention**

Eine spezifische Prävention gibt es nicht. Genetische Untersuchungen sind bei familiärer Häufung und vor der eigenen Familienplanung anzubieten.

- **Qualitätssicherung**

Die Durchführung der Diagnostik und Therapie erfolgt durch Ärzte für Kinder- und Jugendmedizin mit Schwerpunktbezeichnung Kinderkardiologie bzw. bei Erwachsenen durch EMAH-zertifizierte Ärzte.

? Fragen zur Wiederholung

1. Welche Aussage zur dilatativen Kardiomyopathie ist korrekt?
    a. Die DCM ist die häufigste Todesursache bei Jugendlichen und jungen Erwachsenen < 35 Jahren.
    b. Zur Verhinderung von Thromboembolien bei massiv eingeschränkter systolischer Funktion sollte eine Thrombozytenaggregationshemmung mit Aspirin erwogen werden.
    c. Bei akuter kardialer Dekompensation werden zusätzlich zu höher dosierten Schleifendiuretika werden Phosphodiesteraseinhibitoren und Kaliziumsensitizer eingesetzt.
    d. Pathognomonisch ist der Nachweis eines linksanterioren Hemiblocks im EKG.
    e. Initial besteht eine diastolische Funktionsstörung, die im weiteren Verlauf zur Dilatation beider Ventrikel führt mit konsekutiver systolischer Funktionsstörung.
2. In Ihrer hausärztlichen Praxis stellt sich ein 22-jähriger Patient wegen Luftnot bei mittlerer Belastung und gelegentlichem „Herzstolpern" vor. Der Patient wiegt 71 kg. Der Blutdruck beträgt 125/80 mmHg. Bei der Auskultation des Herzens hören Sie ein Herzgeräusch. Die Echokardiografie zeigt eine Hypertrophie des Myokards mit Betonung des interventrikulären Septums. Welche der folgenden Aussagen ist korrekt?

a. Bei der Auskultation hören Sie ein Austreibungsgeräusch über dem 2. ICR links parasternal.
   b. Im abgeleiteten Ruhe-EKG zeigen sich ein überdrehter Rechtslagetyp und hohe-R-Zacken in den Brustwandableitungen V1 und V2.
   c. Infolge der Myokardhypertrophie entwickelt sich eine systolische Funktionsstörung des linken Ventrikels.
   d. Sie empfehlen eine Belastungsuntersuchung zum Nachweis belastungsassoziierter Myokardischämien und Herzrhythmusstörungen.
   e. Es besteht ein erhöhtes Risiko an einem plötzlichen Herztod zu versterben. Zur Prävention empfehlen Sie Implantation eines AICD.
3. Welche Aussage zur Non-Compaction Kardiomyopathie (NC-CMP) ist korrekt?
   a. Klinisch im Vordergrund stehen initial Palpitationen, Schwindel und präsynkopale Ereignisse.
   b. Die Diagnosesicherung erfolgt mittels Rechtsherzkatheter zur Quantifizierung der myokardialen Dysfunktion.
   c. Früh erkannt und gesichert besteht bei suffizienter Behandlung eine gute Prognose.
   d. Herzrhythmusstörungen sollten antiarrhythmisch behandelt werden.
   e. Die Gewebeanomalie im Myokard verursacht eine diastolische Funktionsstörung.

Weiterführende Literatur

Lee TM, Hsu DT, Kantor P, Towbin JA, Ware SM, Colan SD, Chung WK, Jefferies JL, Rossano JW, Castleberry CD, Addonizio LJ, Lal AK, Lamour JM, Miller EM, Thrush PT, Czachor JD, Razoky H, Hill A, Lipshultz SE (2017) Pediatric Cardiomyopathies. Circ Res 121(7):855–873. https://doi.org/10.1161/CIRCRESAHA.116.309386

Leitlinie Primäre Kardiomyopathien der Deutschen Gesellschaft für Pädiatrische Kardiologie und Angeborene Herzfehler e.V.

Lipshultz SE, Law YM, Asante-Korang A, Austin ED, Dipchand AI, Everitt MD, Hsu DT, Lin KY, Price JF, Wilkinson JD, Colan SD (2019) Cardiomyopathy in Children: Classification and Diagnosis: A Scientific Statement From the American Heart Association. Circulation 140(1):e9–e68. https://doi.org/10.1161/CIR.0000000000000682

Stiller B, Hetzer R, Weng Y, Hummel M, Hennig E, Nagdyman N et al (2003) Heart transplantation in children after mechanical circulatory support with pulsatile pneumatic assist device. J Heart Lung Transplant 22(11):1201–1208

Herzinsuffizienz

Thilo Fleck

Inhaltsverzeichnis

32.1 Grundlagen – 334

32.2 Therapie – 336
32.2.1 Kompensierte Herzinsuffizienz – 336
32.2.2 Dekompensierte Herzinsuffizienz – 339

Literatur – 344

Ergänzende Information Die elektronische Version dieses Kapitels enthält Zusatzmaterial, auf das über folgenden Link zugegriffen werden kann https://doi.org/10.1007/978-3-662-65542-9_32.

© Springer-Verlag GmbH Deutschland, ein Teil von Springer Nature 2024
B. Stiller et al. (Hrsg.), *Kardiologie – Pneumologie – Allergologie – HNO*, Therapie der Krankheiten im Kindes- und Jugendalter, https://doi.org/10.1007/978-3-662-65542-9_32

32.1 Grundlagen

Herzinsuffizienz ist ein klinisches Syndrom mit strukturellen und funktionellen Anomalien, die mit erhöhten kardialen Füllungsdrücken, einer neurohumoralen Aktivierung und klinischen Symptomen einhergehen.

Die Pathophysiologie ist im ▶ eOverview 32.1 dargestellt.

- **Ursachen**

Ursächlich für eine Herzinsuffizienz im Kindes- und Jugendalter können sowohl entzündliche Herzmuskelerkrankungen (▶ Kap. 33), die Kardiomyopathien (▶ Kap. 31) aber auch chronische Herzrhythmusstörungen (▶ Kap. 34) sein, welche mit einer eingeschränkten Auswurf- und Pumpleistung des Herzens und damit einem Vorwärtsversagen einhergehen („heart failure with reduced ejection fraction", HFrEF). Bei einer eingeschränkten Volumendehnbarkeit des Myokards z. B. im Rahmen einer restriktiven Kardiomyopathie kommt es bei erhaltener systolischer Auswurfleistung („heart failure with preserved ejection fraction", HFpEF) zu einer diastolischen Funktionsstörung mit einer Kongestion und einem Rückwärtsversagen in die vorgeschaltete Strombahn (▶ eOverview 32.1).

Häufige Ursachen für eine neonatale und infantile Herzinsuffizienz sind Shuntvitien (▶ Kap. 29 und ▶ Kap. 30), die durch die fehlende Trennung zwischen Lungen- und Körperkreislauf nach Abfall des pulmonalen Widerstands in den ersten Lebenstagen zu einer vermehrten pulmonalen Perfusion führen („Links-rechts-Shunt"). Hierdurch wird die Durchblutung des Körpers vermindert, was zu einer neurohumoralen Aktivierung führt. Die kausale Therapie dieser pulmonalen Hyperzirkulation besteht im chirurgischen oder katheterinterventionellen Verschluss der Shuntverbindung.

- **Symptome**

Symptome der verminderten Perfusion des Körperkreislaufes sind eine Kreislaufzentralisation, die mit kühlen Extremitäten und einer verlängerten Rekapillarisierungszeit einhergehen. Die Kinder zeigen eine verminderte körperliche Belastbarkeit. Die Verminderung der Splanchnikusperfusion führt häufig zu Inappetenz und zu postprandialem Erbrechen, was längerfristig in einem schlechten Gedeihen und in einem Abfall der Wachstumskurve resultiert. Insbesondere Säuglinge zeigen deutliche kardiale Belastungszeichen wie Blässe, Tachypnoe, Tachykardie und ein vermehrtes Schwitzen beim Trinken.

Eine Tachydyspnoe in Ruhe, Husten und eine Orthopnoe weisen auf ein bereits bestehendes Rückwärtsversagen des linken Ventrikels in die Lungenstrombahn mit einem beginnenden Lungenödem hin und sind deutliche Zeichen einer kardialen Dekompensation. Gestaute Halsvenen und eine Hepatomegalie weisen auf eine venöse Kongestion mit Rückwärtsversagen des rechten Ventrikels hin, wobei periphere Ödeme und Aszites als Zeichen der Dekompensation zu betrachten sind.

Da die Anwendung der Funktionsklassen der „New York Heart Association" (NYHA-Klasse) für Kinder nur wenig geeignet ist, wurde für die pädiatrische Population die Ross-Klassifikation eingeführt, um eine Schweregradeinteilung der Herzinsuffizienz zu kategorisieren (◘ Tab. 32.1).

- **Diagnostik und Differenzialdiagnostik**

Das **Thoraxröntgenbild** kann in der allgemeinpädiatrischen Diagnostik bei der Abklärung einer Tachypnoe, durch den Nachweis einer Kardiomegalie mit einem Herz-Thorax-Quotienten > 50 % richtungsweisend sein. Die pulmonalvenöse Stauung und der Nachweis eines Lungenödems im Thoraxröntgenbild sind nicht immer eindeutig von einer Bronchopneumonie zu unterscheiden.

◘ **Tab. 32.1** Ross-Klassifikation zur Schweregradeinteilung der Herzinsuffizienz bei pädiatrischen Patienten

Klasse I	Asymptomatisch
Klasse II	Milde Tachypnoe oder Schwitzen beim Trinken bei Säuglingen, Belastungsdyspnoe bei Kindern, ohne Gedeihstörung
Klasse III	Deutliche Tachypnoe oder Schwitzen beim Trinken bei Säuglingen, deutliche Belastungsdyspnoe, verlängerte Fütterzeiten mit Gedeihstörung
Klasse IV	Symptome wie Tachypnoe, Einziehungen, Stöhnen und Schwitzen in Ruhe

Laborchemisch kann hier das im Rahmen einer kardialen Stauung deutlich erhöhte NT-proBNP als wichtiger laborchemischer Parameter hilfreich sein, um eine pulmonale Ursache der Atemnot von einer kardialen zu unterscheiden. Eine Erhöhung der Herzenzyme Kreatininkinase (CK und CK-MB), Troponin T und Troponin I weist auf eine myokardiale Schädigung hin, jedoch können im Rahmen einer akuten Myokarditis sehr hohe Werte auftreten, ohne dass eine eingeschränkte Pumpleistung des Herzens nachgewiesen wird. Zur Beurteilung der aktuellen Kreislaufsituation ist die Blutgasanalyse (BGA) obligat. Eine metabolische Laktatazidose kann auf eine manifeste periphere O_2-Minderversorgung im Rahmen des erniedrigten Herzzeitvolumens hinweisen und stellt eine akut lebensbedrohliche Situation dar. Die über einen zentralvenösen Katheter abgenommene zentralvenöse O_2-Sättigung ist ein guter Parameter, um das Verhältnis zwischen O_2-Angebot und O_2-Verbrauch abzuschätzen. Sekundäre Organdysfunktionen sollten ausgeschlossen werden. Erhöhte Retentionsparameter, die auf eine sekundäre Niereninsuffizienz hinweisen, sind prognostisch ungünstig, da sich hier ein kardiorenales Syndrom entwickeln kann. Erhöhte Transaminasen und Cholestaseparameter treten bei einer venösen Stauung in die Leber auf und können bei chronischem Bestehen zu einer Leberfibrose führen.

Das **Elektrokardiogramm** (EKG) kann helfen tachykarde Herzrhythmusstörungen auszuschließen, die eine Herzinsuffizienz sowohl aggravieren als auch bei längerem Bestehen auslösen können. Die indirekten Hinweise auf eine kardiale Belastung, wie Repolarisationsstörungen und Hypertrophiezeichen, sind in der Diagnostik der Herzinsuffizienz wenig spezifisch und der Nutzen daher limitiert.

Die **Echokardiografie** ist der Goldstandard in der Diagnostik der Herzinsuffizienz. Hierbei kann nicht nur die genaue morphologische Diagnostik eines angeborenen Herzfehlers erfolgen, sondern es können auch detaillierte Funktionsanalysen sowohl des rechten als auch des linken Ventrikels durchgeführt werden. An erster Stelle sollten morphologische Ursachen einer myokardialen Funktionsstörung wie Koronaranomalien (z. B. der Fehlabgang der linken Koronararterie aus der Pulmonalarterie) oder obstruierende Vitien (z. B. eine kritische Aortenklappenstenose) ausgeschlossen werden, die durch eine sofortige interventionelle oder chirurgische Behandlung behoben werden können. Die funktionelle Echokardiografie erlaubt die genaue Quantifizierung von Wanddicken, Ventrikelgrößen und der Auswurffraktion (EF) des linken Ventrikels als Maß für die systolische Funktion. Eine systolische Beeinträchtigung liegt bei einer EF des linken Ventrikels von < 50 % vor. Mit Hilfe von speziellen Gewebedoppler- und Strain-Analysen können die Geschwindigkeiten der myokardialen Kontraktion und die Deformierbarkeit des Myokards gemessen werden, wobei auch die diastolische Relaxation berücksichtigt wird.

Die **kardiale Magnetresonanztomografie** (MRT) kann als komplementäre Bildgebung eingesetzt werden. Hier kann zusätzlich eine genaue Volumetrie auch der rechten Herzkammer durchgeführt werden. Des Weiteren ermöglicht die T2-Gewichtung den Nachweis eines myokardialen Ödems, das bei einer akuten Myokarditis nachzuweisen ist (Lake-Louise-Kriterien). Die späte Gadoliniumanreicherung subepikardial oder transmural in der T1-Gewichtung („late enhancement") ist hinweisend für eine myokardiale Nekrose und Fibrose und stellt einen unabhängigen Prädiktor für eine erhöhte kardiale Mortalität dar.

Die **Herzkatheteruntersuchung** als weiterführende invasive Diagnostik ist bei qualitativ guter nichtinvasiver Bildgebung, wie Echokardiografie und MRT, nur noch selten nötig und sollte nur nach strenger Indikationsstellung unter Abwägung des Risiko-Nutzen-Verhältnisses durchgeführt werden. Eine **Endomyokardbiopsie** wird meistens aus dem interventrikulären Septum des rechten Ventrikels entnommen und unterliegt daher einem Stichprobenfehler. Eine negative Biopsie schließt eine Myokarditis nicht aus. Jedoch ist der Nachweis einer ausgeprägten myokardialen Fibrose prognostisch ungünstig. Bei Jugendlichen ist der Ausschluss einer Riesenzellmyokarditis wichtig, da diese häufig auf eine antiphlogistische und immunsuppressive Therapie gut anspricht.

Die **differenzialdiagnostische Abklärung** schließt ein:
- Pneumonie,
- Sepsis,

- virale oder bakterielle Infekte,
- Gastroenteritis.

32.2 Therapie

Die Therapieprinzipien für die kompensierte und dekompensierte Herzinsuffizienz sind in ◘ Abb. 32.1 dargestellt.

32.2.1 Kompensierte Herzinsuffizienz

▪ **Therapieziel**

Bei einer kompensierten Herzinsuffizienz sollte die kardiale Belastung gesenkt und die neurohumorale Aktivierung vermindert werden, um dadurch eine **Verbesserung des Überlebens und der Belastbarkeit** zu erreichen.

▪ **Therapieprinzipien**

Die grundlegenden Therapieprinzipien umfassen:
- Unterbrechung der Aktivierung des Renin-Angiotensin-Aldosteron-Systems,
- Unterbrechung der adrenergen Überstimulation,
- Verhinderung von Rhythmusstörungen,
- Förderung eines myokardialen Remodeling,
- Vorlastsenkung durch Volumenentlastung.

▪ **Therapeutisches Vorgehen**

Bei echokardiografisch eingeschränkter linksventrikulärer Funktion und typischen klinischen Symptomen, die nur unter körperlicher Belastung auftreten, sollte ein vorsichtiges, gestuftes Einschleichen der Herzinsuffizienztherapie beginnen (◘ Abb. 32.2).

▪▪ **Medikamentöse Therapie**

Der medikamentöser Stufenplan bei chronischer Herzinsuffizienz umfasst unterschiedliche Substanzklassen.

ACE-Hemmer ACE-Hemmer (kurz für Angiotensin-Converting-Enzym-Hemmer) bewirken eine reduzierte Stimulation des RAAS und führen zu einer Reduktion der myokardialen Wandspannung. Durch die periphere Vasodilatation nimmt der Blutdruck ab, jedoch verbessert sich die periphere Durchblutung. Dennoch sollte ein langsames Einschleichen bis zur Zieldosis erfolgen. Es kann zu einer Abnahme der glomerulären Filtrationsrate

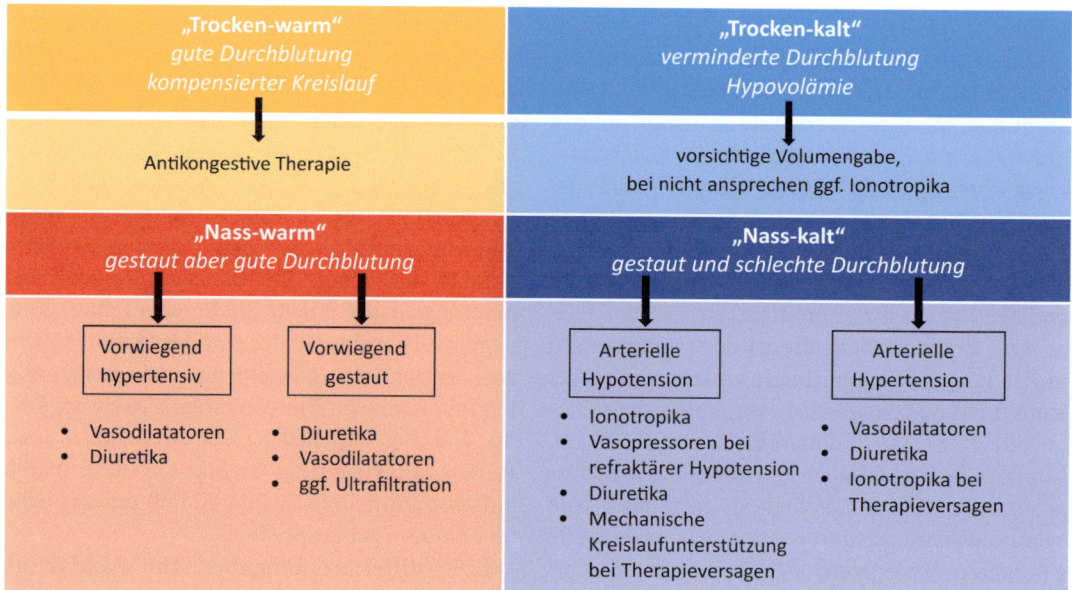

◘ **Abb. 32.1** Therapieprinzipien bei akuter und chronischer Herzinsuffizienz. (In Anlehnung an die Leitlinien der European Society of Cardiology (ESC) zur Diagnose und Behandlung der akuten und chronischen Herzinsuffizienz)

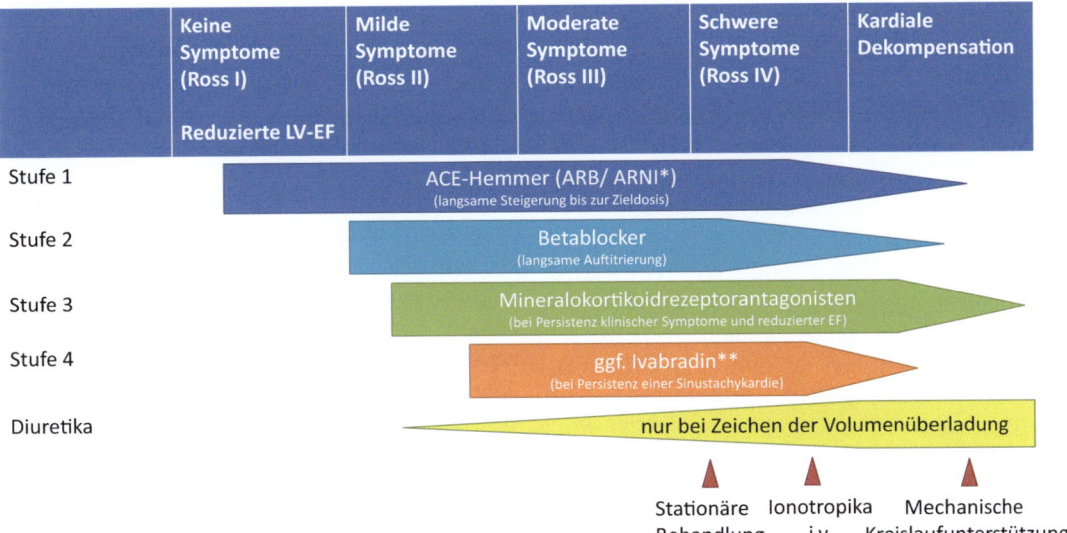

Abb. 32.2 Medikamentöser Stufenplan bei chronischer Herzinsuffizienz. *ARB* Angiotensin-II-Rezeptorblocker, keine Studiendaten bei Kindern, können jedoch bei einer Unverträglichkeit der ACE-Hemmer erwogen werden; *ARNI* Angiotensin-Rezeptor-Neprilysin-Inhibitoren; * Indikation aus der Erwachsenentherapie abgeleitet und für Kinder von der FDA zugelassen, die Ergebnisse der klinischen Kinderstudie stehen zurzeit noch aus; ** Indikation basierend auf einer Phase-II-Studie bei Kindern, FDA-Zulassung für Kinder $\geq$ 6 Monate; *LV-EF* linksventrikuläre Ejektionsfraktion

kommen, daher sollten regelmäßige Kontrollen der Retentionsparameter erfolgen. Ein Anstieg des Serumkaliumspiegels kann auftreten, wobei hochnormale Kaliumwerte günstig erscheinen, um Arrhythmien zu verhindern. Eine initiale klinische Verschlechterung kann durch ein langsames Einschleichen gemildert werden. Längerfristig tritt eine Verbesserung der Symptome ein und die Progression der Herzinsuffizienz wird verhindert, was zu einer deutlichen Verbesserung der Überlebenswahrscheinlichkeit führt. Der bei Erwachsenen als häufige Nebenwirkung auftretende Reizhusten ebenso wie Angioödeme werden bei Kindern deutlich seltener beobachtet.

- **Captopril**: 0,3–2 mg/kg/d in 2–3 Einzeldosen (ED) p. o. (max. 150 mg/d);
- **Enalapril**: 0,05–0,5 mg/kg/d in 2 ED p. o., ggf. steigern bis 1 mg/kg/d (max. 20 mg/d).

Angiotensinrezeptorblocker Angiotensinrezeptorblocker (ARB) können als Alternative zu ACE-Hemmern im Falle von relevanten Nebenwirkungen erwogen werden, jedoch gibt es nur geringe Erfahrungen bei pädiatrischen Patienten. Die Empfehlung als Herzinsuffizienztherapie leitet sich ausschließlich aus der Erwachsenentherapie ab und ist nicht durch Studien bei Kindern belegt.

- **Valsartan**: 0,8–3 mg/kg/d in 1 ED p. o.

Mineralokortikoidrezeptorantagonisten Mineralokortikoidrezeptorantagonisten reduzieren durch eine vermehrte Natriurese die Vorlast und vermindern damit die Letalität der Herzinsuffizienz. Hyperkaliämien, ebenso wie Hyponatriämien können v. a. in Kombination mit ACE-Hemmern auftreten und sind dosisabhängig, sodass eine Dosisreduktion häufig ausreichend ist.

- **Spironolacton**: 1–3 mg/kg/d in 1 ED p. o. (max. 100 mg/d)
- **Eplerenon**: 0,5–1 mg/kg/d in 1 ED p. o. (max. 50 mg/d)

Adrenorezeptorenblocker Adrenorezeptorenblocker (β-**Blocker**) bewirken eine Reduktion der adrenergen Überstimulation und vermindern den myokardialen O_2-Bedarf. Durch die Reduktion der Herzfrequenz wird eine Bedarfsstachykardie verhindert, was zu einer initialen Verschlechterung der Symptome führen kann.

Daher ist auch hier ein langsames Einschleichen unter engmaschiger Blutdruck- und Herzfrequenzkontrolle empfehlenswert. Längerfristig jedoch stellt sich eine Verbesserung der Symptome, der Herzfunktion und des Überlebens ein. Ein weiterer wichtiger Faktor der β-Blocker-Therapie ist die Verminderung von lebensbedrohlichen Herzrhythmusstörungen, weswegen heutzutage auch bei Säuglingen β1-selektive Adrenorezeptorblocker wie z. B. Metoprolol oder Bisoprolol bevorzugt werden.

- **Metoprolol**: 0,1–6 mg/kg/d in 2–3 ED p. o. (max. 50–100 mg/ED p. o.)
- **Bisoprolol** 0,2–0,4 mg/kg/d in 1 ED p. o. (max. 20 mg/d)

Ivabradin Ivabradin bewirkt eine selektive und spezifische Hemmung des If-Ionenstroms im Sinusknoten und führt zu einer alleinigen Frequenzreduktion, ohne dass es einen Einfluss auf die Überleitungszeiten oder die myokardiale Kontraktilität hat. Ivabradin kann bei chronischer Herzinsuffizienz als Therapieoption erwogen werden, wenn eine Unverträglichkeit für β-Blocker vorliegt (z. B. bei Asthma bronchiale) oder wenn trotz optimaler β-Blocker-Einstellung eine persistierende Sinustachykardie vorliegt (Bonnet et al. 2017).

- **Ivabradin** 0,1–0,3 mg/kg/d in 2 ED p. o. (max. 7,5 mg/d)

Angiotensin-Rezeptor-Neprilysin-Inhibitor (ARNI) Der Neprilysininhibitor Sacubitril hemmt den Abbau der endogenen vasoaktiven Peptide (BNP). Dadurch kommt es zu einer Erhöhung der natriuretische Peptide. Dies führt zu einer Reduktion der Vasokonstriktion, der Natriumretention und des maladaptiven kardialen Remodelings und damit möglicherweise zu einer Reduktion der Letalität. Das Risiko von Hyperkaliämien und Nierenfunktionsstörungen besteht genauso wie bei einer ACE-Hemmer-Therapie.

Eisenmangel Die Therapie eines Eisenmangels sollte erfolgen, unabhängig davon, ob eine Anämie vorliegt oder nicht. Ein Eisenmangel geht mit einer reduzierten Belastbarkeit und einem erhöhten Mortalitätsrisiko einher. Die „European Society of Cardiology" (Force et al. 2022) empfiehlt daher eine Eisensubstitution bei einem Serumferritin < 100 µg/l oder einer Transferrinsättigungen von < 20 %. Bei nicht ausreichendem Ansprechen einer oralen Substitution oder schlechter oraler Verträglichkeit verbessert die i.v.-Gabe die Belastbarkeit, mildert Symptome und verbessert die Lebensqualität.

Digitalisglykoside Digitalisglykoside inhibieren die kardiale Na-K-ATPase und steigern dadurch die kalziumabhängige Kontraktilität und wirken negativ chronotrop. Allerdings weisen sie eine geringe therapeutische Breite auf und sind deutlich proarrhythmogen. Eine Digitalisierung verbessert möglicherweise einzelne Symptome, erhöht jedoch das Sterberisiko einer Herzinsuffizienz und sollte daher in einer modernen Herzinsuffizienztherapie nicht mehr eingesetzt werden.

- **Monitoring/Verlauf**

In der **klinischen Beobachtung** der Kinder muss auf eine Verschlechterung der Funktionsklasse geachtet werden, die zu einer Intensivierung der Herzinsuffizienztherapie führen sollte. Bei Symptomen der Herzinsuffizienz, die bereits in Ruhe auftreten (Ross-Klasse III; ◘ Tab. 32.1) sollte eine stationäre Behandlung in Betracht gezogen werden. Auch ein schlechteres Gedeihen v. a. bei Säuglingen und Kleinkindern kann hinweisend auf eine Verschlechterung der Herzinsuffizienz sein.

Die **regelmäßige echokardiografische Kontrolle** ist essenziell und eine ursprünglich alleinige linksventrikuläre Funktionsstörung z. B. im Rahmen einer dilatativen Kardiomyopathie, die sekundär zu einer Stauung in die Lunge und damit zu erhöhten rechtsventrikulären Drücken und zu einer Vergrößerung des rechten Ventrikels führt ist hinweisend auf eine beginnende Dekompensation.

Laborchemisch hat der individuelle Verlauf des NT-proBNP im Rahmen der chronischen Herzinsuffizienz eine gute prognostische Aussagekraft in Bezug auf die Funktionsklasse und das Überleben des Patienten.

- **Prognose**

Herzinsuffizienz ist eine der Hauptursachen für Morbidität und Mortalität bei pädiatrischen Patienten. Nahezu 50 % der Kinder mit einer dilatativen Kardiomyopathie (DCM) werden einer Herztransplantation (▶ Abschn. 32.2.2) unterzogen oder sterben innerhalb von 5 Jahren nach der Diagnosestellung.

- **Prävention**

Die Erstdiagnosestellung einer Herzinsuffizienz im Rahmen einer kardialen Dekompensation ist ein unabhängiger Risikofaktor für eine erhöhte Letalität. 60 % der Kinder aller Altersgruppen mit DCM zeigen bei Erstvorstellung zwar respiratorische Symptome, gastrointestinale Beschwerden wie Bauchschmerzen, Übelkeit, Erbrechen und Gewichtsverlust waren jedoch die häufigsten Symptome bei Jugendlichen. Daher wird bei fast der Hälfte der Patienten bei der Erstvorstellung die Fehldiagnosen einer bakteriellen oder viralen Infektion oder einer Gastroenteritis gestellt (Puri et al. 2019). Bei frühzeitiger Diagnosestellung im Rahmen einer echokardiografischen Untersuchung bei noch kompensierter Klinik, konnte jedoch die Letalität nach stufenweiser Einführung einer modernen Herzinsuffizienztherapie in den letzten Jahren von 19 auf ca. 9 % reduziert werden (Lasa et al. 2020).

- **Qualitätssicherung und Ausstattung**

Unter einer optimalen antikongestiven Therapie sollte sich eine **Verbesserung der Funktionsklasse** (Ross-Klasse; ◘ Tab. 32.1) einstellen. Ein weiteres Qualitätsmerkmal ist die adäquate **Gewichtszunahme**, ohne dass es zu Flüssigkeitseinlagerungen kommt. Regelmäßige **Echokardiografiekontrollen** sind obligat und sollten eine Abnahme der Herzgröße und eine Verbesserung der Herzfunktion zeigen. Bei einer Verbesserung der systolischen Herzfunktion aber Persistenz der Symptome muss auch an eine diastolische Funktionsstörung (HFpEF) gedacht werden.

Werden diese Qualitätsmerkmale nicht erfüllt, so sollte frühzeitig ein spezialisiertes pädiatrisches Herztransplantationszentrum mit der Möglichkeit einer mechanischen Kreislaufunterstützung kontaktiert werden.

- **Ausblick**

In den letzten Jahren konnte durch die Einführung neuer Medikamente in der Herzinsuffizienzbehandlung bei Erwachsenen die Letalität und die Komorbidität der Erkrankung signifikant gesenkt werden. In der „PARADIGM-HF-Studie" konnte mit Sacubitril/Valsartan im Vergleich zu dem ACE-Hemmer Enalapril bei Erwachsenen eine Reduktion der Mortalität um 20 % nachgewiesen werden (McMurray et al. 2014). Die weltweit durchgeführte, prospektive pädiatrische PANORAMA-HF-Studie untersucht, ob diese Kombination dem ACE-Hemmer Enalapril überlegen ist (Shaddy et al. 2017). Basierend auf den Studienergebnissen ist das Medikament seit Juni 2023 von der EMA für Kinder von 1–17 Jahren zur Behandlung der Herzinsuffizienz zugelassen. Zusätzliche Wirkstoffe zur Behandlung der chronischen Herzinsuffizienz wie der Natrium-Glukose-Kotransporter-2-Hemmer (SGLT2-Hemmer) oder Vericiguat, ein neuer oraler löslicher Guanylatcyclasestimulator, wurden in die leitliniengerechte medizinische Behandlung der Herzinsuffizienz bei Erwachsenen aufgenommen (Force et al. 2022). Ihre Anwendung bei pädiatrischen Patienten mit Herzinsuffizienz wird derzeit aktiv erforscht. Der Einsatz gut konzipierter, prospektiver klinischer Studien ist fundamental für die Bewertung der Sicherheit und Wirksamkeit dieser neuen Arzneimittel bei Kindern (Loss et al. 2021).

32.2.2 Dekompensierte Herzinsuffizienz

- **Therapieziel**

Das oberste Therapieziel ist eine **dekompensierte Herzinsuffizienz** in eine kompensierte Situation zu überführen, um ein **Multiorganversagen** und eine damit verbundene direkt drohende **Letalität** zu verhindern.

Indiziert sind daher:
- Ausschwemmen von Ödemen und Volumenentlastung,
- Aufrechterhaltung des Herzminutenvolumens und der Gewebeoxygenierung,

zur
- Verhinderung von sekundären Organschäden und
- Verhinderung der akut drohenden Mortalität.

Die Therapie ist eine intensivmedizinische und sollte in spezialisierten Zentren mit Erfahrung in kinderkardiologischer Intensivmedizin durchgeführt werden.

■ **Therapieprinzipien**
Die grundlegenden Therapieprinzipien umfassen:
- Volumenentlastung,
- Kontraktilitätssteigerung,
- Reduktion des O_2-Bedarfs,
- Verhinderung von Arrhythmien.

■ **Therapeutisches Vorgehen**
Intensivmedizinische Allgemeinmaßnahmen beinhalten die Oberkörperhochlagerung bei Orthopnoe, sowie die Atemunterstützung und O_2-Gabe bei Tachydyspnoe, vorausgesetzt es liegt kein Shuntvitium vor.

> **Cave**
> Bei Shuntvitien führt die Gabe von Sauerstoff durch die Senkung des pulmonalen Widerstands zu einer Zunahme des Links-rechts-Shunts und damit zur Verschlechterung der kardiopulmonalen Situation.

Die **Analgosedierung** bei Unruhe reduziert den O_2-Bedarf, jedoch führt sie auch zu einer Reduktion der endogene Katecholaminausschüttung und zum Verlust des Systemwiderstands, was zum plötzlichen Kreislaufstillstand führen kann. Daher sollte eine endotracheale Intubation ebenso wie die Anlage zentralvenöser Katheter nur von erfahrenen Intensivmedizinern und unter Reanimationsbereitschaft durchgeführt werden.

Die **mechanische Beatmung** bei respiratorischer Insuffizienz führt durch den positiven intrathorakalen Druck während der Inspiration zu einer Abnahme des transmuralen Gradienten im linken Ventrikel, wodurch sich die linksventrikuläre Nachlast ebenso wie die Vorlast des rechten Ventrikels vermindern und die Koronarperfusion verbessert. Bei vorbestehendem Lungenödem wird durch den positiven endexspiratorischen Druck (PEEP) der pulmonale Gasaustausch gebessert und die Atemarbeit reduziert.

Bei Herzinsuffizienz besteht ein erhöhter Kalorienbedarf. Eine **hochkalorische Ernährung** mit häufigen kleinen Mahlzeiten sollte durchgeführt werden. Bei Nahrungsunverträglichkeit sollte eine totale parenterale Ernährung erwogen werden. **Normothermie** ist v. a. bei Säuglingen und Neugeborenen anzustreben. Eine Hyperthermie muss unbedingt vermieden werden, da sie eine Tachykardie aggraviert und die O_2-Ausschöpfung steigert. Bei manifesten Ödemen sollte eine **Flüssigkeitsrestriktion** eingehalten werden.

■ ■ **Medikamentöse Therapie**
Bei klinischen Zeichen der Volumenüberladung muss zunächst die Vorlast gesenkt werden. Zur genauen Steuerung der Volumenentlastung sollte eine kontinuierliche Messung der Herzfrequenz, des Blutdrucks und des zentralvenösen Drucks erfolgen.

Diuretika **Schleifendiuretika** werden empfohlen bei nachgewiesener Volumenüberladung mit Ödemen, einer sekundären Rechtsherzbelastung und hohen zentralvenösen Drücken. Nach dem Ausschwemmen von Ödemen bringen Diuretika jedoch keinen Langzeitvorteil. Ein steigender Diuretikabedarf ist prognostisch ungünstig, da durch die vermehrte Ausscheidung von Elektrolyten das Risiko für Herzrhythmusstörungen steigt. Eine frühzeitige **Kombination mit Aldosteronantagonisten** ist daher empfehlenswert. Bei einem sehr hohen Bedarf an Schleifendiuretika kann eine Kombination mit **Thiaziddiuretika** erwogen werden, wobei die vermehrte Natriurese zu Hyponatriämien führen kann.

Katecholamine **Katecholamine** führen über die Stimulation der β_1-Adrenozeptoren zu einer erhöhten Herzfrequenz (positiv chronotrope Wirkung), einer beschleunigten Erregungsleitung (positiv dromotrope Wirkung), einer erhöhten Kontraktilität (positiv inotrope Wirkung) und einer Senkung der Reizschwelle (positiv bathmotrope Wirkung). Dadurch kommt es zu einer deutlichen Zunahme des myokardialen O_2-Verbrauchs, während die myokardiale Perfusion abnimmt. Des Weiteren führt die positiv dromotrope Wirkung zu einer vermehrten Proarrhythmogenität, sodass die Gefahr des plötzlichen Herztods steigt. Die Aktivierung von α_1-Adrenozeptoren wiederum bewirkt eine Vasokonstriktion, was zu einer Abnahme der Perfusion des Splanchnikusgebiets ebenso wie der Nieren führt. Die Herabregulierung der Katecholaminrezeptoren führt zudem zu einer raschen Tachyphylaxie. Aus diesen Gründen sollten Katecholamine nur bei erniedrigtem Herzzeitvolumen und arteriellem Hypotonus eingesetzt werden, um einen kardiogenen Schock zu verhindern.

> Katecholamine erhöhen zwar das Herzzeitvolumen, führen jedoch zu einer Zunahme des myokardialen O_2-Verbrauchs, der Nachlast und zu einem vermehrten Risiko von Herzrhythmusstörungen und sollten daher nur kurzfristig zur Überbrückung bei erniedrigten Herzzeitvolumen und arteriellen Hypotonus eingesetzt werden.

- **Epinephrin** (Adrenalin) (0,01–0,3 μg/kg/min) bindet direkt an die Katecholaminrezeptoren, die Spezifität ist aber dosisabhängig: Im niedrigem Dosisbereich (< 0,01 μg/kg/min) überwiegen die Inotropie und Vasodilatation, im mittleren sind die durch α- und β-Rezeptoren vermittelten Effekte ausgeglichen. Im höheren Dosisbereich (> 0,2 μg/kg/min) spielt die durch α-Rezeptoren vermittelte Vasokonstriktion die größere Rolle. Die Wirkungen von Adrenalin wird durch unspezifische andere Faktoren herabgesetzt, wie z. B. Hypoxie, Azidose oder Chronizität der Stimulierung. Daher kann der Ausgleich einer Azidose für die effektive Epinephrinwirkung entscheidend sein.
- **Norepinephrin** (Noradrenalin) (0,01–0,3 μg/kg/min) ist ein Vorläufer des Epinephrin und hat einen potenten α-Rezeptoreffekt, daher überwiegt die Vasokonstriktion und die Erhöhung der Nachlast. Norepinephrin wird nur bei ausgeprägter arterieller Hypotension oder im vasogenen Schock empfohlen, wobei es durch Anheben des diastolischen Blutdrucks die Koronarperfusion verbessern kann, dies geht jedoch zu Kosten der renalen und intestinalen Perfusion.
- **Dopamin** führt über eine zentrale Wirkung zur vermehrten Ausschüttung von Norepinephrin. Neben der adrenergen Wirkung kommt es jedoch auch zu vermehrten unerwünschten Wirkungen wie einer Immunsuppression und zu endokrinologischen Störungen. Die Diurese steigernde Wirkungen des Dopamins in niedrigen Dosierungen konnte in kontrollierten Studien nicht bestätigt werden. Im Studienvergleich Dopamin versus Noradrenalin zeigte sich bei Patienten im kardiogenen Schock unter Dopamin eine gehäufte Rate an Arrhythmien und eine Übersterblichkeit.
Der Einsatz von Dopamin zur Therapie der Herzinsuffizienz wird also **nicht mehr empfohlen**.
- **Dobutamin** (2,5–10 μg/kg/min) ist ein synthetisches Katecholamin. Die Hauptwirkungen von Dobutamin sind eine Steigerung der Kontraktilität und eine periphere Vasodilatation. Es kommt unter Dobutamin daher zu keinem relevanten Anstieg des arteriellen Blutdruckes. Es wird zwar eine kurzfristige Verbesserung der Symptome beschrieben, jedoch zeigten Studien einen Anstieg der Krankenhausletalität. Neben einer raschen Toleranzentwicklung werden unter Dobutamin, unabhängig von der Dosierung, vermehrt Herzrhythmusstörungen beobachtet. Heutzutage sind daher die neueren Ionodilatatoren zu bevorzugen.

Ionodilatatoren Ionodilatatoren sind eine Medikamentenklasse, die basierend auf unterschiedlichen Wirkmechanismen positiv ionotrop wirken und damit die Kontraktilität verbessern und gleichzeitig zu einer Vasodilatation führen. Beide Mechanismen sind neben der Vorlastsenkung entscheidend, um den Patienten in eine kompensierte Kreislaufsituation zu überführen.

Phosphodiesterase-Typ-3-Inhibitoren Phosphodiesterase-Typ-3-Inhibitoren (**Milrinon**) (0,3–0,75 μg/kg/min i.v.) wirken über eine Erhöhung des cAMP wodurch es zu einer Aktivierung von Kalziumkanälen im sarkoplasmatischen Retikulum kommt. Die vermehrte Kalziumfreisetzung führt zu einer Steigerung der Kontraktilität und zu einer Erschlaffung der glatten Gefäßmuskulatur, sodass es zu einer Vasodilatation mit Senkung des System- und Lungengefäßwiderstandes kommt. Durch die Vasodilatation kann es zu einer ausgeprägten arteriellen Hypotension kommen. Insbesondere bei größeren Kindern und Jugendlichen werden vermehrt Tachyarrhythmien beschrieben, ebenso wie reversible Thrombozytopenien und passagere Transaminasenerhöhungen. Eine pädiatrische Studie (PRIMACORP) zeigte eine gute Sicherheit und Verträglichkeit von Milrinon bei der

Therapie einer eingeschränkten Pumpfunktion nach herzoperativen Eingriffen (Hoffman et al. 2002).

Levosimendan Levosimendan (0,1–0,2 µg/kg/min für 24 h alle 5–7 Tage) verbessert die kalziumabhängige Kontraktilität in der Systole, ohne den myokardialen O_2-Verbrauch zu erhöhen. Durch die Öffnung der ATP-sensitiven Kaliumkanäle in der glatten Gefäßmuskulatur kommt es zusätzlich zu einem Abfall des Gefäßwiderstands. Aus der Vasodilatation sowohl der Koronararterien als auch der systemvenösen, arteriellen und pulmonalarteriellen Gefäßen resultiert eine Abnahme der Vorlast, der Nachlast und eine Verbesserung der Koronarperfusion. Durch den schnellen Wirkeintritt kann eine arterielle Hypotension die Folge sein, weswegen ein langsamer Therapiebeginn empfohlen wird. Ebenso sollte das Serumkalzium im oberen Normbereich gehalten werden, um eine Wirkeffektivität zu erreichen. Die Halbwertszeit von Levosimendan beträgt circa 1 h, jedoch kommt es durch die aktiven Metabolite, die Halbwertszeiten von 70–80 h aufweisen, zu einer 7–9 Tage anhaltenden hämodynamischen Wirkung.

Mechanische Kreislaufunterstützung und Herztransplantation

> Eine mechanische Kreislaufunterstützung sollte bei einer therapierefraktären Herzinsuffizienz vor dem Eintreten eines Multiorganversagens frühzeitig in Betracht gezogen werden.

Im akuten kardiogenen Schock kann eine venoarterielle **extrakorporale Membranoxygenierung (va-ECMO)** mit kompletter respiratorischer und zirkulatorischer Unterstützung das akut drohende Versterben kurzfristig verhindern, jedoch ist durch eine hohe Komplikationsrate in der Langzeittherapie die Dauer der Unterstützung begrenzt (Stiller und Fleck 2016).

Bei Patienten mit anhaltenden Ruhesymptomen und einer stark reduzierten Aktivitätstoleranz, die eine kontinuierliche ionotrope Therapie benötigen und nicht in einen kompensierten Zustand zu überführen sind ist eine längerfristige mechanische Entlastung des Herzens zu diskutieren. Hierbei wird in hochspezialisierten Zentren eine künstliche Herzpumpe „**Ventricular Assist Device" (VAD)** implantiert, die das Blut aus der eingeschränkten Herzkammer drainiert und in die Aorta perfundiert. Diese mechanische Entlastung des Myokards kann im Rahmen einer akuten Myokarditis zu einer Ausheilung beitragen, ist jedoch häufiger eine Überbrückungstherapie, um den Patienten einer Herztransplantation zuzuführen, bevor ein Multiorganversagen eintritt.

Voraussetzung für die Listung zur **Herztransplantation (HTX)** ist die Irreversibilität der kardialen Erkrankung sowie die Abwesenheit von relevanten sekundären Organschädigungen. Ebenso sollte eine fixierte Erhöhung des Lungenwiderstands ausgeschlossen sein, welche zu einem Graft-Versagen führen würde. Weltweit werden ca. 300 Kinder pro Jahr einer HTX zugeführt. Diese ist prinzipiell in jedem Lebensalter durchführbar, da sich das transplantierte Herz dem bedarfsabhängigen Wachstum anpasst. Die jüngste Analyse des Registers der Internationalen Gesellschaft für Herz- und Lungentransplantation (ISHLT) zeigt eine mediane Überlebenszeit von 22 Jahren für die Kinder, die bei der Transplantation jünger als 1 Jahr waren. Dank einer kontinuierlichen Weiterentwicklung der lebenslang notwendigen immunsuppressiven Therapie verbessern sich die Überlebenszahlen fast jährlich.

Monitoring/Verlauf

Die dekompensierte Herzinsuffizienz muss intensivmedizinisch behandelt werden unter einem kontinuierlichen, invasiven Monitoring des arteriellen Blutdrucks, ebenso wie unter kontinuierlicher Messung des zentralvenösen Drucks, um nicht nur einen adäquaten Blutdruck sicherzustellen, sondern auch um die Vorlast optimal steuern zu können. Eine persistierende Laktatazidose kombiniert mit einer niedrigen zentralvenösen Sättigung reflektieren eine inadäquate O_2-Versorgung des Gewebes und sprechen für eine akut lebensbedrohliche Situation. Ist eine Herzinsuffizienz nicht zügig in eine kompensierte Situation zu überführen, so sollte frühzeitig Kontakt zu einem Zentrum mit der Möglichkeit des mechanischen Kreislaufersatzes und der Herztransplantation aufgenommen werden.

- **Prognose**

Kinder, die mit einer akuten dekompensierten Herzinsuffizienz aufgenommen werden, haben ein Sterberisiko von ca. 20 %, wobei bei ca. weiteren 20 % der Patienten eine Herztransplantation durchgeführt werden muss. Das Rehospitalisierungrisiko dieser Patienten liegt ebenso bei ca. 20 %. Darüber hinaus haben Patienten mit akuter dekompensierter Herzinsuffizienz ein hohes Risiko für Komplikationen, einschließlich Herzrhythmusstörungen, Herzstillstand, zerebrale Gefäßereignisse sowie Leber- und Nierenversagen.

- **Prävention**
▶ Abschn. 32.2.1

- **Qualitätssicherung und Ausstattung**
▶ Abschn. 32.2.1

- **Ausblick**

Durch den Einsatz hochspezialisierter, multidisziplinärer Herzinsuffizienzteams bestehend aus pädiatrischen Intensivmedizinern, Kinderkardiologen, Kinderherzchirurgen und Kardiotechnikern konnte die Letalität der dekompensierten Herzinsuffizienz in den letzten Jahren deutlich gesenkt werden. Durch den Einsatz von pädiatrischen Kunstherzsystemen können auch Kinder mit beginnenden Multiorganversagen in eine kompensierte Situation überführt werden und die Zeit bis zu einer möglichen Herztransplantation kann überbrückt werden. Hierdurch steigt jedoch die Anzahl der Kinder auf der Warteliste für eine Herztransplantation, was im Gegensatz steht zu einer Abnahme der Anzahl potenzieller Organspender, wodurch sich die Wartezeit auf ein neues Herz verlängert.

❓ Fragen zur Wiederholung

1. Was ist bei der stationären Behandlung eines Säuglings mit schwerer Myokarditis und Herzinsuffizienz zu beachten. Welche Aussage ist richtig?
    a. Das Kind sollte immer gut gekühlt werden, wenn es vermehrt beim Trinken schwitzt.
    b. Eine Gewichtszunahme von täglich 80–100 g ist anzustreben.
    c. Die ausreichende Kalorienzufuhr (> 100 kcal/kg) ist für die kardiale Erholung wichtig.
    d. Herzrhythmusstörungen sind nicht zu erwarten.
    e. β-Blocker sollten üblicher Weise i.v. gegeben werden.
2. Welche Aussage zur Therapie der Herzinsuffizienz trifft nicht zu?
    a. Der Einsatz von β-Blockern kann zu einer initialen Verschlechterung der Beschwerden führen.
    b. Schleifendiuretika sind ein essenzieller Bestandteil der Herzinsuffizienztherapie.
    c. Digitalis führt zwar zu einer Verbesserung der Belastbarkeit, sollte aber nicht eingesetzt werden, da ein Anstieg der Letalität nachgewiesen wurde.
    d. Aldosteronantagonisten sind essenzielle Bausteine der Herzinsuffizienztherapie, können jedoch dosisabhängig zu Hyponatriämien führen.
    e. Angiotensin-Rezeptor-Neprilysin-Inhibitoren (ARNI) führen bei Erwachsenen zu einer deutlichen Reduktion der Letalität der Herzinsuffizienz, im Vergleich zu ACE Hemmern, sollten aber nicht mit diesen kombiniert werden.
3. Welche Aussage zur dekompensierten Herzinsuffizienz trifft zu?
    a. Katecholamine erhöhen das Herzzeitvolumen und verbessern dauerhaft die Herzfunktion, sodass eine myokardiale Erholung eintreten kann.
    b. Eine Laktatazidose mit Hypokapnie kombiniert mit einer niedrigen zentralvenösen Sättigung ist vermutlich auf eine schlechte Ventilation der Lunge zurückzuführen.
    c. Eine mechanische Kreislaufunterstützung sollte erst im kardiogenen Schock erwogen werden.
    d. Dobutamin steigert die Kontraktilität, führt aber zu keinem relevanten Anstieg des arteriellen Blutdruckes und erhöht die Krankenhausletalität einer Herzinsuffizienz.

e. Dopamin steigert in niedrigen Dosierungen die Diurese und verbessert das Überleben des Patienten.

Interessenkonflikt Der Autor ist mit Mitglied der European EXCOR Pediatric Investigator Group. Ansonsten bestehen keine Interessenkonflikte.

Literatur

Bonnet D, Berger F, Jokinen E et al (2017) Ivabradine in Children With Dilated Cardiomyopathy and Symptomatic Chronic Heart Failure. J Am Coll Cardiol 70:1262–1272

Force M, McDonagh TA, Metra M et al (2022) 2021 ESC Guidelines for the diagnosis and treatment of acute and chronic heart failure: Developed by the Task Force for the diagnosis and treatment of acute and chronic heart failure of the European Society of Cardiology (ESC). With the special contribution of the Heart Failure Association (HFA) of the ESC. Eur J Heart Fail 24:4–131

Hoffman TM, Wernovsky G, Atz AM et al (2002) Prophylactic intravenous use of milrinone after cardiac operation in pediatrics (PRIMACORP) study. Prophylactic Intravenous Use of Milrinone After Cardiac Operation in Pediatrics. Am Heart J 143:15–21

Kirk R, Dipchand AI, Rosenthal DN et al (2014) The International Society for Heart and Lung Transplantation Guidelines for the management of pediatric heart failure: Executive summary. [Corrected]. J Heart Lung Transplant 33:888–909

Lasa JJ, Gaies M, Bush L et al (2020) Epidemiology and Outcomes of Acute Decompensated Heart Failure in Children. Circ Heart Fail 13:e6101

Loss KL, Shaddy RE, Kantor PF (2021) Recent and Upcoming Drug Therapies for Pediatric Heart Failure. Front Pediatr 9:681224

McMurray JJ, Packer M, Desai AS et al (2014) Angiotensin-neprilysin inhibition versus enalapril in heart failure. N Engl J Med 371:993–1004

Puri K, Singh H, Denfield SW et al (2019) Missed Diagnosis of New-Onset Systolic Heart Failure at First Presentation in Children with No Known Heart Disease. J Pediatr 208:258–264e253

Shaddy R, Canter C, Halnon N et al (2017) Design for the sacubitril/valsartan (LCZ696) compared with enalapril study of pediatric patients with heart failure due to systemic left ventricle systolic dysfunction (PANORAMA-HF study). Am Heart J 193:23–34

Stiller B, Fleck T (2016) Role of Extracorporeal Membrane Oxygenation in Neonatal and Pediatric End-Stage Heart Patients. Artif Organs 40:12–13

Myokarditis und Endokarditis

Ralph Henrik Lünstedt und Brigitte Stiller

Inhaltsverzeichnis

33.1 Myokarditis – 346
33.1.1 Grundlagen – 346
33.1.2 Therapie – 347

33.2 Endokarditis – 347
33.2.1 Grundlagen – 347
33.2.2 Therapie – 348

Literatur – 351

Ergänzende Information Die elektronische Version dieses Kapitels enthält Zusatzmaterial, auf das über folgenden Link zugegriffen werden kann https://doi.org/10.1007/978-3-662-65542-9_33.

© Springer-Verlag GmbH Deutschland, ein Teil von Springer Nature 2024
B. Stiller et al. (Hrsg.), *Kardiologie – Pneumologie – Allergologie – HNO*, Therapie der Krankheiten im Kindes- und Jugendalter, https://doi.org/10.1007/978-3-662-65542-9_33

33.1 Myokarditis

33.1.1 Grundlagen

Die Myokarditis ist eine (meist viral bedingte) Entzündung des Myokards, die mit myokardialem Ödem, Nekrosen, Gefügedilatation und sekundärer Myozytolyse einhergeht. Unterschieden werden die
- akute inflammatorische Form, die sich erholen oder bei persistierendem Virusgenom später in eine dilatative Kardiomyopathie übergehen kann, von der
- fulminanten Form, bei der die Kinder innerhalb weniger Stunden in einen kardiogenen Schock geraten können. Letztere hat eine hohe Akutletalität und macht eine maximale Intensivtherapie (bis hin zum mechanischen Kreislaufersatz) sinnvoll, da die Kinder nach überstandener fulminanter Myokarditis langfristig oft ein gesundes Herz haben. Der Einfluss immunsuppressiver oder immunmodulierender Medikationen ist unklar (Yao und Zhan 2023).

Die akute Myokarditis manifestiert sich oft mit den klassischen **Symptomen** einer viralen, grippeähnlichen Infektion mit etwas Fieber, Blässe, Appetitlosigkeit, Abgeschlagenheit, Atemwegsinfekt, Kurzatmigkeit, Erbrechen, Durchfall und Muskelschmerzen während kardiale Symptome eher unterschwellig auftreten. Im weiteren Krankheitsverlauf kommt es aufgrund der eingeschränkten Funktion und Erweiterung der Herzkammern zur Herzinsuffizienz: Atemnot aufgrund pulmonaler Stauung, systolisches Herzgeräusch durch Undichtigkeiten von Mitral- und Trikuspidalklappe, Vergrößerung der Leber, schwach tastbare Pulse, erniedrigte Urinausscheidung, kompensatorisch erhöhte Herzfrequenz. Zusätzlich können Rhythmusstörungen mit vielfältiger Variation bis hin zu lebensgefährlichen ventrikulären Tachykardien hinzukommen.

Die Perimyokarditis nach Covid-mRNA-Impfung tritt genau so selten auf, wie nach Influenza- oder Varizellenimpfung und ist bei männlichen Jugendlichen häufiger als bei Mädchen (Ling et al. 2022).

- **Diagnostik**

Im **EKG** zeigen sich Veränderungen wie Sinustachykardie, QRS-Niedervoltage und T-Wellen-Inversionen. Des Weiteren können Hypertrophiezeichen, ST-Strecken-Veränderungen, Blockbilder und Rhythmusstörungen nachgewiesen werden.

Die wiederholte **Echokardiographie (inkl. Gewebedoppler)** ist bei Verdacht auf eine Myokarditis unerlässlich und kann sowohl eine systolische als auch eine diastolische Funktionsstörung offenlegen, als auch Ödem-verdickte Wände, ballonierte Ventrikel und Thrombusformationen detektieren.

In 60–90 % der Fälle finden sich Veränderungen im **Thoraxröntgenbild** in Form von Kardiomegalie oder pulmonalvenöser Stauung im Rahmen einer Herzinsuffizienz.

Bei der **Laboruntersuchung** können Entzündungsparameter im Blut erhöht sein, müssen es aber nicht. Möglicherweise lassen sich Erreger in Blutkultur, Tracheasekret und Nasen-/Rachenabstrich nachweisen, häufig erhält man jedoch trotz einer breit angelegten Diagnostik keine positiven Ergebnisse. Die serologische Bestimmung von virusspezifischen Antikörpern ist nicht indiziert.

Das NTproBNP und das hs-Troponin ist in der Regel erhöht.

Ein **MRT** sollte zur Diagnosesicherung in der Frühphase der Erkrankung zur endgültigen Diagnosesicherung erfolgen. Im späteren Verlauf sieht man nekrotische Residuen in Form des „late enhancements".

Eine **Herzkatheterdiagnostik** mit **Myokardbiopsie aus dem Ventrikelseptum** sollte bei mittelfristig unklaren oder prolongierten Fällen nach 2–3 Wochen erfolgen, da z. B. eine Riesenzellmyokarditis mit Steroiden gut behandelbar ist. Die histologische, immunhistologische und molekularbiologische Diagnostik der Endomyokardzellen ist neben dem MRT Goldstandard bei der Diagnose der Myokarditis.

33.1.2 Therapie

■ Therapieziel

Durch frühzeitige Diagnosestellung und individuell angepasste Behandlung inkl. Sportkarenz sollte die Myokarditis langfristig ohne bleibenden Schaden überstanden werden.

■ Therapieprinzip

Es existiert keine spezifische Therapie der Myokarditis.

Bei milden Verläufen stehen Schonung und Bettruhe zur Reduzierung des myokardialen O_2-Bedarfs im Vordergrund der Therapie. Die medikamentöse Behandlung der Herzinsuffizienz und Rhythmusstörungen beinhaltet Diuretika, Nachlastsenker, Antiarrhythmika, β-Bocker, positiv inotrope Substanzen sowie eine Antikoagulation und sollte zumindest zu Beginn stationär überwacht werden, ggf. erfordert sie eine intensivmedizinische Therapie.

Insbesondere Patienten mit fulminant verlaufender Myokarditis mit Kreislaufinstabilität und nicht beherrschbaren Arrhythmien werden mit einem mechanischen Kreislaufsystem (ECMO/ECLS) und/oder einem ventrikuären Assistdevice (VAD) unterstützt, bis sich die kardiale Situation entweder stabilisiert hat oder bis im Falle einer massiven Herzmuskelschädigung ein Spenderherz transplantiert werden kann.

■ Therapeutisches Vorgehen

Das individuelle therapeutische Vorgehen ist abhängig von den akuten Symptomen. Bei der akuten Virusmyokarditis steht in der ersten Phase die Infektion der Kardiomyozyten mit Myozytennekrose (oftmals durch Enteroviren oder Parvo-B19) im Vordergrund. In dieser Phase ist eine individualisierte Therapie mit Bettruhe, Fiebersenkung, Kreislaufmonitorüberwachung und β-Blocker-Therapie sinnvoll. Bei Rhythmusstörungen oder Herzinsuffizienz sind entsprechende Behandlungen einzuleiten (▶ Kap. 32, ◘ Abb. 32.2 und ▶ Kap. 34).

Eine 2- bis 3-monatige Sportkarenz sollte eingehalten werden.

■ Monitoring/Verlauf

Da die abgeheilte Myokarditis auch noch Jahre später in eine dilatative Kardiomyopathie übergehen kann, sollten kardiologische Verlaufskontrolle in größeren Abständen langfristig erfolgen.

■ Prognose

Die Myokarditis kann komplett ohne Residuen ausheilen oder auch noch Jahre später in eine dilatative Kardiomyopathie übergehen.

■ Prävention

Die Prävention einer Myokarditis ist derzeit nicht möglich.

■ Qualitätssicherung und Ausstattung

> Die Meldung der Fälle in das deutschlandweite MYKKE-Register (▶ https://mykke.de/) sollte nicht vergessen werden.
> Das 2013 gegründete und weltweit größte Myokarditisregister konnte bereits mehr als 750 Kinder aus 29 deutschsprachigen Zentren prospektiv einschließen und bietet eine hervorragende Plattform für klinische Studien, Entwicklung von Diagnosekriterien, Myokarditis-Scores und immunologische und genetische Forschung.

Es existiert eine empfehlenswerte S2k-Leitlinie von 8/22 zur Myokarditis im Kindes- und Jugendalter der AWMF (Paul et al. 2022).

33.2 Endokarditis

33.2.1 Grundlagen

Die infektiöse Endokarditis (IE) ist eine Entzündung des Endokards, insbesondere der Herzklappen oder des Endothels der herznahen großen Gefäße. Eine Endokarditis kann links- oder rechtsseitige körpereigene Herzstrukturen oder Fremdmaterialien betreffen. Bei Kindern und Jugendlichen ist häufiger das rechte Herz beteiligt. Die Inzidenz der IE im Kindes- und Jugendalter beträgt 0,34–0,64/100.000 pro Jahr. Das Risiko für eine IE bei Patienten mit angeborenen Herzfehlern liegt um ein Vielfaches höher und ist abhängig von der Art des Herzfehlers, besonders hoch bei Pulmonalatresie.

Eine IE wird meistens durch eine bakterielle Infektion und seltener durch Pilze, insbesondere bei Immunsuppression, hervorgerufen. Im Kindes- und Jugendalter sind vorwiegend und zunehmend Staphylokokken (42–57 %) und Streptokokken (27–31 %) sowie seltener Enterokokken (13 %) und Bakterien der HACEK-Gruppe (12 %) nachweisbar. In etwa 10 % gelingt kein Erregernachweis (kulturnegative Endokarditis).

Die Diagnosestellung erfolgt mittels der modifizierten Duke-Kriterien (▶ eTab. 33.1).

Ausgangspunkt der IE ist eine Septikämie mit Absiedelung der Erreger an meist vorgeschädigten endokardialen Strukturen. Eine IE stellt daher eine gefürchtete Langzeitfolge nach zahnärztlichen oder herzchirurgischen Eingriffen bei angeborenen Herzfehlern dar. Insbesondere biologische und mechanische Herzklappen, intra- und extrakardiale katheterinterventionell oder operativ eingebrachte prothetische Fremdmaterialien, Schrittmacherelektroden sowie peripher- und zentralvenöse Katheter sind prädisponierende Faktoren. Ein i.v.-Drogenabusus und rheumatisches Fieber spielen im deutschen pädiatrischen Klientel eine eher untergeordnete Rolle.

Die Endokarditis kann in eine akute (Endokarditis acuta) oder subakute-chronische Verlaufsform (Endokarditis lenta) sowie eine ambulant oder nosokomial erworbene Endokarditis unterteilt werden.

Es treten allgemeine **Symptome** wie anhaltendes oder rekurrierendes Fieber sowie spezifische Symptome am Herzen (Tachykardie, akute oder chronische Herzinsuffizienz, neu aufgetretenes Herzgeräusch) auf. Ferner gibt es periphere Immunkomplexablagerungen (Osler-Knötchen, Roth-Spots am Augenhintergrund) und bakterielle Mikroembolien (arterielle Embolien, septische Infarkte, Janeway-Läsionen, Splinter-Hämorrhagien).

- **Diagnostik**

> Die Fokussuche zur Identifizierung des Keims vor der ersten Antibiotikagabe ist entscheidend. Es sollten mindestens 3 venöse aerobe und anaerobe Blutkulturen im Abstand von einigen Stunden abgenommen werden. Wichtig ist, diese nicht aus dem liegenden Gefäßzugang abzunehmen. Eine arterielle Punktion ist nicht sinnvoll.

Bei kulturnegativer Endokarditis werden serologische Testmethoden oder eine Polymerasekettenreaktion (PCR) zur Identifizierung von Bartonella, Brucella, Chlamydia, Coxiella, Legionella und Mycoplasma spp. sowie Tropheryma whipplei empfohlen.

Die **Echokardiografie** ist die Methode der Wahl zur Darstellung von Vegetationen, paravalvulären Abszessen, (Pseudo)aneurysmen, Klappenperforationen, -insuffizienzen und -stenosen sowie Fisteln. Eine transösophageale Echokardiografie kann zur genaueren Klappendarstellung hilfreich sein. Ein unauffälliger Befund schließt eine IE jedoch nicht aus.

Zur Diagnose von Abszessen und (Pseudo)aneurysmen kann die Durchführung einer **kardialen Computertomografie** (CT) oder von **nuklearmedizinischen Verfahren** (^{18}F-FDG PET-CT) hilfreich sein.

Mögliche kardiale **Differenzialdiagnosen** sind eine Myokarditis, ein Kawasaki-Syndrom und ein Pediatric Inflammatory Multisystem Syndrome (PIMS) sowie ein rheumatisches Fieber.

33.2.2 Therapie

- **Therapieziel**

Als Therapieziel steht die vollständige Gesundung des Kindes durch adäquate antibiotische Behandlung. Wenn Klappendestruktionen fortgeschritten sind, kann ein Klappenersatz nach der mehrwöchigen antibiotischen Behandlung erforderlich sein.

- **Therapieprinzip**

In einem multidisziplinären Team bestehend aus Kinderkardiologen, Mikrobiologen, Kinderherzchirurgen und Infektiologen muss nach einer schnellen und abgewogenen Diagnostik die vollständige Eradikation des Erregers angestrebt werden. Diese erregerspezifische und resistenzspezifische Therapie (mindestens 4-wöchig i.v.) muss insbesondere bei linksseitigen Endokarditiden von einer Antikoagulation begleitet werden, um die Gefahr zerebraler Abszesse und Embolien möglichst gering zu halten.

- **Therapeutisches Vorgehen**

Nach Abnahme der Blutkulturen erfolgt eine initiale empirische leitliniengerechte antimikrobielle Therapie abhängig vom Klappenbefall, von

Kapitel 33 · Myokarditis und Endokarditis

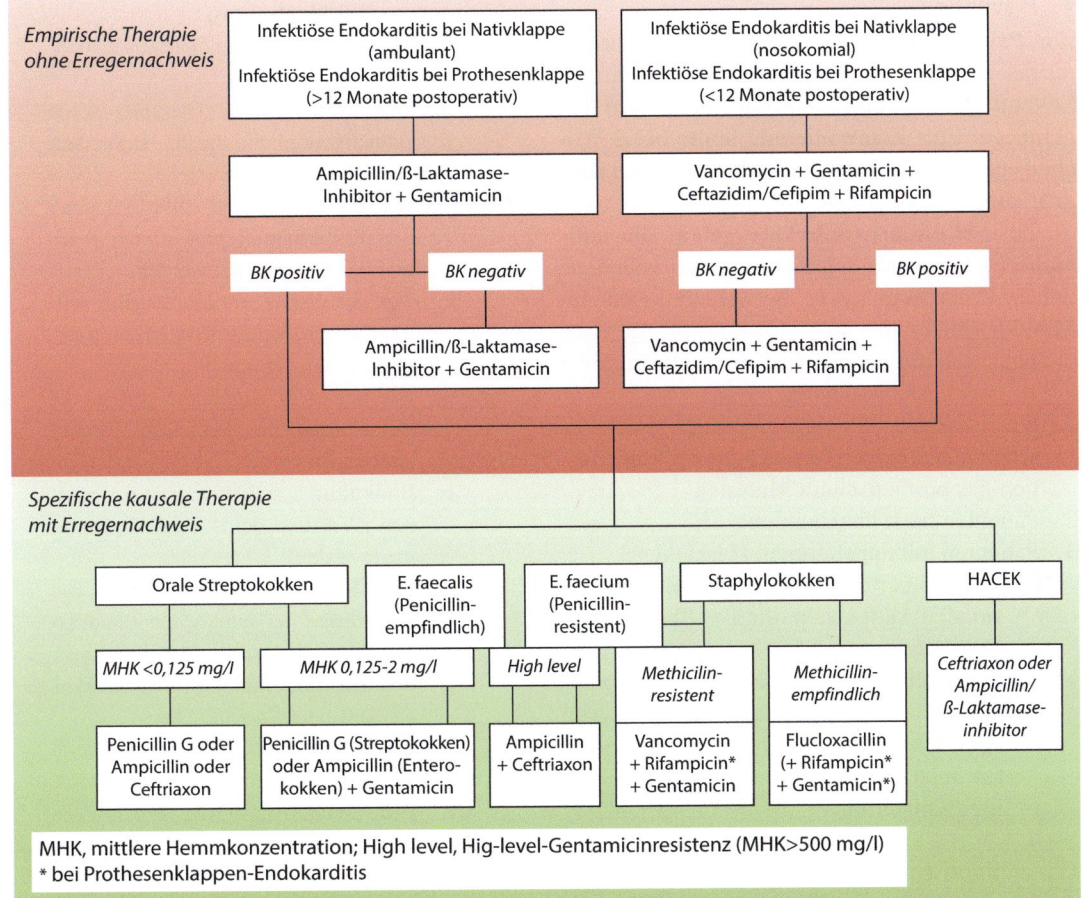

Abb. 33.1 Antimikrobielle Therapie bei IE im Kindes- und Jugendalter und bei EMAH. *BK* Blutkultur, *HACEK* Endokarditiserregergruppe: Haemophilus-Spezies, Aggregatibacter actinomycetemcomitans, Cardiobacterium hominis, Eikenella corrodens, Kingella kingae. (Mit freundl. Genehmigung der DGPK aus Knirsch et al. 2022)

einer ambulant oder nosokomial erworbenen IE und der postoperativen Dauer der implantierten Prothesenklappe. Nach Erregernachweis soll die kausale antimikrobielle Therapie erreger- und resistenzspezifisch angepasst und über eine Gesamtdauer von etwa 4–6 Wochen durchgeführt werden (Abb. 33.1; Knirsch et al. 2022).

Monitoring/Verlauf

Etwa 50 % der Kinder und Jugendlichen mit angeborenen Herzfehlern und IE müssen operiert werden. Operationsindikationen sind eine unkontrollierte Infektion, eine progrediente Herzinsuffizienz, schwere Klappenschäden und Embolien. Das infizierte Material muss komplett entfernt werden. Operative Eingriffe beinhalten eine Klappenrekonstruktion oder den biologischen oder mechanischen Klappenersatz.

Prognose

Die Letalität im Kindes- und Jugendalter liegt zwischen 5 und 10 %. Risikofaktoren für eine höhere Sterblichkeit sind der Nachweis von multiresistenten Keimen, gramnegativen Erregern und Pilzen, Alter < 3 Jahre, eine verzögerte Diagnosestellung, zyanotische Herzfehler, ein vorheriger Klappenersatz, Komplikationen (Herz- und Niereninsuffizienz, Embolien, Schlaganfall, Hirnblutung, Sepsis) sowie echokardiografisch belegte Vegetationen > 10 mm und periannuläre Abszesse.

▪ **Prävention**

Zur **Primärprophylaxe** gehören eine Korrektur des angeborenen Herzfehlers, eine optimale Zahnpflege sowie eine sorgfältige Haut- und Nagelpflege. Eine Zahnsanierung sollte bis 2 Wochen vor einem elektiven herzchirurgischen Eingriff abgeschlossen sein.

Zur **Sekundärprophylaxe** gehört die antibiotische Endokarditisprophylaxe bei zahnärztlichen Eingriffen sowie bei Operationen im Mund-Rachenraum und sonstigen Eingriffen, die potentiell mit einer Bakteriämie einhergehen können bei Risikopatienten:
1. Patienten mit biologischen oder mechanischen Herzklappen oder Klappenrekonstruktion aus prothetischem Material.
2. Patienten nach überstandener IE.
3. Patienten mit angeborenen Herzfehlern:
   a. Unkorrigierte zyanotische Vitien oder residuelle Defekte, palliative Shunts oder Conduits.
   b. Innerhalb von 6 Monaten nach Implantation von prothetischem Fremdmaterial oder lebenslang bei residuellen Defekten unter Verwendung von prothetischem Fremdmaterial.

Die antibiotische Prophylaxe erfolgt mit einem Aminopenicillin oder Clindamycin bei Penicillinallergie 30–60 min vor dem Eingriff, um einen möglichst hohen Blutspiegel zum Zeitpunkt der möglichen Bakteriämie zu erreichen. Vor dem Zahnarztbesuch sollte man seinen „Herzpass" (Endokarditisausweis) vorlegen und sich im Vorfeld schon von dem Kinderarzt das Antibiotikum verschreiben lassen und dann mitbringen. Bei herzchirurgischen Eingriffen mit Implantation von Fremdmaterialien wird regelhaft eine perioperative antibiotische Prophylaxe durchgeführt.

▪ **Qualitätssicherung und Ausstattung**

Die Behandlung der IE sollte unter kinderkardiologischer Leitung im infektiologischen Team erfolgen.

? Fragen zur Wiederholung
1. Welche Aussage zur Endokarditis ist richtig?
   a. Die antibiotische Therapie sollte schnellstmöglich nach stationärer Aufnahme erfolgen.
   b. Die Antibiotikagabe sollte mit einer 3-er-Kombination plus einem Antimykotikum gestartet werden.
   c. Vor der ersten Antibiotikagabe sollten mehrere venöse Blutkulturen abgenommen werden.
   d. Bei negativer Blutkultur genügt die Behandlung mit Penicillin G oder Ampicillin i.v.
   e. Blutkulturen sollten aus dem liegenden ZVK und der Arterie abgenommen werden.
2. Welches Kriterium gehört nicht zu den Duke-Kriterien der infektiösen Endokarditis?
   a. Positive Blutkultur für Streptokokkus viridans oder Enterokokken.
   b. Echokardiographisch diagnostizierte Vegetationen an der Aortenklappe.
   c. Paravalvuläre Läsionen im kardialen Computertomogramm.
   d. Prädisposition durch komplexen angeborenen Herzfehler.
   e. Antibiotikatherapie in den letzten 2 Wochen.
3. Welche Aussage trifft nicht zu? Bei einer fulminanten Myokarditis
   a. … sollte echokardiographisch nach Thromben gesucht werden.
   b. … sollte auch bei beginnendem kardiogenen Schock auf Katecholamine verzichtet werden.
   c. … zeigt das EKG häufig Auffälligkeiten wie Sinusthachykardie oder T-Wellen-Inversion.
   d. … ist das NTproBNP in der Regel erhöht.
   e. … kann es zu lebensbedrohlichen ventrikulären Tachykardien kommen.

Literatur

Knirsch W, Mackenzie CR, Schäfers HJ, Heying R, Tutarel O, Rickers C (2022) S2k-Leitlinie der DGPK: Infektiöse Endokarditis und Endokarditisprophylaxe im Kindes- und Jugendalter

Ling RR, Ramanathan K, Tan FL, Tai BC, Somani J, Fisher D, MacLaren G (2022) Myopericarditis following COVID-19 vaccination and non-COVID-19 vaccination: a systematic review and meta-analysis. Lancet Respir Med. https://doi.org/10.1016/S2213-2600(22)00059-5

MYKKE Register. https://mykke.de/

Paul T, Klingel K, Tschöpe C, Bertram H, Seidel F (2022) S2k-Leitlinie der DGPK: Myokarditis im Kindes- und Jugendalter

Yao Q, Zhan S (2023) Corticosteroid in anti-inflammatory treatment of pediatric acute myocarditis: a systematic review and meta-analysis. Ital J Pediatr. https://doi.org/10.1186/s13052-023-01423-w

Herzrhythmusstörungen

Matthias Rainer Gass

Inhaltsverzeichnis

34.1 Bradykardie – 355
34.1.1 Sinusknotendysfunktion – 355
34.1.2 AV-Blockierungen – 357

34.2 Tachykardie – 361
34.2.1 Supraventrikuläre Tachykardie (SVT) – 361
34.2.2 Ventrikuläre Tachykardie (VT) – 365
34.2.3 Genetisch determinierte maligne Tachyarrhythmie – 367

Literatur – 370

Ergänzende Information Die elektronische Version dieses Kapitels enthält Zusatzmaterial, auf das über folgenden Link zugegriffen werden kann https://doi.org/10.1007/978-3-662-65542-9_34.

© Springer-Verlag GmbH Deutschland, ein Teil von Springer Nature 2024
B. Stiller et al. (Hrsg.), *Kardiologie – Pneumologie – Allergologie – HNO*, Therapie der Krankheiten im Kindes- und Jugendalter, https://doi.org/10.1007/978-3-662-65542-9_34

■ **Reizleitungssystem und EKG in Kürze**

Das **Reizleitungssystem** des Herzens besteht aus dem Sinusknoten, welcher am Übergang der V. cava superior zum rechten Vorhof lokalisiert ist (Sulcus terminalis) und von hier aus beide Vorhöfe erregt. Die Überleitung auf die Kammern erfolgt durch den AV-Knoten weitergeleitet zum His-Bündel und den Tawara-Schenkeln bis zu den Purkinje-Fasern, welche die Verbindung zum Arbeitsmyokard übernehmen. Zusätzlich zum Reizleitungssystem wird die Herzfrequenz durch die Schrittmacherzellen im Sinusknoten sowie den untergeordneten sekundären und tertiären Zentren gewährleistet. **Schrittmacherzellen** besitzen die Fähigkeit zur Spontandepolarisation und können so ein Aktionspotential erzeugen, welches an das Arbeitsmyokard weitergeleitet werden kann. Die Zellen im Sinusknoten haben die schnellste Möglichkeit der Spontandepolarisation und werden deshalb auch als primärer Schrittmacher bezeichnet. Die Spontandepolarisationsrate ist im AV-Knoten als sekundäres Zentrum und im tertiären Zentrum im His-/Purkinje-System jeweils ca. 20 bpm langsamer. Die untergeordneten Zentren dienen der Herzfrequenzabsicherung bei Ausfall des übergeordneten Zentrums.

Die elektrische Erregungsausbreitung kann mit Hilfe eines Elektrokardiogramms (**EKG**; ◘ Abb. 34.1) auf der Körperoberfläche abgeleitet werden. Nicht darstellbar ist die Aktivität des Sinusknotens. Die P-Welle zeigt die elektrische Aktivierung beider Vorhöfe an. Das PQ-Intervall zeigt die Aktivierung der Vorhöfe und des AV-Knotens bis hin zum His-Bündel an. Bei einer Verlängerung des PQ-Intervalls (AV-Block I°) kann nicht zwischen einer intranodalen und einer infranodalen Ursache unterschieden werden. Dies ist der elektrophysiologischen Untersuchung vorbehalten, bei der ein Elektrodenkatheter direkt im His-Bereich positioniert werden kann und so zwischen dem AH-Intervall (Vorhof/AV-Knoten bis His) und dem HV-Intervall (His-Ventrikel) differenziert wird.

Der QRS-Komplex zeigt die Aktivierung beider Kammern an und endet mit dem J-Punkt. Die anschließende ST-Strecke zeigt die komplette Depolarisation beider Kammern an. Die ST-Strecke ist mehr oder weniger isoelektrisch, da normalerweise kein Strom zwischen Intra- und Extrazellulärraum fließt. Die T-Welle zeigt die Repolarisation der Kammern an. Das QT-Intervall stellt die komplette Kammersystole dar.

Die Schrittmacherzentren und das Reizleitungssytem des Herzens sind nur teilautonom: Es besteht ein starker Einfluss des vegetativen Nervensystems. Während der Einfluss des Sympatikus zu einer Steigerung der Herzfrequenz

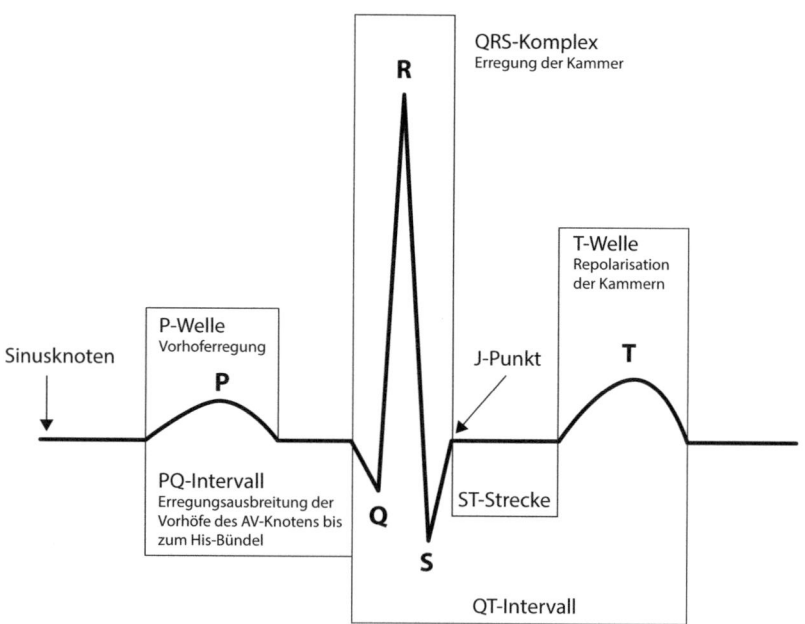

◘ **Abb. 34.1** EKG: Nomenklatur der Amplituden und Intervalle

und zu einer Beschleunigung der intrakardialen Leitungszeiten führt, kommt es durch den Einfluss des Parasympathikus (N. vagus) zu einer Abnahme der Herzfrequenz sowie zu einer teilweise ausgeprägten Abnahme der intrakardialen Leitungseigenschaften. Dies kann zu einer Störung der sinuatrialen (SA-Block) und atrioventrikulären Überleitung (AV-Block) führen.

Herzrhythmusstörungen im Kindesalter können tachykarder oder bradykarder Natur sein. Am häufigsten sind die supraventrikulären Tachykardien (▶ Abschn. 34.2.1) und am bedrohlichsten die verschiedenen ventrikulären Formen (▶ Abschn. 34.2.2).

34.1 Bradykardie

Bradykardien sind definiert als eine altersbezogene Herzfrequenz unterhalb der 2. Perzentile (◘ Tab. 34.1). Bradykardien können durch eine Dysfunktion des Sinusknotens (Sick-Sinus-Syndrom) oder durch eine Störung der Überleitung des Impulses vom Sinusknoten auf den Vorhof entstehen (SA-Blockierungen). Die klinische Unterscheidung ist manchmal schwierig, sodass häufig der Begriff Sinuatrial disease (SAD) verwendet wird.

- **Diagnostik**

Anamnese: Beginn und Dauer der Beschwerden, Vorerkrankungen wie Infektionen oder Stoffwechselerkrankungen, familiäre Herzerkrankungen, Krampfanfälle, Leistungsintoleranz, Schwindel, Synkopen und Fälle von plötzlichem Herztod in jungen Jahren (SCD) bei Familienangehörigen.

Klinische Untersuchung aller Organsysteme, Herzfrequenz, die Pulsqualität und Herztöne/-geräusche, Blutdruckmessung. Zeichen einer beginnenden oder manifesten Herzinsuffizienz, Hepatosplenomegalie, periphere Ödeme.

Die **kardiologische Untersuchung** umfasst:
- **12-Kanal-Standard-EKG** zur Diagnostik von pathologischen Zeitintervallen und Amplituden,
- **LZ-EKG** über 24 h, besser 72 h zur Ermittlung der minimalen, der mittleren und der maximalen Herzfrequenz sowie zur Diagnostik von Überleitungsstörungen oder sinuatrialen Störungen,
- **Belastungs-EKG** zum Nachweis der adäquaten Herzfrequenzsteigerung unter Belastung sowie eine
- **Echokardiografie** (kardiale Anatomie und Funktion).
- Eine **elektrophysiologische Untersuchung** (EPS) ist nur in Ausnahmefällen erforderlich.

In Abhängigkeit von Anamnese und klinischer Präsentation sind Laborkontrollen, genetische, humorale oder immunologische Bestimmungen sinnvoll.

34.1.1 Sinusknotendysfunktion

34.1.1.1 Grundlagen

Die Impulsbildung im Sinusknoten kann durch einen erhöhten Vagotonus (Hypervagotonie) herabgesetzt sein. Häufig findet sich diese Konstellation bei jugendlichen Leistungssportlern in Ruhe. Unter Belastung zeigt sich aber ein adäquates Frequenzverhalten.

◘ **Tab. 34.1** Normwerte der Herzfrequenz bei Kindern. (Mod. nach Davignon et al. 1980)

Alter[a]		Frequenz[b] (Mittelwert)
Alter in Tagen	0–1	94–155 (122)
	1–3	91–158 (122)
	3–7	90–166 (128)
	7–30	106–182 (149)
Alter in Monaten	1–3	120–179 (149)
	3–6	105–185 (141)
	6–12	108–169 (131)
Alter in Jahren	1–3	89–152 (119)
	3–5	73–137 (109)
	5–8	65–133 (100)
	8–12	62–130 (91)
	12–16	60–120 (80)

[a] Nach Davignon et al. (1980)
[b] Als Grenzwerte angegeben sind die Werte der 2. und 98. Perzentile

Mögliche Ursachen der Sinusbradykardie sind im ▶ eOverview 34.1 aufgeführt.

Der **Sinusarrest** stellt die Maximalvariante der Sinusbradykardie dar. Nach kardiochirurgischen Eingriffen mit komplexer Narbenbildung im Vorhofbereich wie bei den Vorhofumkehroperationen bei TGA nach Senning und Mustard sowie alle Formen der Fontan-Operationen bei Single-Ventrikel kann es gehäuft zu einem SAD kommen.

Neben der Reizbildungsstörung können auch Überleitungsstörung vom Sinusknoten auf den rechten Vorhof auftreten, sog. sinuatriale Blockierungen (▶ eAbb. 34.1). Die Unterscheidung ist im klinischen Alltag häufig nicht eindeutig möglich.

34.1.1.2 Therapie

■ **Therapieziel**

Das oberste Therapieziel bei lebensbedrohlicher Bradykardie, wie einem Sinusarrest, ist die Wiederherstellung einer ausreichenden Herzfrequenz, um eine drohende Letalität zu verhindern (Van de Voorde et al. 2021a).

■ **Therapieprinzip**

Bei asymptomatischer Sinusbradykardie ist in der Regel keine Therapie erforderlich. Symptomatische Bradykardien werden therapiert: ◘ Abb. 34.2.

Kinder im Kreislaufschock bedürfen der sofortigen Notfallbehandlung gemäß den Richtlinien für die Kardiopulmonale Reanimation (CPR). Mögliche reversible kausale Ursachen sollten identifiziert und eliminiert werden.

Eine Indikation zur dauerhaften Schrittmacheranlage besteht beim SAD beim Auftreten von klinischen Symptomen (Leistungsintoleranz) in Abhängigkeit vom Alter und der Aktivität.

■ **Therapeutisches Vorgehen**

Das therapeutische Vorgehen differiert bei akuter bzw. chronischer bradykarder Rhythmusstörung (Paul et al. 2019a; Kusumoto et al. 2019).

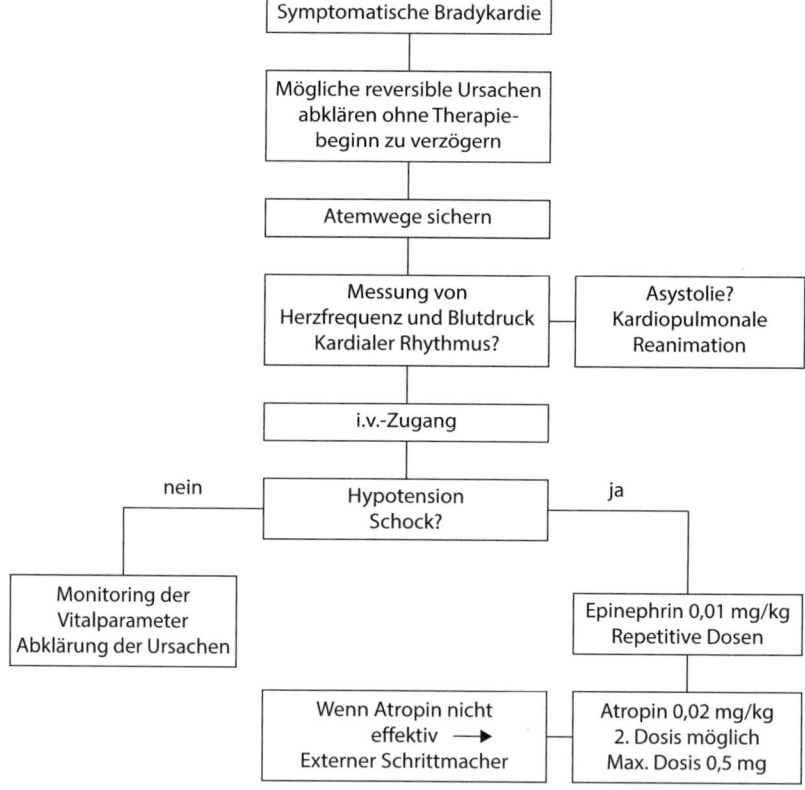

◘ **Abb. 34.2** Vorgehen bei symptomatischer Sinusbradykardie

■ ■ Akute bradykarde Rhythmusstörung

Kinder im Kreislaufschock bedürfen der sofortigen Notfallbehandlung gemäß den Richtlinien für die Kardiopulmonale Reanimation (CPR). Mögliche reversible kausale Ursachen sollten identifiziert und eliminiert werden.

— Repetitive intravenöse, endobronchiale oder intraossäre Gabe von Epinephrin von 0,01 mg/kg (bei einer Konzentration von 1:10.000 entspricht das der Gabe von 0,1 ml/kg ED).
— Ist trotz der medikamentösen Therapie keine ausreichende Herzfrequenz zu etablieren, folgt die passagere externe Schrittmacherstimulation. Dazu wird ein externer Defibrillator mit integrierter Herzschrittmacherfunktion benötigt. Die Patches werden auf dem Thorax positioniert, die gewünschte Herzfrequenz wird gewählt und der Output der Stimulation erhöht, bis es zu einer myokardialen Antwort kommt.

> — Die passagere externe Schrittmacherstimulation ist sehr schmerzhaft und erfordert bei bewusstseinsklarem Patienten eine Analgosedierung. Sie sollte nur kurzfristig angewandt werden, bis eine passagere transvenöse Schrittmachertherapie etabliert werden kann.

■ ■ Chronisch bradykarde Rhythmusstörung

Eine sinnvolle medikamentöse Dauertherapie besteht nicht, da sowohl β-Sympathomimetika als auch Vagolytika im Langzeitverlauf ineffektiver werden und Nebenwirkungen auftreten.

Die **Indikation zur Schrittmachertherapie** ist in den Guidelines des American College of Cardiology (AHA 2023) festgelegt und wird regelmäßig aktualisiert. Beim SAD sollte ein permanenter Herzschrittmacher in Abhängigkeit von der Aktivität und dem Alter bei symptomatischer chronischer Bradykardie implantiert werden (▶ Abschn. 34.1.2.2).

■ Monitoring/Verlauf

Eine kardiologische Basisabklärung ist immer erforderlich (▶ Diagnostik in ▶ Abschn. 34.1.1.1). Allerdings variieren das Monitoring und der Verlauf je nach individueller Ursache der Bradykardie zwischen einem Monitoring auf einer Intensivstation nach erfolgreicher Reanimation bis zu einem Kontroll-EKG bei einer symptomlosen Sinusbradykardie.

■ Prognose

Die Prognose ist in der Regel gut, da, wenn erforderlich, durch eine Herzschrittmachertherapie eine adäquate Herzfrequenz etabliert werden kann.

■ Prävention

Eine Prävention ist nur bei reversiblen Faktoren wie z. B. exogene Noxen möglich. Bei kardiochirurgischen Operationen kann ggf. durch eine Änderung der Operationstechnik die Sinusknotenregion besser geschützt werden.

■ Qualitätssicherung und Ausstattung

Sollte der individuelle Verlauf Kontrollen indizieren, sollten diese in einem Zentrum mit kinderkardiologischer Expertise stattfinden.

34.1.2 AV-Blockierungen

34.1.2.1 Grundlagen

Im Gegensatz zu den SA-Blockierungen sind AV-Blockierungen im EKG eindeutig nachweisbar und können in unterschiedliche Schweregrade eingeteilt werden. Eine Verzögerung der AV-Überleitung (PQ-Intervall; ◘ Tab. 34.2) oberhalb der 97. Perzentile bezogen auf das Alter bei 1:1-Überleitung wird als **AV-Block 1°** bezeichnet. Die Verzögerung der Überleitung ist im AV-Knoten lokalisiert (intranodal).

Eine Zunahme des PQ-Intervalls mit anschließendem Ausfall einer Überleitung auf die Kammer wird als **AV-Block 2° Typ Wenckebach** bezeichnet. Hier ist die Verzögerung im AV-Knoten lokalisiert. Wichtig ist, dass die erste wieder übergeleitete Vorhofaktion wieder ein kurzes PQ-Intervall aufweist.

> Sowohl der AVB I° als auch der AVB 2° Typ Wenckebach können auch physiologisch bei Jugendlichen mit erhöhtem Vagotonus auftreten und haben keinen Krankheitswert.

Anders sieht das bei den höhergradigen AV-Blockierungen aus (◘ Abb. 34.3):

■ Tab. 34.2 Normwerte des PQ-Intervall bei Kindern. (Mod. nach Davignon et al. 1980)

Alter		PQ-Intervall in ms (Mittelwert)
Alter in Tagen	0–1	80–160 (107)
	1–3	80–140 (108)
	3–7	70–150 (102)
	7–30	70–140 (100)
Alter in Monaten	1–3	70–130 (98)
	3–6	70–150 (105)
	6–12	70–160 (106)
Alter in Jahren	1–3	80–150 (113)
	3–5	80–160 (119)
	5–8	90–160 (123)
	8–12	90–170 (128)
	12–16	90–180 (135)

Beim **AV-Block 2° Typ Mobitz** liegt die Störung unterhalb des AV-Knotens (infranodal) und hat ein anatomisches Korrelat. Im EKG zeigt sich der AV-Block 2° Typ Mobitz mit einem gleichbleibenden PQ-Intervall gefolgt von einem Ausfall der Überleitung. Die kann einmalig geschehen oder bei schwererer Schädigung des Reizleitungssystems zu einer 2:1-Überleitung führen.

Eine komplette Unterbrechung der elektrischen Überleitung wird als **AV-Block 3°** bezeichnet. In der Regel wird dann die Herzfrequenz vom Ersatzzentrum aus dem AV-Knoten gewährleistet (junktionaler Ersatzrhythmus). Der junktionale Ersatzrhythmus weist eine regelmäßige Herzfrequenz mit schmalen QRS-Komplexen auf, sofern keine intraventrikulären Leitungsstörungen vorliegen.

Der komplette AV-Block (syn. AV-Block 3°) kann angeboren oder erworben sein.

— Zu **erworbenen AV-Blockierungen** kann es nach Myokarditiden, rheumatischen Erkrankungen, Stoffwechselerkrankungen, Speichererkrankungen, Kardiomyopathien, Traumata, Myokardinfarkt, kardiochirurgischen Eingriffen, genetisch („inherited cardiac conduction disease") oder nach Katheterinterventionen kommen. Im Gegensatz zum kongenitalen AV-Block 3° (◘ Abb. 34.4) werden erworbene höhergradige AV-Blockierungen meistens hämodynamisch schlecht vertragen. Für diese Patientengruppe besteht ein erhöhtes Risiko für einen plötzlichen Herztod. Wenn nicht von einer passageren Störung der Überleitung ausgegangen werden kann, ist eine permanente Herzschrittmacher-

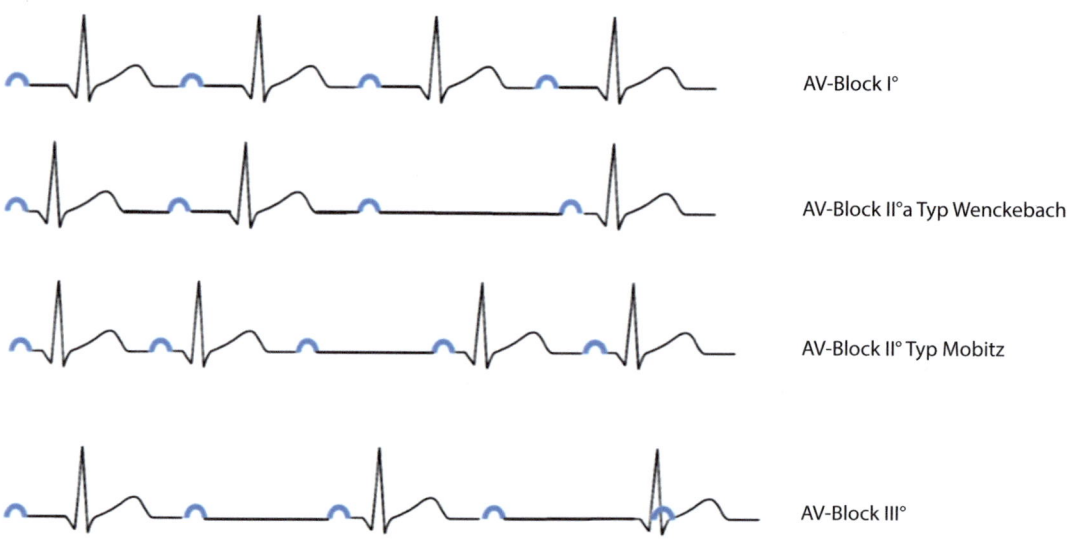

■ Abb. 34.3 Einteilung der AV-Blockierungen

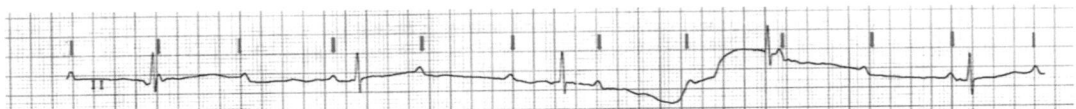

Abb. 34.4 Beispiel eines kongenitalen AV-Blocks 3° im EKG bei einem 2 Tage alten Neugeborenen und das Frequenzspektrum im 24 h-Holter-EKG

versorgung mit einem 2-Kammer-System erforderlich.
- Der **kongenitale AV-Block 3°** wird sehr häufig durch den neonatalen Lupus verursacht. Mütterliche Antikörper (RO-SSA und LA-SSB) von Frauen mit systemischen Lupus erythematodes (SLE) werden diaplazentar auf den Fetus übertragen und verursachen bei ca. 40 % eine entzündliche Reaktion am fetalen Reizleitungssystem mit AV-Block 3°. Weitere mögliche Ursachen sind fetale Myokarditiden oder kongenitale strukturelle Herzfehler wie die L-Transposition der großen Gefäße (L-TGA) oder der Heterotaxie bei linksatrialer Isomerie und Polysplenie.

34.1.2.2 Therapie

> Beim kongenitalen AVB 3° kann eine vorzeitige Geburtseinleitung notwendig werden, um einen Hydrops zu vermeiden.

■ **Therapieziel**

Das oberste Therapieziel bei lebensbedrohlicher Bradykardie ist die Wiederherstellung einer ausreichenden Herzfrequenz, um ein Multiorganversagen und eine damit verbundene direkt drohende Letalität zu verhindern.

■ **Therapieprinzip**

Die Therapie der Bradykardie ist abhängig von der klinischen Präsentation. Bei Patienten in stabilem klinischen Zustand ist die Therapie abhängig von den Symptomen, einem zugrundeliegenden Herzfehler und der Echokardiographie (Dilatation der Kammern, Insuffizienz der AV-Klappen und einer eingeschränkten Verkürzungsfraktion). Dabei werden plötzlich eintretende Bradykardien weniger gut toleriert als progredient zunehmende.

■ **Therapeutisches Vorgehen**

Das therapeutische Vorgehen differiert bei akuter bzw. chronischer bradykarder Rhythmusstörung.

■■ **Akute bradykarde Rhythmusstörung**

Kinder im Kreislaufschock bedürfen der sofortigen Notfallbehandlung gemäß den Richtlinien für die Kardiopulmonale Reanimation (CPR). Mögliche reversible kausale Ursachen sollten identifiziert und eliminiert werden.

Erworbener AV-Block:
- Repetitive intravenöse, endobronchiale oder intraossäre Gabe von Epinephrin von 0,01 mg/kg (bei einer Konzentration von 1:10.000 entspricht das der Gabe von 0,1 ml/kg ED).
- Atropin (0,02 mg/kg ED) kann bei Hinweisen auf einen **erworbenen AV-Block** appliziert werden.
- Ist trotz der medikamentösen Therapie keine ausreichende Herzfrequenz zu etablieren, folgt die passagere externe Schrittmacherstimulation (▶ Abschn. 34.1.1.2).

Kongenitaler AV-Block:
- Bei kongenitalem **AV-Block 3°** ist eine neonatale Herzschrittmacherversorgung indiziert, dabei folgendermaßen vorgegangen wird:
  - Bei reifem Neugeborenen > 3 kgKG: epikardiales 2-Kammersystem. Dabei werden mittels Minithorakotomie epikardiale Elektroden auf Vorhof und linken Ventrikel aufgenäht, um langfristig die Ventrikeldysfunktion zu vermeiden. Das Aggregat wird im Thorax oder besser in der Rektusscheide implantiert.
  - Bei Neonaten mit 2–3 kgKG kann zunächst auch ein kleineres ventrikuläres Einkammersystem gewählt werden.
  - Bei sehr kleinen Frühgeborenen können auch epikardiale temporäre Elektroden

mit getunnelter Ausleitung und externem Schrittmacheraggregat die Zeit zum Wachstum überbrücken.

▪▪ Chronisch bradykarde Rhythmusstörungen
- Bei **asymptomatischen Patienten** mit angeborenem AV-Block III° wird auch bei stabilem junktionalen Ersatzrhythmus längerfristig eine Herzschrittmacherversorgung empfohlen, um das Risiko des plötzlichen Herztods durch Ausfall des sekundären Ersatzzentrums (AV-Knoten) zu verhindern.
- Eine sinnvolle medikamentöse Dauertherapie besteht nicht, da sowohl β-Sympathomimetika als auch Vagolytika im Langzeitverlauf ineffektiver werden und Nebenwirkungen auftreten.
- Bei **symptomatischer chronischer Bradykardie** ist die Implantation eines Herzschrittmachers die Therapie der Wahl. Das Schrittmachersystem muss nach den zu Grunde liegenden Störungen des Reizleitungssystems gewählt werden. Wenn erforderlich sollte ein 2-Kammer-System implantiert werden (▶ eAbb. 34.2), da damit die physiologische AV-sequenzielle Stimulation möglich ist.

Die **Indikation zur Schrittmachertherapie** ist in den Guidelines des American College of Cardiology (AHA 2023) festgelegt und wird regelmäßig aktualisiert. In Anlehnung an diese Empfehlungen werden auch die Richtlinien der Fachgesellschaften herausgegeben.
  – AV-Block 3° mit symptomatischer Bradykardie, Dysfunktion der Kammern und reduziertem Herzzeitvolumen.
  – Angeborener AV-Block 3° mit einem Ersatzrhythmus mit breitem QRS-Komplex (tertiäres Zentrum), ventrikulären Rhythmusstörungen oder eingeschränkter Kammerfunktion oder bei herzgesunden Kindern mit einer mittleren Herzfrequenz von < 55/min.
  – Postoperativer AV-Block III°, der länger als 14 Tage persistiert und wenn keine spontane Remission erwartet wird.

▪ Monitoring/Verlauf
Monitoring und Verlauf bei Schrittmachertherapie:
- Regelmäßige telemetrische Abfrage der Parameter (6-monatlich),
- Thoraxröntgenbild zur Kontrolle der Sondenlage beim Wachstum des Kindes,
- Schrittmacherausweis mit Einstellungsparametern und Aggregatlaufzeit,
- Sportempfehlung: ja, allerdings keine Kontaktsportarten.
- MRT-Untersuchungen sind meist kontraindiziert. Bei dringlicher Indikation muss die Überwachung durch einen Arzt mit Programmiergerät erfolgen, wobei es neuerdings zunehmend MRT-taugliche SM gibt.
- Schutz vor starken elektrischen oder magnetischen Feldern: Wichtiger Aspekt bei der Berufswahl, bei Flugreisen nicht durch die Metalldetektoren gehen, sondern Herzschrittmacherausweis vorzeigen und manuelle Sicherheitskontrolle

▪ Prognose
Fehlerquellen und Komplikationen der Schrittmachertherapie umfassen:
- Direkt postoperative Probleme (Blutung, Infektion),
- „Exit-Block", Anstieg der Reizschwelle mit Stimulationsverlust,
- Batterieerschöpfung (alle 6 Monate Schrittmachertestung, dabei frühzeitig Aggregataustausch planen),
- Fehlprogrammierung durch MRT, Kardioversion o. ä.
- Zwerchfellzucken bei Mitstimulation des N. phrenicus,
- Fehlfunktion durch Under- oder Oversensing.

▪ Prävention
Bei kongenitalen AV-Blockierungen im Rahmen eines materanalen Lupus kann versucht werden, die Antikörperbelastung zu reduzieren und die sterile Entzündungsreaktion am fetalen Reizleitungssystem zu minimieren.

Bei erworbenen AV-Blockierungen gibt es in der Regel keine Präventionsmöglichkeit.

- **Qualitätssicherung und Ausstattung**

Die Herzschrittmachertherapie sollte durch zertifizierte (Kinder)kardiologen überwacht und begleitet werden. Für die Abfrage und Programmierung der Herzschrittmacher sind die firmenspezifischen Testgeräte erforderlich. EKG und externer Defibrillator sollten vorhanden sein. Auch sollte in größeren Abständen in Abhängigkeit der ursächlichen Erkrankung eine kardiale Bildgebung (Echokardiografie) erfolgen. Bei Problemen mit den Schrittmacherelektroden ist eine Röntgenkontrolle des Thorax in 2 Ebenen erforderlich.

34.2 Tachykardie

Die Prinzipien bei tachykarden Herzrhythmusstörungen sind:
- Im Vergleich mit den supraventrikulären Tachykardien (▶ Abschn. 34.2.1) treten ventrikuläre Tachykardien (▶ Abschn. 34.2.2) im Kindesalter sehr selten auf.
- Jede Breitkomplextachykardie ist bis zum Beweis des Gegenteils als Kammertachykardie anzusehen.
- Idiopathische Kammertachykardien sind die häufigsten Kammertachykardien im Kindesalter bei strukturell normalem Herzen.
- Die primäre medikamentöse Therapie der Kammertachykardien basiert auf der Gabe von β-Blockern und Amiodaron.
- Bei den elektrischen Kardiomyopathien kommen in Abhängigkeit von der Ionenkanalmutation spezifische Medikamente zum Einsatz.
- Wenn das Auftreten von hämodynamisch relevanten Kammertachykardien zu erwarten ist oder ein Zustand nach rhythmogener Synkope besteht, ist die Implantation eines ICD (Implantable Cardioverter Defibrillator) erforderlich.
- Wenn immer möglich, sollte das arrhythmogene Substrat im Rahmen einer elektrophysiologischen Therapie abladiert werden.
- Schnelle, hämodynamisch relevante Kammertachykardien stellen einen lebensbedrohlichen Notfall dar und müssen nach den Pediatric Advanced Life Support (PALS)-Richtlinien behandelt werden (Van de Voorde et al. 2021b).

34.2.1 Supraventrikuläre Tachykardie (SVT)

34.2.1.1 Grundlagen

Atrioventrikuläre akzessorische Leitungsbahnen, immer angeborenen, sind die häufigste Ursache für supraventrikuläre Tachykardien (AV-Reentrytachykardien, AVRT) im Kindesalter. Differenziert werden:
- Das Kent-Bündel als Ursache des Wolff-Parkinson-White (WPW)-Syndroms kann antegrad und retrograd leiten und orthodrome und antidrome Tachykardien hervorrufen. Es kann sowohl am Trikuspidalklappen- als auch am Mitralklappenanulus lokalisiert sein. Vorhofflimmern kann bereits in jungen Jahren als Sekundärarrhythmie auftreten.
- Das Mahaim-Bündel kann nur antegrad zwischen rechten Vorhof und rechter Kammer leiten. Die Tachykardien sind immer antidrom und lassen sich teils nur schwer von einer Kammertachykardie unterscheiden.
- Bei der permanent junktionalen Reentrytachykardie (PJRT) liegt eine rein retrograd leitende Bahn zwischen rechten Ventrikel und rechtem Vorhof vor. Hier sind nur orthodrome Tachykardien möglich, die unbehandelt gehäuft zu einer Herzinsuffizienz führen, da sie langanhaltend sind (Tachymyopathie).

Die **Atrioventrikularknotentachykardie** („atrioventricular nodal tachycardia", AVNRT) stellt die zweithäufigste supraventrikuläre Tachykardie (SVT) im Kindesalter dar. Das Auftreten einer AVNRT ist nicht mit einem Herzfehler vergesellschaftet. Die Inzidenz beträgt 35/100.000 Personen; Mädchen bei Vorhandensein der dualen Leitung im AV-Knoten doppelt so häufig wie Jungen. Altersgipfel sind die Pubertät und die Postmenopause. Bei entsprechender Anlage kann die AVNRT lebenslang auftreten.

Die Grundlage der AVNRT stellt eine kreisende Erregung (Reentry) im AV-Knoten dar, wobei vermutet wird, dass die Basis des Reentry zwei unterschiedlich leitende „Bahnen" im AV-Knoten sind. Die schnellerleitende Bahn ist in der Regel für die Überleitung vom Vorhof auf die weiterleitenden Strukturen verantwortlich. Ihre Refraktärzeit wird aber vor der Refraktärzeit der zweiten, langsamer leitenden

Bahn erreicht. Eine vorzeitig einfallende atriale Extrasystole kann dann nicht durch die schnellerleitende Bahn (fast pathway) weitergeleitet werden, sondern nur noch über die langsam leitende Bahn (slow pathway). In der Zeit, welche der Impuls benötigt, um in der langsam leitenden Bahn in Richtung His-Bündel weitergeleitet zu werden, kann sich die schnell leitende Bahn erholen und wieder den Impuls zurückleiten. Dies kann im ungünstigen Fall zu einer kreisenden Erregung im AV-Knoten führen. Der Vorhof und die Kammer sind dabei nur By-Stander und haben mit dem eigentlichen Tachykardiemechanismus nichts zu tun.

Die AVRT tritt meist belastungsunabhängig mit plötzlichem Beginn und Ende auf. Die Tachykardie ist regelmäßig. Die Tachykardiefrequenz liegt zwischen (150)–220/min. Die Tachykardie führt häufig zu jugulären Pulsationen. Da Vorhof und Kammer gleichzeitig vom AV-Knoten aus aktiviert werden, versucht sich der Vorhof gegen eine geschlossene AV-Klappe zu entleeren. Dies führt dazu, dass nur eine geringe Menge Blut in die Kammer weitergeleitet werden kann. Der größte Anteil wird in die herznahen Venen zurückgepumpt, sodass der zentralvenöse Druck (ZVD) ansteigt und das Herzschlagvolumen sinkt. Dies führt zu einer Hypotonie mit Schwindel, in seltenen Fällen auch zum Bewusstseinsverlust. Die Tachykardie als solche ist akut nicht lebensgefährlich.

Im **EKG** zeigt sich eine regelmäßige Schmalkomplextachykardie. Häufig ist bei Kindern die retrograde P-Welle nach dem QRS-Komplex nicht zu sehen.

Intraatriale Reentrytachykardien (IART) sind elektrische kreisende Erregungen (Reentry) in den Vorhöfen. Die häufigste Variante ist das typische rechtsatriale Vorhofflattern. Dieser Reentry ist im rechten Vorhof lokalisiert und durch seinen elektrischen Verlauf durch den sogenannten Isthmus (zwischen Trikuspidalklappenanulus und V. cava inferior) definiert. Bei neonatalem Vorhofflattern handelt es sich in der Regel um eine IART im rechten Vorhof mit einer geringen Wahrscheinlichkeit für ein Rezidiv, wenn sie einmal terminiert worden ist. Bei Vorhofflattern bedingt durch eine Schädigung des Vorhofes z. B. durch ein Vitium, Narben oder andere Noxen kann das Vorhofflattern chronisch rezidivierend auftreten.

Seltener sind die **fokale atriale Tachykardie** (FAT), die ihren Ursprung in den Vorhöfen hat und die **junktionale ektope Tachykardie** (JET). Letztere ist das ektope Pendant zu den AV-Knoten Reentrytachykardien (AVRT) und wird durch gesteigerte Automatie im AV-Knotenbereich verursacht. Eine JET wird hämodynamisch schlecht toleriert.

34.2.1.2 Therapie

- **Therapieziel**

Im Idealfall Tachykardiefreiheit, ansonsten Reduktion der Tachykardiehäufigkeit und -dauer (Paul et al. 2019b).

- **Therapieprinzip**

Da alle AV-Reentrytachykardien den AV-Knoten für ihren Reentrymechanismus benötigen, kann die AVRT durch Verzögerung oder Blockierung im AV-Knoten terminiert werden (◘ Abb. 34.5).

Bei der FAT und JET wird eine medikamentöse Rhythmuskontrolle angestrebt, eine Terminierung durch Kardioversion ist nicht möglich.

Neonatales Vorhofflattern sollte frühzeitig terminiert werden. Dies kann medikamentös erfolgen oder durch eine elektrische Kardioversion mit 0,5 J/kgKG in Analgosedierung. Bei allen IART im rechten oder linken Vorhof kann primär eine medikamentöse Rhythmuskontrolle versucht werden. Die Langzeitverläufe sind aber häufig nicht befriedigend. Kann der normale Sinusrhythmus nicht wieder dauerhaft etabliert werden, ist die medikamentöse Frequenzkontrolle als weitere Option möglich. Hier wird medikamentös die elektrische Überleitung im AV-Knoten so weit ausgebremst, dass eine physiologische Kammerfrequenz erzielt wird.

Vorhofflattern wird häufig 2:1 bis 3:1 auf die Kammern übergeleitet. Der Frequenzverlauf der Kammer wirkt meist starr. Bei anhaltendem Vorhofflattern kann es durch eine unphysiologisch hohe mittlere Kammerfrequenz zur Herzinsuffizienz kommen (Tachymyopathie). Bei den seltenen Phasen mit 1:1-Überleitung handelt es sich um eine lebensbedrohliche Rhythmusstörung, die schnelle therapeutische Hilfe und Terminierung verlangt.

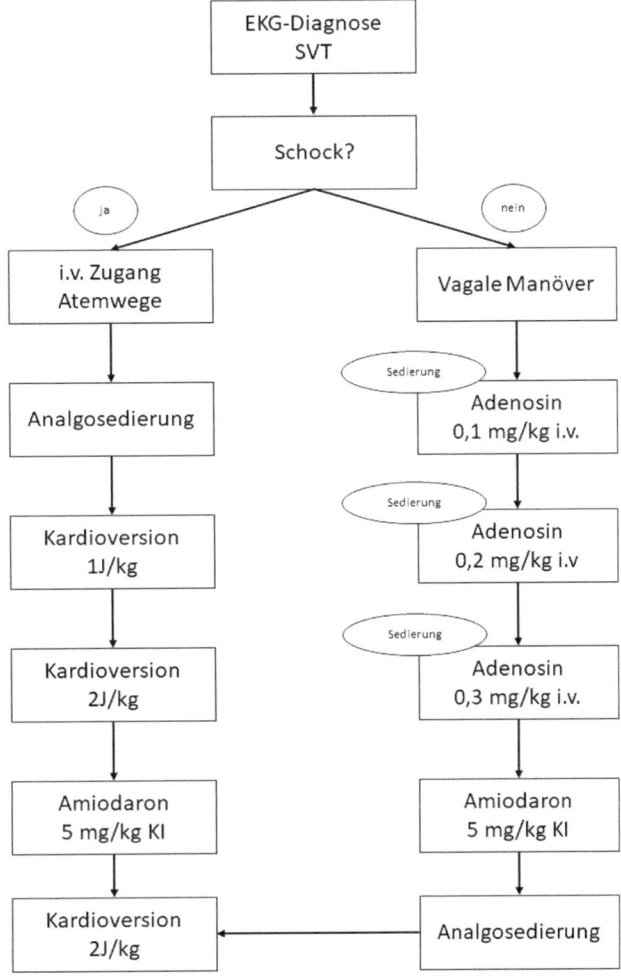

Abb. 34.5 Vorgehen bei Supraventrikulärer Tachykardie (SVT)

- **Therapeutisches Vorgehen**
- **Akuttherapie**:
  - Vagale Manöver können durch indirekte Stimulation des Vagus zu einer Verlangsamung der Leitung im AV-Knoten führen. Im Idealfall kann dadurch die AVRT/AVNRT terminiert werden. Vagale Manöver sind: Pressen mit zugehaltener Nase oder Trinken von eiskaltem Mineralwasser (Empfehlung Grad I).
  - Die Akuttherapie bei **hämodynamisch instabilem Patienten** ist die elektrische Kardioversion: 0,5–1,0 J/kgKG, die EKG-getriggert erfolgen sollte (Empfehlung Grad I).
  - Die Akuttherapie bei **hämodynamisch stabilem Patienten** ist die herznahe i.v.-Bolusgabe von 0,1–0,3 mg/kg Adenosin (Empfehlung Grad I).
  Die Akuttherapie bei hämodynamisch stabilem Patienten und fehlender Terminierung durch Adenosin oder sofortiger Reinduktion der SVT ist die i.v.-Gabe eines kurz wirkenden β-Blockers (Esmolol) oder auch länger wirksamen β-Blockers wie Propranolol und Metoprolol.
  Die Akuttherapie bei hämodynamisch stabilem Patienten, ohne die Möglichkeit diese medikamentös zu beenden, ist die elektrische Gleichstromkardioversion.
  - Die Gabe von Verapamil ist bei stabilen Kindern jenseits des ersten Lebensjahres möglich (Empfehlung IIa).

- **Dauertherapie**:
    - Bei sehr kurzen und seltenen Tachykardien und ohne Präexzitation bei Sinusrhythmus, welche vom Patienten gut toleriert werden, kann auf eine Therapie verzichtet werden (Empfehlung Grad IIa). Die Indikation zur Therapie wird auch durch den Leidensdruck des Patienten bestimmt.
    - Die medikamentöse Therapie wird bei kleinen Kindern nur empfohlen, um die Zeit bis zur kurativen elektrophysiologischen Therapie (EPU) zu überbrücken. Die medikamentöse Therapie führt nicht zu einer Heilung (◘ Tab. 34.3). Bestenfalls werden die Häufigkeit und die Dauer der Tachykardie reduziert. Empfohlen wird der Einsatz primär von β-Blockern, bei Jugendlichen kann auch Verapamil eingesetzt werden.
    Andere Antiarrhythmika wie Propafenon, Flecainid sind nur als Zweitmedikation, Sotalol und Amiodaron nur noch als Drittmedikation empfohlen.
    - Die Therapie der Wahl stellt ab dem Schulkindalter die kathetergestützte elektrophysiologische Untersuchung (EPU) dar. Dabei kann mittels Radiofrequenzablation oder mittels Kryoablation eine akzessorische Bahn verödet werden, bei AVNRT wird eine slow pathway-Modulation/Ablation durchgeführt. Die Methode ist die Standardtherapie dieser SVT mit einer Erfolgsrate von >95 % bei einer Komplikationsrate von <1 %.

◘ **Tab. 34.3** Antiarrhythmika

Wirkstoff	Dosis i.v.	Dosis p. o./d	Kardiale Nebenwirkungen
Mexiletin	3 mg/kg über 15 min DT: 1 mg/kg/h	4–15 mg/kg/d in 3 ED	Gering negativ inotrop, kaum proarrhythmogen, nicht bei Schenkelblock geben
Flecainid	Loading: 1 mg/kg DT: 20–50 µg/kg/min	3–6 mg/kg/d in 3 ED	Negativ ino- und dromotrop, proarrhythmogen! QT-Verlängerung
Propafenon	1 mg/kg	8–10(–15) mg/kg/d in 3 ED	Negativ ino- und chronotrop, proarrhythmogen!
Propranolol	0,5–1,0(–2,0) mg/kg langsam über 2 h DT: 5–7 µg/kg/min	2–5 mg/kg/d in 3 ED	Negativ ino- und chronotrop
Atenolol	0,01–0,1 mg/kg langsam	1–2 mg/kg/d in 1–2 ED	Negativ ino- und chronotrop
Metoprolol	50 µg/kg langsam DT: 50–200 µg/kg/min	0,2–0,4 mg/kg/d in 2 ED	Negativ ino- und chronotrop
Nadolol	Loading: 5 mg/kg über 30 min (in G5 %) DT: 5–10(–20) mg/kg/d	0,5–1,0(–2,5) mg/kg/d in 1 ED	Negativ ino- und chronotrop
Amiodaron	0,5(–1,0) mg/kg als Kurzinfusion über >30 min	Loading für 5 d: 15 mg/kg/d Danach Erhalt: 5 mg/kg/d in 1–2 ED	Gering negativ inotrop, negativ chronotrop und dromotrop, proarrhythmogen, QT-Verlängerung
Sotalol	0,1–0,2(–0,3) mg/kg	3–6 mg/kg/d in 2 ED	Negativ ino- und chronotrop, QT-Verlängerung
Verapramil	–	4–10(–15) mg/kg/d in 3–4 ED	Bei Kindern im 1. LJ kontraindiziert! Negativ ino- und chronotrop

d Tag; *DT* Dauertropf; *ED* Einzeldosis; *i. v.* intravenös; *LJ* Lebensjahr; *p. o.* per os

- **Monitoring/Verlauf**

Kinderkardiologische Betreuung bei rezidivierenden Tachykardien erforderlich. Das Monitoring erfolgt durch EKG, Langzeit-EKG und Belastungs-EKG sowie Echokardiografie in Abhängigkeit von dem individuellen Befund. Die medikamentöse Therapie muss kontrolliert, an das Gewicht adaptiert und bei Nebenwirkungen modifiziert werden.

Bei einer Amiodarontherapie sind regelmäßige Kontrollen der Schilddrüsen- und Leberwerte sowie des Blutbilds indiziert. Da sich Amiodaron reversibel in der Hornhaut ablagern kann, sind augenärztliche Kontrollen 1-mal/Jahr sinnvoll; ebenso Lungenfunktionstests (Möglichkeit der Entstehung einer Lungenfibrose).

- **Prognose**

Die Prognose ist sehr gut. Viele der akzessorischen Bahnen degenerieren spontan bis zum 6. Lebensjahr. Die Erfolgsrate bei einer Katheterablation ist sehr hoch bei geringer Komplikationsrate und Rezidivrate.

- **Prävention**

Nicht möglich.

- **Qualitätssicherung und Ausstattung**

SVT erfordern eine kinderkardiologische Betreuung möglichst in einem dafür spezialisierten Zentrum mit der Möglichkeit der medikamentösen Einstellung und der Möglichkeit der EPU mit Katheterablation der akzessorischen Bahn.

34.2.2 Ventrikuläre Tachykardie (VT)

34.2.2.1 Grundlagen

Im Gegensatz zu den supraventrikulären Tachykardien (SVT; ▶ Abschn. 34.2.1) sind ventrikuläre Tachykardien (VT) im Kindesalter sehr selten.

Ventrikuläre Tachykardien (VT) haben ihren Ursprung distal des His-Bündels in den beiden Kammern und der Tachykardiemechanismus ist auf die Kammern begrenzt. Es besteht in der Regel eine VA-Dissoziation, d. h. pro Zeiteinheit finden sich mehr Kammerkomplexe als Vorhofaktionen. Der häufigste Tachykardiemechanismus ist der Reentrymechanismus, sehr viel seltener kommen getriggerte Aktivität und gesteigerte Automatie vor.

Von einer VT wird im Kindesalter gesprochen, wenn die Kammerfrequenz bei VA-Dissoziation 20 % höher als die, der Altersnorm entsprechende, Sinusfrequenz (◘ Tab. 34.1) ist.

- **Diagnostik und Differenzialdiagnostik**

Typische Zeichen im **EKG** sind ein schenkelblockartig verbreiterter QRS-Komplex, Fusionsschläge, Capture-Schläge, eine VA-Dissoziation sowie ein atypischer Lagetyp. Sind alle QRS-Komplexe der Kammertachykardie gleich konfiguriert, spricht man von einer monomorphen VT; sind die QRS-Komplexe unterschiedlich konfiguriert, spricht man von einer polymorphen VT. Diese Klassifizierung sagt nichts darüber aus, ob der Ursprung von einem Ort ausgeht (monotop) oder von unterschiedlichen Orten generiert wird (polytop).

Kammertachykardien bis zu einer Dauer ≤ 30 s werden als nichtanhaltend (non sustained VT) bezeichnet, Kammertachykardien > 30 s als anhaltende Kammertachykardie (sustained VT).

> Jede Tachykardie mit breiten QRS-Komplexen ist bis zum Beweis des Gegenteils als Kammertachykardie anzusehen. Eine Kammertachykardie ist immer als eine ernste, häufig auch potenziell lebensbedrohliche Erkrankung anzusehen.

Differenzialdiagnostisch können auch supraventrikuläre Tachykardien mit breiten QRS-Komplexen auftreten und somit das Bild einer Kammertachykardie vermitteln, z. B.:
- antidrome Reentrytachykardie bei Wolff-Parkinson-White-Syndrom,
- antidrome Reentrytachykardie bei Maihaim-Tachykardie,
- SVT mit Leitungsabberation,
- SVT mit frequenzabhängigen Schenkelblockbild.

Bei hämodynamisch stabilen Breitkomplextachykardien kann probatorisch Adenosin i.v. gegeben werden. Supraventrikuläre Tachykardien, welche den AV-Knoten für den Reentrymechanismus benötigen, können damit terminiert werden. Eine Einordnung als SVT ist mit der Terminierung nicht sicher möglich, da auch einige idiopathische Kammertachykardien (z. B. faszikuläre Tachykardien) Adenosin sensibel sein können.

Im Kindesalter am häufigsten sind die sog. idiopathischen Kammertachykardien bei strukturell normalem Herzen (▶ eTab. 34.1). Diese gelten primär als gutartig, da die Wahrscheinlichkeit einer Degeneration in Kammerflimmern gering ist. An zweiter Stelle der Ursachen für Kammertachykardien im Kindesalter sind die strukturellen und elektrischen Kardiomyopathien zu nennen, gefolgt von Kindern mit angeborenen Herzerkrankungen prä- und insbesondere postoperativ.

Symptome bei anhaltenden Kammertachykardien sind Herzrasen und Palpitationen, Schwindel und Synkope als Folge der zerebralen Minderperfusion, pektanginöse Schmerzen als Zeichen der Ischämie sowie Atemnot und Angst.

❗ Cave
In Abhängigkeit der Dauer und der Frequenz der Kammertachykardie kann es zur Synkope und zum Kreislaufstillstand kommen.

34.2.2.2 Therapie

- **Therapieziel**

Primäres Ziel ist die Verhinderung des Auftretens von Kammertachykardien (Zeppenfeld et al. 2022).

- **Therapieprinzip**

Wenn immer möglich sollte eine kausale Therapie erfolgen, welche die reversiblen Auslöser bzw. Trigger für das Auftreten der Kammertachykardien beseitigt. Ist dies nicht möglich sollte durch die medikamentöse Therapie eine Reduktion der Häufigkeit und Dauer der Kammertachykardien erzielt werden (◘ Tab. 34.3). Bei hämodynamisch instabilen Kammertachykardien kann zusätzlich eine Absicherung vor Durchbruchtachykardien durch die Implantation eines Defibrillator-Kardioverter (ICD) erfolgen. Diese speziellen Herzschrittmacher verfügen über Algorithmen zur Detektion von Kammertachykardien und können diese bei in der Regel bewusstlosen Patienten durch einen DC-Schock terminieren.

- **Therapeutisches Vorgehen**

Akute hämodynamisch relevante schnelle Kammertachykardien, Kammerflattern oder Kammerflimmern werden nach den PALS-Richtlinien behandelt. Da bei schnellen Kammerfrequenzen kein ausreichendes Herzzeitvolumen mehr erreicht wird, ist die Herzdruckmassage essenziell.

Bei schnellen Kammertachykardien, Kammerflattern und Kammerflimmern wird durch die DC-Defibrillation eine Verlängerung der Refraktärzeit der Myokardzellen erreicht. Dies führt zum Zusammenbruch der chaotischen Kammeraktivierung. Wichtig ist, dass sich möglichst viel vom Myokard im elektrischen Feld des Defibrillators befindet.

Langsame, hämodynamisch stabile Kammertachykardien können durch eine DC-Kardioversion terminiert werden, da hier eine Triggerung auf die R-Zacken möglich ist.

▪▪ Medikamentöse Therapie von Kammertachykardien

Die Einteilung der Antiarrhythmika wird nach ihrer Wirkung auf die Ionenkanäle der Zellmembran während des Aktionspotenzials vorgenommen. International wird die Klassifizierung von Vaughan-Williams verwendet (◘ Tab. 34.4).

Aufgrund proarrhythmogener Effekte, kardialer und extrakardialer Nebenwirkungen werden Medikamente der Gruppe I (Natriumkanalblocker) heutzutage nur noch sehr restriktiv verwendet, am ehesten bei elektrischen Kardiomyopathien.

Bei Kammertachykardien, welche nicht als idiopathisch eingestuft werden und durch eine strukturelle Herzerkrankung verursacht sind, wird primär ein β-Blocker und/oder Amiodaron therapeutisch eingesetzt.

Bei den idiopathischen Ausflussbahnkammertachykardien kann Verapamil oder ein β-Blocker eingesetzt werden. Bei den faszikulären linksventrikulären Tachykardien ist Verapamil eine Therapieoption.

- **Nichtmedikamentöse Therapie**

Als nichtmedikamentöse Therapie kommen bei schnellen Kammertachykardien die ICD-Implantation und eine Radiofrequenzablation zum Einsatz (Al-Khatib Sana et al. 2018; Janoušek et al. 2019).

◘ **Tab. 34.4** Vaughan-Williams-Klassifikation der Antiarrhythmika

Klasse	Wirkweise	Beispiele
Klasse IA	Natriumkanalblocker	Chinidin, Disopyramid, Ajmalin, Procainamid
Klasse IB	Natriumkanalblocker	Lidocain, Mexiletin, Phenytoin
Klasse IC	Natriumkanalblocker	Flecainid, Propafenon
Klasse II	β-Blocker	Propanolol, Atenolol etc.
Klasse III	Kaliumkanalblocker	Amiodaron, Sotalol
Klasse IV	Kalziumantagonisten	Verapramil

> Die kausale Therapie der idiopathischen Kammertachykardien ist eine Radiofrequenzablation.

- **Monitoring/Verlauf**

Kinderkardiologische Betreuung erforderlich. Bei klinisch asymptomatischen Patienten sind regelmäßige Langzeit-EKG erforderlich, um die Arrhythmielast zu dokumentieren und ggf. die Therapie zu modifizieren. Ansonsten erfolgt das durch EKG, Langzeit-EKG und Belastungs-EKG sowie Echokardiografie, ggf. zusätzlich Kardio-CT/-MRT. Bei Patienten mit malignen VT und implantierten ICD ist eine regelmäßige Kontrolle des ICD erforderlich.

- **Prognose**

Bei idiopathischen Kammertachykardien ist die Prognose relativ gut. Häufig gelingt eine medikamentöse Supprimierung. Die Erfolgsrate der Katheterablation ist im Vergleich zu VT bei struktureller Herzerkrankung hoch.

Bei struktureller Herzerkrankung und VT ist die Prognose deutlich schlechter und ist von vielen Faktoren abhängig.

- **Prävention**

Nicht möglich.

- **Qualitätssicherung und Ausstattung**

Kinder mit VT sollten immer kinderkardiologisch betreut werden. Am besten in Zusammenarbeit oder auch ausschließlich in einem hierfür spezialisierten Zentrum mit der Möglichkeit der EPU/Ablationstherapie und der Möglichkeit einer ICD-Implantation und Betreuung.

34.2.3 Genetisch determinierte maligne Tachyarrhythmie

34.2.3.1 Grundlagen

■■ **Long-QT-Syndrom**

Das angeborene LQTS ist eine Ionenkanalerkrankung. Die Prävalenz beträgt ca. 1:10.000. Mutationen im *KCNQ1* (LQT1), *KCNH2* (LQT2), and *SCN5A* (LQT3) repräsentieren die meisten aller LQTS-Mutationen und sind für ca. 60–75 % aller Genotyp positiven Fälle verantwortlich. Alle 10 weiteren bisher bekannten Mutationen treten sehr selten auf.

— LQTS 1 ist eine autosomal-dominate „Loss-of-function"-Mutation in KCNQ1 (Kalium-Kanal), Penetranz 62 %. Trigger: Körperlicher Stress.
— LQTS 2 ist eine autosomal-dominate „Loss-of-function"-Mutation in KCNH2 (Kalium-Kanal), Penetranz 75 %. Trigger: Emotionaler Stress.
— LQTS 3 ist eine autosomal dominate „Gain-of-function"-Mutation in SCN5A (Natrium-Kanal), Penetranz 90 %. Trigger: Schlaf. Ruhe.

Je nach Mutation können spezifische Trigger ventrikulären Arrhythmien wie z. B. Torsades de pointes begünstigen.

Neben dem kongenitalen LQTS gibt es erworbene QT-Verlängerungen z. B. durch Medikation oder Ischämie.

Im EKG zeigt sich eine Verlängerung der QTc sowie eine Auffälligkeit der T-Welle. Risikostratifizierung erfolgt mittels Schwarz-Score.

QTc Männer > 450 ms, Frauen > 460 ms deuten auf LQTS hin.

▪▪ Short-QT-Syndrom

Das SQTS ist eine sehr seltene angeborene Ionenkanalerkrankung. Die klinische Erstbeschreibung erfolgte durch Gussek et al. im Jahr 2000. Das SQTS-Syndrom ist im EKG durch ein verkürztes QTc-Intervall (QTc < 330 ms) nachweisbar. Die 5 bisher nachgewiesenen Mutationen betreffen Kalium- („gain of function") und Kalziumkänäle („loss of function"). Dies führt zu einer gesteigerten atrialen (Vorhofflattern) und ventrikulären (Kammerflattern/-flimmern) Vulnerabilität.

▪▪ Brugada-Syndrom

Kongenitale Ionenkanalerkrankung (Na) des Herzens. Wird seit 1996 benannt nach den Gebrüdern Brugada. Prävalenz in Asien höher als in Europa. Für Europa wird eine Prävalenz von ca. 5/10.000 angegeben. Männer sind deutlich häufiger als Frauen betroffen. Bei 40 % wird die Mutation vererbt und bei 60 % handelt es sich um Spontanmutationen. Die Penetranz ist häufig unvollständig. Die häufigste Mutation mit ca. 20 % ist eine „Loss-of-function"-Mutation des *SCN5A*-Gens, inzwischen sind weitere Gene identifiziert worden. Im EKG zeigen sich typische Endstreckenveränderungen in den rechts präcordialen Ableitungen (V1–V3). Es werden 3 EKG-Typen differenziert, wobei der Typ I am häufigsten anzutreffen ist.

▪▪ Polymorphe ventrikuläre Tachykardie (CPVT)

Die CPVT ist eine elektrische Kardiomyopathie. Die häufigste Mutation betrifft das *RYR2*-Gen mit 55–65 %, seltener ist die *CASQ2*-Mutation mit 2 %. Die Diagnose erfolgt in der Regel durch die Klinik und die beobachten ventrikulären Arrhythmien (pathognomonisch ist eine bidirektionale VT). Die Prävalenz beträgt 1–5/10.000 in Europa. Die Mortalität ist trotz Therapie sehr hoch. Unbehandelt sterben ca. 50 % der Genträger bis zum 20. Lebensjahr.

34.2.3.2 Therapie

▪ **Therapieziel**

Primäres Ziel ist die Verhinderung lebensgefährdender Kammertachykardien (Arbelo et al. 2023).

▪ **Therapieprinzip**

Bei den elektrischen Kardiomyopathien wird eine ionenkanalsspezifische medikamentöse Therapie eingesetzt.

▪ **Therapeutisches Vorgehen**

◘ Tab. 34.5.

▪▪ Long-QT-Syndrom

So wirkt der β-Blocker beim LQTS1 am besten, weniger beim LQTS2 und noch geringer beim LQTS3. Die β-Blocker-Therapie ist aber bei allen Long-QT-Syndromen die primäre Medikation. Dabei scheinen die nichtselektiven β-Blocker Propranolol und Nadolol den selektiven β-Blockern überlegen zu sein. Beim LQTS2 zeigen neuere Studien, dass auch Mexiletin zu einer QTc-Reduktion führt. Besondere beim LQTS3 ist der Einsatz von Natriumkanalblockern wie Mexiletin oder Flecainid zusätzlich erforderlich, da es sich hier im Gegensatz zum LQTS1 und 2 mit „Loss-of-function"-Mutationen im Kaliumkanal (LQTS1: KCNQ1, LQTS2: KCNH2) um eine SCN5A-gain-of-function-Mutation des Natriumkanals der Zellmembran handelt. Beim LQTS2 ist ein hochnormaler Kaliumspiegel > 4 mmol/l protektiv. Neben einer Kaliumsupplementierung kann auch Spironolacton als kaliumsparendes Diuretikum eingesetzt werden.

Beim Auftreten von Torsades de Pointes (undulierendes Kammerflattern mit der Möglichkeit in Kammerflimmern zu degenerieren) unter Medikation besteht die Indikation zur ICD-Implantation. Eine linksseitige Ganglion-stellatum-Blockade (LCSD) ist bei therapierefraktären Patienten zu diskutieren.

▪▪ Short-QT-Syndrom

Beim SQTS ist das Ziel der medikamentösen Therapie eine Verlängerung des QT-Intervalls zu erreichen, was wiederum zu einer elektrischen Stabilisierung beiträgt. Chinidin kann die Wahrscheinlichkeit des Auftretens von Kam-

◘ **Tab. 34.5** Therapeutisches Vorgehen bei genetisch determinierter malignen Tachyarrhythmien

	Medikamente	ICD/Schrittmacher	Lifestylemodifikation	Intervention
LQTS1	Nichtselektive β-Blocker (***): Propranolol, Nadolol	ICD	QT-verlängernde Medikation und Elektrolytinbalanzen sowie spezifische Trigger (Schwimmen, körperlicher Stress) vermeiden	LCSD
LQTS2	Nichtselektive β-Blocker (**): Propanolol, Nadolol, (Spironolacton)	ICD	QT-verlängernde Medikation und Elektrolytinbalanzen sowie spezifische Trigger (plötzliche laute Geräusch) vermeiden, Kaliumspiegel >4 mmol/l schützt	LCSD
LQTS3	Nichtselektive β-Blocker (*): Mexiletin, Flecainid	ICD	QT-verlängernde Medikation und Elektrolytinbalanzen sowie spezifische Trigger vermeiden	LCSD
SQTS	Chinidin, Propafenon bei VHF	ICD		
BrS	Chinidin	ICD		Katheterablation im RVOT
CPVT	β-Blocker, Flecainid, Amiodaron	ICD	Einschränkung beim Sport	

*** gute Wirkung, ** zufriedenstellende Wirkung, * geringe Wirkung
BrS Brugada-Syndrom; *CPVT* polymorphe ventrikuläre Tachykardie; *LCSD* linksseitige Ganglion-stellatum-Blockade; *LQTS* Long-QT-Syndrom; *RVOT* rechtsventrikulärer Ausflusstrakt; *SQTS* Short-QT-Syndrom; *VHF* Vorhofflimmern

merflimmern reduzieren. Das Vorhofflimmern, welches häufig bei diesen Patienten auch auftritt, kann durch Propafenongaben günstig beeinflusst werden. Insgesamt ist die Prognose schlecht. In der Regel benötigen die Patienten einen ICD als Kammerflimmerschutz.

▪▪ Brugada-Syndrom

Beim Brugada-Syndrom ist der β-Blocker keine Therapieoption. Medikamentöse Therapie ist bei symptomatischen Patienten die Chinidingabe.

Die Primärprophylaxe mit einem ICD wird heutzutage konträr diskutiert. Nach einem Reanimationsereignis besteht allerdings eine Klasse-I-Indikation. Da es sich beim Brugada-Syndrom um eine Kardiomyopathie des anterioren rechtsventrikulären Ausflusstraktes handelt, kann durch epimyokardiale oder endokardiale Radiofrequenzablation eine Substratmodifikation zur Reduktion von Kammerflimmern erreicht werden. Diese Therapieoption ist jedoch wenigen spezialisierten Zentren vorbehalten.

▪▪ Polymorphe ventrikuläre Tachykardie (CPVT)

Bei der polymorphen ventrikulären Tachykardie (CPVT) besteht die medikamentöse Therapie in der höchstmöglichen β-Blocker-Dosierung, die vom Patienten vertragen wird. Zusätzlich kann Flecainid oder auch Amiodaron eingesetzt werden. Die medikamentöse Therapie ist wegen der teilweise ausgeprägten Nebenwirkungen individuell anzupassen.

Die ICD-Implantation kann ein zusätzlicher Schutz sein. Aber bei diesem Krankheitsbild wurde gehäuft über Fehlschocks berichtet. Bei therapierefraktären Verläufen kann die linksseitige Ganglion-stellatum-Blockade (LCSD) eine Option darstellen.

▪▪ Strukturelle Kardiomyopathie

Bei strukturellen Kardiomyopathien (DCM, HOCM, ARVD) ist eine medikamentöse Therapie mittels β-Blocker auch in Kombination mit Amiodaron die erste Wahl.

In Abhängigkeit der Arrhythmielast und der hämodynamischen Relevanz der Kammertachykardien ist die ICD-Implantation individuell zu diskutieren. Mittels Radiofrequenzablation kann versucht werden durch Substratmodifikation das arrhythmogene Substrat zu isolieren oder zu beseitigen (Glikson et al. 2021).

■ **Monitoring/Verlauf**

Kinder mit elektrischen und strukturellen Kardiomyopathien müssen in einem spezialisierten kinderkardiologischen Zentrum betreut werden. EKG, Langzeit-EKG und Ergometrie und eine Bildgebung (Echokardiografie, Kardio-CT/-MRT) sind essenzielle Bestandteile der Langzeitbetreuung. Die medikamentöse Therapie muss gewichtsadaptiert angepasst werden, in Abhängigkeit des klinischen Verlaufs optimiert und durch weitere Maßnahmen wie eine ICD-Therapie oder eine LCSD ergänzt werden. Bei den strukturellen Kardiomyopathien ist evtl. auch eine antikongestive Therapie im Verlauf erforderlich (Mellor und Behr 2021).

Eine genetische Beratung der Familie wird empfohlen (Baltogiannis et al. 2020).

■ **Prognose**

Bei struktureller Herzerkrankung und VT ist die Prognose deutlich schlechter und ist von vielen Faktoren abhängig.

■ **Prävention**

Nicht möglich.

■ **Qualitätssicherung und Ausstattung**

Insbesondere Kinder mit einer strukturellen oder elektrischen Kardiomyopathie sollten immer in einem spezialisierten kinderkardiologischen Zentrum geführt und therapiert werden. Auch Patienten mit elektrischen Kardiomyopathien sollten hier angebunden werden. Nicht nur bei den strukturellen Kardiomyopathien ist die Zusammenarbeit mehrerer Fachdisziplinen, wie Kinderkardiologen, Kardiologen, Radiologen, Genetikern und Pharmakologen erforderlich. Die technischen Voraussetzungen für die Betreuung einer ICD-Therapie und auch eine Möglichkeit für die Durchführung von komplexen Katheterablation sollten gegeben sein.

? Fragen zur Wiederholung

1. Das EKG zeigt den plötzlichen Beginn einer supraventrikulären Tachykardie im Monitor. Das Kind erscheint dadurch nicht beeinträchtigt. Welches Medikament wird üblicherweise verwendet, um eine solche Rhythmusstörung zu unterbrechen?
   a. Adenosin
   b. Flecainid
   c. Propranolol
   d. Amiodaron
   e. Lidocain
2. Gleiches EKG in der Monitorüberwachung: Das Kind ist aber bewusstlos. Sie können nicht zuverlässig einen Puls fühlen oder einen Blutdruck messen. Der einzige venöse Zugang funktioniert nicht mehr. Was ist jetzt die Therapie der Wahl?
   a. Neuen Zugang legen, dann Adenosin IV
   b. Neuen Zugang legen, dann Flecainid IV
   c. Elektrische Kardioversion (synchronisiert)
   d. Defibrillation
   e. Sie geben eine höhere Dosis Flecainid über eine Magensonde
3. Welches ist die häufigste Tachykardie im Kindesalter?
   a. RVOT-VT
   b. PJRT
   c. IART
   d. TdP
   e. AVRT

Literatur

Al-Khatib Sana M et al (2018) 2017 AHA/ACC/HRS Guideline for Management of Patients with Ventricular Arrhythmias and the Prevention of Sudden Cardiac Death. Circulation 138:e272–e391

American Heart Association (AHA) Guidelines & Statements. https://professional.heart.org/en/guidelines-and-statements. Zugegriffen: 16. Sept. 2023

Arbelo E et al (2023) 2023 ESC Guidelines for the management of cardiomyopathies: Developed by the task force on the management of cardiomyopathies of the European Society of Cardiology (ESC). Eur Heart J ehad194

Baltogiannis G, Conte G, Sieira J, De Ferrari GM, Brugada P (2020) Editorial: sudden cardiac death and channelopathies. Front Cardiovasc Med 7:605834. https://doi.org/10.3389/fcvm.2020.605834

Davignon A et al (1980) Normal ECG standards for infants and children. Pediatr Cardiol 1:123–131

Glikson M et al (2021) 2021 ESC Guidelines on cardiac pacing and cardiac resynchronization therapy: Developed by the Task Force on cardiac pacing and cardiac resynchronization therapy of the European Society of Cardiology (ESC) With the special contribution of the European Heart Rhythm Association (EHRA). Eur Heart J 42(35):3427–3520

Janoušek J et al (2019) Leitlinie Pädiatrische Kardiologie: Ventrikuläre Tachykardien und Prävention des plötzlichen Herztodes – Indikationen zur ICD-Therapie. https://www.dgpk.org/wp-content/uploads/2019_04_10_Beschluss_LL-ICD-04-04-2019__2_.pdf. Zugegriffen: 16. Sept. 2023

Kusumoto FM et al (2019) 2018 ACC/AHA/HRS Guideline on the Evaluation and Management of Patients with Bradycardia and Cardiac Conduction Delay: A Report of the American College of Cardiology/American Heart Association Task Force on Clinical Practice Guidelines and the Heart Rhythm Society. J Am Coll Cardiol 74(7):e51–e156. https://doi.org/10.1016/j.jacc.2018.10.044

Mellor GJ, Behr ER (2021) Cardiac channelopathies: diagnosis and contemporary management. Heart 107:1092–1099

Paul et al (2019a) Bradykarde Herzrhythmusstörungen im Kindes- und Jugendalter sowie bei jungen Erwachsenen mit einem angeborenen Herzfehler (EMAH). https://register.awmf.org/assets/guidelines/023-023l_S2k_Bradykarde-Herzrhythmusstoerungen-Kinder-Jugendliche_junge_Erwachsenen-EMAH_2019-10.pdf. Zugegriffen: 16. Sept. 2023

Paul et al (2019b) Tachykarde Herzrhythmusstörungen. https://register.awmf.org/assets/guidelines/023-022l_S2k_Tachykarde_Herzrhythmusstoerungen-Kinder-Jugendliche-junge-Erwachsene_2019-04.pdf. Zugegriffen: 16. Sept. 2023

Van de Voorde P et al (2021a) European resuscitation council guidelines 2021: Paediatric life support. Resuscitation. https://doi.org/10.1016/j.resuscitation.2021.02.015

Van de Voorde P et al (2021b) Lebensrettende Maßnahmen bei Kindern (Paediatric LifeSupport, PLS), Leitlinien des European Resuscitation Council. Notfall Rettungsmed. https://doi.org/10.1007/s10049-021-00887-9

Zeppenfeld K et al (2022) 2022 ESC Guidelines for the management of patients with ventricular arrhythmias and the prevention of sudden cardiac death: Developed by the task force for the management of patients with ventricular arrhythmias and the prevention of sudden cardiac death of the European Society of Cardiology (ESC) Endorsed by the Association for European Paediatric and Congenital Cardiology (AEPC). Eur Heart J 43(40):3997–4126

Serviceteil

Lösungen – 374

Stichwortverzeichnis – 375

© Springer-Verlag GmbH Deutschland, ein Teil von Springer Nature 2024
B. Stiller et al. (Hrsg.), *Kardiologie – Pneumologie – Allergologie – HNO*, Therapie der Krankheiten im Kindes- und Jugendalter,
https://doi.org/10.1007/978-3-662-65542-9

Lösungen

- 1_Auflösung: 1c, 2d, 3d
- 2_Auflösung: 1b, 2d, 3d
- 3_Auflösung: 1d, 2e, 3c
- 4_Auflösung: 1d, 2b, 3e
- 5_Auflösung: 1c, 2b, 3e
- 6_Auflösung: 1c, 2e, 3c
- 7_Auflösung: 1b, 2d, 3e
- 8_Auflösung: 1c, 2e
- 9_Antworten: 1a, 2c, 3b
- 10_Antworten: 1e, 2d, 3e
- 11_Antworten: 1c, 2e, 3d
- 12_Antworten: 1e, 2d, 3b
- 13_Antworten: 1b, 2c, 3e
- 14_Antworten: 1a, 2d, 3e
- 15_Auflösung: 1d, 2b, 3d
- 16_Auflösung: 1b, 2d, 3d
- 17_Auflösung: 1d, 2b, 3d
- 18_Auflösung: 1c, 2a, 3a, 4c
- 19_Auflösung: 1e, 2b, 3e
- 20_Auflösung: 1d, 2b, 3b
- 21_Auflösung: 1e, 2a, 3b
- 22_Auflösung: 1d, 2c, 3e
- 23_Auflösung: 1c, 2d, 3b
- 24_Auflösung: 1e, 2c, 3e
- 25_Auflösung: 1e, 2a, 3d
- 26_Auflösung: 1d, 2c, 3e
- 27_Antworten: 1b, 2e, 3d
- 28_Antworten_28: 1c, 2d, 3e
- 29_Antworten: 1a, 2c, 3e
- 30_Antworten: 1d, 2d, 3b
- 31_Antworten: 1c, 2d, 3d
- 32_Antworten: 1c, 2b, 3d
- 33_Antworten: 1c, 2e, 3b
- 34_Antworten: 1a, 2c, 3e

Stichwortverzeichnis

A

Abrocitinib, Neurodermitis 17
Abszess, Lunge 281
ACE-Hemmer
– Herzinsuffizienz 336
– Ventrikelseptumdefekt 301
Adenosin, akute supraventrikuläre Tachykardie 363
Adenotomie 79, 84, 93, 98, 122, 154
– Rhinitis 78
Adenotonsillektomie 100
Adenotonsillotomie 100
Adrenalin
– Anaphylaxie 44, 46
– Autoinjektor 28, 47
– dekompensierte Herzinsuffizienz 341
– Krupp-Syndrom 267
Adrenorezeptorenblocker, Herzinsuffizienz 337
Aeroallergen 26
AIT 39
– allergische Rhinitis 40
Aktivität non-CF-Bronchiektase 229
Akut stenosierende Laryngotracheitis 112
Aldosteronantagonist, Ventrikelseptumdefekt 301
Allergenmeidung, allergische Rhinitis 40
Allergenspezifische Immuntherapie 39, 175, 183
– allergische Rhinitis 40
Allergie
– Arzneimittel 60
– Urtikaria 22
Allergisch pulmonale Aspergillose, Mukoviszidose 205
Allergische Rhinitis 36
Allergologie 4
– Allergenvermeidung 6
– Allergieprävention 8
– Diagnostik 4
– Grundlagen 4
– Immuntherapie (AIT) 6
– medikamentöse Therapie 6
Alveolarproteinose, pulmonale 248
Alveolitis, exogen allergische 248
Ambulant erworbene Pneumonie 275
– Antibiose 277
– therapieresistente 280
Ameloblastom, Nase 86
Amiodaron
– genetisch determinierte maligne Tachyarrhythmie 369
– hypertrohe Kardiomyopathie 330
– supraventrikuläre Tachykardie 364
– ventrikuläre Tachykardie 366
Amoxicillin 278
Amoxicillin-Clavulansäure 278
Ampicillin 278
Ampicillin-Sulbactam 278
Anaphylaktische Reaktion 53, 54
Anaphylaxie 26, 44
– Dimetinden 6

– Medikamente 46
– Pass 47
– Therapie 44
Anaphylaxiepass, Nahrungsmittelallergie 29
Angiofibrom 85
– Nasen-Rachen-Raum 93
Angiotensinrezeptorblocker, Herzinsuffizienz 337
Angiotensin-Rezeptor-Neprilysin-Inhibitor, Herzinsuffizienz 338
Anotie 147
Anthelix 147
Antiarrhythmikum
– supraventrikuläre Tachykardie 364
– Vaughan-Williams-Klassifikation 367
Antibiose
– Endokarditis 348
– Erysipel 76
– Furunkel 76
Antibiotikum
– Bronchitits 269
– Mukoviszidose 201
– Neurodermitis 14
– systemisches 14
– topisches 14
Anticholinergikum, Bronchitits 269
Antihistaminikum 6
– allergische Rhinitis 37
– Nahrungsmittelallergie 28
– Urtikaria 22
Antikoagulation, non-Compaction Kardiomyopathie 331
Antiseptikum, Neurodermitis 14
Aortenisthmusstenose 312, 328
Aortenklappenersatz 309
Aortenstenose 328
– OP-Indikation 308
– valvuläre 308
Apex-orbitae-Syndrom 80
Apnoe-Hypopnoe-Index 100
Arthropathie, Mukoviszidose 214
Arytaenoidektomie 115
Arzneimittel 60
– Allergie 5, 60
– Allergie vom Soforttyp 4
– Allergie vom Spättyp 5
– Allergieprävention 62
– Deaktivierung 61, 62
– Desensibilisierung 61, 62
– Intoleranz 60
– Meidung 61
Aspergillose
– allergisch pulmonale 205
– primäre ziliäre Dyskinesie 224
Aspiration 258
Ästhesioneuroblastom 87
Asthma bronchiale 36, 174
– akuter Anfall 175

Stichwortverzeichnis

- allergisches 4
- IgE-vermitteltes allergisches 174
- Langzeittherapie 177
- Notfallplan 175
- Testung 4
- Therapie 175

Atelektase 236, 280
Atemnot
- Atelektase 236
- Fremdkörperaspiration 258

Atemnotsyndrom, postnatales 222
Atemphysiotherapie
- Atelektase 237
- non-CF-Bronchiektase 229

Atemunterstützung
- bronchopulmonale Dysplasie 190
- ChILD 247

Atemweg, Fehlbildung 168
Atemwegsinfektion 265
- postinfektiöse Bronchiolitis obliterans 240

Atenolol, supraventrikuläre Tachykardie 364
Atopische Dermatitis 12
Atrioventrikulärer Septumdefekt 302
Atrioventrikularknotentachykardie 361
Atypische Mykobakteriose 141
Autohaler 184
Autoimmunerkrankung, Urtikaria 22
Autoinflammation, Urtikaria 22
AV-Block 357
- erworbener 359
- kompletter 358
- kongenitaler 359

AV-Block III°, Ventrikelseptumdefekt 302
Azathioprin, Neurodermitis 16
Azelastin 38
Azinuszellkarzinom 143
Azithromycin
- Bronchiolitis obliterans 242
- ChILD 247
- non-CF-Bronchiektase 230
- primäre ziliäre Dyskinesie 224

Azithromycin Responsive Allograft Dysfunction Syndrome (ARAS) 242
Aztreonam, Mukoviszidose 204

B

Bakterielle Tracheitis 113
Ballonangioplastie 313
Ballonatrioseptostomie, Transposition der großen Arterien 321
Ballonvalvuloplastie 309, 311
Bariticinib, Neurodermitis 17
Barrierestörung, Neurodermitis 12
Beatmung, ChILD 247
Beclometasonnasenspray 121
Beclomethason, bronchopulmonale Dysplasie 192
Belüftungsstörung, Atelektase 236
Beschwerdetagebuch 40
Bienengiftallergie 52, 54

Biguanid-Polihexanid, Neurodermitis 14
Bilastin, Urtikaria 23
Biologikum
- allergologie 6
- Asthma 178, 182
- Asthma bronchiale 62

Bisoprolol, Herzinsuffizienz 338
Bland-White-Garland-Syndrom 328
Blebs-Resektion 255
Bleomycin 132
β-Blocker
- akute supraventrikuläre Tachykardie 363
- Fallot-Tetralogie 320
- genetisch determinierte maligne Tachyarrhythmie 369
- Herzinsuffizienz 337
- hypertrohe Kardiomyopathie 330
- Ventrikelseptumdefekt 301
- ventrikuläre Tachykardie 366

Blue-Fallot 320
Blutkultur, Endokarditisverdacht 348
Bradykardie 355
- akute 357, 359
- chronische 357, 360

Breviblock, Fallot-Tetralogie 320
Bronchiale Hyperreagibilität 174
Bronchiektase
- non-CF 228
- primäre ziliäre Dyskinesie 224

Bronchiolitis 272
- akute 272
- obliterans 240

Bronchitis 237, 268
- akute 268
- chronische 271
- obstruktive 268
- protrahierte 271

Bronchitis fibroplastica 289
Bronchodilatator
- Asthma 175
- ICS-Formoterol-Fixkombination 179

Bronchogene Zyste 169
Bronchopulmonale Dysplasie 190
- Therapie 190

Bronchoskopie
- Atelektase 237
- Fremdkörperaspiration 258, 259

Bronchospasmus, Anaphylaxie 44
Brugada-Syndrom 368, 369
Brummen 174
Budesonid, bronchopulmonale Dysplasie 192

C

Calcineurininhibitor, Neurodermitis 14
Capetown-Scores 266
Captopril, Herzinsuffizienz 337
Carnitinmangel 328
CATCH 22 296
Cefadroxil, Mukoviszidose 201, 203
Ceftazidim, Mukoviszidose 203

Cephalexin, Mukoviszidose 201, 203
Cetirizin 37
– Anaphylaxie 47
– Urtikaria 23
CFTR-Modulator, Mukoviszidose 206
CHARGE-Syndrom 71
Childhood Interstitial Lung Disease (ChILD) 246
– Therapie 247
Chinidin, genetisch determinierte maligne Tachyarrhythmie 369
Chlamydienpneumonie 278
Choanalatresie 71, 93
Cholestase, Mukoviszidose 212
Cholesteatom 155
Cholezystitis, Mukoviszidose 212
Chromosom 22q11-Deletionssyndrom 296
Ciclosporin A, Urtikaria 23
Ciclosporin, Neurodermitis 15, 16
Cidofovir 114
Ciprofloxacin
– Mukoviszidose 203, 205
– non-CF-Bronchiektase 230
Clarithromycin 278
Coarctatio aortae 312
Cochleaimplantat 162
Colistin
– Mukoviszidose 203
– non-CF-Bronchiektase 230
Comprehensive Allergy Center 8
Computertomografie, Herzfehler 297
Congenital cystic adenomatoid malformation 169
Cotrimoxazol, Mukoviszidose 204
Cough-assist 229
Cough-variant asthma 271
CPAP, bronchopulmonale Dysplasie 190
Cricoid Split 117
Crisaborol, Neurodermitis 19
Cromoglicinsäure 39

D

Deaktivierung 61
– NSAR 61
Decortin, Mukoviszidose 205
Defibrillator-Kardioverter 366
Dekompensierte Herzinsuffizienz 339
Delgocitinib, Neurodermitis 17
Dermatitis, atopische 7, 26
Dermoid, Nase 70
Dermoplastik 74
Desensibilisierung 61
– Arzneimittelallergie 62
– Betalaktamantibiotikum 61
Desloratadin 37
– Urtikaria 22
Dexamethason
– bronchopulmonale Dysplasie 192
– Krupp-Syndrom 266
– Pseudokrupp 112

Diabetes mellitus
– Herzfehler 296
– Mukoviszidose 210
DiGeorge-Sequenz 296
Digitalis, Herzinsuffizienz 338
Dilatative Kardiomyopathie 328, 347
Dimetinden 6
– Anaphylaxie 46
Diphterie 112, 266
Distales intestinales Obstruktionssyndrom, Mukoviszidose 212
Diuretikum
– dekompensierte Herzinsuffizienz 340
– Ventrikelseptumdefekt 301
DNase, non-CF-Bronchiektase 230
Dobutamin, dekompensierte Herzinsuffizienz 341
Dopamin, dekompensierte Herzinsuffizienz 341
Dornase alpha 200, 237
Dosieraerosol 183
Down-Syndrom, Mundschleimhaut 92
Doxycyclin 132, 278
Dupilumab
– Allergologie 6
– Asthma 178, 182
– Asthma bronchiale 62
– Neurodermitis 15, 16
Dystelektase 236

E

Echokardiografie, Herzfehler 297
Eisenmangel, Herzinsuffizienz 338
Eisenmenger-Reaktion 301
EKG, Thorax 297
Ekzem
– atopisches 4, 12
– Nase 76
Elektrokardiogramm 354
Elektrolyt, Mukoviszidose 213
Elexacaftor, Mukoviszidose 206
Eliminationsdiät 27
EMAH 296
Emollients, Neurodermitis 12, 16
Enalapril, Herzinsuffizienz 337
Endokarditis 347
Endokarditisprophylaxe 350
– Aortenisthmusstenose 313
– Fallot-Tetralogie 320
– Vorhofseptumdefekt 300
Endokardkissendefekt 302
Epiglottitis 113, 265
– akute 265
Epikutantest 5
Epinephrin
– Bradykardie 357
– dekompensierte Herzinsuffizienz 341
– erworbener AV-block 359
– Krupp-Syndrom 267
– Pseudokrupp 112
Epistaxis 74

Eplerenon, Herzinsuffizienz 337
Eptacog alfa 204
Eradikation, Mukoviszidose 203
Eradikationstherapie, Mukoviszidose 203
Erdnuss 47
Erdnussallergie 29
Ernährung
– Mukoviszidose 201
– Nahrungsmittelallergie 27
– Neurodermitis 13
– Ventrikelseptumdefekt 301
Ernährungstherapie, non-CF-Bronchiektase 229
Erysipel, Nase 76
Esmolol, akute supraventrikuläre Tachykardie 363
Etanercept, Bronchiolitis obliterans 242
Ethambutol 284
Ethoxysklerol 74
Exazerbation 175
EXIT-Manöver 169
Exogene allergische Alveolitis 248
Externer Defibrillator 357
Extrakorporale Membranoxygenierung (ECMO) 342, 347
– ChILD 247

F

Failing-Fontan 323
Fallot-Tetralogie 296, 319
FAM-Schema 242
Fazialisparese 158
Fehlbildung, Atemweg 168
Felsenbein, Fraktur 150
Fetales Alkoholsyndrom 296
Fett-feucht-Verband 14
Feuermal 128
Fexofenadin, Urtikaria 23
Fibröse Dysplasie, Nase 85
Flecainid
– genetisch determinierte maligne Tachyarrhythmie 369
– supraventrikuläre Tachykardie 364
Fluticason 38, 41
– Bronchiolitis obliterans 242
Fluticasonnasenspray 121
Fluticasonpropionat, bronchopulmonale Dysplasie 192
Folliculitis profunda 76
Fontan-Prinzip 322
– atrioventrikulärer Septumdefekt 303
– Herzrhythmusstörung 356
– valvuläre Aortenstenose 308
Food protein-induced enterocolitis syndrome 26
Foramen ovale, persistierendes 300
Formoterol
– Asthma 178
– ICS-Formoterol-Fixkombination 179
Formulanahrung 27
Fremdkörper, Nase 75
Fremdkörperaspiration 258
– Antibiose 260
– Atelektase 237
– Differenzialdiagnose 289

Frühgeborene, bronchopulmonale Dysplasie 190
Funktionelle endoskopische Sinuschirurgie 207
Furunkel, Nase 76

G

Gallenwege, Mukoviszidose 212
Gaumenmandel 95
– infektiöse Mononukleose 101
– Schlafapnoesyndrom 122
Gefäß
– Fehlbildung Parotisregion 140
– Malformation 129
– Tumor 129
Gehörgang, Entzündung 151
Genetisch determinierte maligne Tachyarrhythmie 367
Gesichtshaut 128
Gesichtsschädel, Verletzung 72
Giemen 174
Gingivostomatitis 92
Gleichstromkardioversion 363
Gliptin, Mukoviszidose 211
Glottisches Web 108
Glukokortikoid
– allergische Rhinitis 37
– bronchopulmonale Dysplasie 192
– Nahrungsmittelallergie 28
– topisches 37, 38, 41
Glukokortikosteroid, ChILD 247
Gradenigo-Syndrom 152
Graft-versus-Host-Disease, Bronchiolitis obliterans 240
Grippeotitis 153

H

Hals 126
– Fistel 126
– Zyste 126
Halslymphknoten 133
Halsschmerz 97
– rezidivierender 98
Hämangiom
– infantiles 129
– Nase 69, 76
– Parotis 140
– Therapie 130
– Zungengrund 110
Hämophilus influenzae 271
Hand-Fuß-Mund-Krankheit 92
Hausstaubmilben 36
Haut-Pricktest 4, 40, 52, 55
Hautreaktion, Anaphylaxie 44
Heimlich-Ventil 254
Herz
– angeborene Herzfehler 296, 300
– Erwachsene mit angeborenem Herzfehler (EMAH) 296
– Frequenznormwerte 355
– Herzmuskelentzündung 346
– Herzmuskelerkrankung 328
– Insuffizienz bei Links-Rechts-Shunt 300
– konotrunkaler Herzfehler 296

Stichwortverzeichnis

– Kreislaufunterstützungssystem 342, 347
– Linksherzunterstützungssystem 331
– Links-Rechts-Shunt 300
– Rhythmusstörungen 354
– Schrittmachertherapie 356, 359, 360, 366
– Transplantation 342
– univentrikuläres 296, 322
– zyanotischer Herzfehler 318
Herzinsuffizienz 334
– akute 329
– Aortenisthmusstenose 312
– atrioventrikulärer Septumdefekt 303
– chronische 328, 337
– dekompensierte 339
– dilatative Kardiomyopathie 328
– Intensivtherapie 340
– kompensierte 336
– normale Ejektionsfraktion (HFpEF) 334
– reduzierte Ejektionsfraktion (HFrEF) 334
– Therapie 328, 336, 337, 339
– valvuläre Aortenstenose 308
– Ventrikelseptumdefekt 301
Herzkatheter 296
– Intervention 297
Herzrhythmusstörung, non-Compaction Kardiomyopathie 331
Herztransplantation
– hypertrophe Kardiomyopathie 330
– non-Compaction Kardiomyopathie 331
High-flow nasal cannula 269
Histamin, Anaphylaxie 45
Histaminrezeptorantagonist, Neurodermitis 18
Hochdruckballondilatation 116
Hörgerät/-system 161
– implantierbares 162
– primäre ziliäre Dyskinesie 224
Hörimplantat 148
Hörstörung, Diagnostik 158
Hühnereiallergie 31
Husten
– Fremdkörperaspiration 258
– primäre ziliäre Dyskinesie 222
Hustenclearance 288
Hydrocortison, bronchopulmonale Dysplasie 192
Hydroxychloroquin, ChILD 247
Hygiene, Mukoviszidose 215
Hypertonie, pulmonale 246
Hypertrophe Kardiomyopathie 329
Hypertrophe pulmonale Osteoarthropathie 214
Hypervagotonie 355
Hypogammaglobulinämie 288
Hypoplastisches Linksherz 322
Hypoplastisches Linksherzsyndrom 308
Hypoplastisches Rechtsherz 322
Hyposensibilisierung 54
Hypotonie, Anaphylaxie 44

I

Immundefekt 288
Immundysbalance, Neurodermitis 12
Immunmodulator, Neurodermitis 15
Immunologie, non-CF-Bronchiektase 228
Immunreaktives Trypsinogen 198
Immunsialadenitis 139
Immunsuppressivum, Neurodermitis 15
Immuntherapie
– allergenspezifische 39, 40
– spezifische 53
Impfung
– bronchopulmonale Dysplasie 193
– Dupilumab 15
– non-CF-Bronchiektase 230
– primäre ziliäre Dyskinesie 223
Infektion
– Atelektase 237
– bakterielle 265
Infektiöse Endokarditis 347
Infektiöse Mononukleose 101
Inhalation, Mukoviszidose 200
Inhalationssystem 183
Innenohr, Fehlbildung 148
Inodilatator, dekompensierte Herzinsuffizienz 341
Insektengiftallergie 4, 5
Insektenstich, Anaphylaxie 44
Insulin, Mukoviszidose 211
Interarytaenoidfibrose 115
Intestinale Kurzschlussstrommessung 198
Intoleranz
– Arzneimittel 60
– Urtikaria 22
Intraatriale Reentrytachykardien 362
Intrakutantest 5
Intubation, bronchopulmonale Dysplasie 190
In-vitro-Diagnostik, allergologische 5
In-vivo-Diagnostik, allergologische 4
Ipratropiumbromid
– Asthma 175
– Bronchitits 269
Isoniazid 284
Itraconazol, Mukoviszidose 205
Ivabradin, Herzinsuffizienz 338
Ivacaftor, Mukoviszidose 206

J

Januskinase-Inhibitor, Neurodermitis 16
Jochbeinfraktur 73
Juckreiz 12
– Urtikaria 22
Junktionaler Ersatzrhythmus 358
Juveniles Nasenrachenfibrom 85

K

Kammerflattern 366
Kammerflimmern 366
Kammertachykardie 365
Kardiomyopathie 328
– dilatative 328, 347
– hypertrophe 329
– non-Compaction 330
– strukturelle 369
Kardioversion 362, 363
Kartagener-Syndrom 79, 82
Katecholamin, dekompensierte Herzinsuffizienz 340
Katzen-Kratz-Krankheit 141
Kehlkopf 107
Keratokonjunktivitis 36
Kinderchirurgie, intrathorakale Fehlbildung 169
Knochenleitungshörsystem 162
Knopfzellbatterieaspiration 258
Koffein, bronchopulmonale Dysplasie 191
Kommissurotomie 309, 311
Kompensierte Herzinsuffizienz 336
Kongenitale thorakale Malformation 168
Konjunktivitis 15
Kontaktallergie 5
Kontakturtikaria 26
Kortikosteroid
– Asthma 175, 180
– Bronchiolitis obliterans 242
– ICS-Formoterol-Fixkombination 179
– inhalatives 175
– Neurodermitis 14
Kortikosteroide
– Asthma 178
– topische 6, 267
Krikotracheale Resektion 117
Krupp 112
Krupp-Syndrom 266
Kuhmilchallergie 27

L

Lacrimo-auriculo-dento-digitales-Syndrom 137
Laryngitis 265, 266
– akute 265, 266
Laryngofissur 111
Laryngomalazie 107
Laryngotracheale Rekonstruktion 118
Laryngotracheitis 112, 266
Larynx 107
– dorsale Spalte 111
– Entzündung 112
– erworbene Stenose 115
– Fehlbildung 107
Larynxpapillomatose 114
Laserchirurgie 117
Lateralisationsstörung 222
Lebensqualität, Nahrungsmittelallergie 27
Leber, Mukoviszidose 212
Lebrikizumab, Neurodermitis 18
LeFort-Fraktur 73

Less invasive surfactant administration (LISA) 191
Leukotrienantagonist, Asthma 178, 180
Levocabastin 38
Levocetirizin 37
– Urtikaria 23
Levofloxacin, Mukoviszidose 204
Levosimendan, dekompensierte Herzinsuffizienz 342
Ligelizumab, Urtikaria 24
Links-rechts-Shunt 340
– Herinsuffizienz 334
Liquorrhö 73
Locus Kiesselbachi 74
Long-acting beta-agonist, Asthma 178, 180
Long-acting muscarinic-agonist, Asthma 178, 180
Long-QT-Syndrom 367, 368
Loratadin 37
– Urtikaria 23
Luftnot, Pneumothorax 252
Lumacaftor, Mukoviszidose 206
Lunge
– Fehlbildung 168, 169
– Mukoviszidose 200, 204
– Transplantation 206, 224
Lungenabszess 281
Lungenfunktion, primäre ziliäre Dyskinesie 224
Lungenfunktionsdiagnostik 5
Lungenspitzenresektion 255
Lungentransplantation
– Bronchiolitis obliterans 240
– ChILD 248
Lymphadenitis, Parotis 141
Lymphadenopathie, zervikale 133
Lymphatische Malformation 131
– Sklerotherapie 132

M

Magnesium, Asthma 175
Magnetresonanztomografie, Herzfehler 297
Maihaim-Tachykardie 365
Malformation 129, 131
– kongenitale thorakale 168
– lymphatische 129, 131
Mastoidektomie 152
Mastoiditis 152
Mastzellstabilisator 39
Mavacamten, hypertrohe Kardiomyopathie 330
McLeod-Syndrom 240
Medikament, Anaphylaxie 44
Mekoniumileus, Mukoviszidose 198, 208
Melkersson-Rosenthal-Syndrom ist 92
Meningoenzephalozele 70
Meningozele 70
Mepolizumab
– Allergologie 6
– Asthma 178, 183
– Asthma bronchiale 62
Meropenem, Mukoviszidose 203
Methacholin 174
Methotrexaat, Neurodermitis 16

Methylprednisolon
- Bronchiolitis obliterans 242
- ChILD 247

Metoprolol
- akute supraventrikuläre Tachykardie 363
- Herzinsuffizienz 338
- supraventrikuläre Tachykardie 364

Mexiletin
- genetisch determinierte maligne Tachyarrhythmie 369
- supraventrikuläre Tachykardie 364

Mikrodeletion 22q11 319
Mikrotie 147
Mineralokortikoidrezeptorantagonist, Herzinsuffizienz 337
Mitralatresie 322
Mitralinsuffizienz 328
Mittelgesichtstrauma 72
Mittellappensyndrom 236

Mittelohr
- Entzündung 151
- Fehlbildung 148

Mobitz-AV-Block 357
Modifizierte Fontan-Operation 323
Modifizierte Glenn-Anastomose 323
Mometason 38, 41
- Rachenmandel 95

Mometasonnasenspray 121
Montelukast 39
- Asthma 180
- Bronchiolitis obliterans 242

Moraxella catarrhalis 271
Morbus Rendu-Osler 74
Morrow-Prozedur 330
Mounier-Kuhn-Syndrom 79
Moxifloxacin 284
Mukolytikum, non-CF-Bronchiektase 230
Mukoviszidose 198
- Basistherapie 199
- Hygiene 215
- Prognose 214
- Therapie 199

Mukozele, Nase 82
Mumps 137
Mundhöhle 92
Mupirocin, Neurodermitis 14
Muttermilchernährung, Nahrungsmittelallergie 28
MYKKE-Register 347
Mykoplasmenpneumonie 278
Myokarditis 346
- fulminante 347

Myringitis 153

N

N. facialis, Tumorinfiltration 143
Nadolol
- genetisch determinierte maligne Tachyarrhythmie 369
- supraventrikuläre Tachykardie 364

Naevus 128
- melanozytärer Naevus 129
- Naevus flammeus 128, 129
- Naevus flammeus simplex 128

Nahrungsmittel, Anaphylaxie 44
Nahrungsmittelallergie 4, 26
- Eliminationsdiät 27
- Notfallset 28
- orale Immuntherapie 29
- Prävention 31
- Säugling 7
- Therapie 27

Nasale Potenzialdifferenzmessung 198
Nase 69
- Ekzem 76
- Epistaxis 74
- Erysipel 76
- Fehlbildung 69
- Fistel 70
- Formfehler 75
- Fremdkörper 75
- Furunkel 76
- Hämangiom 69, 76
- Mukozele 82
- Nasenmuschelerkrankung 84
- Nasopharynxkarzinom 87
- Nebenhöhle 73
- Nebenhöhlenentzündung 81
- Polyp 82
- Rhinitis 77
- Septum 72
- Septumerkrankung 83
- Tumor 85
- Verletzung 72

Natrium-Glukose-Kotransporter-2-Hemmer, Herzinsuffizienz 339
Neck dissection 142
Nekrotisierende Pneumonie 282
Nemolizumab, Neurodermitis 18
Neugeborenenhörscreening 159
Neugeborenenscreening, Mukoviszidose 198
Neurodermitis 12
- Provokationsfaktor 12
- Stufentherapie 13

Neurokininrezeptorantagonist, Neurodermitis 18
Nichtinvasive Atemunterstützung, ChILD 247
Nichtinvasive Beatmung
- bronchopulmonale Dysplasie 191
- Mukoviszidose 206

Nirsevimab 275
Non-CF-Bronchiektasie 228
Non-Compaction Kardiomyopathie 330
Noonan-Syndrom 310
Noradrenalin
- dekompensierte Herzinsuffizienz 341
- Fallot-Tetralogie 320

Norwood-1-OP 323
Notfallbronchoskopie 259
Notfallset, Nahrungsmittelallergie 28
Notfalltracheostomie 265
NT pro-BNP 297
- Myokarditis 346

O

O₂-Supplementation, Bronchitits 269
Octenidin, Neurodermitis 14
Ödem, Urtikaria 22
Ohr 147
– Cholesteatom 155
– Cochleaimplantat 162
– Entzündung 150
– Fehlbildung 147, 148
– Fremdkörper 149
– Gehörgangsentzündung 151
– Hörgerät/-system 161
– Innenohr 157
– Mittelohrentzündung 151
– Ohrmuschelentzündung 150
– Ohrmuschelform 147
– Ohrmuschelverletzungen 149
– Otosklerose 157
– Tubenfunktionsstörung 153
– Verletzungen 149
Olopatadin 38
Omalizumab
– Allergologie 6
– Asthma 178, 182
– Asthma bronchiale 62
– Urtikaria 23
Orale Immuntherapie, Nahrungsmittelallergie 29
Orbitabodenfraktur 73
Orbitaphlegmone 80
Ösophagitis, eosinophile 26
Ösophagusvarizenblutung, Mukoviszidose 213
Ossikuloplastik 149
Osteoblastom, Nase 86
Ostium-primum-Defekt 300
Otapostasis 147
Othämatom 149
Otitis media
– adhäsive 154
– akute 151
– Cholesteatom 155
– chronische 153
– Komplikation 152
– perforata 155
Otitis, primäre ziliäre Dyskinesie 222
Otogener Schwindel 158
Otosklerose 157
Oxymetazolin 78

P

Pädaudiologie 158, 159
Palivizumabprophylaxe, bronchopulmonale Dysplasie 193
Pankreasassoziiertes Protein 198
Pankreasenzymsupplement 209
Pankreasinsuffizienz, Mukoviszidose 208
Pankreatitis, Mukoviszidose 210
Papillomatose, Larynx 114
Paradise-Kriterien 98
Parapneumonischer Erguss 280
Parazentese 154

Parotidektomie 142
Parotis, Tumor 142
Parotitis, juvenile 138
Passagere externe Schrittmacherstimulation 357
Paukenerguss 153
Paukenröhrchen 154
Penicillinunverträglichkeit 278
Peritonsillarabszess 95, 99, 101
Persistierender Ductus arteriosus 304
– Stent 322
– Transposition der großen Arterien 321
– Verschluss 305
Persistierendes Foramen ovale 300
Peutz-Jeghers-Syndrom 128
Pharmakotherapie, allergische Rhinitis 40
Phosphodiesterase-Typ-3-Inhibitor, dekompensierte Herzinsuffizienz 341
Physiotherapie, Mukoviszidose 200
PICADAR-Score 223
Picibanil 132
Pimecrolimus, Neurodermitis 14
Pink-Fallot 319
Pleuraempyem 280
Pleurapunktion, Pneumothorax 253
Pleurodese 255
Pneumatozele 282
Pneumonie 275
– ambulant erworbene 275
– Antibiose 277
– nekrotisierende 282
– therapieresistente 280
Pneumothorax 252
– Mukoviszidose 205
Polymorphe ventrikuläre Tachykardie 368, 369
Polyposis nasi 62, 82
PQ-Intervall, Normwerte 358
Prader-Willi-Syndrom 137
Prednisolon
– Anaphylaxie 46
– Asthma 175
– Krupp-Syndrom 266
Prick-Test 174
– Nahrungsmittelallergie 26
Primäre ziliäre Dyskinesie 222
– obere Atmenwege 223
– untere Atmenwege 224
Primäre Ziliendyskinesie 288
Proktokolitis, allergische 26
Propafenon
– genetisch determinierte maligne Tachyarrhythmie 369
– supraventrikuläre Tachykardie 364
Propranolol
– akute supraventrikuläre Tachykardie 363
– genetisch determinierte maligne Tachyarrhythmie 369
– infantiles Hämangiom 130
– Parotishämangiom 140
– supraventrikuläre Tachykardie 364
Prostaglandin-E-Infusion 309, 310, 313, 319–322
Provokationstestung 5, 40, 174
Pseudokrupp 112, 266

Stichwortverzeichnis

Pseudomonas aeruginosa, non-CF-Bronchiektase 230
Psyche, Neurodermitis 12
Pulmonalarterie
– Bändelung 302, 303
– Banding 321
Pulmonalarterielle Hypertonie 301
– atrioventrikulärer Septumdefekt 303
Pulmonalatresie 322
Pulmonale Alveolarproteinose 248
Pulmonale Hypertonie
– Bronchopulmonale Dysplasie 193
– ChILD 246
– Frühgeborene 191
Pulmonalklappe
– Fallot-Tetralogie 320
– perkutane Implantation 311
Pulmonalstenose 300, 303
– valvuläre 310
Pulsoxymetriescreening 318, 321
Pulverinhalator 184
Pyrazinamid 284

R

Rachen 92
Rachenmandel 93
– Otitis media 154
Radiofrequenzablation, ventrikuläre Tachykardie 366
Rashkind-Manöver, Transposition der großen Arterien 321
Rechtsherzbelastung, Pneumothorax 252
Recruitment-Manöver 237
Reentry-Tachykardie 361, 362
Remibrutinib, Urtikaria 24
Respirationstrakt, Selbstreinigung 222
Rezidivierende respiratorische Papillomatose 114
Rhabdomyosarkom, Nase 87
Rhinitis 77
– akute 77
– allergische 4
– chronische 79
– postpartale 222
Rhinolith 75
Rhinomanometrie 5
Rhinosinusitis 77
– Mukoviszidose 207
Rifampicin 284
Ringknorpelstenose 109, 116
Röntgenaufnahme, Thorax 297
Ross-Klassifikation 334
Ross-Konno-Operation 309
Ross-Operation 308, 309
Rupatadin, Urtikaria 23
Rüttelweste 229
Ruxolitinib, Neurodermitis 17

S

SA-Blockierung 355
Salbutamol
– Anaphylaxie 46
– Asthma 175
– Bronchitits 269
– Inhalation 200
Salmeterol, Asthma 178
Samter-Trias 62
Sattelbreitnase 75
Sauerstoff
– Anaphylaxie 46
– Asthma 175
– Heimtherapie 247
– Herzfehler mit primärem Links-Rechts-Shunt 300
– Mukoviszidose 206
– Pneumothorax 253
Schalenfrucht 47
Schallempfindungsschwerhörigkeit 157
Schallleitungsschwerhörigkeit 147
– primäre ziliäre Dyskinesie 222
Schiefnase 75
Schlafapnoesyndrom 94, 100, 120
– Gaumenmandel 95
– Rachenmandel 94
– Therapie 121
Schleimhautreaktion, Anaphylaxie 44
Schluckstörung 92
Schwangerschaft, Alkohol 296
Schweißtest 198, 228
Schwerhörigkeit 148
Schwindel, otogener 158
Sekret
– Mobilisation 200
– Verflüssigung 200
Sekretclearance 288
Sekretdrainage, non-CF-Bronchiektase 229
Senning-Mustard-Vorhofumkehr 356
Serumtryptase 44
Sesam 47
SGLT2-Hemmer, Herzinsuffizienz 339
Short-acting beta-agonist, Asthma 175
Short-QT-Syndrom 368
Shuntvitium, dekompensierte Herzinsuffizienz 340
Sialadenitis 137
– bakterielle 137
– obstruktive 139
– virale 137
Sick-Sinus-Syndrom 355
Siebbeinpolyp 82
Singulärer Ventrikel 322
Sinuatrial disease 355
Sinuatriale Blockierung 356
Sinusarrest 356
Sinusbradykardie 356
Sinusitis
– akute 77
– chronische 79
Sinusknotendysfunktion 355
Sinus-venosus-Defekt 300
Sitagliptin, Mukoviszidose 211
Situs inversus 222
Sjögren-Syndrom, juveniles 139
Sklerosierung, lymphatische Malformation 132

SMART-Konzept 182
Sofort-Typ-Reaktion 60
Soor-Mukositis 92
Sotalol, supraventrikuläre Tachykardie 364
Spacer 183
Spaltbildung, Nase 69
Spät-Typ-Reaktion 60
Speicheldrüse 136
Spezifische Immuntherapie 52, 55
Spirometrie 228
Spironolacton
– genetisch determinierte maligne Tachyarrhythmie 369
– Herzinsuffizienz 337
Spontanpneumothorax 252
Sport, primäre ziliäre Dyskinesie 224
Sprachförderung 158
Staphylococcus aureus 271
Steatose, Mukoviszidose 212
Steroide, Bronchitits 269
Stickoxid, bronchopulmonale Dysplasie 191
Stimmlippenstillstand 109
Stimmlippensynechierung 108
Stirnbeinosteomyelitis 81
Storchenbiss 128
Streptokokkeninfektion 97
Stridor 107
Strukturelle Kardiomyopathie 369
Sturge-Weber-Syndrom 128, 129
Subglottische Laryngitis 266
Subglottische Stenose 109
Subperiostalabszess 152
Subtotale Arytaenoidektomie 115
Sucubitril, Herzinsuffizienz 338
Superiore Cavo-Pulmonale-Connection 323
Supraglottische Laryngitis 265
Supraglottoplastik 108
Supraventrikuläre Tachykardie 361
– breiter QRS-Komlex 365
Surfactant, bronchopulmonale Dysplasie 190
Swiss-cheese-VSD 302
Switch-Operation 321
Swyer-James-Syndrom 240
β_2-Sympathomimetikum, Nahrungsmittelallergie 29
Synkope, Anaphylaxie 44
Systolikum 300

T

Tachyarrhythmie, maligne 367
Tachykardie 361
– Computertomografie 297
– polymorphe ventrikuläre 368, 369
– supraventrikuläre 361
– ventrikuläre 365
Tachymyopathie 362
Tacrolimus, Neurodermitis 14
Tezacaftor, Mukoviszidose 206
Tezepelumab
– Asthma 178, 183
– Neurodermitis 18

Theophyllin, Asthma 175
Thoraxdrainage, Pneumothorax 254
Thrombozytenaggregationshemmung, univentrikuläres Herz 323
Tierepithelien 40
Tinnitus 157
Tiotropiumbromid, Asthma 178, 180
Tobramycin
– Mukoviszidose 202, 203
– non-CF-Bronchiektase 230
Tofacitinib, Neurodermitis 17
Tonsillektomie 96
– Indikation 98
– operatives Vorgehen 98
Tonsillenchirurgie 92, 96
– Vorgehen 98
Tonsillenhyperplasie 99
Tonsillitis, akute 96
Tonsillotomie 95, 96, 122, 154
– operatives Vorgehen 98
Topische Glukokortikoide 53
Totale Cavo-Pulmonale-Connection 323
Totale Lungenvenenfehlmündung 324
Trachea 107
– Entzündung 112
– erworbene Stenose 115
– Fehlbildung 107
Tracheitis 113, 266
Tracheostoma, perinatal 116
Tracheotomie 108
Tralokinumab, Neurodermitis 18
Tranexamsäure, Mukoviszidose 204
Transplantation
– Herz 342
– Lunge 206, 224
Transposition der großen Arterien 320
Trikuspidalatresie 322
Trisomie 21, atrioventrikulärer Septumdefekt 302
Trommelfelldefekt 155
Truncus arteriosus 296
Tuberkulose 141, 282
Tumor, Parotis 142
Tympanoplastik 149, 155

U

Univentrikuläres Herz 296, 322
– Herzrhythmusstörung 356
Unterbrochener Aortenbogen 296
Upadacitinib, Neurodermitis 17
Ursodesoxycholsäure, Mukoviszidose 212
Urtikaria 22
– Stufentherapie 23
– Triggerfaktoren 22

V

Vagales Manöver 363
Valsartan, Herzinsuffizienz 337
Valvuläre Aortenstenose 308
Valvuläre Pulmonalstenose 310

Stichwortverzeichnis

Vaughan-Williams-Klassifikation   367
Ventilationsstörung, Fremdkörperaspiration   258
Ventricular Assist Device   342
Ventrikelseptumdefekt   301
– Transposition der großen Arterien   321
Ventrikuäres Assistdevice   347
Ventrikuläre Tachykardie   365
– polymorphe   368, 369
Venturi-Effekt   301
Verapamil
– akute supraventrikuläre Tachykardie   363
– supraventrikuläre Tachykardie   364
– ventrikuläre Tachykardie   366
Vericiguat, Herzinsuffizienz   339
Vermeidung von Insektenstichen   55
Vilanterol, Asthma   178
Virusinfekt, Exazerbation bei Mukoviszidose   202
Vitamin A, bronchopulmonale Dysplasie   192
Vitamin K, Mukoviszidose   204
Vitamin, Substitution bei Mukoviszidose   210
Vitamin-K-Antagonist, univentrikuläres Herz   323
Vorhofflattern   362
– neonatales   362
Vorhofseptumdefekt   300
– Occluder-Verschluss   300
– Patchverschluss   300
– Transposition der großen Arterien   321

W

Wenckebach-AV-Block   357
Westley-Score   266
Woakes-Syndrom   82
Wolff-Parkinson-White-Syndrom   365

X

X0-Turner-Syndrom   312
Xylometazolin   39, 41, 78, 84

Z

Zahnfleisch   92
Zeruminalpfropf   149
Zilien, Funktionsstörung   222
Zirrhose, Mukoviszidose   212
Zyanose
– akute beim Säugling   320
– Neugeborenes   318
Zyanotischer Herzfehler   318
Zystische Fibrose   79, 82, 198

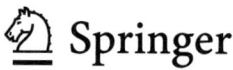

springer.com

Therapie der Krankheiten im Kindes- und Jugendalter
Dietrich Reinhardt · Klaus-Peter Zimmer · Ursula Felderhoff-Müser
Ingeborg Krägeloh-Mann · Michael Weiß *Hrsg.*

Klaus-Peter Zimmer · Jan de Laffolie
Stefanie Weber · Konrad Reinshagen
Hrsg.

Gastroenterologie Hepatologie Ernährung Nephrologie Urologie

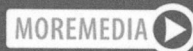 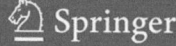

Jetzt bestellen:
link.springer.com/978-3-662-65247-3